整體輔助
芳香療法

Holistic
Aromatherapy

華人世界首位中醫芳療博士

蔡憶雲 著

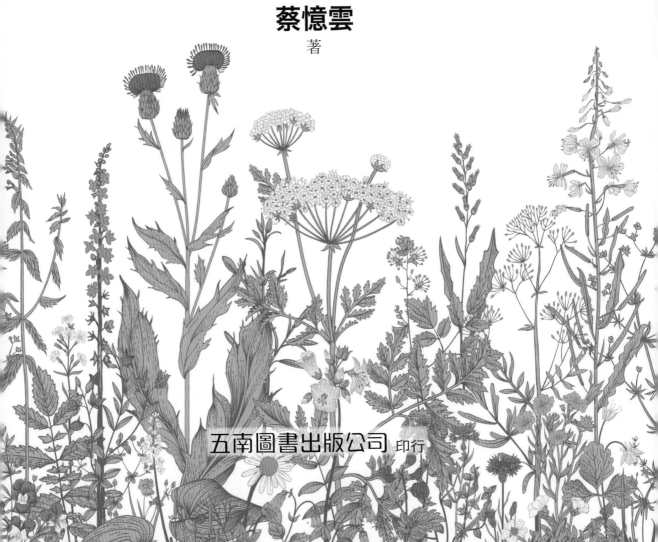

五南圖書出版公司 印行

推 薦 序

　　芳香療法，肇始岐黃。歷史悠久，源遠流長。其療法也，選取氣味芳香之藥物，配成內服外用之劑型，以達鼓舞正氣、辟穢解毒、解肌發表、疏風散邪、化濕醒脾、通關開竅、止痛消腫之功效。其源流也，肇端于先秦，形成於漢晉，發展於隋唐，興盛於明清。其療效也，多途並進，可補內治法之不足；簡便廉驗，堪稱外治法之奇葩。嗟乎！天下之疾，變化多，內外兼治，和合為要；治病之道，療法眾，調理陰陽，辨證為綱。

　　中醫典籍之中，雖未見芳香療法之確切稱謂；歷代文牘之內，卻蘊含芳香療法之理論濫觴。早至殷商甲骨文中即有熏燎、艾蒸與釀制香酒之記載。周代即有佩帶香囊、沐浴蘭湯之習俗。先秦兩漢，《黃帝內經》、《神農本草經》記載諸多芳香療法之理論與藥物。唐宋時期，《新修本草》、《海藥本草》收集大量外來芳香之品。《太平聖惠方》以香藥命名之方劑達百餘首。明清之際，《普濟方》專列「諸湯香煎門」，收集方劑近百首。《本草綱目》廣搜博采古今芳香之藥，詳述塗法、擦法、敷法、撲法等多種給藥之途。吳師機《理瀹駢文》有言：「外治之理，即內治之理；外治之藥，亦即內治之藥，所異者，法耳。」「膏中用藥味，必得通經走絡、開竅透骨、拔病外出之品為引。」「率領群藥開結行滯，直達病所，俾令攻決，無不如志，一歸於氣血流通，而病自已。」吳氏治病，膏藥為主，敷、熨、塗、熏、浸、擦、搐、嚏、吹、吸、坐多法並用，誠乃內外合治之典範，芳香療法之大成。前賢高論，遍佈典籍之中，亟待同道傳承；芳香之術，內蘊岐黃要旨，期冀後學發揚！

　　蔡憶雲女士，乃吾之博士研究生。勤奮好學，矢志岐黃。年逾不惑，負笈北疆。其生多年研習芳香療法，並立志使芳香療法與其他多種自然療法相結合，以合「天人合一」之旨。吾以為此實乃有益之嘗試！

　　欣悉吾生之作付梓在即，囑余作文以為序，爰抒管窺，略言所感。

時農曆丁酉仲夏
李冀漫筆於哈爾濱黑龍江中醫藥大學

李冀

男，1960 年 11 月生，教授，博士研究生導師，博士後合作導師。1994 年畢業於北京中醫藥大學方劑學專業，獲醫學博士學位。1994 ～ 1996 年在黑龍江中醫藥大學中醫學博士後站完成博士後工作，成為中國第一位中醫學博士後。

現任中國國家重點學科黑龍江中醫藥大學方劑學學科帶頭人，黑龍江省重點學科黑龍江中醫藥大學中醫學（一級學科）學科帶頭人，中國國家精品課《方劑學》負責人及主講教師，第五批全國老中醫藥專家學術經驗繼承指導老師，黑龍江省「龍江學者」特聘教授，福建省「閩江學者」特聘教授，黑龍江中醫藥大學副校長，享受中國國務院政府特殊津貼。

1998 年被評為全中國優秀教師，1999 年被授予黑龍江省勞動模範稱號，2004 年入選新世紀百千萬人才工程國家級人選，2005 年榮獲中國「先進工作者」稱號。2008 年被評為黑龍江省優秀中青年專家，同年被評為中國衛生部有突出貢獻中青年專家，2009 年榮獲第四屆「國家級教學名師」獎。1995 年被評為全中國百名傑出青年中醫，2002 年被評為黑龍江省名中醫，2011 年被評為德藝雙馨省級名醫，2014 年中國國家中醫藥管理局批准建立「李冀名中醫工作室」。現已招收培養博士後 18 名、博士研究生 75 名和碩士研究生 95 名。所帶領的黑龍江中醫藥大學方劑學學科於 2007 年被評為「全國教育系統先進集體」，2009 年被評為「國家級教學團隊」。

主持的「中醫方劑學多維博約，因方施教教學模式」教學法研究於 2001 年獲得國家教學成果一等獎。所主講的《方劑學》課程於 2004 年被評為首批中國國家精品課程。主編出版高等教育「十五」、「十一五」、「十二五」國家級規劃教材《方劑學》等教材 10 餘部；出版著作 20 餘部，任《中華醫學百科全書》方劑卷主編；發表學術論文 282 篇。獲得中國國家科技進步二等獎 1 項、黑龍江省科技進步一等獎 1 項，獲得中國國家發明專利 2 項，並研製出「祝藥消渴膠囊」等 6 種新藥。

現兼任中國國務院學位委員會學科評議組中醫、中藥組成員，中共中央組織部聯繫專家，中華中醫藥學會方劑學分會主任委員，中國國家食品藥品監督管理總局新藥和保健食品審評專家，中國教育部高等學校中醫學類專業教學指導委員會委員，中國國家中醫藥管理局中醫藥繼續教育委員會方劑學學科組組長，中國國家中醫類別醫師資格考試命審題專家。

序　言

　　1987年，我閱讀了一篇關於同寢室女生，爲什麼住在一起一段時間後，大家的經期會自動地愈來愈接近；原因是我們身上的賀爾蒙、費洛蒙，會以看不見、聞不著的形態，滲透到我們大腦細胞、神經組織，改變我們身心靈的運作方式。那是一本名爲《氣味》的日文雜誌，談論各種香氣對人體的影響，其中芳香療法是主軸；從此我跌入了香氣的花園，漫遊其中30年，至今未知花園的盡頭在何處？

　　從芳香療法開始，我又接觸了自然療法中的其他領域，例如：花精療法。花精療法可作爲相輔相成的療癒法之一，在重要緊急的時刻，先嗅吸精油的香味，精油分子瞬間覆蓋大腦皮層相應區域，立刻身心舒緩，再搭配花精精準地除去情緒障礙，和精油分子共頻共振，從細胞到組織、從生理到心靈修復，利用自然物質來協助我們身體喚起自我修復機制，啓動大腦未曾開發的潛能。

　　精油的香氣，無孔不入，薰香飄渺於室內，無意識中香氣已然發揮療癒之功；隨身香壺，伴己腳蹤，香味不離；或隨著靜心的按摩，毛細孔徐徐張開門扉，歡迎滲入每一個細胞的香味，使體內氣血都得到補充與平衡、陰陽相和。

　　追研歷史，得知中醫也有香療法，用法雖有異同之處，但其理相通；且中醫天人合一整體觀之下的辯證論治與君臣佐使的處方原則，使我對香氣治療有了長足進步，精油使用的滴數減少了，但療效卻增加了，間接也降低了肝腎的負擔。

瑪格麗特‧摩利（Maguerite Maury）夫人是我在芳療領域的心靈導師，雖無緣與她相處於同一時代、受教於其門下；但是她的《摩利夫人的芳香療法》一書深深影響我對芳香療法精油所具有的身心靈療癒力的理解。書中記載著：「瑪格麗特與摩利醫師（順勢療法醫師）一見如故，同樣熱愛音樂、藝術、文學，尤有甚者，都想以自然、非傳統的醫療方式來治病。」這段描述，也彷彿爲我闡明了何以原想從事藝文創作的我，會一腳踏入自然療法。

　　摩利夫人 40 多歲時，將研究專注於精油對神經系統的作用，以促進健康及賦活細胞的特質，並發明了在脊椎中央自律神經上的按摩法，因爲手法極其輕柔，又被稱爲「氣場按摩」。

　　摩利夫人說芳香療法之於人生，可帶來快樂的結局；先是我們自己覺得快樂，隨後我們的敵人（老化）也很快樂，敵人也會改頭換面了！芳香療法伴我 30 年，雖然外貌體力有著歲月的痕跡；但是我的心，確實是愈來愈快樂，芳香療法幫助我卸下重擔、撫平傷痛、無視環境困難、眼光放遠放大、助人愛人之情自肚腹溢出，流向需要的人！

　　本書名爲《整體輔助芳香療法》（Holistic Aromatherapy），這不是個新創名詞，源自希臘文的「HOLOS」，含義是整體。整體芳香療法是一種自人性出發，提供微妙的，細緻的照護，充滿關愛與被愛的芳香治療體系。除了採用 100% 純精油；在經過完備的專業諮詢後，對受治者生活方式、飲食、病史、情緒和精神狀態，以及生理、疾病狀況在充分掌握的情況下。提出一套適用於受治者身心靈整體狀況的芳香療法施治方式。整體芳香療法是釋放壓力、治療小病、預防疾病，以及重大疾病、安寧護理時作爲輔助治療，以減輕患者病痛、安慰心靈、擺脫消極情緒狀態最有效的方式。而這整個療法的中心思想，完全符合摩利夫人所思考、研究的範疇。

　　聯合國世界衛生組織創建「整合性醫療」(holistic or integrative

medicine) 的新名詞，著重於一個以全人爲中心的照護模式；而其中最重要、最受歡迎的就是芳香療法。整體輔助芳香療法與現在一般大眾理解的芳香療法並無大異之處，只是比芳香療法更清楚的定位爲是居於輔助醫療的地位；同時更關心一個人身心靈整體狀態。希望藉由此書修正坊間一些偏頗的認知與使用方法，期待品質優良的芳療產品成爲家家的居家醫護人員。

僅以此書獻給愛我的主耶穌，和與祂同在天堂、我最摯愛的母親！

感謝兩年間不斷支持我走過低谷的家人、朋友、出版商，不斷爲我代禱的主內弟兄姊妹！

蔡鎵瑩　謹識

Contents
目錄

上篇

芳香療法

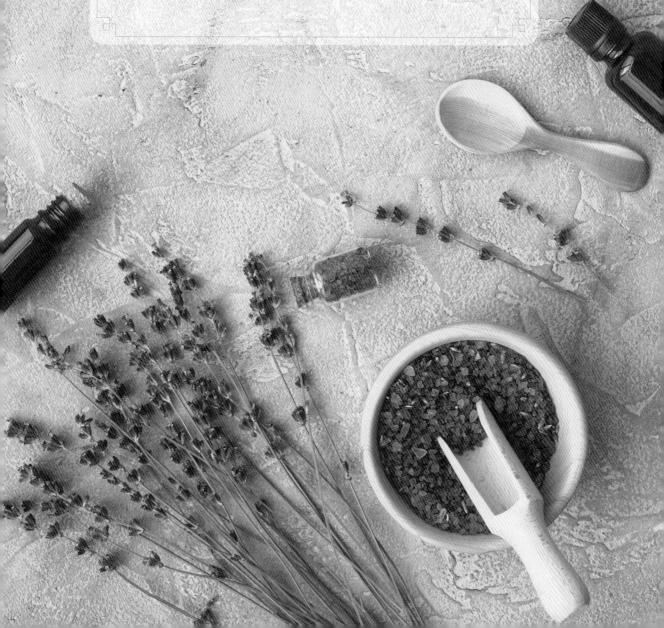

芳香療法的哲學思想

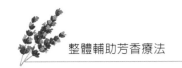

　　凡是歷史久遠，與人類生活傳統文化結合的治療方法，皆有屬於自己的思想源淵；芳香療法的基礎哲學是自然療法、傳統醫學與整體論。

　　芳香療法的哲學基礎源自古希臘醫學的「整體論」（holism），亦即「整體醫學」（holistic medicine）的核心理論，「holistic」一詞源於希臘文的「holos」，意爲整體；治療「healing」這個字也源於此，由此可見「治療」與「整體」之間的關連性。整體論是指一個系統（宇宙、人體等）中各部分爲一有機整體，不能割裂或分開來理解。因此一位整體醫學治療師評斷、診治病患時，必須從個體的生理、心理、情緒與所處環境、精神信仰等因素著手，將各失衡因素調整至與整體產生平衡狀態。也可說一個整體的組成部分是緊密互連，使得它們不能獨立存在，各部分的總和不等於整體，不能在沒有參照整體的狀況下做出結論。

　　從醫學角度來解釋，內臟、細胞是構成身體的部分，於研究上可各自獨立分析；但就有機生命而言，構成其生命的部分，若不整合起來，其存在都不具意義。同時，一個有機生命體並非單獨存在，必須聯繫與其所賴以生活的環境。

　　人是自然界的一部分，生活於天地萬物之間，也依賴自然存活。自然界的變化，對人體有一定的影響；例如：日夜、四季、朔望，爲了適應外界環境的變化，人體有「生物時鐘」現象，調節我們每天的賀爾蒙量、新陳代謝，也調節月經週期、成長發育的速度與程度、青春期與更年期的始末。種種生理變化，實質上也反映我們內在的情感、心智活動，我們有必要瞭解身體內部的狀況。人只有與自然相互協調，方可形成正常的生命活動，保持健康無病；也就是中醫所追崇「天人合一」的至極身心靈健康狀況。

　　然而，芳香療法在近代受西方醫學影響，納入還原論哲學基礎，在其治療基準之上進入現代醫學領域。還原論是將複雜的系統、事務、現象不斷細分和簡化，將整體拆解成若干表面獨立的個體，再加以理解和描述。這個思維模式影響現代醫學與藥學，將治療的本質放在藥物的有效成分上，而忽略在自然界與其化學成分類似的植物上；使不能被人體代謝完全分解的人工合成藥物取代了可以被人體完全代謝的天然成分，以致於治療過程產生許多

無法預期與控制的副作用。

這個現象對某些芳香療法治療師的影響，即是治療時注重疾病的症狀而不是原因，對疾病的解釋仰賴現代醫學的檢驗設備、細胞分子學的定義，以致於未能發揮自然醫學整體論的精神，而大大降低治療效果。

世界三大古代醫學──中國醫學、印度醫學與希臘醫學是以整體治療的觀點進行思考與治病。在聯合國世界衛生組織（World Health Organization, WHO）的認定標準中，芳香療法與中醫的針灸療法、藥草療法、順勢療法等都是立足於共同理論上的自然療法。這些原理彼此之間具有互補作用，不論何者都是從人類的理解角度與對生命的認知來解釋自然為何物。從某種程度而言，會有因人、文化而發生理論思想與治療方式的差異。但其中有三者是這些自然療法共通的信念，即是相信「生命力、陰陽、有機植物」是維持健康生命的基礎。

回歸芳香療法的治療本質是一種整體療法，實施時應納入身體、心理、情緒的需求，以及生活形態、膳食結構和人際關係等各方面而考慮治療的方式。

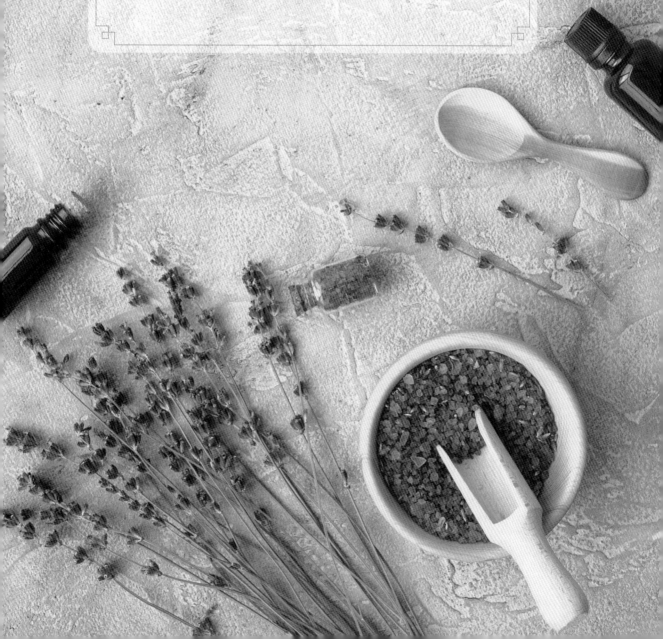

芳香療法的歷史

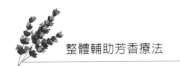

概論

　　芳香療法的歷史可說是和人類文明史一樣的久遠，且不分東西方，最古老有關醫學的書籍是由中國人所纂寫的，其中所記述的幾種天然植物油的特性，與我們今天所認知的程度相去不遠。不過從史籍的完整性，使用天然植物油的廣泛性而言，西洋文明發源地之一的埃及仍擁有元祖的地位。

　　上溯香料植物的歷史，最初用於焚香，香氣對身心靈的影響是各古老民族所熟知的療效，對其文化發展也烙下深刻的痕跡。此外，植物浸出油、浸劑的使用都是主流，這些是考古學家根據出土文物推論，在公元前 3000 年美索不達米亞地區即有使用裝載蒸餾萃取物的容器。藥草學和古代醫學都是由古老民族的巫術分離出來的職業領域；與之相關的芳香療法提煉精油的技術雖然開始的很早，但遲至 10 世紀時，由於阿拉伯人熱衷鍊金術，才確立了水蒸氣蒸餾法的技術，隨著水蒸氣蒸餾法用於提煉植物的產品不只是精油，純露也成為重要的素材之一；而使得應用於醫學、生活的芳香療法更為之擴大、流傳速度加快。

　　12 世紀初始，阿拉伯世界的醫學與鍊金術傳向歐洲，被廣泛應用於醫學上；蒸餾技術的進步，使得醇類的藥酒大為流行，而後香水的製造應運而生。

　　1928 年，法國的化學家雷尼‧墨里斯‧蓋特佛斯（Rene Mourice Gattefosse）寫了書《芳香療法》（*Aromatherapy*）一書，他結合了「芳香」（aroma）及「療法」（therapy）這兩個字，從此有關精油植物的治療就被稱為「芳香療法」。

原始時代～埃及時代

　　原始人在鑽木取火，攝食植物的過程中發現香味與植物的藥性，長年累積下來，就是在醫學不發達時代人類用以抵抗病痛、傷害的寶貴生活知識。距今 6,000～9,000 年前的新石器時代，人類發現用壓榨的方式從橄欖、蓖麻、芝麻萃取所得的油脂不僅可供食用，且有醫療效果。直到 6,000 年前的埃及，這種知識終於得以開花結果。

芳香療法的信史可追朔至 6,000 年前，埃及和印度善於將植物的可用部分應用於生活各種層面，並成為其文化中很重要的一部分。當時埃及是世界各地香料的集散地，與埃及鄰近的黎巴嫩、敘利亞，甚至是波斯、印度都有商旅與商船來此貿易。埃及得此地利之賜成為醫學、藥學、香料的發展搖籃。

這些香料最早的使用者就是祭司，祭司也就是最早的調香師、最早的芳療師；由祭司依據處方調製成香油、香膏、藥劑，運用在醫療、衛生、化妝、宗教的目的上，埃及人更利用香料的防腐功能作為遺體、木乃伊的保存。香料應用的知識隨著埃及文明，向伊朗、希臘、羅馬、地中海地區流傳開來。大約同期的印度，亦已使用超過 700 種以上的香料於醫療與宗教上。

印度

對芳香療法有深刻影響的阿輸吠陀草藥醫術（Ayurvedic）被譽為「長壽的知識」，是印度最古老的傳統醫術之一，此醫術著重於重建身體協調的系統。ayurvedic 是梵語，ayur 是指生命，vedic 意為科學；阿輸吠陀草藥醫術起源於 5,000 年前，約與埃及使用香料的後期年代相同，其最重要的精髓之一為使用藥草油按摩。例如：芝麻油，現在仍為芳香療法所使用最重要的基底油之一。

《吠陀》（Vedas）是記載植物最古老的文獻之一，書中提到很多芳香療法的處方與材料，包括檀香、沒藥、薑、胡荽及肉桂。香料是印度宗教儀式中最為重要的貢品，例如：茉莉就是婆羅門教作為敬獻神祇的代表性香料。印度人早在西元前 1700 年就開始使用薰香，不僅薰香，也用於美容上，包括檀香、玫瑰、茉莉、廣藿香和安息香等。

埃及

大英博物館的埃及館中陳列了許多西元前 2,000 ～ 3,000 年製造的石膏瓶，被認為在當時是作為香料的容器之用。許多埃及的莎草紙上記載了植物在醫學、化妝、按摩用途的資料。埃及人是首先把芳香療法發展至完美的族群；尼羅河河谷是有名的藥材搖籃，被帶到這個地區生長的植物包括雪松、

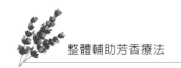

沒藥、乳香和肉桂。

大約在 5,000 年前，香料與宗教是密不可分的。祭師爲了塗油的宗教儀式，利用脂肪和蠟從植物中提煉香味分子調配特別的香料。

到了西元前 1500 年，在埃及人的日常生活中，薰香成爲了一個非常重要的部分。燃燒有香氣的木頭變成了一種儀式，點香是連絡祖先靈魂的方法，埃及人也用薰香來淨化環境，更用薰香來驅趕邪惡的靈魂。薰香也可用來治病，製作木乃伊的過程其實也是另類的芳香儀式，他們以沒藥、乳香、雪松等來防腐屍體，以便亡靈能回到原有的身體，完整的投胎到下一個世界去。

芳香植物在廟宇裡也被當成貢品，在人面獅身像底座的碑上記載著圖坦卡門王（King Thutmose；西元前 1425 ～ 1408 年）以薰香及香油獻給人面獅身神作爲奠祭，乳香與沒藥是其中最重要的香料。

古埃及人廣泛地使用玫瑰花、茉莉花和沒藥，並把芳香植物的醫療功能、芳香功能和製成有香味的油膏都提升至極致的境界。這些由祭司使用的處方，後來流傳到民間，在圖坦卡蒙王的陵墓中發現有石膏瓶裝載著香膏、香水；上層階級將香膏塗在身上以表明他們的身分階級；而當時的醫師與貴族、平民也以護膚爲目的，漸漸開始使用芳香植物。

中國

中國人撰寫了世界上最早記載如何使用藥草治病的文獻，被認爲比埃及人更早使用香料。神農氏著作的《神農本草經》約在西元前 2800 年完成。書內記載的藥物凡 365 種，依其療效強弱及養生效益分爲上品、中品和下品三類，其中有很多植物到現在仍被使用。描述中國古代帝王黃帝與其臣君岐伯（中醫鼻祖）及其他醫臣間的對話《黃帝內經》（成書於西漢時代）也把草藥醫學納入其中，此書約完成於西元前 26 年。

漢代名醫華陀擅長使用「花香療法」，他將裝有鮮花的香囊，讓人佩於腰間以治療胃疾。薰香的用途約記載於西元前 1600 年前，使用的薰香包括樟腦、檀香及松木。薰香療法約在西元 6 世紀時隨著佛教文化傳到日本，其中的香料記載有麝香、沉香作爲薰香、線香、塗香之用，也成爲日本文化重要

的素材。

巴比倫（黎巴嫩）

在一片出土於巴比倫的黏土板上，記載著西元前 1800 年輸入的香油，乳香、沒藥、絲柏、雪松等在薰香，作爲浸劑用途的說明。從這個角度追溯歷史，絲柏等香油的國際貿易發展已有 4,000 年的歷史。這些香油應用在身體與頭髮，更成爲當時化妝品中最昂貴的成分。

基督教是與芳香療法有著密切關係的宗教，聖經上記載著很多有關植物及植物香油的用法。《舊約》中提及當摩西帶領猶太人出埃及的時候，他從耶和華上帝得到如何製作聖油及聖香的指示，用意是在使承受祭司之職的亞倫（Aaron）及其子孫，將此分別爲聖作爲獻給上帝的馨香祭物；《舊約》是記載香料的調和及用法最古老的書籍。沒藥和乳香是聖旨中的兩種香料，英文香料、香水的字根來自拉丁文的 per 與 fumum，即是薰香之意。

所羅門王在位時是猶太國力最富強的時代，當時埃及女王希巴（Sheba）慕名而來，想向所羅門王求取治國智慧，她所攜帶的禮物當中除了黃金、珠寶，還有珍貴的乳香、檀香。

《新約聖經》也在耶穌出生的章節中提到，從東方來的賢者們攜帶了乳香、沒藥、黃金作爲慶賀這位救世主的誕生。珍貴的那達（Nardo / Spikenard）香膏是萃取自穗甘松的根部，在耶穌生前、死後都有婦女拿著貴重的那達香膏塗抹耶穌的腳與身體，作爲崇高的獻祭。

阿拉伯世界

歐洲在漫長的中世紀黑暗時代中，所有的知識均退化、沒落，而此時的阿拉伯世界卻因受埃及與希臘文明的薰陶而展現一線生機，發展出屬於伊斯蘭文化的醫學系統—— Unani medicine。

在《中世紀伊斯蘭世界的鍊金術及化學》（*Alchemy and Chemistry in Medieval Islam*）這本書中描述說，阿拉伯的哲學家與化學家們由於特別熱衷古埃及的鍊金術也奠定了良好的化學基礎，而在研究的過程中所運用的香料

意外地得到提煉精油的技術，還擁有製造陶器、玻璃的高度技術。以致於能將鍊金術連結化學，以萃取、蒸餾、發酵等方式結合於藥物製造上，使得藥學成為科學的一部分，並發展出更長足的進步。據說水蒸汽蒸餾法的萃取方法就是阿拉伯的伊文・西納（Ibn Sina；721～851年）所發明，這在芳香療法的技術上，具有舉足輕重的價值，使得有更多的植物精油成功地被提煉出來。

阿拉伯人是把蒸餾法推向完美境界的民族，西元10世紀時，一位阿拉伯醫生亞偉森那（Avicenna；980～1037年）用玫瑰來做實驗，再次進化蒸餾提煉法，並以玫瑰製造出世界上第一瓶純露。

阿拉伯人在西元600年左右從衣索比亞取得蒸餾法技術，並從遠東運來木材。因為香水製造商能夠取得純淨的香精，所以中東的香水市場也開始興起，大量的製造玫瑰香水。

亞偉森那（Avicenna）寫了超過100本書，其中包括《治療之書》（*The Book of Healing*）與《醫典》（*The Canon of Medicine*），書中提及了800種以上藥草以及它們對身體的功效。書中對玫瑰精油的治療效果及方法有詳細的描述，並記載玫瑰油與玫瑰香膏用於按摩的方法。千年來，醫學院持續使用《醫典》來當作教科書。

歐洲

阿拉伯的鍊金術在12世紀傳入歐洲，蒸餾技術的精密化是在歐洲被提升，餾出液開始被有效地冷卻，使香氣更完整地被保留下來。13世紀時為了生產貴金屬，帕拉塞爾蘇斯（Paraceksys；1493～1541年）將技術作為醫療與鍊金術兩方面之用；他也因而被喻為藥物化學之父。

而基礎的蒸餾技術在第1世紀時，就由崇拜鍊金術的亞歷山大大帝帶進歐洲，古羅馬帝國時代已知將精油摻入溶解過的動物脂肪和油中作為軟膏使用。

當基督教在第4世紀興起時，芳香植物的使用被視為與巫術有關而遭到禁止。經過了好幾個世紀後，基督教才慢慢接受許多傳統的嗅覺習慣和薰香

文化。

在此時期，香草栽培應用於醫療、衛生的工作是專屬於修道院所有，植物成分是以水、油及酒浸泡取得。11 世紀到 13 世紀之間，歐洲的基督教國家欲自回教徒手中奪回聖地耶路撒冷，發動了多次的十字軍東征。十字軍將領們因而得知阿拉伯人擁有發達的文化生活，並帶回多項的知識與產物，其中包括使用精油的經驗與提煉技術。使精油成為歐洲在中世紀多次的疫病流傳中，唯一可以發揮治療效果的救星。

在中世紀瘟疫蔓延時，人們充分使用了煙燻法，死亡的病人每天都被抬至廣場上以迷迭香、鼠尾草等有強烈消毒、殺菌的植物焚化；並以煙燻消毒病房。他們也用了乳香、薰衣草、硫磺、麻藥及胡椒；許多人佩戴附有香料小盒的項鍊來充當抗菌劑。歐洲流行精品，也製造自己的香水。接近 12 世紀末時，他們的香水業開始蓬勃發展。

希臘和羅馬

希波克拉底（Hippocrates；西元前 460 ～ 377 年）所代表的古希臘醫學，起於西元前 400 到 500 年，正是埃及人已成功發展出花朵類萃取法之時，希臘人在希臘柯斯島（Kos）成立了一所醫學院。希波克拉底將醫學從巫術的領域帶出來，給予科學的基礎學說，使這所學校享有盛名，吸引許多人從各地來此學習現代醫學，希波克拉底也被視為是現代醫學之父。他曾說過：「每天都洗芳香澡和作芳香按摩是保持健康的祕訣」。

希臘人及羅馬人把蒸餾法及香料從埃及、中東帶回他們的國家；那時候的希臘士兵會隨身攜帶沒藥以治療傷口。羅馬士兵四處征戰時，他們會蒐集沿途發現的植物與種子；這些植物種子也隨其腳蹤到了歐洲，其中多數也被移植至英國；包括鼠尾草、百里香、迷迭香、歐芹和茴香。

希臘人對日後的植物醫學有很大的貢獻，他們將埃及人對植物的知識加以歸類整理。希臘人也用有香氣的花朵做成花環戴在頭上，這種作法也被視為是「花香療法」的一種。泰奧弗拉斯托斯（Theophrastus）寫了世界上第一本有關氣味及香氣的著作《關於氣味》（*Concerning Orders*）。

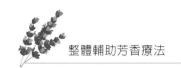

尼祿（Nero）皇帝以防火之名在各地建造了大浴場，塑造了羅馬特有的浴場文化；羅馬人也相信泉水對身體健康有很大的幫助，公共大浴場不僅是羅馬貴族養生之地，也是社會交際的場所，在泡完澡後習慣用香油按摩，尼祿皇帝自己最喜愛的則是玫瑰香油。

西元 1 世紀時，羅馬人狄歐斯科里德（Dioscorides），他在西元 50 年時寫了《醫藥論》（*De Materia Medica*）一書。書上詳細記載著 500 餘種植物的性質與特性。在狄歐斯科里德死後，《醫藥論》持續地被人們當成是最具權威的醫學參考書，時間長達 1,000 多年之久，即使現在我們對很多植物的醫學知識都是從狄歐斯科里德的著作而來。

蓋倫（Clauius Galenus；129 ～ 201 年）是一位醫生、藥技師、哲學家，也是冷霜的發明人。他在世時寫了約 500 本書，也帶領當代科學家通向現代醫學，他解剖動物，對大腦神經、肌肉、眼睛、生理、病理和肝臟、心臟進行系統性的整合。在他自己的診所裡放置了幾百種藥用植物及動物性藥材、礦物性藥材，他整理出不計其數的藥材，並在 491 張頂級羊皮紙上，詳細記錄各種藥材的成分及用量。據說他發明了最早的感冒藥，此藥中包括了杏仁油、玫瑰水、白蜂蠟、硼酸，還有玫瑰油。有一段時間，他曾擔任羅馬皇帝的私人醫生，也負責神鬼戰士的健康，在他的照料下，沒有一位神鬼戰士是因疾病去世。蓋倫於西元 201 年死於羅馬，享年 70 歲，被視為是次於希波克拉底的現代醫學領導者。

14 世紀中期以生產精油為目的的植物藥草，在歐洲被廣泛地種植，簡單的蒸餾裝置也被引入中產階級家庭，這種自製的芳香蒸餾水被應用於日常生活中。15 世紀義大利有各式的藥用甜酒，薩勒諾市（Salerno）被稱為醫學之鎮，鎮上販賣草藥甜酒、草藥產品和精油作為醫學用品，並以此為中心被銷售到各地去。

當蒸餾技術隨著醫療而廣泛地具有需求性後，14 和 15 世紀的臨床手稿所註記的藥草油配方和使用方法，在 16 世紀文藝復興時代由內科醫師加上自己的臨床經驗，著作了為數甚多的相關書籍。

在西元 1600 年時，藥劑師已熟知雪松、乳香、沒藥、肉桂、迷迭香、

鼠尾草與玫瑰的藥用途。許多有關提煉的書籍在16世紀時出版，主要是在德國；德國外科醫生海歐納莫斯·布蘭奇布倫瑞克（Hieronymus Blanche Braunschweig；1450～1512年）以德文著作的《蒸餾術之書》（Liber de Artedistillandi）中，揭示了以植物為原料的蒸餾法和設備，餾出及儲存的方法；在此之前只有懂得拉丁文的聖職人員及貴族可閱讀拉丁文版的相關製造技術。

大約在西元1530年，香精油與合成香水開始在法國葛拉斯（Grasse）大量地以商業目的被製造。在威尼斯，精油皮手套大受歡迎。

西元1660年，身兼草藥學家與占星學家的尼可拉斯古柏樂（Nicholas Culperer）出版了一本針對女性問題的治療書。內科醫師開始使用精油實施治療，「草藥黃金時代」於焉開始，一直興盛到19世紀合成藥物出現為止。

近代

1804年，德國的藥劑師弗里德里希（Sertürner；1783～1841年）首次從鴉片分離與萃取出活性成分嗎啡，大眾被誤導以為藥用植物有效成分不過是廉價的化學物質，製造藥物的藥廠為了龐大的收益，只研究藥效成分的化學合成技術，不再取用來自植物的藥物成分，「草藥黃金時代」就此沒落。19～20世紀是化學與藥學大幅發展的年代，人工合成的藥劑與香料有量產、廉價、即效性等優點，因而取代了植物藥劑的地位。化學合成的香水仍以高級品牌的形象維持昂貴的地位，行銷全球至今。

然而，化學藥劑長期使用有副作用或菌體產生抗藥性、刺激中樞神經等嚴重問題產生。因此，在20世紀初即有接受現代科學知識洗禮的化學家們開始在老祖宗的智慧中，試圖尋找一個更自然溫和的答案。

1881年出生在法國里昂的化學家蓋特佛斯，在一次實驗意外中灼傷了一隻手，情急之下立刻將手浸入放在一旁的薰衣草精油中，數小時後他驚訝地發現傷處復原力之快令人不敢置信，他目睹了薰衣草如何治療其傷口與預防疤痕之後，開始著迷於精油的治療可能性，並花了大半生的時間來研究各種精油的活性成分，1928年他出版了一本名為《芳香療法》（Aromatherapy）

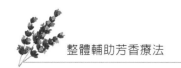

的書，他發明了「芳香療法」這個字，從此有關精油植物的治療就被稱為「芳香療法」。

另外，有一位法國的傑恩‧凡芮特（Jean Valnet）醫生（1920～1995年），認為醫學應「以人為本」來進行治療，他首先提出全面依賴化學品，對「人類健康和地球是災難與危害」的憂慮，開拓創新思維。第二次世界大戰時，他在印尼戰場上以精油為傷患治療得到功勳，並在1948年開始重新將自然療法引導融入現代醫學，1964年他發表了集多年以精油治療疾病的臨床經驗，著作而成的《實用芳香療法》一書，其中豐富的學理與舉證歷歷的實驗、有效劑量、治癒案例，使芳香療法一躍而成為世界知名的自然療法。這為他贏得了「現代芳香療法之父」的封號。而他的教學方式與成就對兩種不同流派的芳香療法提供了靈感，一個是法國，以臨床和科學的方法思考執行芳香療法；另一個流派則是英國和美國，他們選擇的是更具體應用在健康與啟發自我療癒力的領域。

瑪格莉特‧摩利（Marguerite Maury）夫人是1895年出生於奧地利的外科助理與護士，她梅開二度嫁給了法國順勢療法（Homeopathy）與外科醫生摩利，夫妻二人都採用自然、非傳統的醫學方式來治病。她的研究重點在於如何使用精油促進神經系的活性作用，和賦活細胞及促進人類健康的方法。她為了推廣芳香療法，足跡踏遍全歐，在巴黎、英國和瑞士開設了芳香治療診所，且將按摩技巧與精油結合，建立了專門使用在脊椎「神經中央」的精油按摩法；由於探討與教授芳香療法的技術，她還成為國際美容美學委員會CIDESCO的主席，將精油合法成為美容界可使用的素材。並著有《生命之謎與青春》（*The Secret Of Life And Youth*）一書，並建立整體芳香療法（Holistic Aromatherapy）的概念與療癒方式，病逝於1968年。

其他對芳香療法的重要貢獻者還有威廉何諾泰勒（William Arnould-Taylor）博士，是一位生理學家及教育學家，他介紹摩利夫人到英國，並引進了治療師的芳香療法訓練。

保若羅維斯提（Paolo Rovesti）博士是一位義大利學者，任職米蘭植物誘導體研究所所長，著名的研究是柑橘類精油的香氣對心理、精神和神經

系統及憂鬱症的治療效果。著有《尋找失落的香水》（*In Search of Perfumes Lost*）等書。

羅柏提瑟倫（Robert Tisserand）是一位英國的芳香療法研究員。當他的著作《芳香療法藝術》（*The Art of Aromatherapy*）於 1997 年發行時，引起了世人對香精油和芳香療法的興趣；該書是最早以英文來寫作的芳香治療書籍之一。

芳香療法現況

繼凡芮特博士之後，以歐洲為中心，有數以千計的著名醫生投入芳香療法的教育。受此療法之惠的病患無可計數，連英國王室都有許多人接受過治療。1994 年，英國政府將其納入歐洲藥事法（European Medicines Law）對藥用植物的規範；其他歐洲國家的法規規定若不具醫事人員的資格，便不能使用精油進行治療。

英國是最早立法承認芳香療法為「整體輔助醫學」（Complementary and Alternative Medicine, CAM）一環的國家，並由聯合國世界衛生組織立法通過，將芳香療法與針灸療法、按摩療法、順勢療法、草藥醫學等 37 個項目視為是有效的傳統療法；但由於 Alternative 一詞指的是另類療法，被認為有歧視之意，在 2013 年已由聯合國修法重新命名為「輔助醫學」（Holistic Medicine），不需經過醫學教育與醫學認證的整體輔助治療師都可執行此療法。

現代芳香療法深受摩利夫人影響，她創建了世界上第一個芳療診所，將精油作為化妝品引進美容沙龍，也結合針灸、順勢療法、按摩療法、整椎療法（Osteopathy）於治療中。當她在 1940 年發表芳香療法應用於神經系統上的效果時，引起全歐注目，於是她奔走全歐成立芳療診所；特別是在英國，芳療師都深受摩利夫人影響，接受從理論、按摩技術到諮詢技巧等科目，施行芳香療法的目的是使人不論年齡多老，始終能保持健康與青春的活力。

但是礙於各國法規，她的理念卻無法在歐洲其他國家實踐。法國規定必

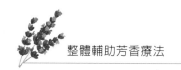

須有物理治療師（masseur-kinésithérapeute）的資格才能執行按摩業務，更遑
論使用有藥理作用的精油；在法國只有擁有醫師執照者才能使用精油進行治
療，即使是受過醫事訓練的的藥劑師、護理師也不允許使用精油。將芳香療
法納入作爲整體輔助療法一員的目標，僅在英國及美加地區落實推廣。

　　1960 年英國透過立法允許芳香療法成爲美容療法的一種，芳香療法同時
被普遍應用於醫院、外科診所及整體輔助療法中心。1980 年之後普及於全世
界。至 1990 年爲止有更多的物理治療師、針灸治療師、護士及助產士，接受
了正式的講座、訓練；世界其他國家，如美國、加拿大、日本也接受了英式
芳香療法教育制度，訓練具有專業水準、並通過考試、領有政府認可執照的
芳療師。

　　進入 21 世紀後，芳香療法在世界諸國都有所發展，以美國爲例，作爲
整合醫學（integrative medicine）之用，芳香療法結合了其他自然療法在臨床、
教育、研究各領域上都獲得高度肯定。歐洲的英國、德國以大學爲研究中心
進行整合醫學的評估與推廣。亞洲許多國家也將芳香療法與傳統醫學結合，
作爲增加療效的主力。

　　美國也成立了美國芳香療法協會，培育了許多芳香療法專家；並立法將
整體輔助療法所認可的醫療項目列入保險給付的範圍，民眾可憑接受芳療師
治療的收據向相關單位申請給付。

　　在美國整體輔助醫學的概念與效果廣爲人知，2002 年美國進行了全國性
的調查，62% 的受訪者表示在過去的一年中有接受過整體輔助醫學的治療。
美國國家衛生研究院（National Institutes of Health, NIH）設立了國立整體輔
助醫學中心（National Center of Complementary and Alternative Medicine），
研究包括芳香療法在內的傳統醫學，例如：中醫的藥草醫學與針灸、阿輸吠
陀醫學、順勢療法、西洋藥草學等。在國家大力推廣之下，2003 年美國醫院
協會進行調查，發現有 26.7% 的醫院提供數種自然療法，而芳香療法是其中
最受歡迎的療法。

　　芳香精油的藥理作用在本世紀以來，不斷地被科學認證其有效性，成功
的臨床案例也一一經由正規醫院發表，使芳香療法被納入正統醫學，作爲補

足正統醫學之不足,或矯正其偏頗上具有十足的說服力;且透過此一管道受惠於其自然力量、朝健康之途邁進的人們與日俱增,對此療法的接受熱潮也方興未艾。

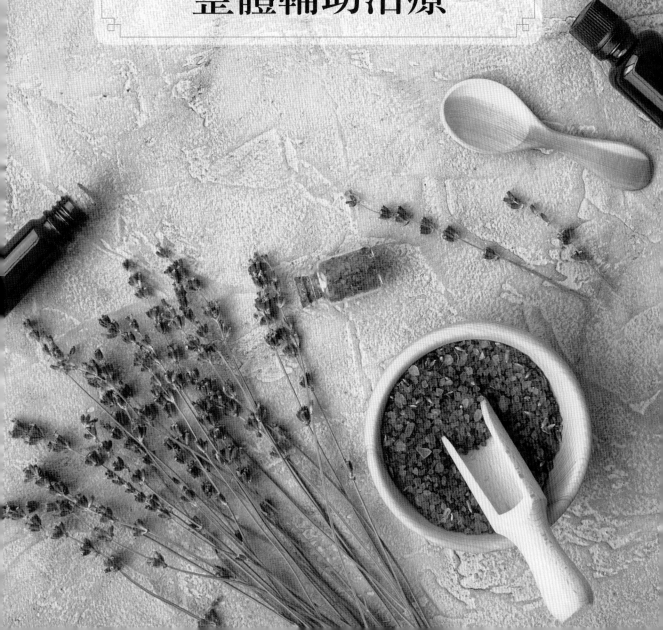

Chapter

03

芳香療法與
整體輔助治療

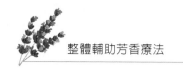

自然醫學

常與自然療法混爲一談的自然醫學（Naturopathy/Naturopathic Medicine），是指具有醫療體系的自然療法，通常被歸類在整體輔助療法（替代醫學）中。

自然醫學的醫師（Naturopathic Physician）必須接受完整的醫學院預科 4 年與醫學院 4 年，總共 8 年的醫學教育，方能夠正確診斷與治療病人，診斷的工具與一般西醫類似；例如體檢、血液報告、X 光、超音波、心電圖、電腦斷層掃瞄、核磁共振圖譜……等等。使用的醫療方法包含無副作用的天然藥物、營養補充品，飲食與生活型態的調整、物理治療、水療、電療、脊椎調整、同類療法、心理諮詢、微創手術……等等。在美國少數自然醫學的醫師會另外接受 1 ～ 3 年不等的中醫藥訓練，可同時具備中藥師資格與針灸師執照。

根據美國自然醫學學院協會（Association of Accredited Naturopathic Medical College）的觀點，定義「自然醫學是以原則爲準，而非方法或者手段。所有原則的準則就是，我們尊重人體會有自我修復及重生的機制」。

自然醫學利用自然界存在的物質和人的自我療癒力及健康的免疫系統來預防和治療疾病，基本觀念與治療手段是鼓勵個案盡可能減少外科手術與服用化學藥物，主張採取自然、不具侵犯的治療方式，來改善病況、促進痊癒及保持健康。應用於自然療法的方法很多，最基礎的是飲食和有規律的鍛鍊，包括膳食營養、功能醫學、中西草藥、同類療法、整骨治療、微電針療、能量醫學、訊息醫學、物理治療、水療法、環境醫學、心理情緒學……等。

自然療法

自然療法是以整體治療的觀點進行思考與治病，他們相信人體的生命中存在有自癒的能力。「自然療法」的特質在於辨識各個病體的差異性，採自然順勢的手段來改變病人的生物時鐘規律，制定不同的作息時間，並以此展

開復原、身心靈全然療癒之路。例如：通過氣功中的靜功或放鬆功鍛鍊，是一種人類可以瞭解自己體內的狀態，從而找到並調理自己失調的生物時鐘節律的良方。

　　中醫可謂是最有體系、歷史的自然療法之一。中醫至高境界「天人合一」精神即是講究人體身心靈與自然合一，並以預防醫學角度融入生活中。即使是治療疾病，也以回歸自然、運用非藥物療法爲特點。在「不吃藥、不打針、不開刀」的原則下，配合中醫望聞問切診療方法、辯證論治原則，採用飲食療法、運動療法、生物全息療法、按摩推拿、外治療法、沐浴療法、心理療法等，特別是以藥物治療效果不佳的慢性疾病、疼痛等，也就是現代所稱的亞健康群患者。

整體輔助醫療

　　近年知名度大增的整體輔助醫療（CAM）與自然療法又有何不同呢？整體輔助醫療是輔助醫療與另類療法的結合名詞；泛指一些目前在美國醫學院沒有教授，且在一般醫院也沒有被廣泛採用的療法。根據美國輔助及另類醫療中心（National Center for Complementary and Alternative Medicine, NCCAM）的定義：CAM 是指一群不屬於西方正統醫學的醫療，它包含了各式各樣的醫療及健康照護體系、執業方式（practice）與產品（product）。CAM 的範圍五花八門，有的來自古老醫學，有的是沒落的療法被重新應用，有的則是結合現代醫療觀念的新療法。

　　西方醫學之父希波克拉底曾說：「瞭解患病的患者本身，要比瞭解所患的疾病來得更爲重要。」這與中醫「看人重於看病」的精神一致；曾任南非總理的知名生物學者斯瓦特（Charles Robbets Swart；1894 ～ 1982 年）便將這種觀點正式命名爲「整體醫療」。

　　整體輔助醫療中的另類療法（alternative medicine）一詞起源於 1970 年代，「另類」意味著其他（other），有人以爲這是歧視之詞，也有容易讓人覺得這些醫療可以用來完全替代正統醫學。輔助療法（complementary

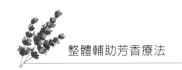

medicine）反而比較貼近於病患使用這些療法的現況，因為他們既使用正統的醫療也輔以這些另類療法，不過「輔助」一詞也有暗示將這些療法和正統醫學區隔之意，並無助於將這兩個領域整合在一起。其實一些特定範疇的CAM 和正統醫學之間的界限，並無清楚的定論。後來則出現「整合性醫療」（holistic or integrative medicine）的新名詞，著重於一個以全人為中心的照護模式，有助於在主流醫學和 CAM 之間取得平衡，現今這個名詞已在美國各主要醫學院使用。

根據美國癌症學會於 2008 年的聲明：「目前所有的科學根據，無法證明自然療法可以治癒包括癌症在內的諸多疾病；因為至今沒有整體的科學統計及研究被發表出來。」但是成千上萬的美國高知識分子，每年花費上百億美金在自然療法上。他們放棄正統醫學醫師所建議的治療，選擇藥草、按摩、針灸、冥想……等，這些被正統醫學歸類為「另類醫學」的治療。

發展歷史

自然醫學的支持者，將歷史追溯至古希臘希波克拉底。但現代自然醫學起源於 19 世紀蘇格蘭的湯瑪斯・艾利連森（Thomas Allinson）。1895 年，美國的約翰・錫爾（John Scheel）創造自然醫學這個術語當成商標，隨後被稱為「美國自然醫學之父」的賓尼迪・路斯特（Benedict Lust）買下。

目前承認自然醫學的國家，主要是美國與加拿大。在加拿大的 5 省，美國的 15 州及哥倫比亞特區，經過認可學院畢業的自然醫學醫師，可以以 ND（naturopathic doctor）或者 NMD（naturopathic medical doctor）來執業；其他區域的自然醫學醫師頭銜並未被認可。

哈佛大學在 1991 年全國性的研究指出，有 34% 的美國成年人在過去一年中接受過另類療法，1997 年更是增加到每 10 人就有 4 人，至少使用一種以上的 CAM，民眾花在另類療法上的支出每年都在百億美金以上。

基於這個趨勢，1992 年美國國會立法通過國家衛生研究院（NIH）成立一個另類醫療研究部（Office of Alternative Medicine, OAM），專門評估各

類 CAM 療法及成效。當時 OAM 將 CAM 分為 7 類：身心介入（mind-body intervention）、生物電磁波療法（bioeletromagnetic therapy）、另類醫療系統（alternative systems of medical practice）、操作治療法（manual healing methods）、藥物與生物治療（pharmacological and biological treatments）、草藥醫學（herbal medicine）、飲食與營養（diet/nutrition therapy）。

1992 年剛成立之時 OAM 年度預算只有 100 萬美金，佔 NIH 總預算的 0.1%。此機構 1998 年在國會支持下提高層級，擴編為國家輔助與另類醫療中心（NCCAM），2000 年時年度預算已增列到 6,870 萬美金，顯示出美國政府對 CAM 的重視。世界衛生組織更於 2002 年提出第一個「傳統與另類醫療的全球策略」（Global Strategy on Traditional and Alternative Medicine）。

NCCAM 重新將 CAM 劃分為 5 個範疇：

1. 另類醫療體系（alternative medicine systems）：包括西方的順勢療法、自然醫學、東方的傳統中醫與印度醫學（Ayurveda）等等。這些體系的發展皆早於現今的西方正統醫學，有著完整的理論基礎和治療技術。

2. 身心介入：主要是藉由提升心靈的能力來影響人體的功能和症狀，包括冥想、心靈療癒、祈禱、甚至增進創造力的藝術療法、音樂療法、舞蹈療法、園藝治療……皆屬之。

3. 生物療法（biologically- based therapy）：即利用天然的物質進行治療保健，例如藥草、天然食品和維他命。

4. 操作及身體療法（manipulative and body-based methods）：藉由操作移動身體的一處或多處部位的方法來治療，例如：整骨、整脊和按摩。

5. 能量療法（energy therapy）：透過能量場（energy field）來診斷治療疾病。有生物場（biofield）和生物電磁能療法（bioelectromagnetic-based therapy）兩種形式，例如：針灸、氣功。

在此分類原則下，共納入了 37 個項目，內容與療法包括從針灸、經絡穴道按摩、反射療法、藝術療法、音樂療法、舞蹈療法、身心靈療法，和芳

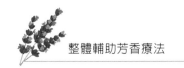

香療法、花精療法、能量療法、頌缽療法、水療法、撫觸療法，以及用於重大症狀及安寧病房的緩和醫療⋯⋯等。

芳香療法是輔助療法（complementary therapies）中發展最快的療法（Buckle, 2001），目前是英國護理界最受歡迎的療法（Thompson, 2001），而在美國、日本、澳洲、臺灣都有護士開始將精油應用在護理上，且有增加的趨勢。近幾年特別是應用於安寧病房、老人照護、孕產婦與嬰兒護理或重症照護之臨床實效獲得多方肯定。於美國北卡羅來納州針對該州護士及助產士所做的調查中，顯示 32.9% 的受訪者推薦使用芳香療法。（Allaire et. al., 2000）

1980 年代中期以後，整體輔助醫療逐漸成為照護生命末期病人的最佳醫護方法；安寧照護是緩和醫學的一環，是針對已無痊癒希望的病患提供緩和疼痛及減少面臨死亡的恐懼等精神壓力為目的，給予完整的醫療照顧，使病人能減輕因疾病所產生的身體與心靈的痛苦，以期病人在生命的最後階段能過的有尊嚴、祥和地離世。安寧照護可能涉及臨終階段，醫護人員及志工還要同時給予臨終病人及其家屬特別的照顧，是一種身心靈三方面的全人照護。

在這個領域中，芳香療法可提供的援助，使患者和護理人員都予以高度的接受與感謝。芳香療法協助癌末病房、安寧病房的護理品質提升；從各種角度而言，芳香療法應納入國民保險制度內，使更多人受惠。（Lundie, 1993）

整體輔助醫療的未來展望，我們可從一項民意調查看出端倪；2007 年美國加州州政府針對 2006 年曾接受過整體輔助療法的患者，調查其接受整體輔助醫療的費用與正統西方醫學相比，發現以芳香療法為代表的自然療法，單次消費額（加州 CAM 項目的治療收據均可申報保險給付）雖比醫院拿藥注射貴，但復原效果較好，同時情緒愉快，且復發率低。因此，加州居民用於醫療（醫院與整體輔助醫療）的費用整體而言是降低的，這對促進國家經濟發展有一定的意義。

「不吃藥、不打針、不開刀」的治療方式所帶來的副作用亦較少，唯獨尋求這些自然的治療方式，在許多國家仍屬於收入中高以上者的福利，若能

將安全、無副作用的項目納入健保或保險中，相信受益者更多，也代表國民健康品質提升、人民的快樂指數也必隨之提高。

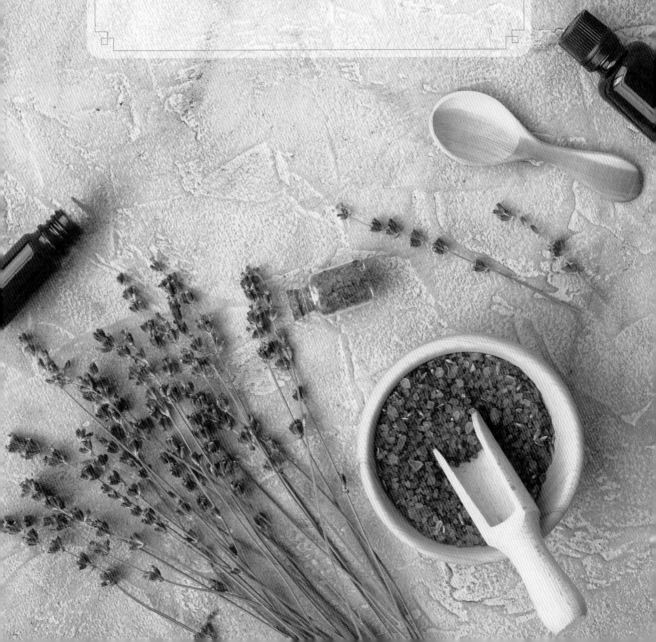

Chapter

04

芳香療法的定義

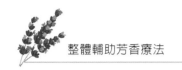

芳香療法是指將具有芳香氣味的植物，取其具有療效的香氣及其他物質經過提煉萃取製成適當的劑型，作用於全身或局部以防治疾病、改善身心不調狀況、促進健康與美容的一種自然療法。

芳香療法是在現代結合於整體輔助療法，並以飛快速度發展的一種古老的自然療法，以萃取自大自然的植物物質爲主要治療藥物。

根據位於日本的亞洲大氣環境協會 AEAJ（Asian Journal of Atmospheric Environment）定義芳香療法對於人體貢獻的四項準則來看，芳香療法已成爲現代人維持健康美容、緩和壓力、消除疲勞的必要方式之一。該定義說明芳香療法的特質是：

1. 對鬆弛身心緊張與轉換情緒有效。
2. 促進健康與美容。
3. 促進身體機能，維持安定性與身心平衡的穩定性。
4. 改善身體與精神上的不協調，恢復爲正常的健康狀態。

英國的 Price 在 1993 年提出芳香療法是「以有規範的利用精油來維持身心靈健康的方法」，這種將精油療癒的範圍由生理、心理層次提高到對靈魂療癒的看法，近年來在很多書籍中被重視及討論，認爲精油的揮發性及香氣所具有的震盪特質對大腦生理的影響，是被視爲對情緒、靈魂有所改變的主因。

執行芳香療法業務爲人治療或以美容爲目的的從業者被稱爲芳香治療師（簡稱芳療師）；1988 年英國的 South Bank University 基於長期與專業教育體制下，創設了「The Science of Essential」的芳療師學士課程，針對有醫學背景的人士進行芳香療法教育。之後又結合整體輔助療法的課程，繼續培育專業的芳療師，其資格被各種芳療師組織認同；如今全英國有無數的大學設有訓練芳療師的科系。

芳香療法在 20 世紀末期時，被分類爲芳香療法（Aromatherapy）、香燻醫學或被稱爲芳香醫學（Aromatology）、氣味醫學（Aromachology）三大領域。芳香醫學與芳香療法有許多定義上的重複性，芳香醫學除了英國之外，

盛行於全歐的芳香療法除了一般的精油使用方法外，還加入肛塞及陰道兩種治療途徑，必須擁有內科醫師資格和草藥醫師者才能執行。

氣味醫學是 1982 年由美國的嗅覺研究基金會所提出的概念與研究領域，專門注重香氣與心理學及精油嗅覺器官所產生的變化。

精油的定義與特質

精油萃取自植物的生長激素，以各種方式進入人體，治療身心不調的機能，提高生命力，並可美化肌膚；是目前最具話題性的健康法、美容法。

植物的生長激素就是植物賴以生長的營養素，是一株植物的靈魂所在，它猶如人類的血液一般重要，是植物維繫生命所需。芳香療法運用植物精油、純露、植物油、花草茶等，使這些植物菁華進入人體，發生作用以達到各種預期的效果。

精油的特點是有高度揮發與濃縮的特性，精油的分子非常細小，所以極易穿透皮膚，滲入體內。精油的分子結構非常複雜，每種精油至少含有 100 種以上的成分，例如：維生素、荷爾蒙、抗生物質、殺菌消毒物質等。精油是不溶於水、可溶於油脂的親脂性物質，屬於複雜的多成分有機化合物，其中含有萜類、酚類、醇類、醛類、酮類、酯類、烯類和醚類化合物與有機酸。它與基底油不同，基底油多由脂肪酸和甘油結合而成。

精油萃取自植物的花、葉、樹幹、樹莖、樹皮、樹根、果實，甚至於芽、種子。植物所能萃取出來的精油量非常稀少。例如：一滴玫瑰精油需要 3,000 朵以上的玫瑰花瓣；而 1 公克的薰衣草精油往往要耗掉 150 公斤的花與葉；1 公克的檸檬精油，至少也要榨取 3,000 個檸檬才能取得。

每一種精油都有其獨自的香味與治療特性。其所含的複雜成分，在人體內發生相乘作用後產生出來的力量，是人工合成香精無法取代的，因此芳香療法堅持必須採用百分之百的純植物精油的原因即在此。

精油的複雜分子結構形成其特有的香氣與治療作用；天然的精油並不代表百分之百無毒性，其毒性在安全合理的使用下不會產生，而有些精油會標

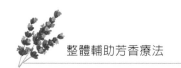

示具有毒性，這類精油屬於順勢療法使用的精油，非芳香療法使用範圍。

精油是有機物質，能和我們身體和諧共存與互動。芳香療法精油的成分作用有兩種定義；同一植物所萃取出的精油，一可用於治療身體的疾病，即可以生物分子學，分離和鑑定出精油的每一種化學活性成分的生理和藥理作用。二是利用精油的震盪特質（流動能量）來影響人的精細體（subtle body）、心靈（phyche），甚至靈魂；亦即能量物理學所測知的粒子震盪（particle motion）所產生的能量；屬於某種形式的頻率治療法（Vibrational healing），常被用於輔助冥想、內在治療的方法。

由於精油這種鮮為人知的能量震盪特質，常在不知不覺中產生療效，並被解讀為是其香氣產生的治療結果，因此在古老的歷史中常結合占星術、靈學使用精油，也因此精油被稱謂是不需透過膚觸，也可發揮治療效果的超自然療法。

綜合而言，精油可發揮肉體的、精神的、情緒的各種作用，只要少量，單方或混合使用，即可呈現極快速而明顯的效果。

與精油相關的專有名詞

有機 (Organic)

作為有機作物栽培的土地，必須由土壤協會先進行土壤改良，此階段也許要費時 3 年；3 年內該土地不得使用農藥，任作物自然生長、被動物破壞、產量全面減少；但經過檢驗合格，生產出來的農作物，價格至少為原來的 3 倍。各國對於有機農作物的定義不同，有機精油是保證萃取精油之植物在嚴格的規定下以自然法則生長，採用各國嚴格的有機計畫所核可的肥料、土壤添加物與病蟲害控制方法來種植。生長期間，不使用化學肥料、除草劑、殺蟲劑及殺真菌劑。為了盡量保留精油的揮發性物質，通常在低壓下蒸餾或不加熱，使用慢性蒸餾。

農夫不受限制，以傳統的方式來執行栽種、收割和蒸餾，萃取過程不使

用任何化學物質。在美國，有機作物（產品）需有機栽種，目的在於降低土壤的傷害、延續土壤的種植週期生命、減少非再生能源的耗損、減低空氣與水源的汙染。

有機認證（Certified organic）

有機作物的標準與有機相同；許多國家對於有機栽種都有非常嚴格的法令規定，並透過政府或具公信力之私人機構針對有機產品給予特別認證。例如：美國的農業部、印度的農業和加工食品出口發展局（Agricultural & Processed Food Export Development Authority, APEDA），以及食品安全檢驗制度的 HACCP（Hazard Analysis and Critical Contol Point）體系。

FCC 精油認證

FCC 是《食品化學法典》（*Food Chemicals Codex*）的簡稱，為國際公認的標準和檢驗法典，用於驗證如防腐劑、調味劑、染色劑和營養素等食品成分的純度及品質。FCC 可供食品、食品化學和食品成分製造商以及監管機構使用。FCC 於 1966 年發布，近年才被《美國藥典》（*United States Pharmacopeia*, USP）從美國醫學研究院（Institute of Medicine）買下專利權。它可促進品質的統一，並進一步確保食品成分的安全性。

分類學（Taxonomy）

是一門針對植物分類和關聯的研究；研究生物類群間的異同以及異同程度，闡明生物間的親緣關係、進化過程和發展規律的科學。也就是把紛繁複雜的植物界分門別類一直鑑別至種，並按系統排列起來，以便於人們認識和利用植物。

植物學名（Botanical name）

植物學名就是植物的科學名稱，每種不同的植物都有一個特定的植物學名（scientific name）。學名就是在生物學上使用的名稱。此為一正式、廣為

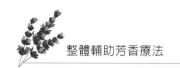

人們所接受的植物（生物）名稱，受國際植物命名法規（International Code of Botanical Nomenclature, ICBN）之規範。

生物物種依其關係（可能為外表型、遺傳型、親緣關係等），分類學家常予以分門別類，成為各個不同的分類階層，在各個階層中的各分類群都會有一個統一而正確的名稱，此即學名。

植物學名常是以斜體字寫出的。例如，原生薰衣草（true lavender）的植物學名通常是以薰衣草（*lavandula augustifolia*）來表示。

化學型（Chemotype）

特指具有共同型態特徵的亞種。但此亞種所製造出來的精油卻含有不同的化學成分，並有定量的化學元素。決定因素包括：栽種地點、土壤類型、天氣等等。這種現象常出現在唇形花科上，例如：百里香和迷迭香。

光毒性（Phototoxic）／感光精油（Photosensitising oils）

精油中的一部分化學物質，在經過陽光日晒後，在皮膚上產生光學變化，並引起過敏、晒黑、晒傷反應。光毒性的發作需具有特定的物質，例如：呋喃香豆素，這種分子的構造會吸收紫外線，當照射到紫外線，皮膚中貯存了足量的紫外線因子，便會產生立即性的紅腫痛反應。

含呋喃香豆素的精油如果稀釋過，且濃度不超過 2%，並不容易引起光毒性；相對地，將未稀釋的精油直接塗抹在皮膚上，且正好暴露於強烈的陽光下，造成光過敏的機率就相對地提高。

呋喃香豆素常存在於芸香科植物中，但自 1950 年以來的多數研究皆指出，最容易引起光過敏的芸香科植物是佛手柑；佛手柑的成分「佛手柑內酯」還會引起異常的黑色素沉澱現象。

除了日光之外，還有塗抹未稀釋的佛手柑與檸檬精油後，接受日光浴床（sunbed）的照射而發生晒傷現象的案例。

其他含有呋喃香豆素及佛手柑內酯的精油有：萊姆、苦橙。

呋喃香豆素與佛手柑內酯都是屬於大分子物質，揮發度很低，僅有少量

存在於精油中。有製造商爲了防止光毒性作用發生，刻意去除精油中的呋喃香豆素及佛手柑內酯；但是香氣的差異很大。

　　使用此類精油，一定要稀釋，且用後不可曝晒於陽光下，需有衣物遮蔽保護。

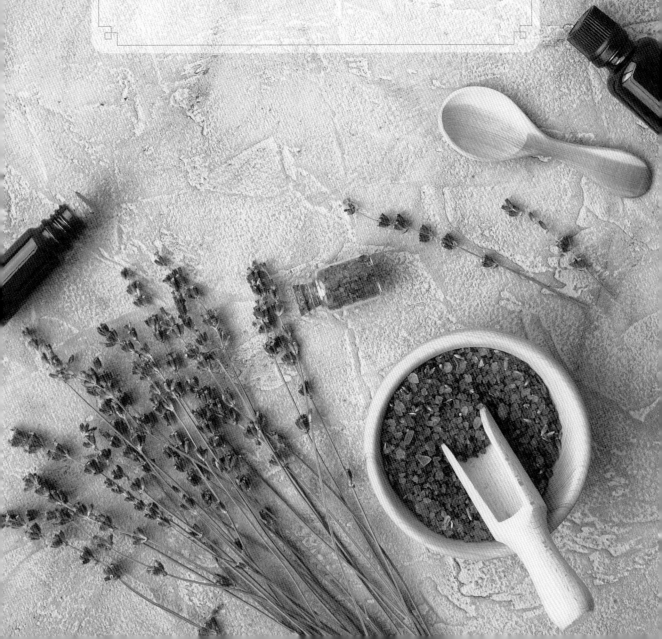

精油的萃取方式

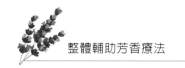

水蒸氣蒸餾法（Steam Distillation）

　　利用水蒸氣的蒸餾法萃取精油，被視為是最經濟實惠的方法，也是一般所採用的主要方法；是在植物下方加熱，利用水蒸氣將精油分子氣化後再冷卻、分別蒐集的方法。這種方式適用於在 100℃ 以上不會受高溫破壞的植物分子。

　　屬於熱水蒸餾法的有水蒸氣蒸餾水（hydrodistillation）蒸餾法、直接蒸餾法、水力蒸餾法、熬煮蒸餾法及立式蒸餾釜（alambique）蒸餾法（葡萄牙式蒸餾法是將植物放在蒸餾酒類所使用的陶鍋中，將水淋灑在蓋子上，從下方加熱時，產生的蒸汽在鍋中形成冷卻的露水，再從側邊的出口流出）。

　　還有英式的水餾法（water distillation；將植物浸泡在蒸餾釜中，注入溫水蒸餾）、常壓水蒸氣蒸餾法、水擴散法、低溫真空蒸餾法（hydrodiffusion；減壓蒸餾法），這些屬於溫度較低，適用於容易被高溫破壞（heat sensitive）的植物芳香分子萃取方式。

　　上述都是利用精油所具有的疏水性（hydrophobic），使植物在經過加熱的蒸汽中釋放出其成分，在回收水蒸氣的過程中予以極速冷卻，使其產生油水分離狀態，讓不溶水的精油分子浮在上面，或依蒸餾設備沉到下方，進行精油分子萃取的方式。

　　但初步蒸餾出來的精油還含有許多雜質，因此高品質的精油會再使用精餾法（rectification）分離任何含有「雜質」的精油（如植物灰塵），不管是在真空還是在蒸氣中，都可以透過重新蒸餾來淨化。再因應製造時間分級，例如：依蘭就可以分成特級、一級、二級、三級。

　　還有分餾法（fractionation），是利用不同沸點進行萃取，然後將不揮發物質保留下來的方法。一般情況下，沸點隨分子量的增大，雙鍵數目的增多，沸點升高。這是在不同的溫度條件下進行重新蒸餾，以便將幾種化學成分獨立出來，產生無烯油或者摺疊油（folded oil）；這些油通常用於香水工業或作為香料添加物使用。

脂吸法 （Enfleurage）

在室溫下，利用動物性油脂反覆將植物香味吸收至最飽和、高濃度，之後再予以分離雜質，所得之精油被稱爲「原精」（concrete）（或稱爲凝香體）；或是將油脂加熱至 60 ～ 70 度，再將花朵浸泡至油中取得帶有花香的固態油脂。原精療效強、香味馥郁、顏色濃稠，在室溫下易凝結成固體，由於原精的製作不僅費時且成本高，這是原精昂貴的主因；現在全世界幾乎只剩下法國南部的葛拉斯（Grasse）生產原精。原精的種類只限於花朵類，例如：玫瑰、茉莉、橙花。

現代則使用乙醇（ethyl alcohol）來溶解出精油成分，因爲也具有高濃度的效果，所以原精的中文定義也以非爲是，成爲溶劑萃取所得精油（absolute essential oil）的代名詞。

壓榨法（Expression）

此方法是用在柑橘類水果，精油儲存於果皮上的油囊中，分子比儲存於花朵或藥草中的大，很容易以手擠壓取得，是最早型態的精油萃取法。現在是以帶刺的滾筒或利用離心機等將精油自果汁、果肉屑中擠壓出來，再予以過濾、精製，屬於冷壓法。

溶劑萃取法（Solvent Extraction）

這是將精油含量少、易被高溫破壞，以致不易萃取出精油的植物，採用複雜而專業的製作方式，此方法使用加溫的溶劑，如：己烷、乙醚等具揮發性的天然溶劑，萃取出固態物質，再將溶劑揮發，所得液體適合作爲香水。若要作爲精油使用需再將固態萃取物用乙醇溶劑溶解，再加以低溫揮發乙醇，萃取出之精油天然溶劑殘留量需在 5 ～ 10ppm 以下。

玫瑰以此方法所得的稱爲 Rose Absolute，而水蒸氣蒸餾法所得的是 Rose

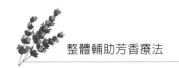

Otto，前者雖有完美、濃郁的香氣，但用於身心靈療癒上，Rose Otto 更具療效。

二氧化碳萃取法（Carbon Dioxide Extraction）

這是在 1980 年代才發展出來的超臨界萃取方式，設備非常龐大、昂貴而複雜。植物放在一個不銹鋼槽中，然後將二氧化碳沖入該槽。在壓力逐漸高漲、溫度卻隨之降低的情況下，二氧化碳會從氣態變為液態的溶劑，不會破壞植物細胞壁，通過植物細胞壁強行吸收芳香分子，之後再降低溫度使含有芳香物質的二氧化碳恢復為氣體蒸發，所留下的就是精油。這種萃取法的優點是不用高溫，不會使精油成分產生化學變化、破壞原有之化學結構，取得之精油十分接近原生植物的芳香結構，且僅需 10 分鐘就能完成萃取。

擴散滲透法（Hydro Diffusion）

這是比二氧化碳萃取法還要新的萃取方法，與蒸餾法有點像，不過蒸氣是在植物上方製造產生，以靜態壓力迫使蒸汽由上而下滲透植物帶出芳香分子，然後再經過濾往下流。優點是蒸汽流動速度慢，使植物受熱均勻，芳香分子可完全被萃取出來。

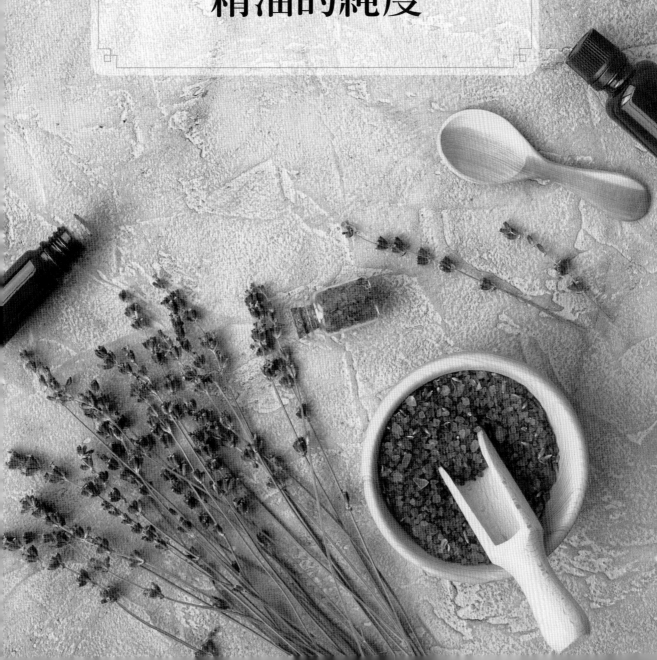

Chapter

06

精油的純度

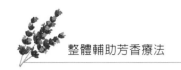

芳香療法所使用的單方精油，原則上指的都是純度 100% 的植物萃取精油。英文標籤常以「100% Pure & Natural」、「Pure Essential Oil」的方式來標明。

精油不僅是用於聞香，還有透過「經皮吸收」方式由毛細孔吸收、並滲透進入微血管而進入全身循環系統，或是以內服方式由腸胃粘膜吸收。基於保護人體安全，所以堅持「100% 的植物萃取精油」是有其必要性的。

精油的純度和質量會影響治療的價值，香氣、色澤和味道的改變說明他們的精純度；通常精油的檢驗也納入食品管理的標準。精油的純度、質量和香水不同，不僅可靠著精準的嗅覺辨別好壞，還可透過精密儀器量化地進行測試。因為所有的物質都可分解成分子和原子的陣列，各種精油可以被解明其所含不同的天然化學成分；從中可以判斷何者可用於生理學、精神學、藥理學的不同治療領域。

哪些因素會影響精油的質量？包含香氣和特定物質，精油的每個天然成分的確切百分比，都基於下述多種因素決定：

1. 植物生長的土壤質量。
2. 降雨量／溫度／氣候。
3. 照量、日照強度。
4. 海拔高度。
5. 開花的狀況。
6. 添加的肥料。
7. 植物收穫方式。
8. 蒸餾前植物儲存的方式。
9. 蒸餾的時間。
10. 植物中的油類用於蒸餾的確切部分。
11. 所用的蒸餾設備類型的材料（如純銅與不銹鋼）。
12. 蒸餾後精油的儲存條件。

　　以葡萄酒爲例，同一葡萄園所採收的葡萄，會因當年的氣候條件而有風味上的差異。日照、霜降、溫度、寒氣等等都是改變精油品質的天然因素；再加上當年度若有洪水、乾旱或意外傷害，造成土壤組成的改變，這些都會被記錄在變動原因之中。

　　水蒸氣蒸餾法所使用的蒸餾槽爲了不使內壁發生氧化作用影響精油品質，必須是不銹鋼製品。而水蒸氣蒸餾法所使用的水，必須是不含有石灰等雜質的天然泉水，也不能爲了除去石灰而添加任何物質；同時爲了防止氧化，必須在低壓中進行萃取。

　　在法國對於使用於醫療用途的精油品質有明文規定：

1. 純度 100% 意謂未與其他精油混合。
2. 純度 100% 意謂萃取自天然植物，無添加任何合成或半合成分子。
3. 純度 100% 意爲未經脫色、去萜烯等手續、保存原有芳香分子結構。
4. 來自限定的物種。

氣相層析法

　　如何判斷精油是否爲天然或合成，可以將各成分分離並分析其結構。就分離各成分而言，氣相層析法（gas chromatography）是非常重要的技術，儀器在分析了之後，會將各成分以圖表呈現各所含成分的名稱與比例，以供供應商購買時作爲參考之用。而供應商應於標籤上標明該精油的常用名、學名、產地、來源、生產方式、製造的批號、生產日期或有效期限，並清楚標示該精油是「100% Pure & Natural」的產品。

一般檢測法

1. 不要同時去嗅聞多種精油，會導致嗅覺錯誤或暫時性嗅覺喪失。

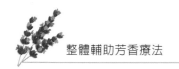
2. 視覺檢查

比較該精油的顏色、黏稠度、透明度。常用兩種方式，一為滴在衛生紙上，嗅聞其氣味；二為觀察是否擴散的很快（混合有基底油的因比重較大流動較慢）、揮發速度的快慢（低音調的精油揮發雖慢，但也會呈現揮發狀態），以及是否留下淤漬，有淤漬的是混合了雜質；不過有些深色樹脂類的精油也會留下痕跡。

3. 水中觀察法

取一個乾淨無色透明玻璃杯，加入乾淨的水，然後加入一滴精油，觀察它是否沉澱，若有沉澱表示有雜質。精油的分子大於水、小於油，所以會在水面上形成分散而細密的小分子；若是摻有基底油，會在水面上以較大的分子團呈現。

4. 感官分析

主要是藉由嗅覺來進行，但嗅覺的個人差異很大；有人能利用嗅覺分辨精油是否混有化學成分，有些人則只能藉此決定對該香味的喜好。

另外，觸覺也能分辨是否摻有基底油，取一點塗在手背上，若是混雜有基底油，不容易被快速吸收；純精油因分子小，所以會迅速滲入至毛細孔中。

選購時如何判別

1. 植物拉丁學名：植物品種決定該植物萃取的精油優劣程度，例如：薰衣草有 20 多種，品質、價格也有很大的差異，需先會辨識植物拉丁文，以拉丁學名來判斷其品種。
2. 標籤完整：優質精油產品會標示清楚中、英、拉丁學名、產地、製造方式；容器為深色玻璃瓶身（咖啡色避光性最佳），內有滴露中蓋，利於保存、不易變質。滴露中蓋的用途是利於計算滴數，且具安全作用，避免幼兒

一口服下。

3. 專業有機認證：標示歐盟 ECO、美國 FDA（Food and Drug Administration）有機認證或 ACO（Australian Certified Organic）澳洲政府認證等。

保存方式

1. 精油暴露於空氣中易揮發、氧化，平日應保存於室溫、陰涼處。
2. 每次使用完後，拴緊瓶蓋。
3. 勿以不乾淨的指頭沾取。
4. 黏稠度高的精油，常以酒精棉擦拭清潔瓶口與瓶蓋，以防沾黏不易打開，以及預防殘留精油氧化。
5. 瓶口出現結晶物時，表示容器內的精油已經開始氧化。
6. 不開封的精油，有些可保持數年，甚至數 10 年；但高揮發度的精油，即使不開封，也會從瓶蓋細縫揮發。
7. 混合過的精油，保存期較短，應盡早使用完畢。

附註：

國外有機認證機構位：

1. Ecocert（簡稱 ECO）

歐盟有機認證機構，是全世界有機認證的指標。1991 年成立於法國，為歐洲最具代表性與權威性之有機農業認證機構，一般註明 ECO 即代表其生產過程獲得 ECOCERT 機構之認證。

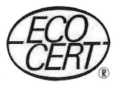

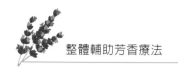
2. 美國農業部（United States Department Of Agriculture, USDA）

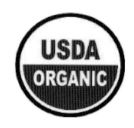

美國各州除了依美國農業部制定之 National Organic Program（NOP）法規爲標準有各個認證機構外，產品之有機成分凡超過 70% 才能得到認證，95% 以上，皆可在包裝上標有 USDA ORGANIC 字樣之有機認證標章。

3. 食品化學法典（FCC）

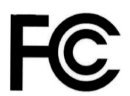

FCC 提供食品、食品化學和食品成分製造商以及監管機構使用。FCC 於 1966 年發布，近年才被《美國藥典》從美國醫學研究院買下專利權。它可促進品質的統一，並進一步確保食品成分的安全性。

4. 日本有機農業標準認證（Japan Agriculture Standards, JAS）

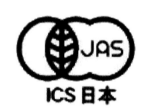

日本在有機農產品驗證管理上規定非常嚴格，凡標示爲「有機」之農產品，就必須經由政府登錄之驗證機構辦理驗證合格。登錄之驗證機構所驗證對象包括生產過程管理者（生產農戶）、製造業者、分裝業者及進口業者等，另凡經驗證符合有機農產品或有機農產品日本農林規格者，需貼上或標示具登錄驗證機構名稱之國家有機 JAS 統一標章。

5. 德國有機認證機構（Bcsöko-Garantie Gmbh, BCS）

該機構在有機生產專業領域中，已耕耘相當長的時間。擁有深厚的有機專業基礎及運作經驗。堅持高品質的理念及運作原則，並作爲一個充分獨立、高專業且深具高度可信賴感的機關，是 BCS 認證可靠經得起考驗的依據。該組織堅持推廣永續的生態平衡學及嚴格的有機耕種。

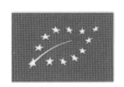 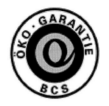

6. 澳洲有機認證（ACO）

ACO 是澳洲最大的獨立、非營利有機認證機構，認證會員超過 1,500 家。ACO 為所有與有機相關的各行業提供認證服務，能夠獲得 ACO 認證的產品表示其生產符合澳洲國家生產標準，且可追溯所有產品的來源。

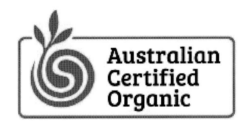

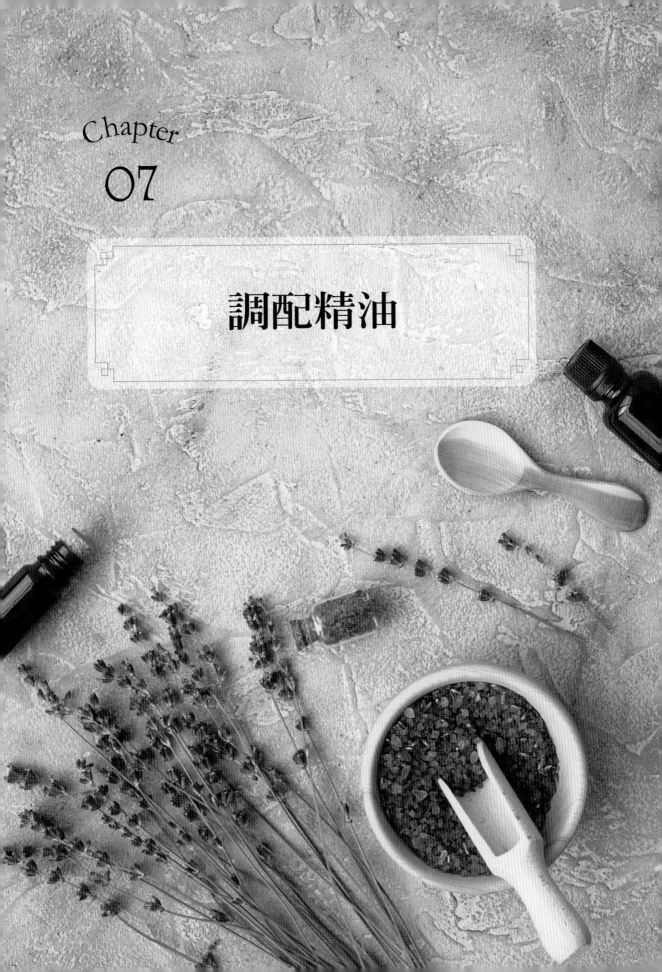

Chapter

07

調配精油

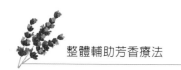

天然精油的調配與其他療法素材的調配有極大的差異，因爲精油的香氣本身即是療癒要素，所以對於精油調配應從幾項基本角度進行瞭解。

精油的調性（Essential Oils Notes）

每種精油都擁有複雜的化學組成分子，決定了香氣、療效與揮發度。化學分子結構主要由氫氧和碳構成，其中以氫爲最輕，氧其次，碳最重；含氫最多屬高揮發性，揮發性也即蒸發率。19 世紀的法國調香師 Piesu，將精油滴入基底油中，置於室溫下根據揮發速度分爲高音調（Top note）、中音調（Middle note）、低音調（Base note），會在香氣與揮發速度上呈現不同的特質。

善用揮發度調和精油可產生完美的香氣感覺，結合基底油則可在按摩過程中依高音、中音、低音的順序揮發，提高按摩效果。完美的比例是 —— 高音調：中音調：低音調＝2：2：1 或是 3：5：2。

若有不同揮發度的需求，整體而言高音調及中音調的精油比例不要超過 10% 爲宜。

1. 高音調

氣味最先揮發的精油，提供複方精油的第一印象，直接揮發速度約需 10 ～ 30 分鐘，在基底油中最多可維持 24 小時。氣味較刺激及提神，給人振奮、滲透的感覺；反之，沒有加入高揮發度精油的複方精油，香氣較難以給人深刻印象。高音調的油大部分都能提升情緒、促進血液循環、刺激食慾和刺激免疫力。柑橘類、清新的香草類及某些木調香的精油都屬於高音調。例如：檸檬、薄荷、迷迭香、羅勒、茶樹等。

2. 中音調

氣味揮發速度其次的精油，直接揮發時間約 30 分鐘至 2 小時；加入基底油可維持 72 小時。在複方精油中，當高揮發度的精油揮發殆盡時，中揮發度

的精油就開始散發香味。中揮發度的精油扮演低音調與高音調精油的橋梁，可調和精油的大部分調性，能使尖銳的香氣變得圓融宜人、溫暖、平衡。有安撫和舒緩緊張情緒和肌肉的作用，大部分的中揮發度精油有利尿和調節內分泌的功能。例如：天竺葵、薰衣草、甘菊（羅馬／德國）、杜松、鼠尾草、茴香、馬喬蘭、薑。

3. 低音調

氣味最後揮發的精油，直接揮發時間約爲 2～12 小時，在基底油中可維持一週以上。可加強複方精油香氣的持續效果，提供複方精油的根基，揮發速度很慢，有些甚至不會揮發殆盡。對情緒心理的影響力是帶來深層的寧靜感與安定感；生理上有鎮定功能，能緩和心跳急促、舒緩血壓和緩和呼吸、促進肺臟功能。低揮發度精油大多數爲樹木、樹脂、一些香料，例如：檀香、乳香、安息香、沒藥、玫瑰、茉莉、廣藿香、松。

精油的氣味家族

不同揮發度的精油，其氣味也有輕重之分，即使一滴就能分出強弱。氣味強度高的精油與氣味強度高的混合在一起，刺激度會增加；而氣味強度弱的和弱的混合在一起，其所產生的氣味印象會更低。所以混合精油時，也要考慮強弱的差異，最好能取其平衡，使精油產生協同作用，創造出最宜人的香氣。

1. 香氣強的精油

丁香、茉莉、鼠尾草、百里香、茶樹、橙花、玫瑰草、岩蘭草、薄荷、檸檬、檸檬草、奧圖玫瑰、伊蘭等。

2. 香氣中度的精油

甜橙、羅馬洋甘菊、德國洋甘菊、薑、天竺葵、廣霍香、黑胡椒、茴香、

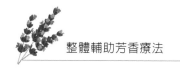

沒藥等。

3. 香氣弱的精油

檀香、絲柏、杜松、綠花白千層、佛手柑、薰衣草、花梨木等。

相同部位萃取出來的精油，具有類似的香味，一般分為七大類：

1. 樹木類

萃取自樹木的葉子、枝芽、樹皮等部位；如置身森林的芬多精中的香氣家族，聞起來使人放鬆為其氣味特徵。

家族成員：綠花白千層、由加利、白千層、花梨木、苦橙葉、絲柏、茶樹、
　　　　　杜松、雪松、松。

2. 香草類

萃取自藥草的花、葉，有清爽、清涼、清晰的香氣。多數是對呼吸系統有療效的精油。

家族成員：快樂鼠尾草、胡蘿蔔籽、西洋蓍草、牛膝草、迷迭香、百里香、
　　　　　歐薄荷、馬喬蘭、檸檬香茅。

3. 果香類

柑橘類的精油所具有的獨特果香味，萃取自果皮，有豐富的甜香、清爽悅人的果皮香，不論男女老少均能接受，是最受歡迎的香氣類。

家族成員：佛手柑、葡萄柚、甜橙、苦橙、檸檬、紅橙、萊姆、柑桔。

4. 花香類

花香油，主要也是提取自花朵。有甜中蘊藏華麗的香味，也有輕柔優雅的形象；花香調的香味最受女性青睞。

家族成員：洋甘菊、天竺葵、薰衣草、菩提花、萬壽菊（金盞花）、紫

羅蘭、茉莉、橙花、玫瑰。

5. 異國香（東方香味）

西方人將來自東方的香味視爲神祕而迷人，其中多半是單獨使用就極有獨特個性的香味，少數更能成爲複方精油中的定香劑。

家族成員：依蘭、檀香、岩蘭草、玫瑰草、廣霍香、白松香。

6. 樹脂類

萃取自樹脂，一如黏稠的樹脂，其香味也都帶有濃郁、厚重的香甜味，多數是低音調的精油，有多層次香味依序揮發，對心靈極有療癒。

家族成員：安息香、乳香、沒藥。

7. 辛香料類

料理中作爲定奪風味與促進消化的辛香料，多有較刺激的氣味，與其他精油混合，容易搶走其他香味的風格。

家族成員：白荳蔻、黑胡椒、丁香、芫荽、羅勒、茴香、八角、肉荳蔻、
肉桂、薑。

調配原則與方法

上述七類精油與左右的精油混合都有相宜適性的調香效果（如下圖所示）。

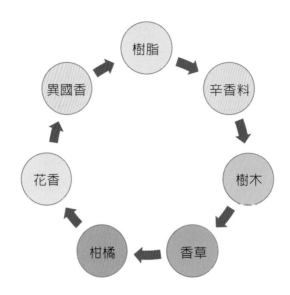

1. 調和的原則

(1) 首先考量混合後的香味。

(2) 考量先後揮發的秩序，使香味療程完整。

(3) 考慮所需的療效。

(4) 也有照著化學成分混合精油，充分掌握混合後化學結構的改變；此方法注重的是療效。

2. 調和精油的須知

(1) 單方精油長期連續使用，身體會適應其刺激使其作用活性降低，必須加高精油濃度或劑量，因此長期調理，調和不同精油是有其必要的。

(2) 將功效相近的精油調和在一起，能加強該作用效力，稱為相乘作用（synergy）；反之混合後削弱精油中某種成分效力，稱為拮抗作用（quenching），複方精油除了追求相乘作用外，也使用拮抗作用來緩和及預防可能的副作用。例如：降血壓的薰衣草與升高血壓的迷迭香，混合後削弱對血壓的影響，減少副作用產生的機率。

(3) 功能差異大的作用，混合後也可以擴大療效。

(4) 一次選擇 3 ～ 5 種單方精油，至多 6 種，以免太多精油混合後，化學結構大幅改變，無法掌控療效。

(5) 基本上一瓶複方精油以一個目的為主，不要設定太多作用，以免減弱療效。如：同時有多種慢性症狀，應以病人自訴最欲解決的症狀為主調配。或是同時調配不同使用方法的複方，一次解決多種問題，可分為按摩用、香氛吸入用、沐浴用……等。

3. 調和的順序

(1) 先選出主要調性的精油：選擇的因素要考量香氣、改善何種症狀。香氣為第一考量主因是精油香氣本身就有治療作用，如果不喜歡，精神面的療效就打折扣了，甚至因為厭惡而產生反效果。

(2) 主要精油選出來後，再選對加強該作用有效的精油。這時就可參考香氣的調性、香味的強弱及香氣家族了。

(3) 選好後先少量調和，試試混合後的香味是否喜歡。調香不一定要直接混合精油，在初學時期，常可能調出來的香味與想像相距甚遠，因而捨棄、浪費了一些精油。可以選擇兩種以上的精油，打開瓶蓋後，直接放在鼻子下方轉圈或晃動聞香來決定香味是否喜歡。一開始會習於用現成的處方，但隨著經驗，最後可以不需試調，就能掌握調出後的香味。

(4) 無論如何，在制式的教導之外，憑著直覺調油也值得重視，因為精油能啟動隱藏的感覺，在自然療法的領域中，追隨自己內心的感覺，不被傳統或別人的感覺牽著走是很重要的學習方式。

(5) 中醫的調製原則「君臣佐使」，以君臣之間關係說明用藥輕重的準則，所寫出的藥物關係，也稱作配伍關係；這也可應用在精油的調配上，使精油的搭配更靈活，創造出突破性的療效與香氣配方。

> 君藥：是針對主病或主證，具主要治療作用的藥物。其藥力居方中之首，用量比作為臣、佐藥要多。在一個方劑中，君藥是首要的，是不可缺少的藥物；也就是起主要香氣與效果的精油。

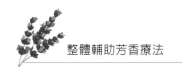
臣藥：有兩種意義，一是輔助君藥加強治療主病或主要證狀的藥物。二是針對兼病或兼證，具治療作用的藥物；藥力小於君藥。

佐藥：有三種意義，一是加強治療作用，或直接治療次要的兼證。二是佐制藥，即用以消除或減緩君、臣藥的毒性或烈性。也就是利用精油混合時產生的拮抗作用，消除某精油可能的副作用。三是反佐藥，即根據病情需要，用與君藥性質相反而能在治療中起相乘作用的藥物。佐藥的藥力小於臣藥，一般用量較輕。

使藥：有兩種意義，一是引經藥，即能使各種藥物混合後直達病灶的藥物。二是調和藥，即具有調和諸藥作用的藥物。使藥的藥力較小，用量亦輕。精油常用使藥的作用來加強一些不夠理想的氣味，或是某精油具有特別的協同作用，用來強化複方的藥效。

混合的濃度

以百分比來計算精油的濃度，可視使用部位、用途、年齡、身體狀況等來調整。

- 基本的度量方法：1 ml = 20 滴 / 1 湯匙 = 15 ml / 1 茶匙 = 5 ml /1 ml = 0.033 ounce / 30 ml = 1 ounce（盎司）。
- 基本的稀釋濃度為 2.5%，基本單位為 1 滴，故取 1 滴精油加入 2ml 的基底油，濃度比例接近 2.5%；2 滴精油加入 2ml 基底油濃度為 5%；1 滴精油加入 2ml 基底油濃度約為 2.5%，以此類推。

精油的安全濃度表

濃度 ＼ 基底油	5ml	10ml	15ml	20ml	25ml	30ml	50ml
1.0%	1滴	2滴	3滴	4滴	5滴	6滴	10滴
2.0%	2滴	4滴	6滴	8滴	10滴	12滴	20滴
3.0%	3滴	6滴	9滴	12滴	15滴	18滴	30滴
4.0%	4滴	8滴	12滴	16滴	20滴	24滴	40滴
5.0%	5滴	10滴	15滴	20滴	25滴	30滴	50滴

● 幼兒安全濃度

　　6 個月內 0.5 ～ 1%；6 ～ 24 個月 0.1 ～ 2%；2 ～ 10 歲 0.2 ～ 3%；
　　10 歲以上 1 ～ 5%。

調製的方法

1. 滴定法（Drop method）

　　是最簡單、易於調香、同時稀釋精油的方法。選擇 5m、10ml、15ml……
不同容量的深色玻璃瓶，先加單方精油或數種單方精油搖晃使其調和後，再
加入基底油混合均勻；也有先加基底油，再加單方精油的調製方法，但手工
調和時，以前者較易達到充分混合的目的。

　　滴定法可以瓶子的容量直接決定濃度，使用的滴數是容量的一半；如
50ml 的瓶子 =25 滴。此種方法以 2.5% 的比例最常見，即 5ml（1 茶匙）約滴
入 2 ～ 3 滴；而 15ml（一湯匙）則滴入 7 ～ 8 滴。

　　滴定法只要準備乾淨的空瓶和精油、基底油即可；基底油若要使用複方，
則預先按比例混合好備用。

2. 香氛法（Method fragrances）

　　製作香水或是以聞香為主題的方式。

⑴ 工具：精油、香水試紙、藥用酒精或伏特加酒、容器（有噴頭）、燒杯、
　　玻璃棒、蒸餾水。
⑵ 將精油的滴露中蓋打開，試紙放入沾取約 5mm 的高度，在試紙另一端寫
　　上精油名稱及香味變化的狀況、速度。
⑶ 備好數張沾有精油的試紙，抓在手上一起震動，置於鼻子下吸嗅，並將
　　氣味感覺筆記下來。
⑷ 先將選用的精油滴入燒杯中，加入 2 ～ 3cc 藥用酒精或伏特加（無臭，較

適合），將精油充分攪勻並溶解，再倒入適當比例的蒸餾水，精油與蒸餾水的比例約 1cc：100cc，視香氣強度調整比例，再倒入適當的容器中噴灑使用。

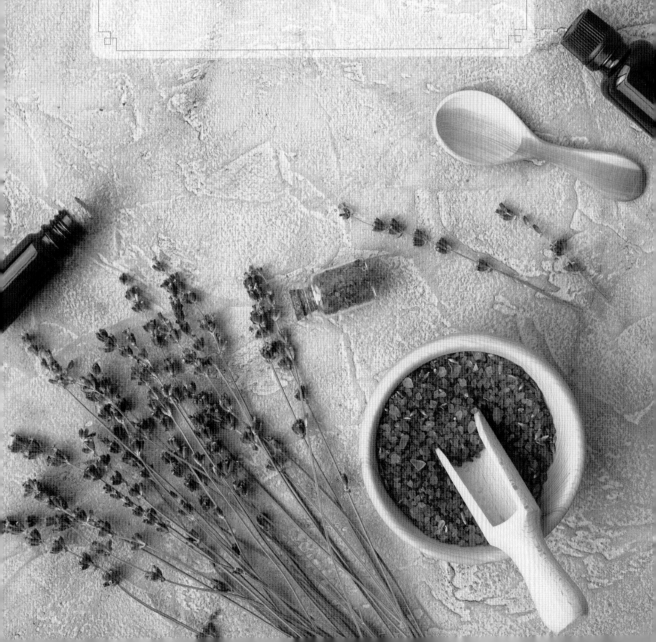

吸收途徑與使用方法

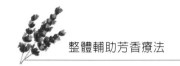

　　精油是由三條主要路徑進入人體，對身心靈產生影響。第一種是吸入法，精油透過嗅覺吸入傳至大腦，首先影響大腦生理與神經、內分泌系統，再經由血液循環影響身體其他部分。其他的兩種方式都會透過血液循環流經全身發生作用。

吸入法（Inhalation）

　　透過吸嗅精油的途徑，對於治療緊張、壓力、頭痛、抑鬱等問題是最快速的治療方式，這是因為鼻子與大腦的連結是最接近且直接。

　　精油的氣味，不論用擴香、按摩、沐浴等方式都會形成吸入的路徑。當精油分子揮發至空氣中，被吸入鼻腔後會與空氣一起被鼻黏膜的上皮嗅覺細胞吸附。

　　嗅覺上皮區的總表面積僅有 4 ～ 5 cm²；佔皮膚總面積的 1/4000。不過鼻腔內壁極微薄，左右鼻腔內各由 2,500 萬個嗅覺神經細胞組成，末端是以絨毛活動方式捕捉高濃度的氣味分子，精油分子接觸到嗅覺絨毛，會引起嗅覺細胞興奮，並將刺激轉為神經脈衝訊息，經由嗅球、嗅束（olfactory tract）達到大腦邊緣系統，大腦邊緣系統中掌管記憶與學習的海馬迴、杏仁核即位於嗅覺區旁，能立刻接受訊息，予以分析精油分子結構，並將結果傳給位於下視丘的腦下垂體，腦下垂體依據接收的訊息，分泌激素使自律神經、內分泌系統發生改變，進而產生嗅覺所觸動的身心反應，最後再傳回大腦新皮質區，一一辨識精油的氣味。

　　吸入的精油分子，也會藉由呼吸系統從氣管、支氣管進入肺部，在肺泡壓縮下結合血液中的氧氣一起進入心肺循環系統，再藉由心臟鼓動，被送進全身血液循環中，參與代謝過程，再與二氧化碳結合或是肝腎代謝途徑，排出體外。精油吸入後，在 20 ～ 60 分鐘內可經由吐出的廢氣中檢測出來（Katz, 1947）。

　　在一項實驗中，志願者吸入高濃度的精油，並保持在休息狀態，兩個小時後自血液中驗出 70% 的 d- 檸檬烯，而尿液中僅檢驗出 0.003%，多數的

d- 檸檬烯都被肝臟吸收利用，其中絕大部分會儲存在脂肪組織中。大量投予精油後，從吸入至完全排除體外需要 3 天的時間，該實驗所使用的精油約在 100m² 大的室內使用 40g 的精油（Robet Tisserand & Tony Balacs, 1995）。

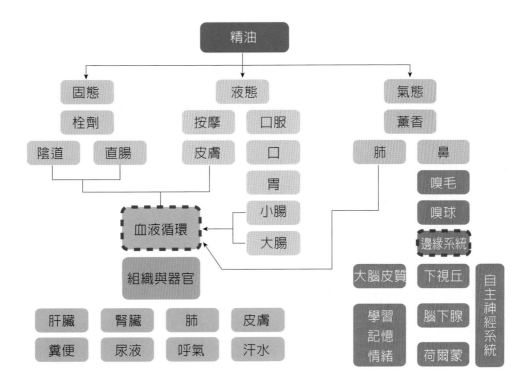

註：此精油路徑圖取自 http://unacynthia.pixnet/blog/post/6392024

經皮吸收法（Transdermal Resorption）

皮膚的角質層形成了皮膚的第一道防禦系統，角質層是由半透明的角蛋白所組成，其上有滲透膜、毛細孔及特殊的防水機制，不會使水分輕易自表皮蒸發，能允許特定的細小分子進入或排出體外。不相容於皮膚的物質，如：毒物、藥物，不會被吸收，便無法進入皮膚深層中。但精油的分子很小，有些甚至比病毒還小，且多半為親脂性，可輕易穿過角質層，進入真皮層微血管、淋巴管，再藉由血液循行全身器官、組織。進入皮膚的速度與精油分子

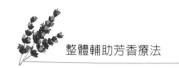

的大小有關，分子量愈大通過皮膚的速度愈緩慢；分子量大於 500 的物質就不容易通過皮膚屏障；而精油的最大分子量是 225，極少數超過 250。動物性油脂分子大，會造成皮膚吸收精油的阻礙，所以不適合作為基底油。

精油一旦被皮膚吸收，某些分子會暫時停留在表皮，有些則會迅速進入真皮層，進入血液循環；進入的速度與精油組成分子有關，自 20～80 分鐘不等，而精油停留在皮膚的時間會是數小時至數日。由於精油的親脂性特質，有些會貯藏在脂肪多的部位，並擴散至相鄰近組織中（Lexicon Vevy, 1993b）。與內服法相比，進入血液循環的速度是緩慢的，基本上因不通過消化系統，不會傷害口腔、食道及腸胃黏膜，比內服法安全。

精油被細胞吸收進行機轉、代謝後經由排汗、尿液及糞便的方式將廢物和多餘的精油排出。

經皮吸收的須知事項

1. 精油的經皮吸收應在以基底油稀釋後，透過按摩、濕敷等方法實施，或是使用沐浴等方式下進行。
2. 吸收的速度與基底油和精油本身的黏稠度有關；精油本身為揮發物質，因此媒介物與使用方式也會影響被吸收的精油總量，一般而言揮發性高的精油比較容易被吸收。吸收速度與總量，也有個人化差異，因此每個人的使用量也應有差異化。
3. 不可在受傷的肌膚上直接塗抹精油，開放性傷口的吸收量會大於正常皮膚。
4. 未經稀釋的精油，較容易造成皮膚毒性。
5. 對身體有害的毒物、化學物質，若經過脂質包覆，也會被皮膚吸收；所以偽造的精油一樣也能透過經皮吸收的管道傷害人體。
6. 配合按摩使用的精油，因按摩會提高血液循環的速度、提高體溫，因此也能使精油的香氣充分揮發。
7. 洗劑、除油劑、肥皂等的使用過後，會提高精油的經皮吸收度。
8. 溫度會影響精油的吸收速度，例如：高溫的房間、溫熱過的油、溫暖的手

與身體都會加快精油的吸收。而身體過熱，例如：運動過後排汗作用旺盛，精油不易被吸收。

9. 密閉法，如：濕敷或覆蓋，使皮膚溫度提高、保留精油的揮發物質，提高吸收效果。

10. 相同精油反覆、經常性使用，會提高皮膚的滲透性。

內服法

法國的內科醫生會以內服法治療病患，多數是先以可食用的植物油稀釋，再裝入特製的膠囊（腸內溶解）中服下，僅有少數安全無虞的精油可直接裝入膠囊中和水服下。此方法的優點是被吸收的劑量可被計算，醫師可精準掌握劑量。1 日的最大劑量控制在 1 次 3 滴，1 日 3 次，連續治療 3 週。

內服精油被視爲存在極大的風險，一般的醫師或芳療師並不會輕易嘗試。經口投予的精油都需附有精油的毒性檢測與去除單萜烴成分的說明（Maury, 1989）。

經口攝取精油，首先口腔內的黏膜會受刺激，再者特製的膠囊品質有所差異，有些並不如預期到達腸道才被分解，所以被消化道黏膜吸收的機率極大，被吸收的成分立刻通過胃壁、進入血液系統中，對有胃潰瘍者而言，是雪上加霜的破壞方式；而精油的成分可能被胃部的酵素破壞，很難預測與食物結合後會產生何種化學變化。通常被腸胃吸收後的大部分分子會直接送往肝臟，而在肝臟內也因受肝臟酵素影響，分子的活性化會降低，也很難估計有多少分子能眞正進入血液循環被利用，恐怕反而成爲危害肝臟的危險分子；長期內服精油，對肝、腎及腸道都有一定程度的損害（Robet Tisserand & Tony Balacs, 1995）。

經口投予的精油被血液吸受的量是經皮吸收的 10 倍，雖然較有效益，但風險也高。對懷孕、癌症、癲癇患者的危險性相對提高。

再者，利用精油，其揮發性帶來的療癒效果是最基本的，吸入精油氣味即可調節中樞神經系統、影響大腦邊緣系統，其次才是生理系統。

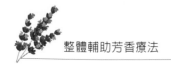

　　醫師們對直腸還會採取直接投予的方式，將精油包覆在特製的膠囊（直腸專用）或蜜蠟中，塞入直腸作爲治療途徑。此方式的優點是可以迴避門脈循環（門脈靜脈是由小腸直通肝臟的循環系統），不需經過肝臟代謝，此方法多數用在下部結腸範圍之內的病症，例如；痔瘡、腸道感染。

　　不過直腸內壁也是黏膜組織，所以感覺相當刺激，且精油若沒有均勻分布，極易造成過敏。

　　另外，還有治療女性陰道感染，除了將精油作爲坐浴、裝入陰道洗淨瓶之外，還有將稀釋後的精油滴在生理用品、棉花球上或抹在子宮環上的治療途徑。與直腸一樣，陰道也是黏膜組織，所以使用感也是相當刺激。所採用的精油必須是刺激性最低、無毒的精油。以上的方式，最大劑量爲 6 滴精油。

　　沒有專業醫師指導下的內服法，需先選擇有安全認證及低萜精油，稀釋於食用油、糖漿、蜂蜜中，或是滴在方糖上。劑量需考慮年齡、體重等因素；體弱、幼童、胃潰瘍患者不宜內服；低音調的精油因不易溶解吸收，不建議內服使用。

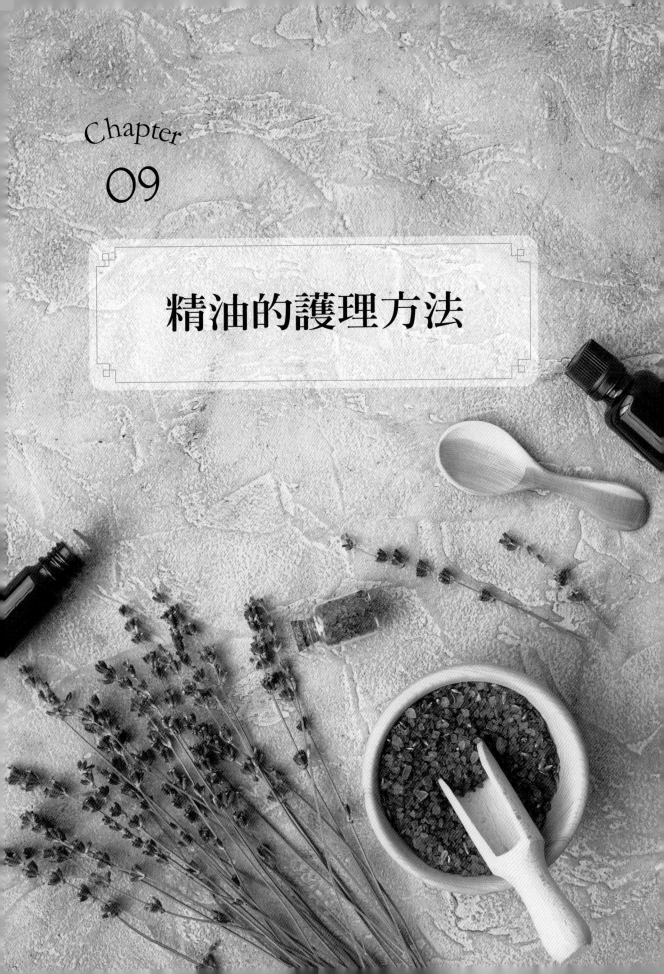

Chapter

09

精油的護理方法

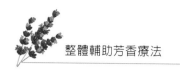

按摩（Massage）

　　按摩是芳香護理方式中效果最好的，因爲除了按摩本身的好處之外，在按摩過程中，精油徐徐揮發，且利用精油不同揮發度調配出來的按摩油，使整個過程都有不同的香氣產生，讓施術者與顧客（病患）雙方都能同受香氣分子的療癒。

　　精油的按摩護理，對於療程效果有五大益處：

1. 心理、情緒的放鬆與調節

　　皮膚上布滿了觸覺神經細胞，終端是大腦。感受舒服的按摩，將訊息傳至大腦，可以平衡神經與賀爾蒙系統，使心情放鬆、消除疲勞感；同時刺激皮膚表面，可提高免疫細胞活性化，消除壓力與病痛。

2. 促進淋巴與血液循環的功能

　　處於壓力或環境變化時，會使身心緊張、微血管收縮，影響全身循環。使用精油的芳香按摩，放鬆緊繃的肌肉、促進血液循環，及時將新鮮血液與氧氣送至細胞與組織，並將老廢代謝物質從淋巴、靜脈微血管回收，運送至肝腎，以利排出體外。還有精油可中和運動後產生的乳酸物質，加速排出體外，減少疲勞與酸痛。

3. 柔軟肌肉、關節，緩和僵硬與酸痛

　　適度的按摩刺激，可使肌肉柔軟有力、擴大關節的可動區域，預防老化與摔跤等意外。

4. 緩和消化系統的緊張、不適現象

　　腸胃的功能直接受大腦生理活動影響，當面臨緊張壓力，腸胃蠕動降低、消化酵素分泌減少，長期容易導致胃痛、胃下垂、胃酸分泌過多、便秘、脹氣等消化不良的現象。配合提高消化系統功能的精油，可大幅解決消化系統

疾病。

5. 潤澤皮膚、提高皮脂腺功能

　　基底油所含的營養本身，即能潤澤及柔軟皮膚，並藉由精油分子的滲透力，可運送至各細胞被吸收利用，調節皮脂分泌功能、供給營養至真皮層，提高肌膚的彈性與微血管循環，促使皮膚健康、膚色紅潤、有光澤。

全身沐浴（Bath）

　　入浴加之於身體的作用，應從化學性與物理性的角度來探討。沐浴的水中物質若對人體機制產生正面改變力量，還能提高健康及治療上的價值。例如：精油所發揮的藥理反應，使之具有化學性水療作用；而水的溫度、壓力、浮力則使水療產生物理性作用。

1. 沐浴的基本作用

⑴ 清潔。
⑵ 水溫使血管擴張，帶動血液流動量。
⑶ 鎮靜神經、舒緩精神緊張。
⑷ 柔軟肌肉、肌腱、韌帶等的結締組織（膠原纖維）。
⑸ 身體浸泡在溫熱的水中，動靜脈緩緩擴張，使流過的血液增加，也同時增加了全身細胞組織的營養與氧氣的供應量，進而活化新陳代謝，加速體內代謝廢物的排出。此過程有助於抒解肌肉疲勞、酸痛、僵硬的現象。

　　消除疲勞以 43℃ 左右的水溫最為適宜。肉體的疲倦是來自體內乳酸的囤積，沐浴可使乳酸的濃度降低。實驗指出，經過一天的激烈運動之後，血液中的乳酸量是一公合平均含有 30 毫克，在水中浸泡 10 分鐘後會降低 8 毫克。因此對於平日因緊張、繁忙造成的疲勞，只要來個溫熱浴即可達到相當的抒解效果。舉薰衣草為例，薰衣草精油作為入浴劑使用，與一般清水沐浴的浴

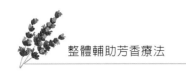

後效果比較，副交感神經作用提高、心拍數減少、腦波中代表鬆弛狀態的 α 波增加，整體來看代表鎮靜作用的指數均有大幅提高的趨勢。

沐浴時先放好洗澡水，進入浴盆坐下後，再將預備好的精油滴在接近身體的水中，以手輕輕攪拌均勻，先嗅吸氣味，再徐徐將身體浸入水中，浸泡約 15～20 分鐘。避免使用會刺激皮膚的精油，例如：羅勒、歐薄荷、香蜂草、檸檬、香茅。

使用精油泡澡時，最好搭配使用一種媒介物，牛奶、基底油或海鹽均可。海鹽以 20 滴精油加 1 杯海鹽，混合拌勻，每次泡澡用 1/4 杯（約兩把）。

泡澡可以放鬆肌肉、緩和許多類型的疼痛，比如說：失眠、緊張、月經問題、時差。少量的鹽薄薄地、均勻地稀釋在水中浸泡就可取得大量的礦物質，這些粒子附著於皮膚上所形成的薄膜，具有保溫效果，易於被皮膚吸收的小分子進入人體後，快速啟動生理循環猶如啟動身體的發電機般，血液在擴張的血管中順暢地流動，內部溫度也隨之提高。代謝系統將引起酸痛的乳酸、丙酮酸排出體外，各種疼痛問題得到舒緩的機會。

2. 三個基本沐浴處方

(1) 肩頸酸痛、緊繃
　　精油：迷迭香 1 滴＋馬喬蘭 2 滴＋薰衣草 2 滴
　　效果：上述精油都有緩和頭痛、肌肉痛的止痛作用，整體效果可緩和緊張的情緒與緊繃的肌肉。

(2) 怕冷、寒涼體質
　　精油：薑 1 滴＋迷迭香 1 滴＋紅橙（甜橙）3 滴
　　效果：甜橙與紅橙有活化代謝的作用，薑與迷迭香有促進血液循環之用；同時在心理層面能增加活力與能量。

(3) 放鬆心情、提高情緒能量
　　精油：花梨木 2 滴＋乳香 2 滴＋葡萄柚 1 滴
　　效果：乳香可同時淨化身體與心靈垃圾，花梨木與葡萄柚可去除陳膩的體液，充滿芬多精與果香的清新香味使人忘憂。

部分浴（Part Bath）

在照護機構中，由於病患的狀況不宜全身浴，會採用手足等局部部位進行浸泡，使精油成分因局部體溫升高而被吸收，較安全也有特別的效果。

基本上部分浴可以清潔皮膚、除去細菌、微生物，預防感染。溫熱效果使末梢血液循環順暢、減輕疼痛、促進傷口癒合。

1. 手浴

在臉盆中注入 1/2 ～ 1/3 左右的溫水（約 40 ～ 42℃），將手部浸泡至高於手腕關節處 5 ～ 10 分鐘，並且一邊活動手指關節、曲張手掌；若是為病人護理，則彎曲手指關節、拉伸手指、刺激穴道，並加上適度按摩。

手浴適宜用在手部寒涼、肩頸酸痛、頭痛、眼睛疲倦、失眠及長期臥床的病人。可添加促進末梢血液循環、促進發汗的精油，如：薑、黑胡椒、杜松、松、尤加利 1 ～ 3 滴，或是放鬆肌肉、舒緩緊張的精油，甜橙、薰衣草、羅馬洋甘菊、橙花等。

面對護理對象手浴將水盆放在桌面最理想，並在手腕的空隙處墊上乾淨的毛巾支撐；行動不便的病患或長者，可放一張高度與病床接近的小桌子，將水盆放置其上進行。

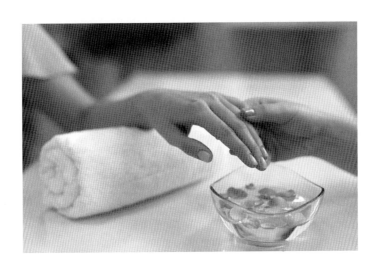

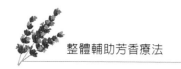
2. 足浴

水盆中注入約 38℃的溫水，水的高度需超過腳踝，置入雙腳後，再徐徐將溫度增加至 40～42℃，浸泡 10～15 分鐘。

足浴可刺激全身血液循環、消除腿部疲倦、腿部冰冷、膝蓋疼痛、有益入睡。中醫認為寒從足下起，主張多天睡前溫水洗足，能活血通絡、昇陽固脫、潛藏陽氣、抵禦外邪，並可安神定志、有助睡眠。因此，民間有諺：「富人吃補藥、窮人泡泡腳。」意味著泡腳防百病。

身體虛弱的人泡至膝蓋微溫即可，不可泡至身出大汗，反而傷陽氣；平日無運動、血液循環不佳者，可泡至額頭微微出汗。

不適合全身浸泡的心臟病、高低血壓、糖尿病患者、臥床者皆可利用足浴輔助治療。足浴不只可活化下半身循環，使浮腫、冰冷、膝痛等問題獲得緩解；腳部血管擴張使小腿、大腿、內臟皆受益，特別對減輕肝臟鬱積的廢物，有一定的排毒作用。

執行足浴，不需更衣，浴後皮膚、指甲變柔軟，適合進行修甲、按摩等護理；若是臥床病患，可以改變姿勢。在仰臥的狀態下，水盆放置床上，將升降床抬高至 30 度，並將病患衣物拉至露出膝蓋，彎曲關節，使能置於水盆中；水盆與膝蓋細縫中塞入毛巾或枕頭使其固定。或是將床位降至雙膝能夠彎曲下垂至地面的高度，將水盆置於床尾地面執行，不浸泡的部位以衣物遮蓋保溫。若沒有升降床，可試著在長形沙發上實施；如有需要，足浴一天可執行 3 次，早、午、晚或睡前；但每次不要超過 15 分鐘，以免消耗能量，反而使病患疲倦。

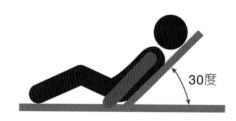

30度

3. 坐浴

坐浴是將臀部浸泡於水盆中的方式，適用於月經不順、產後、便秘、膀胱炎、陰道炎、痔瘡等。選用大型水盆或木桶，置入約 20 公分高的水量，浸泡 5 ～ 15 分鐘。體重較輕者，可置放在馬桶上，以利起身容易。

吸入（Inhalation）

將精油香氣分子以各種方式揮發至空氣中，使人自然吸入，或是配合深呼吸進行呼吸治療。呼吸治療具有的基本優點是提高呼吸效率、增加肺部氧氣量。依據不同精油配方常被耳鼻喉科、胸腔科及精神科醫師所使用。

常用的擴散香氣分子的儀器有：

1. 蠟燭香臺

因需消耗氧氣以助燃燒，不適於密閉的空間；且蠟燭必須是以植物油和天然蜜蠟所製造的。

⑴ 電器薰香燈：以陶器等材質製成，插電使用。在上方小水槽中加入溫水、滴入精油即可使用，較安全；但水槽需有足夠的深度，否則長時間使用，水分蒸發易使容器產生暗裂紋路，常於不慎中突然破裂。

⑵ 擴香儀（diffuser）：或稱為分子震盪儀，直接滴入容器中，容器以急速震盪，使精油分子被分解，擴散至空氣中。由於可將精油分子充分分解，且速度很快，所以應注意短時間內吸入的濃度是否過高。以 1ml 精油為例，約使用擴香儀 20 分鐘，適合短時間內需要充分擴香時使用，例如：迎客前、開會前、上課前。

⑶ 水氧機：儀器中添加水與精油，儀器會使精油分子分解於水中，形成乳化狀態，再將水以冷霧方式噴出於空中。

⑷ 聞香壺：以玻璃、陶器製成的聞香壺，可置於桌上、掛在頸上、懸掛在皮包上、手機上，隨著活動空間的改變而移動香氣的來源。

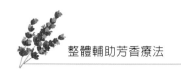

⑸ 噴灑法：加在手持噴霧器中，如：噴頭髮的噴霧瓶，加入冷水與精油，充分搖勻後，噴洒在任何空間或物體上。除了作為改變情緒、淨化空氣之外，也可作為驅蟲劑、清潔液、除臭劑……等。

① 即使沒有使用任何儀器，將精油倒在熱水杯中、滴在衛生紙上或廚房紙巾、枕頭、手帕上、手肘與手腕關節上、汽車與冷暖氣出風口（需先滴在衛生紙上）……等處都可以嗅聞到精油在空氣中揮發出來的氣味。

② 注意事項：不要直接加熱，如滴在蠟燭上、燈泡上……等；高溫會破壞香味分子的結構。

蒸氣吸收（Steam Inhalation）

將精油加 4 滴到裝著熱水的碗中，或是洗臉盆中，然後用大毛巾蓋住頭和碗口或洗臉盆，讓蒸氣保留在毛巾裡面。每天可以重複 2 ～ 3 次，適合呼吸系統疾病或頭部不適症狀。

也可以使用蒸臉器，將精油滴在化妝棉上，再置入水中，以免低音調精油的黏稠性沾在水皿底部；需注意避免溫度過高，此法不適合有氣喘的患者。
注意事項：使用熱水需注意溫度，不要使用剛沸騰的水，高溫的蒸汽會使皮膚、呼吸黏膜受傷。

三溫暖（Saunas）

將精油直接滴至水桶中，然後淋在熱木炭上面蒸發。

冷熱敷（Compresses）

使用敷布，除了作為精油的載體外，冷水、熱水也可調成冰水或溫水，可視病情需要決定溫度。敷布置於皮膚上，如同使用面膜的原理，隔絕空氣，

施壓於毛細孔上，強迫使其吸收精油，提高療效。

　　首先將水放在大碗中或乾淨的容器中，先置入一塊乾淨的布或是毛巾、紗巾浸在水中，滴入 3 ～ 4 滴精油在敷布上方，稍加攪拌均勻，確定表面的精油被敷布吸附後，將多餘的水擠掉，敷在患部。

　　如果是治療急性疼痛，或是受傷、扭傷時急救，請用冷水；如果是治療長期疼痛則使用熱水，可將保鮮膜包在上面以延長熱度時間。

噴劑（Spray）

　　精油先加入少許乙醇或伏特加酒，充分稀釋精油，再加入 100ml 蒸餾水，裝入噴頭瓶中，於肌肉過度使用、產生酸痛現象時使用於手臂與大小腿上。或製作成隨身瓶，調製喜好的香味，作為香水之用。

禁忌症狀與
特殊安全考量

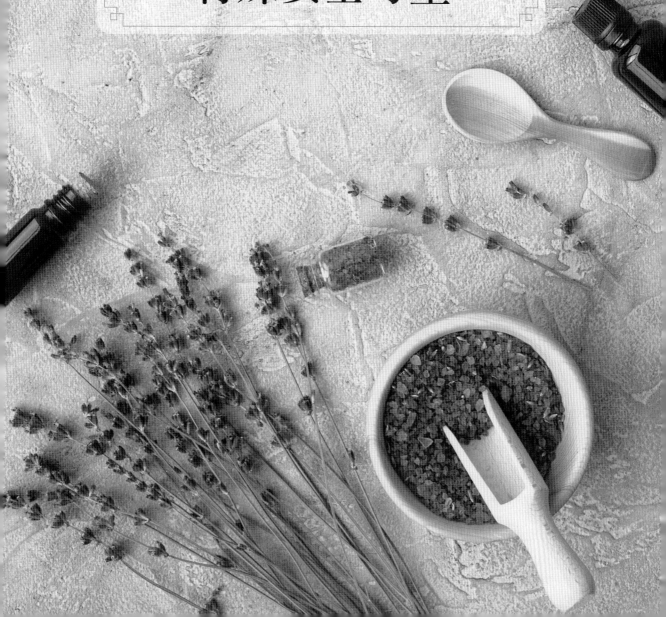

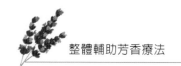

芳香療法所使用的精油是來自天然植物，生長與種植必須合乎各國有機農法的規定，有機認證精油還需經由專業協會（土壤協會、氣象局、水利局、農業局……等）檢驗認證等等，這些基本標準使人誤以為精油的使用是安全無虞，沒有任何顧忌的。

精油所擁有的治癒力是大為有效的，「有效」即代表對身體、心理有一定的刺激性存在；「刺激」二字所代表的並非是負面的，也有提高活性的意義，例如：刺激免疫力提升，是正面的使用結果。

中醫有「是藥三分毒」的說法，所以用量、用法、濃度都要基於安全的原則。一般而言，精油等同中藥的香藥，氣味辛香，性質偏溫燥，主入心、肝、脾、肺經。《黃帝內經》曰：熱傷脾、腎惡燥、熱傷元氣，故常服、多服辛溫香燥之品容易傷及人體脾腎、元氣。芳香藥物辛香剛燥，久用易生弊端。其弊歸納為：

1. 傷津：體內液體與血液總量減少，或某臟器內血液不足。
2. 耗氣：辛溫類香氣走竄力強、雖能化鬱氣，但使用過量會破泄真氣，反而造成氣虛。
3. 芳香之氣易打開毛細孔等對外孔竅，引邪入裡。

宋元以後興起濫用香燥藥物的風氣，造成諸多弊端。滋陰派醫家朱丹溪特撰《局方發揮》對局方中香燥藥的濫用有深刻的認識與批評，對不適宜應用香燥藥物的病證、久服香燥藥物對人體產生的危害、誤服香燥藥物導致的變證等方面都進行了詳盡的闡述。特別強調香藥不宜過量，否則香藥之利反成其弊。

例如：科學界對精油的抗菌作用，近年有了極重大的突破，解明了精油對微生物的作用機制。微生物學領域中的細菌（bacteria）、真菌、病毒、寄生蟲等是生存於人體外的，健康人體中則有寄生於人體，產生相互依存關係的常在菌，以及引起人類疾病的病原菌。

當有害菌引起人體生病時施用精油，細小的精油分子會附著在菌體上、穿過細胞壁、進入細胞內發揮精油的殺菌作用。精油對於人類及多細胞生物

的全體細胞都有促進代謝、加強排泄的作用；但沒有代謝能力的細菌，精油成分會直接抑制細菌的發育，導致死亡。至於對濾過性病毒，精油則會抑制病毒表面的凸起蛋白質與宿主細胞表面的接收器結合，發揮抗濾過性病毒的作用。微量時除了在人體的殺菌作用之外，其他如鎮靜效果等也被證實；但精油使用過度時，會影響細胞膜上離子穿透力、阻礙細胞內的酵素作用，導致細胞膜損傷。細胞壁內若是經常性處於高壓下，精油會對細胞壁、細胞膜造成嚴重的傷害，使得細胞內物質向外洩出、細胞死亡。這也是中醫誡勿濫用精油的現代科學實證（感染を引き起す微生物と精油の有效性，2003；微生物と香り，Aromatopia no.65，井上重治）。

精油的生產並非單一提供芳香療法使用，順勢療法、香水業、食品添加劑都使用不同化學成分構造、等級的精油，或作為治療、或作為香味之用。所以選購、使用時一定要明辨其用途。

此外，雖是來自植物藥草，但精油濃度是原生植物的 70 ～ 100 倍以上，藥草學的植物製作方式與精油也大異其趣，不能以藥草學的標準來使用精油。例如：中藥的煎煮過程會產生揮發油，揮發油近似精油，但中醫是取用湯液為藥物，以往並不重視揮發油的應用。

以下是應優先於學習精油必須瞭解的事項：

精油的真偽

偽造的精油並非單純指以人工化學成分製成的化學香精。

精油的成分結構、比例由國際化標準機構（International Organization for Standardization, ISO）制定，每一種精油都有其標準成分規定。由於精油屬農作物，常因氣候、環境因素而改變其組成成分的比例。於是製造商為了將價格維持在高點，改變不合乎標準的組成成分，也屬於摻假的偽造精油。

常見的手法有化學性修飾與物理性修飾。

化學性是加入溶劑去除不好的氣味，即脫臭法。在香味不夠濃、品質較差的天然精油中，加入低於 5% 的人工香料修飾較差的氣味，稱為加強成分

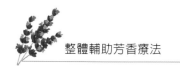

法。

有些精油屬於半固體，例如樹脂類的精油，使其液體化的方式是低溫蒸餾；亦有直接加入溶劑，進行一連串液化的製造方式，影響精油品質甚鉅。

為了調整或增加氣味而加入其他氣味接近的便宜精油，例如：玫瑰草和天竺葵最常添加在玫瑰精油中，以玫瑰的價格出售，還有依蘭加入茉莉中。

另外，某些化學性修飾法雖不能稱為摻假，但是成分比例不合乎 ISO 的標準，某些成分比例因而增加，而去除了萜烯，精油作用也隨之改變，與天然精油效果不同，有違「天然」定義，也被視為是非正統芳香療法使用的精油。例如：去萜烯處理是加入溶劑除去大多數的萜烯成分，使精油較穩定，以延長保存期。用特殊的再蒸餾法，去除具有毒性的側柏酮（thujone）。具有光毒性的精油，加入溶劑去除呋喃香豆素。

物理性質的改變，往往可從外觀上進行檢視。品質好的精油，外觀為有色或無色，具有透明度。觸感與油不同，所以摻入基底油被稀釋過的精油極容易以觸感、視覺分辨（見第 6 章精油的純度之一般檢測法）。

黏度也是辨識真偽的方法。目前市售的樹脂類精油，都經過低溫蒸餾法，所以可從滴露中蓋中滴出來，但速度仍然慢。Stearoptene 這個特殊的蠟質成分，雖經二度蒸餾但在奧圖玫瑰中仍含有 20%、大馬士革玫瑰更可高達 30%，使玫瑰精油在常溫下並不容易流動，但在手掌的溫度下數分鐘便可化為液體，這也成了辨識玫瑰精油真偽的方式之一。

英國法律規定製造商必須提供供應商產品安全證明書（Material Safety Data Sheet, MSDS），其內容為：官能實驗的概要、植物的名稱與生長地、GC/MS 分析結果、SG（比重）、RI（折射率）、OR（旋光度）、FP（閃點）等。

有些製造商依照法律規定，會將該精油登錄的號碼標示出來，以上的資料都有助辨明真偽。

毒性作用

　　芳香療法所使用的大部分精油都是安全無毒的，但極少數精油含有的有毒成分是否會造成傷害，是取決於使用的濃度，若是在安全範圍內使用，往往是極具療效而無可取代的。

　　例如：牛膝草、苦艾中的側柏酮，由於側柏酮能作用於大腦中的 GABA 受體和 5-HT3 受體，如果大量攝入，可能會影響注意力或肌肉痙攣，所以使用濃度必須低於 1%。

　　未精餾的苦杏仁油和冬青（鹿蹄草）含有微量氫氰酸（用於有機合成製作催眠藥、麻藥等）。

　　迷迭香含有 10 ～ 20% 芳香樟成分，被認為可能會導致流產或癲癇；但少量稀釋使用於按摩，並不會引起毒性作用。

　　合理安全使用精油，與我們日常攝取糖鹽一樣，多量會造成傷害；不適合的精油應避免使用，如糖之於糖尿病患者的關係。

　　中毒症狀有急性與慢性之分，急性是在使用一次之後，或短時間 2 ～ 3 天之內就發作；慢性是長期使用，例如：數週、幾個月、甚至幾年才發作。

　　臨床實驗上，有以動物實驗急性經口毒性、急性皮膚毒性，以及皮下注射、腹腔注射等。急性中毒的表現是皮膚出現過敏的紅腫熱痛，口腔粘膜灼熱感、胃黏膜受傷引起胃痛；慢性中毒會有頭痛、食慾喪失、皮膚發疹、嘔吐、全身乏力等現象，反而不易察覺的是精油使用不當、過量、長期累積所造成的。

　　一般發生於皮膚上的，立刻以清水洗去，不可企圖塗油稀釋，這會包覆毛細孔、拉高皮膚溫度，反而加重過敏狀況。慢性中毒應就醫檢查，終止精油使用。重大的精油中毒現象，都是發生在經口內服的案例中，患者因長期大量未稀釋服用，引發肝腎急性衰竭（Essential Oil Safety, Robert B.Tisserand）。

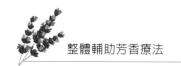

緊急狀態處理法

1. 大量未稀釋精油潑灑至皮膚時，立刻大量沖水。
2. 若發生強烈刺激感、發紅、發疹時，請速至皮膚科看診。
3. 未稀釋或稀釋過的精油跑進眼睛時，立刻以生理食鹽水或乾淨的冷開水沖洗，千萬不可緊閉眼睛或眨眼睛，以免過度刺激。並盡速至眼科檢查，眼球、眼角膜是否受傷。
4. 不慎吞食未經稀釋的精油，先以溫水漱口、大量吞口水，並盡速赴急診，不可強行吐出，以免黏膜受傷程度加重。

慎守規定之濃度與用量

精油代謝的管道主要為肝腎，過度使用會造成肝腎功能衰竭。含大量醛類的精油、長期使用，從肝臟代謝物中發現有毒性存在。長期大量使用茴香者，被發現肝組織有變色現象（Franchomme & Pénoël, 2001）。側柏酮、麝香草酚、松節油高用量經口攝取，會危及肝臟（Schilcher, 1985）。而有些無毒性的精油，如：薄荷家族中常見成分胡薄荷酮，因用量過大，從無毒性經肝臟代謝成為具有毒性。

杜松之類對腎臟功能有助益的精油，低濃度使用可提高腎臟的過濾功能，但長期、大量使用，不論內服、外用，其所造成的代謝物質可歸類為毒物（Schilcher, 1985）。檀香精油若是內服過量，會造成腎臟疾病（Tukioka, 1927）。

精油添加至食品中，通常是 10ppm 至多是 1,000ppm，用量極少。至於將未稀釋的精油直接滴在口腔、方糖、維生素藥錠等經口攝取，或將未稀釋的精油包覆在膠囊、蜜蠟膠囊中，置入肛門、陰道中等方式，都會引起嚴重的黏膜灼傷；如果是摻有化工原料的假精油，危害更大。未經稀釋直接塗覆於皮膚，可能帶來灼傷、表皮嚴重脫屑、刺痛紅腫等後果。曾有一母親為治療孩子的頭蝨，將未稀釋精油直接滴在頭皮上，引起嚴重灼傷。

針對接受高劑量化療患者，以水稀釋經口攝取、塗覆皮膚，都會造成非常危險的後果（Aroma, 1993）。

某些含有黃樟素（safrole）的精油具有麻醉藥物的作用，1993 年被英國藥事法列爲禁用精油，例如：檫木（Sassafras）。

因爲不同的精油存在有成分、作用、個人差異、年齡、體質、使用方法等等考量因素，精油的安全用量難以訂定。一般而言，經皮吸收一日不超過 20 滴，但仍應視該精油之作用強弱、揮發度決定。經皮吸收濃度視使用者狀況，從 1 ～ 5%；經口投予（內服法）以 24 小時內 0.5 ～ 2.5ml 爲基準。吸入法則視空間大小、空氣流通與否及年齡、使用者狀況決定；例如：3 ～ 4 坪密閉空間，6 ～ 9 滴爲基準。

雖有上述中毒事件，但都是使用不當造成的。英國曾有研究，每年因頭痛而服用止痛藥中毒，與咖啡飲用過量導致肝腎毒性的案例層出不窮；卻甚少聽聞使用精油中毒事件，所以接受正確精油知識，確實遵守使用濃度與用量才是避免危險最重要的原則。

老人與精油

針對高齡者使用精油，對於患者的體重、年齡、健康狀態（生理、心理）應先進行諮詢、瞭解，才可決定用量。代謝、排泄機能低下的高齡者，濃度宜減半。高齡者所使用的按摩油，通常是在 100ml 的基底油中，加入 12 ～ 15 滴精油調製而成。

高齡者的皮膚屏障作用不足，對精油常有過敏反應，應先執行貼附試驗。若是患者有長期使用的必要，濃度一定要控制在安全標準之內；盡量不要以內服方式治療高齡者，歐美國家的保險制度，禁止對老人予以內服方式治療。

孩童與精油

很多專家對於剛出生的嬰兒是否可以使用精油，有不同意見。有些人認

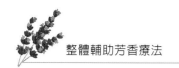

為 6 個月前不可使用、有人認為 1 歲開始再使用精油較安全，這都是由於初生嬰兒肝腎功能尚未健全，皮膚構造也不完全，基於安全所做的建議。

有些嬰兒出生就接觸芳香療法，例如：以純露來代替清潔劑，對寶寶肌膚的刺激度大為降低。以甜杏仁油、芝麻油為剛出生嬰兒排胎毒，是各古老民族的文化傳統。

嬰幼兒對化學性香氣的過敏反應更高，很多清潔劑、日用品中都含有人工合成的香料，或是添加精油提煉出來的無萜烯香料，近幾年造成許多嬰幼兒皮膚過敏、氣喘事件。天然的精油、適當的使用法比起化學香精來的安全有效，仍是專家所推薦，適於嬰幼兒使用的護理方式如下。

泡澡

15cc牛奶＋3滴精油，充分稀釋均勻後放入洗澡水或5ml純露加入洗澡水

濕敷

1～2滴精油加入溫開水或冷開水，以柔軟的紗布、手帕、毛巾浸濕後敷於患部。如：發燒的額頭、疼痛的部位

吸入

1～2滴加入擴香儀、水氧機、廚房紙巾、枕頭、玩偶……

按摩

使用甜杏仁油為基底油，稀釋比例為1%

嬰幼兒適用的精油

羅馬洋甘菊（首推）、茶樹、玫瑰、乳香、甜橙、天竺葵、絲柏、檀香、薑、馬喬蘭、由加利、雪松、檸檬、佛手柑、迷迭香、花梨木。

嬰幼兒的各種生理機能尚未發育完成，特別是肝腎的解毒作用；由父母餵食精油或誤食精油導致死亡或肝腎衰竭的案例時有所聞。英國曾有一位母

親看書得知，以一滴歐薄荷加入糖漿，給未滿一週的發燒嬰兒解熱，導致死亡的案件（Evening Standard, 1998）。

懷孕與精油

女性懷孕後，是否還能使用精油？對母親及胎兒是有益？還是有害？

這是很多慣於使用精油的女性經常會擔心的問題，或者從未使用過精油的女性懷孕後發生很多不適現象，經推薦使用精油時常有的第一個反應。

精油分子小，滲透進入血液循環後，也能經由胎盤滲入羊水中被胎兒吸收，同時再經由母體代謝，精油的作用確實會影響胎兒與母親。Guba（2002）等人認為穩定的懷孕不會因吸入或按摩等方式造成流產。流產可能是因使用精油而引發的案例僅有因圓葉薄荷（pennyroyal）和歐芹籽（parsley seed）這兩支特殊的精油所引發；還有孕婦本人體質存在流產的危機因素，也有可能引發流產（Jane Buckle）。

不過懷孕母體的生理、心理、身形、賀爾蒙的大幅變化，會造成諸多不適現象；因為非屬疾病，所以也非醫藥可以解決。

從整體輔助療法的角度來看，芳香療法是對懷孕女性妊娠全期身心皆有益的照護方法。近 10 多年英、美、加等輔助療法盛行的國家，婦產科專業人員基於關懷，傾聽孕婦的煩惱，為瞭解決她們的問題，引進芳香療法作為主要輔助治療項目，從醫師、護士、助產士都應用精油來為孕婦舒緩妊娠期身心的不適狀況（Ager, 2002; Burns et al., 1999）。

在臨床上並未發生過懷孕女性因為正確、安全地使用精油而導致流產的案例；但基於孕期生理的特殊性及精油使用的安全考量，對於一些可能造成影響的精油作用予以分析如下：

1. 光毒性作用

懷孕時期，胎盤會分泌比未懷孕時多 100 倍左右的賀爾蒙，使得黑色素細胞活化而分泌過多黑色素，乳頭、乳暈、外陰部、腋下、腹股溝、大腿上

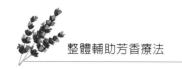

方內側、以及恥骨到肚臍中央會有大量黑色素沉澱現象。同時臉頰也可能會產生棕色斑塊，也就是孕斑。

所以具有可能導致光過敏的精油應避免使用，特別是芸香科的柑桔類精油因對孕婦極為理想而安全，所以使用量最大，已有孕斑出現的孕婦要謹慎使用。

2. 皮膚毒性

懷孕期間皮膚的感受性提高，比平時容易過敏，所以一些被視為安全的精油也可能在懷孕期經皮吸收後導致皮膚炎、過敏的現象，這些精油應慎用，不宜未稀釋直接塗抹於皮膚上。

常用具有皮膚毒性之精油

甜橙、羅馬洋甘菊、絲柏、白松香、肉桂葉、薑、天竺葵、百里香、茶樹、羅勒、佛手柑、沒藥、歐薄荷、香蜂草、薰衣草、檸檬、檸檬草

3. 經口毒性

口服精油容易造成消化道黏膜受損，也無法計算腸黏膜的吸收率、在消化道中精油可能產生的化學變化，所以懷孕期應禁止口服精油，以免造成母體與胎兒的傷害。

4. 胎兒畸形

在精油的動物實驗中，有使用高濃度的杜松、尤加利（含醋酸乙烯酯；Vinyl acetate）在懷孕老鼠上，觀察是否會導致胎兒流產或畸形的實驗，並未檢出有此危險（Pages et al., 1991）。

但在其他的動物實驗中，投予與大量的杜松所含成分 β-月桂烯，觀察結果指出，會導致動物週產期（人類是指懷孕 22 週～出生後 7 天的期間）死

亡率增加、出生後發育弛緩、母體繁殖能力降低等現象（Delgado et al.,1993a, 1993b）。

Delgado 等人以含有月桂烯精油所做的動物實驗中，對大鼠以經口大量投予的方式發現會導致少數大鼠胎兒發育弛緩與骨骼發育異常的現象（Nogueira et al., 1995）。

雖然人體生理結構不同於動物，這些實驗投予的精油濃度是人類不可能攝取的，但針對實驗結果，仍然對某些精油用於孕婦具有警惕作用。尤其是懷孕 12 週之前，是胎兒各種器官形成時期，之後雖比較不會發生胎兒畸形狀況，但誤用、濫用精油是否會成為孕婦及胎兒的健康負擔仍需謹慎。

5. 通經作用與抗痙攣作用

精油的通經作用是指會引起子宮收縮反應的結果，也就是具有墮胎作用；在動物實驗中發現，某些精油可以引起子宮收縮，某些則可以中止或減緩子宮收縮。Lis-Balchin 及 Hart 在 1997 年所做的體外實驗，將具有抗痙攣作用的精油用於大鼠的子宮，發現一般用量會有緩和痙攣作用，若是高濃度使用，則會有張力急速弛緩、自發性收縮完全停止的現象。

在其他的動物實驗中，發現精油會使發情期動物的子宮發生不定期收縮現象，因而推論或許也會導致懷孕動物自然流產，再者分娩前使用也許會導致胎兒被麻醉，以致出生後無法揚聲大哭。

古時的女性會嘗試以精油墮胎；現代醫學臨床上，尚未發生使用精油導致流產的例子。僅有英國發生過未婚少女懷孕，口服精油欲圖自行墮胎，結果引發肝腎中毒死亡的案例。

精油的通經作用在未懷孕女性身上可促進並調節經血流通，亦可協助產婦產後排除惡露，但惡露量大者則應避免使用，懷孕前 3 個月亦禁用。

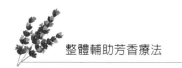
常見具有通經作用的精油

> 大茴香種籽、歐白芷、羅馬洋甘菊、葛縷子、胡蘿蔔籽、小茴香、快樂鼠尾草、絲柏、香水茅、月桂葉、香柏、茉莉、杜松、鼠尾草、芹菜籽、百里香、龍蒿、肉桂、羅勒、歐芹、牛膝草、茴香、乳香、月桂皮、歐薄荷、馬喬蘭、沒藥、香蜂草、薰衣草、玫瑰、迷迭香、白松香、肉豆蔻、藏茴香、龍艾

6. 升降血壓作用

　　具有升降血壓成分的精油，在孕期中應慎用。例如：妊娠高血壓患者使用有降低血壓作用的精油，確實可獲得降壓效果；但是分娩時，因麻醉藥等藥物作用也會導致血壓下降，因此分娩前禁用對血壓有升降作用的精油。

- 升高血壓作用的精油

  迷迭香、鼠尾草、百里香、牛膝草、樟樹

- 降低血壓作用的精油

  快樂鼠尾草、薰衣草、檸檬、馬喬蘭、香蜂草、大蒜

- 精油具有降血壓作用的成分依其強烈排名如下（Tisserand & Balacs, 1995）：芳樟醇（Linalool）、香茅醇（Citronellol）、牻牛兒醇（Geraniol）、松油醇（Terpineol）、桉樹腦（Cineole）。

7 某些精油有誘發癲癇症的成分

　　懷孕女性本身有癲癇症及為避免引起急性子癲癇症發生，需慎用具有激勵中樞神經作用，可能導致癲癇的精油。

可能導致癲癇的精油

> 甜茴香、尤加利、艾草、冬青、羅勒、牛膝草、樟樹、穗花薰衣草、迷迭香、鼠尾草、艾菊（Tansy）、苦艾（Absinthe）、側柏（Platycladus）、胡蘿蔔籽等

8. 藥物拮抗作用

懷孕期間如果服用以下藥物，避免使用會產生拮抗（一種物質的效應被另一種物質所阻抑的現象）作用的精油。

- 服用止痛藥，勿使用肉桂。
- 服用抗凝血劑，勿使用天竺葵。
- 孕產婦有重大心血管疾病並接受藥物治療者，禁用具心臟刺激作用的精油；如：黑胡椒、葛縷子、牛膝草、百里香等。
- 發燒時，避免使用有溫熱作用及發汗作用的精油。

發燒時避免使用的精油

羅勒、黑胡椒、白千層、尤加利、茴香、大蒜、薑、牛膝草、杜松、薰衣草、香蜂草、沒藥、歐薄荷、迷迭香、茶樹等

9. 利尿作用

幾乎所有的精油都必須經由腎臟排出，具有利尿作用的精油對於體液淤滯、分娩後浮腫都有效果；但大量失血的情形時禁用。還有產後按摩開始的時間也需要斟酌，按摩有助惡露排除及子宮淨化，但惡露量大時不應執行，以免助長出血。

大量失血時禁用的精油

安息香、黑胡椒、胡蘿蔔籽、香柏、絲柏、杜松、牛膝草、薰衣草、檸檬、大蒜、天竺葵、廣藿香、玫瑰、迷迭香、鼠尾草、檀香等

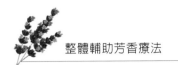

10. 懷孕中使精油的五大禁忌

POINT 1

絕不使用來路不明、未充分瞭解該精油作用機制的精油以及罕見精油。

POINT 2

沐浴，但要注意沐浴或按摩精油若是直接接觸皮膚，一旦被肌膚吸收會因溫度提升，快速進入血管，到達全身及胎盤；所以應自懷孕安全名單中選擇精油。沐浴應將精油加入牛奶或輕質基底油中先行稀釋，再加入浴缸中；而懷孕初期僅僅使用基底油按摩，也已經是大有助益了。

懷孕前 3 個月可使用之精油建議

> 葡萄柚、乳香、甜橙、柑桔、花梨木、尤加利、茶樹、苦橙、苦橙葉

入浴稀釋後可使用之精油

> 葡萄柚、茶樹、橙花、佛手柑、尤加利、薰衣草、檸檬、花梨木等

POINT 3

懷孕 4 個月之後，因為胎兒狀況穩定，可使用許多精油輔助按摩，但一定要稀釋至 1% 的安全濃度。

懷孕中期（6 個月以後）可使用之精油建議

> 快樂鼠尾草、絲柏、檀香、德國洋甘菊、杜松、天竺葵、綠花白千層、松樹、廣藿香、永久花、尤加利、玫瑰、樟樹迷迭香、羅馬洋甘菊

POINT 4

懷孕全期禁用的精油，是基於最大安全考量做出的建議。

懷孕全期禁用的精油

歐白芷、依蘭、羅馬洋甘菊、胡蘿蔔籽、小茴香、快樂鼠尾草、丁香、絲柏、香柏、檀香、月桂葉、茉莉、杜松、穗花薰衣草、檸檬草、檸檬尤加利、綠薄荷（Spearmint）、 葉甘松（Spikenard）、鼠尾草、天竺葵、艾屬龍蒿（Tarragon）百里香、肉荳蔻、羅勒、玫瑰草、牛膝草、檜木、茴香、歐薄荷、馬喬蘭、沒藥、香蜂草、西洋蓍草、羅文莎葉、玫瑰、迷迭香等

POINT 5

有任何不適感立即停用精油。

懷孕期體質敏感，與平常體質大異，因此要依個人使用感來決定。即使有簡便的建議處方可參考，還是要依孕婦個人的狀況調整，由於孕婦的嗅覺大異於平常，調配前先以嗅覺測試為優先考量，再行選擇適用的精油。

孕婦按摩

懷孕是女性人生中的特殊時期，因此，孕婦按摩可協助準媽媽為寶寶的出生作好準備。

婦女在懷孕期間可能遇到各種身體疾病上的問題，包括背痛、腳踝腫脹、全身肌肉酸痛無力、乳房疼痛和燒心（胃灼熱感）等現象。此外，懷孕上的心理影響包括壓力增大、擔心寶寶的健康、體型改變與即將身為母親所面臨的挑戰。

在懷孕期間的按摩需按照體位和壓力作一定程度的修改，才能夠進行安全有效的按摩，但這些按摩技術的實際運用與其他非孕婦的按摩大致相同。國外有專門依據該國衛生部法規，針對孕婦按摩安全規範所設計，無庸擔心產生流產、增高孕婦健康負擔等副作用的專業孕婦按摩手法。

在懷孕時，可藉由按摩來紓解壓力，包括緩解背部緊張和減少體液潴留的按摩技術，同時在此重要期間有助於平衡情緒，懷孕期間的按摩更有助於加強準媽媽的勞動力並減輕產後的壓力。

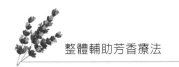
懷孕期間的按摩有助於：

- 促進全身各部位的血液循環（包括胎盤），帶給組織更多的營養並加強清除體內廢物。
- 減少下背部、腹部和肩膀肌肉的緊張壓力。
- 增加懷孕期間日益弱化、緊張的肌張力。
- 改善皮膚彈性。
- 促進懷孕最需要的休息和放鬆。
- 幫助減緩由於組織增加吸氧量所造成的疲勞，更容易清除體內的廢物。
- 藉由刺激腺體分泌促成穩定分泌激素量。
- 增強體力。
- 內啡呔的分泌量增加可改善心情（無論準媽媽自己的感覺或傳遞給嬰兒的感覺）。
- 由於淋巴循環分泌量增加、按摩可有效降低體液的潴留。
- 藉由鎮定神經系統來舒緩神經更有助於放鬆。
- 有助於讓懷孕期間的身體感到舒適。
- 可讓準父母藉由撫觸與自己的嬰兒溝通。

　　不適當的按摩可能造成流產、早產等問題，專業人員應學習為孕婦設計的專業手法，而非單單只是將一般手法力道放弱而已。

➤ 產前護理、產後護理及其他孕期不適現象之護理方式，請參考下篇生理學之「生殖系統解剖生理學、常見生理疾病及芳香養護法」。

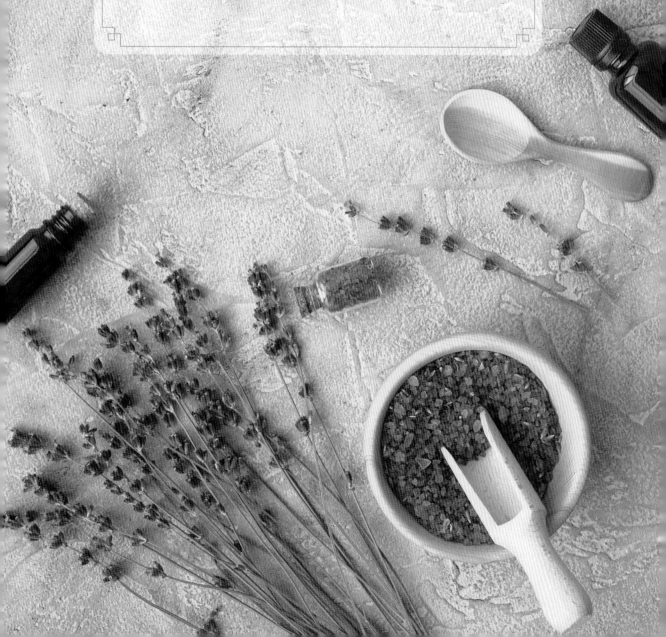

Chapter 11

精油的化學成分

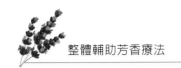
　　執行芳香療法時必須注意個人化差異及安全地使用精油，對於瞭解精油藥理作用、心理情緒作用，也就是基礎化學成分所代表的意義，應有意識地學習與注意。

　　精油的作用關係著數百種不同的化學物質，而世界上所有的物質，不論是有生命的，還是沒有生命的，都是由化學物質所組成。大致可分為有機化學、無機化學、分析化學和物理化學。涵蓋所有有生命物質的化學稱為有機化學，多數的有機化合物只包含碳和氫兩種物質，稱為碳氫化合物（hydrocarbons），簡稱為烴類；合成精油成分的三大要素即是碳、氫、氧，屬於有機化學。

　　精油乃是從植物所萃取而得的有機複合物，植物以光合作用製造養分，用以滋養、延續其生命，太陽所提供的能量使其所含的葉綠素產生光合變化，並結合水中的氧、氫原子共同合成醣類化合物，再以此為原料獲得碳原子及其他分子。每種植物都有其特殊貯藏精油的器官，如：葉腺、花卉、根部。

　　精油本質即是上千種不同的天然化學物質所組成，對該植物或人類而言也許不是絕對必需物質，但是長期缺乏卻會使生命機體失去生命及繁殖力，猶如人體所需的賀爾蒙及酵素。它們是許多成分的組合，生成的原因可能是單純的代謝物質、吸引昆蟲促使花粉散播、避免昆蟲噬食、製造黏質以預防被其他植物吞食其葉子、抑制周圍其他植物生長奪去土壤營養，或是有毒成分用以保護植物本身等原因；其中有許多是現代有機化學還無法解明的成分，決定了該精油重要的作用。如保加利亞玫瑰的化學組成非常複雜，已知是超過 275 種的化學物質組成了 86% 的精油，另外 14% 由許多非常微量的化合物組成，對整個精油的香氣和療效影響很大。

　　在精油裡面所發現的化學分子，幾乎都是由碳與氫或者由碳、氫及氧所組成的碳氫化合物。透過蒸餾，將具揮發性及不溶於水的成分，從植物中獨立出來。精油的化學成分非常複雜，並非每種成分都已被辨明，因為某些成分相當小，小到無法精確地被分析出來。

　　從精油分子的生理作用、藥學作用清單來看，幾乎網羅了人類從皮膚、精神、五臟六腑與所有的生理機能。目前的生物化學技術已可檢驗出 3,000

種以上的芳香分子，並且不斷地有新的芳香分子被判明。已知的成分從其化學性機能、藥理活性的關係，以各從其類的原則分為不同的官能基（有機化合物上特別用來發生反應且決定該化合物之性質的原子或原子團），官能基的名稱就可用來描述許多香氣和某些精油分子的氣味與特徵。例如：含高酯類的官能基化合物薰衣草、橙花帶有宜人的水果味及甜味；而醛類官能基化合物香茅、檸檬草，則有特殊的藥草味（歐明秋等，2009）。

　　精油中的化學複合物主要類型為：

1. 碳氫化合物（Hydrocarbons）

　　即萜烯類（terpenes），松烯為其代表物。依其組成之碳微粒數字分為：

　　　　單萜烯類（monoterpenes）：10 碳微粒組成（10 carbon atoms）

　　　　倍半萜烯（sesquiterpenes）：15 碳微粒組成（15 carbon atoms）

　　　　雙萜烯（diterpenes）：20 碳微粒組成（20 carbon atoms）

2. 含氧化合物（Oxygenated compounds）

　　醇（alcohols），酯（esters），酮（ketones），醛（aldehydes），酚（phenols）。

3. 其他含有硫或氮的物質（Sulphur or nitrogen）

化學成分的功能（Effects of Chemical Components）

　　依其化學結構的不同，可分為以下幾個化學科屬：

1. 萜烯類

　　植物精油成分中佔比例最高、種類最多的化合物，萜烯簡稱萜，是一系列萜類化合物的總稱，烯的字尾都是 -ene。烯分子有千百萬種，一般來說一個分子的分子量超過 500 將無法通過蒸餾過程成為精油的成分，且無法穿透皮膚也無法進入血腦屏障。

　　萜烯是一類廣泛存在於植物體內的天然來源碳氫化合物，可從許多植物，特別是針葉樹得到。它是樹脂以及由樹脂而來的松節油的主要成分。精

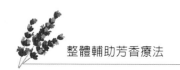

油中有 1,000 種不同的單萜烯，3,000 種不同的倍半萜烯，其他萜烯因為分子量逐漸增加變成大分子，無法通過蒸餾過程形成揮發油。單萜烯和倍半萜都具有高揮發性與特殊氣味。

2. 單萜烯類

是精油最常見的有機分子，常見於柑橘類及松科類植物中，它具有高揮發性（Top）、脂溶性佳、分子小，快速穿透皮膚與細胞受體結合；人體的細胞膜存在有許多萜烯的受體；最能促進體內神經傳導物質的活躍性。在精油成分中扮演著協調整合的角色，平衡及協調其他數百種不同成分，讓其他分子能夠各司其職發揮作用，共同創造出和諧及共振的環境。例如：其本身對肌膚雖有輕微刺激作用，但若與醛類結合，卻能削弱醛類對肌膚的刺激性。

高含量的萜烯類精油容易揮發、氧化，例如：柑橘類精油都含有高萜烯分子，所以保存期短，開封後要快速使用完。

主要的療效有滋補、抗感染、溶解黏液、抗菌、抗病毒、殺菌、袪痰、減輕充血、止痛、化瘀、消炎；對皮膚則會有輕微的刺激作用，長期使用皮膚黏膜有過敏之虞。

近年來的臨床研究顯示，柑桔類中常見的檸檬烯有抗癌作用、促進活化循環系統；而含檸檬烯最多的松樹精油對副腎有刺激賀爾蒙分泌作用，以及含有檸檬烯 70% 以上的絲柏（Cupressus sempervirens）在調節免疫作用上有消炎的效果（Franchomme & Pénoël, 2001）。

常見的種類有：

檸檬烯（d- Limonene）：佛手柑、胡蘿蔔籽、檸檬、茴香、橙花。

松烯（Pine-ene）：松樹、芫荽、絲柏、尤加利、迷迭香、茴香。

樟烯（Camphor -ene）：杜松、苦橙葉、松樹。

3. 倍半萜烯類

倍半萜分子較大，只有 C 烴和 H 烴，分子量大於單萜烯，有黏性，所以較難萃取；大部分存在於植物的根與木質部。

所含成分大部分是倍半萜烯的精油有大西洋雪松（95%）、廣藿香（85%）、檀香（83%）、薑（77%）、藍絲柏（73%）及沒藥（65%）；這些精油大部分沒有強烈的氣味，但是部分具有非常強烈的氣味，例如：丁香、薰衣草、百里香、黑胡椒、香蜂草、肉桂等都具有一種強烈的香味。

單萜烯存在於許多不同的品種，但是特定的倍半萜烯通常存在特定的品種裡，因此名稱上也都以該植物為名，例如：薑烯（zingiberene）、廣藿香烯（patchoulene）、綠花白千層烯（viridiflorene）、纈草烯（valeranone）等等。

倍半萜烯中最特別的就是德國洋甘菊中的天藍烴（chamazulene），這個成分就是使其呈現藍色的原因。天藍烴這個成分並不存在植物中，而是精油的倍半萜烯分子 matriecne 在蒸餾過程中失去了一個甲基所產生的天然產物；具有強大的消炎、保護神經、抗組織胺、抗過敏、抗癌的作用。

綜合倍半萜烯的常見作用，有輕微的抗菌及止痛、殺菌、抗痙攣、降血壓、鎮靜、消炎、抗真菌、平衡、健胃、抗敏（抗組織胺）、抗病毒、潛在的抗癌、免疫刺激等作用。

4. 雙萜烯類

在精油中並不常見，其分子量大，由20個碳微粒組成，不溶於水與酒精，沸點也高，一般蒸氣蒸餾法的溫度無法順利取得。雙萜烯類分子常取自樹脂類精油當中，常見作用有輕微殺菌、祛痰、輕瀉；有些是能抗真菌和抗病毒，以及平衡內分泌系統功能。心理層面上，大分子精油都有穩定情緒、鎮靜神經及回歸自我的功能。

5. 醇

精油中最有療效的成分即為醇類，人類的胰臟基於新陳代謝需要會分泌32種醇類物質。醇類化合物是一種溫和的成分，用途甚廣、安全性高，不會造成皮膚炎，凡是含有醇成分較高的精油，被認為是對於幼兒和老年人比較安全。醇的醫療屬性也很多，包括抗感染、抗濾過性病毒、抗細菌、抗真菌、

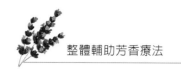

鎮痛、恢復皮膚彈性、收斂、提高免疫力、利尿和予人溫暖、使人振奮與平衡的作用。對於提升身體活力與提升免疫系統、體能也具有良好的效果。一般性的使用方法下，不會產生毒性與皮膚過敏（Roulier, 1990）。使用於皮膚會使細胞膜起輕微的癒合反應，其收縮血管功能產生一種清涼的感覺，而發揮止痛作用。

醇類精油依其化學結構可分為單萜醇、倍半萜醇及雙萜醇。

常見的單萜醇有牻牛兒醇，具有親膚、安撫、抗黴菌及平衡油脂作用；沉香醇，有強化神經、提振情緒、抗菌等作用；薄荷醇，有止痛、清涼等作用。

常見的倍半萜醇有沒藥醇，有消炎、促進再生，使人平靜等作用；檀香醇，有緩和呼吸器官疾病、黏膜炎等作用。倍半萜醇分子較大、具黏性、無毒性；但有類雌激素作用，懷孕期最好避免使用。檀香與廣藿香中含有少量的倍半萜醇。

雙萜醇中含有 20 個碳，分子量剛好在水蒸氣蒸餾法的萃取範圍中；有抗病毒、利尿、調整賀爾蒙、止血、消毒、殺菌作用等，無毒性、因有類雌激素作用，懷孕初期避免使用。例如：茉莉及鼠尾草中含有微量雙萜醇。

常見含醇量高的精油有：薰衣草（Lavendulaangustifolia）、花梨木、羅勒。

部分醇類也是最佳的天然防臭劑，有些醇與人體荷爾蒙的結構類似，對於人體荷爾蒙系統有卓越的平衡效果，含有此種醇最有名的是鼠尾草與麝香鼠尾草。

6. 酮

酮類精油是爭議性最多的精油，因其家族中的側柏酮對中樞神經有刺激作用，牛膝草因含有 8% 左右的側柏酮，所以常被芳療師捨棄不用。事實上，少量使用（2%）此類精油對提升免疫與抗菌很有效，而無毒的酮類是茉莉酮、茴香酮。

單萜酮生理療效包括促進細胞再造、分解脂肪、激勵神經系統、促進記憶力、增強腦力、減緩阿茲海默氏症惡化速度、促進黏膜細胞生長更新、抗

真菌、消炎、殺寄生蟲、弛緩肌肉、驅蟲、促進膽汁分泌、溶解和排除黏液和化痰作用等，是耳鼻喉科症狀常用的精油。心理上則發揮平靜的、鎮定的效果，再加上使呼吸深而長，有助冥想與放鬆。

酮類分子是有效的皮膚護理劑，所以在美容方面表現出色，可促進皮膚細胞再生，針對皮膚老化、斑點、髮色黯沉、頭皮屑以及傷口癒合、疤痕、燒傷、手術疤痕預防都有效。

酮分子安全使用酮類精油的重點是短期、低濃度，它有較強的黏性，容易在體內和口腔中沉澱、累積，所以不宜口服，也應避免使用在孕婦和幼兒身上。

常見的有迷迭香、鼠尾草、牛膝草、茴香薄荷、綠薄荷等。

7. 醛

醛類化合物具有高揮發性、容易被氧化的性質，其本身就是由醇類化合物氧化而來，強大的香味和殺菌力為其特點。醛類是抗炎療效最卓著的化學分子，例如：檸檬醛（檸檬、天竺葵）、香茅醛（尤加利、檸檬、香蜂草）等。

萜烯醛的效果是安撫中樞神經、消炎、抗菌、抗病毒、抗真菌、降血壓、提振精神、抗敏（抗組織胺）、驅蟲、鎮痛、降血壓。它具有的特質之一是在嗅吸後能轉達錯誤資訊於觸覺神經而達到止痛的效果。

萜烯醛具有滋養及補充精力的功能，且沒有危險性及毒性；雖有抗敏作用，但在濃度過高的情況下反而容易對肌膚產生刺激性而導致過敏。

常見含萜烯醛的精油：天竺葵含 45%、香蜂草含 45%、香茅含 36.8%。

脂肪醛具影響柑橘類香氣的特徵，具有鎮靜、殺菌、抗病毒、促進消化、降血壓、消炎及溶解結石等作用；代表性精油有甜橙、苦橙、紅橙。

芳香醛具刺激性，容易刺激、誘發過敏，常是辛香料香味成分的來源。具有滋補、刺激免疫、鎮靜、麻醉、促進膽汁分泌、驅風、消炎、驅蟲等作用。代表性精油是肉桂中的桂皮醛。

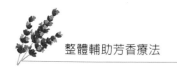

8. 酚

酚類有很強的抗菌和殺菌功能，足以抗病毒；對神經及免疫系統有激勵、抗痙攣、止痛、消炎、袪痰、溶解黏液、消毒、抗菌、加強免疫、驅蟲、類雌激素、促進消化、驅風等都有很好的療效。

高濃度的酚類精油對肝臟、皮膚及黏膜具有刺激性，常以低濃度、短時期使用為原則；但適量則可作皮膚消毒用。例如：丁香精油中的丁香酚是具有腐蝕性的酚類。其他的酚類有香芹酚（野馬鬱蘭）、茴香腦（茴香）。

作為藥物，它是用在唇膏和鎮咳、抑制皮膚粗糙等問題。

常見的酚類精油有白百里香（Thymus CT linalol）、百里香（Thymus Vulgaris CT thymol）、丁香、洋茴香、肉桂、野馬喬蘭等。

9. 酯（Esters）

酯類化合物，由醇類和酸使之反應而成，具有最中性的化學性質，帶來平衡與和諧。精油中最安全、溫和的成分即是酯類，不會刺激傷害皮膚，也是精油香氣的重要成分。有抗炎、抗痙攣、抗真菌、殺黴菌、再生細胞、抗痙攣、強壯、平衡荷爾蒙（刺激雌激素分泌）等作用；對精神、情緒有極佳的提神與使心情平靜的作用。其香味特點是中音調的果香、花香。療癒速度平和，會放鬆與平衡緊張的情緒，屬於非常安全有效的化合物。

著名的酯類有沉香酯（薰衣草、鼠尾草、佛手柑）、香葉酯（馬喬蘭）、苯基酯（甜橙、橙花）。

常見的酯類精油：真正薰衣草、摩洛哥羅勒、茴香、安息香、鼠尾草、鹿蹄草、羅馬洋甘菊、茉莉、紅橙等。

10. 氧化物（Oxides）

氧化物是極不穩定的化合物，容易分解、香氣強烈為其特性。具有高度袪痰功能、抗病毒，其刺激作用會使失去知覺和康復病人的黏膜和氣管絨毛產生咳嗽反應；哮喘病患者則應避免使用。它是減充血劑，用於袪痰有優良

的溶解黏液作用，還有消炎、抗病毒、免疫調節等作用。這一類植物多具有樟腦氣息，如：迷迭香、尤加利、茶樹、白千層等。

常見的精油是澳洲桉樹、突尼西亞迷迭香（Rosemary Tunesia）、德國洋甘菊、白千層、荳蔻、綠花白千層等。

11. 內酯與香豆素（Lactones and coumarins）

兩者是植物的較大分子，難以在蒸餾過程中萃取出來，僅存在於壓榨法、溶劑萃取法所得的精油中。它有使人情緒平靜、鎮定、提神的特質，能產生平靜而愉快的心情、鬆弛緊繃的神經。其所具有的溶解黏液作用，在降低體溫和舒緩黏膜炎的療效上比酮類更有效。

內酯具有消炎、高揮發性、高刺激性，孕婦和和幼兒應避免使用。具有分泌調節黏液、祛痰、分解脂肪、減緩充血、降低血壓、抗驚厥作用等。某些內酯成分具光敏感性，例如：呋喃香豆素。而某些則雖是鎮靜劑卻具有激勵作用，例如：零陵香豆素。

綜合的生理作用：化解黏液、祛痰、抗瘧疾、鎮痛、抗發炎、抗痙攣、促進血液循環、鎮定、抗淋巴水腫、利心臟。

含有此類成分的精油：茉莉、佛手柑、甜橙、紅橘、萊姆等。

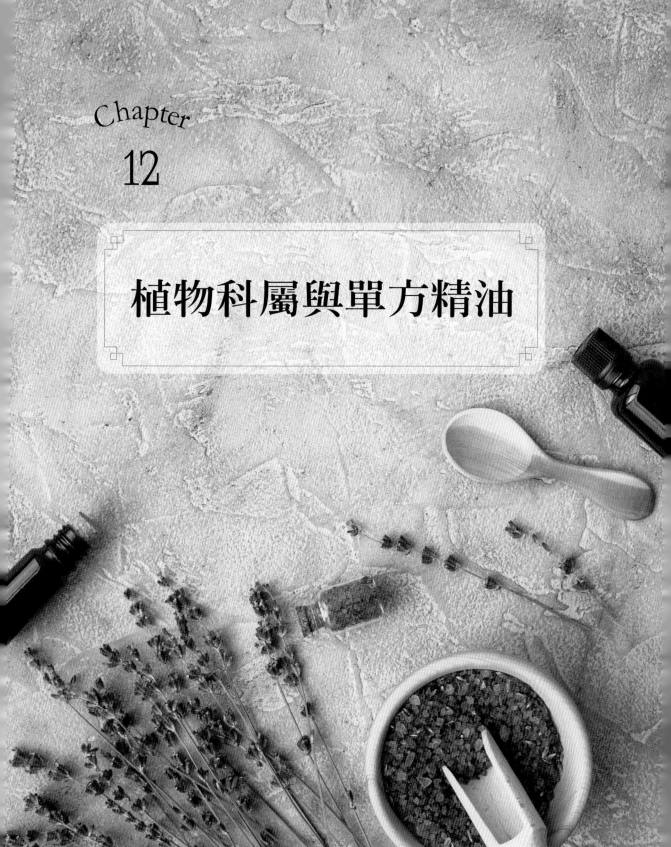

Chapter
12

植物科屬與單方精油

番荔枝科

Annonaceae

1. 依蘭依蘭　YLANGYLANG（p.107）

橄欖科

Burseraceae

2. 乳香　FRANKINCENSE（p.108）
3. 沒藥　MYRRH（p.109）

菊科

Compositae

4. 羅馬洋甘菊　CHAMOMILE Roman（p.111）
5. 德國洋甘菊　CHAMOMILE German（p.112）
6. 永久花　HELICHRYSUM（p.113）
7. 土木香　INULA；ELECAMPANE（p.114）
8. 艾草　MUGWORT（p.116）
9. 西洋蓍草　YARROW（p.117）

柏科

Cupressaceae

10. 杜松　JUNIPER BERRY（p.118）
11. 絲柏　CYPRESS（p.119）

杜鵑花科

Ericaceae

12. 冬青樹　WINTERGREEN（p.121）

牻牛兒苗科

Geraniaceae

13. 天竺葵　GERANIUM（p.122）

禾本科

Poaceae 或 Gramineae

14. 香茅　CITRONELLA（p.124）
15. 玫瑰草（馬丁香）　PALMAROSA（p.125）
16. 檸檬草　LEMONGRASS（p.126）
17. 岩蘭草　VETIVER（p.128）

唇形科

Lamiaceae

18. 羅勒／甜　BASIL/sweet（p.129）
19. 快樂鼠尾草　CLARY SAGE（p.130）
20. 鼠尾草　SAGE（p.131）
21. 迷迭香　ROSEMARY（p.133）
22. 眞正薰衣草　LAVENDER TRUE（p.135）
23. 穗花薰衣草　LAVENDER SPIKE（p.137）
24. 醒目薰衣草　LAVANDIN（p.139）
25. 馬喬蘭　MARJORAM SWEET（p.140）
26. 廣藿香　PATCHOULI（p.141）
27. 綠薄荷　SPEARMINT（p.142）
28. 百里香／紅百里香　THYME/common red（p.143）
29. 香蜂草　MELISSA（p.146）
30. 野馬喬蘭（牛至）　ORIGANUM/ WILD MARJORAM（p.147）
31. 牛膝草（海索草）　HYSSOP（p.148）
32. 歐薄荷　PEPPERMINT（p.149）

樟科

Lauraceae

33. 月桂　BAY（p.151）
34. 肉桂　CINNAMON（p.152）
35. 山雞椒　LITSEA CUBEBA（p.154）
36. 羅文莎葉　RAVENSARA（p.155）
37. 羅文沙葉－桉葉醇　RAVINTSARA（p.156）
38. 花梨木　ROSEWOOD（p.157）

大麻科

Cannabaceae

39. 蛇麻草（啤酒花）　HOPS（p.159）

肉荳蔻科

Myristicaceae

40. 肉豆蔻　NUTMEG（p.160）

桃金孃科

Myrtaceae

41. 白千層　CAJEPUT（p.161）
42. 丁香　CLOVE（p.162）
43. 尤加利　EUCALYPTUS（p.164）
44. 香桃木　MYRTLE（p.166）
45. 綠花白千層　NIAOULI（p.167）
46. 茶樹　TEA TREE（p.168）

木樨科

Oleaceae

47. 茉莉　JASMINE（p.170）

松科

Pinaceae

48. 黑雲杉　BLACK SPRUCE（p.171）
49. 雪松（大西洋）　CEDARWOOD (Atlas)
　　（p.172）
50. 歐洲赤松（松）　PINE（p.173）

胡椒科

Piperaceae

51. 黑胡椒　BLACK PEPPER（p.175）

薔薇科

Rosaceae

52. 玫瑰　ROSE（p.176）

芸香科
Rutaceae

53. 佛手柑　BERGAMOT（p.178）
54. 葡萄柚　GRAPEFRUIT（p.179）
55. 檸檬　LEMON（p.180）
56. 萊姆　LIME（p.182）
57. 柑桔　MANDARIN（p.183）
58. 橙花　NEROLI（p.184）
59. 甜橙　ORANGE (Sweet)（p.185）
60. 苦橙　ORANGE (Bitter)（p.187）
61. 紅橙　TANGERINE（p.188）
62. 苦橙葉　PETITGRAIN（p.189）

檀香科
Santalaceae

63. 檀香　SANDALWOOD（p.190）

安息香科
Styracaceae

64. 安息香　BENZOIN（p.192）

繖形科
Umbeliferae

65. 歐白芷　ANGELICA ARCHANGELICA（p.193）
66. 甜茴香　FENNEL Sweet（p.195）
67. 胡荽油　CORIANDER（p.196）
68. 胡蘿蔔籽　CARROT SEED（p.197）

馬鞭草科
Verbenaceae

69. 馬鞭草 / 檸檬馬鞭草　VERBENA（p.199）

堇菜科

Viola odorata

薑科

Zingiberaceae

單方精油簡介

1. 依蘭依蘭 YLANG

學名	*Cananga odorata*
植物科屬	番荔枝科
揮發度	Base Note
原產地	科摩羅島、印尼、菲律賓、馬達加斯加
植物簡介	熱帶喬木，樹高約25公尺，葉常綠，花有粉紅色、淡紫色、黃色花瓣
氣味描述	花香類；香甜，有異國風情。精餾法所得的特級依蘭依蘭，香氣的底韻有茉莉香，所以亦被稱爲「窮人的茉莉」
精油萃取方式	水蒸氣蒸餾法（部位：花）
化學成分	33～38% 倍半萜烯類、安息香酸、醇類、酯類、酚類、萜烴類
精油顏色	產品分類爲三級，最高級的精餾油爲黃色，具香甜的花香與樹脂的氣味，質感黏稠；依次爲淡黃色至無色，具強烈花香甜味，常與風信子、紫丁香作爲花系香料，加入於肥皂、洗髮中作爲香料 印度爪哇島北部及西部所產之依蘭依蘭爲熱水蒸餾法萃取，顏色爲黃綠色或橙黃色
主要功能	降低血壓、催情與壯陽、平衡、鎮靜、消毒、抗憂鬱
疾病芳療護理	男女生殖—平衡賀爾蒙、減輕產痛、胸部尖挺、分泌乳汁、性冷感、性無能 循環系統—緩和呼吸、緩和心跳、高血壓 其他—腸道感染、子宮補藥

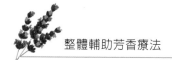

心理精神作用	憂鬱、神經衰弱、失眠、神經緊張;安撫憤怒、不安、震驚、恐懼、挫折各種激動的情緒
皮膚作用	平衡乾性肌與油性肌皮脂分泌;油性肌、乾性肌、黑色素沉澱肌適用。發炎、敏感肌膚不適用
注意事項及禁忌	過量使用有頭痛,噁心之虞 懷孕、授乳中及嬰幼兒避免使用
期刊論文	1. 10%的濃度會在皮膚炎患者身上產生光過敏性反應。若以卡南加(Kananga)所產較劣質的依蘭,不稀釋塗覆於兔子身上,會引起刺激性與光過敏反應(Sheppard-Hanger, 1995) 2. 憂鬱症患者以霧氣使用,有益病情緩解(Rovesti & Colombo,1973)

2. 乳香 FRANKINCENSE

學名	*Boswellia carterii*
植物科屬	橄欖科
揮發度	Base〜Middle Note
原產地	中東、中國、伊朗、黎巴嫩、埃及、索馬利亞
植物簡介	小型灌木,花呈白色或淡粉紅色,研磨樹皮可得黃色露滴狀樹脂,蒸餾後萃取所得即為精油
氣味描述	樹脂類;在香料味中帶有纖細的青檸檬香。溶劑萃取法:樹脂清香
精油萃取方式	水蒸氣蒸餾法(部位:樹脂)/溶劑萃取法
化學成分	單萜烯類37〜42%、酯20%、氧化物10%、單萜酮、倍半萜烯、倍半萜醇、單萜醇、苯基脂
精油顏色	淡黃色、淡綠色、無色/溶劑萃取法:琥珀色固型物

主要功能	止痛、消炎、殺菌、祛痰、傷口癒合、鎮靜、強壯作用、祛風、收斂、消毒、利尿、強壯子宮、促進消化、細胞成長
疾病芳療護理	呼吸系統—清肺、黏膜炎（鼻涕、痰）、咳嗽、支氣管炎、喉炎 泌尿系統—膀胱炎、腎臟炎、陰道炎 女性生殖—子宮出血、經血過量、產後憂鬱、助產、胸腺炎、白帶 消化系統—消化不良、打嗝
心理精神作用	促使情緒與呼吸緩和、心情平靜、消除不安、有助冥想，神經性緊張、壓力症候群
皮膚作用	黑色素、刀傷、潰瘍、瘡、癰、皮膚炎／除皺／平衡油脂／乾燥老化肌
注意事項及禁忌	懷孕期間，小心使用 成分中的檸檬烯按摩使用時，恐對肌膚有刺激性。
期刊論文	1. 體外實驗中，證實對子宮有抗痙攣作用（Lis-Balchin *et al.*, 1996a） 2. 體外實驗中，對天竺鼠的平滑肌給予電流刺激，會引發強烈痙攣。（Lis-Balchin *et al.*, 1996a） 3. 體外實驗中，證實可減少大鼠的自發性收縮。與其他精油混合使用時，具肌肉弛緩作用（Lis-Balchin & Hart, 1997b） 4. 其中所含乳香酸（bolsamic acid）因其消炎、治療關節、潰瘍的治療效果，取得美國專利5629351號 5. 非按摩的體外實驗中，懷孕時對子宮有抗痙攣作用，薰香則無危險性

3. 沒藥 MYRRH

學名	*Commiphora molmol*

植物科屬	橄欖科
揮發度	Base Note
原產地	原產於北非、亞洲、索馬利亞，精油則產於北非、東非，阿拉伯
植物簡介	小型灌木，白花，樹膠黃色至紅棕色，萃取其樹脂乾燥後，蒸餾即得精油；沒藥是最古老的香水，最早記錄於西元3700年前
氣味描述	煙燻樹脂香中有淡淡的麝香味
精油萃取方式	水蒸氣蒸餾法（部位：樹脂）／添加溶劑DEP稀釋黏稠度
化學成分	倍半萜烯類40%、單萜烯、倍半萜酮、單萜酮、酚、醛
精油顏色	淡黃至棕色
主要功能	祛痰、消炎、抗病毒、殺菌、強壯、祛風、健胃、通經、除臭、發汗、癒合傷口、利尿、殺真菌、殺微生物、強壯子宮、黏膜收斂
疾病芳療護理	呼吸系統─支氣管炎、流行性感冒、喉炎、黏膜炎、咳嗽、氣喘 消化系統─口腔潰瘍、牙齦發炎、齒槽膿漏／口臭／胃腸脹氣、胃潰瘍、止瀉、減輕胃酸／痔瘡 女性生殖─經血過多、白帶、念珠菌感染、子宮諸症 免疫系統─活化增加白血球、病體恢復 其他─難治的腳腫、靜脈瘤、甲狀腺亢進
心理精神作用	穩固心靈和精神，適用於情緒混亂、情感冷淡時
皮膚作用	除皺、抗老，適用於老化肌、面皰發炎化膿，傷口潰爛、癤、瘡、皮膚龜裂、濕疹、香港腳、白癬；乾性頭髮
注意事項及禁忌	懷孕期間禁用／暴露於空氣、陽光中，黏性增加、顏色加深，按摩時應少量使用

期刊論文	有誘發低血醣作用，正接受糖尿病藥物治療者禁用（Martindale, 1989）

4. 羅馬洋甘菊 CHAMOMILE, Roman

學名	*Chamaemelum nobile or Anthemis nobilis*
植物科屬	菊科
揮發度	Middle Note
原產地	原產於英國，德國、法國、埃及、西班牙亦有栽培
植物簡介	多年生草本植物，有類似絨毛的葉子，中心黃色、花瓣白色
氣味描述	水果香，有類似蘋果的香氣及紅茶的香醇氣味
精油萃取方式	水蒸氣蒸餾法（部位：花）
化學成分	酯類 75〜80%、單萜醇、倍半萜醇、單萜酮
精油顏色	透明至藍綠色；成分天藍烴（chamazulene）會因含量及保存方式而變淡
主要功能	消炎、抗痙攣、通經、退燒、強肝、健脾、袪蟲、袪風、健胃、止癢、消毒、制吐、鎮靜、鎮痛、發汗、癒合傷口、利尿、抗敏、抗憂鬱、抗痙攣、抗風濕、促進消化、軟化皮膚、促進膽汁分泌
疾病芳療護理	疼痛—肌肉痛、神經痛、下背部疼痛、頭痛、偏頭痛、牙痛、耳痛 消化系統—結腸炎、腹瀉、胃痙攣、消化性潰瘍、腎結石、調節胃腸不適、黃膽、嘔吐、脹氣、腸炎 女性生殖—更年期障礙、經前症候群（PMS）、調整經期、緩和經痛 免疫系統—強化白血球抵抗力、改善貧血／敏感 其他—抽搐、氣喘、尿道感染

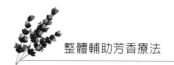
心理精神作用	針對不安、緊張、憤怒、恐怖、憂慮的情緒具有十分強效的緩和力 鎮靜、助眠、促使心情輕鬆
皮膚作用	肌膚敏感、濕疹、面皰、疱疹、乾癬、老化；修復微血管、增加彈性、止癢；消除浮腫、淨化肌膚；燙傷、水疱、發炎、潰瘍、腫脹
注意事項及禁忌	懷孕初期避免使用、授乳期低量使用於皮膚／嬰兒以嗅吸方式為主，但亦有過敏的臨床出現／摩洛哥生產之精油有不同科屬、活性低的仿冒精油
期刊論文	1. 體外實驗中，對天竺鼠施以電流刺激，迴腸平滑肌會產生強烈痙攣，隨之則出現抗痙攣現象（Lis-Balchin *et al.*, 1996a） 2. 體外實驗中，提高精油濃度，會降低大鼠子宮肌的緊張、自發性緊張現象消失（Lis-Balchin & Hart, 1997b）

5. 德國洋甘菊 CHAMOMILE, German

學名	*Matricaria chamomilla*
植物科屬	菊科
揮發度	Middle Note
原產地	埃及、東歐諸國
植物簡介	草本植物，有類似雛菊的黃色或白色小花；春至初夏開白花，花具蘋果香味，葉無香味；體型較羅馬洋甘菊為小
氣味描述	香甜的香草香，尾調有果香
精油萃取方式	水蒸氣蒸餾法（部位：花）／將頭狀花穗以二氧化碳的超臨界流體萃取技術所得之精油，天藍烴含量高，不易變色
化學成分	倍半萜烯類、天藍烴12%、倍半萜醇、倍半萜氧化物、倍半萜內酯香豆素、單萜酮、醚

精油顏色	深藍色
主要功能	消炎、鎮痙攣、止痛、殺菌、祛風、殺黴菌、抗敏、健胃、安撫神經、類雌激素
疾病芳療護理	頭部—偏頭痛、顏面神經麻痺、耳痛、牙痛、長牙痛、咽喉痛 女性生殖—經痛、經期不規則、更年期障礙、經前症候群 呼吸系統—感冒、喉嚨沙啞、花粉症 肌肉系統—肌肉與神經痙攣、風濕痛、關節炎 消化系統—消化不良、胃痙攣、十二指腸潰瘍、疝痛、噁心、腹瀉、腸胃炎
心理精神作用	安撫情緒；舒解失眠、緊張、憂慮不安；抑制憤怒與好爭辯的欲望、給予安全感
皮膚作用	面皰、皰疹、濕疹、缺水；適用於乾性與敏感性皮膚、改善油性髮質；灼傷、刀傷之傷口感染、傷口癒合；消除蟲咬不快感；搔癢症、蕁麻疹
注意事項及禁忌	懷孕初期及授乳期避免使用
期刊論文	1. 體外實驗中，天竺鼠的迴腸平滑肌會產生強烈抗痙攣作用（Lis-Balchin *et al.*, 1996a） 2. 體外實驗中，提高精油濃度，大鼠子宮肌的緊張、自發性緊張現象完全消失（Lis-Balchin & Hart, 1997b） 3. 所含成分紅沒藥醇的消炎作用，針對因組胺酸游離造成的過敏性皮膚炎、枯草熱、過敏性氣喘、濕疹等有緩和作用（Hausen *et al.*, 1984）

6. 永久花 HELICHRYSUM

學名	*Helichrysum italicum, H. angustifolium*
植物科屬	菊科

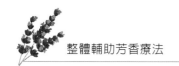
揮發度	Base Note
原產地	地中海一帶：科西嘉
植物簡介	蠟菊，具有強烈香味的草本植物，花的顏色鮮艷不易凋謝。
氣味描述	淡淡的菊花香
精油萃取方式	蒸餾法（部位：花）
化學成分	酮與倍半萜酮30%、倍半萜烯33%
精油顏色	橘黃色
主要功能	消血腫、抗痙攣、溶解黏液、消炎、抗菌、結痂、抗病毒、收斂、利肝膽、利尿、健脾、細胞再生、抗瘀青、祛痰、抗敏
疾病芳療護理	免疫系統—抗念珠菌、降低過敏與疾病傳染 呼吸系統—支氣管炎、感冒發燒、流行性感冒、支氣管炎、咳嗽、氣喘、肺部黏液 消化系統—肝炎、肝硬化、肝臟排毒、肝脾瘀血、調節胰液與膽汁分泌／牙齦炎、牙齦萎縮 疼痛化瘀—挫傷、瘀血、水腫、肌肉痛、神經痛 循環系統—靜脈炎、靜脈曲張、風濕關節炎 其他—酒糟鼻
心理精神作用	鎮靜、神經疲憊、調理精神情緒、昏昏欲睡、極度疲倦、休克、恐懼、減輕與預防壓力、抗憂鬱
皮膚作用	回春、柔軟皮膚、術後傷口護理、粉刺、濕疹、膿腫、香港腳
注意事項及禁忌	懷孕、哺乳期避免使用

7. 土木香 INULA；ELECAMPANE

學名	*Inula helenium L.*

植物科屬	菊科
揮發度	Middle Note
原產地	法國、德國、比利時、中國、印度
植物簡介	多年生草本,高60～150公分,根莖塊狀,有分枝;莖直立,粗壯花葉大而顯著,但萃取精油的品種,花葉細小
氣味描述	帶有土味的藥草香,略帶蜂蜜與木質香
精油萃取方式	水蒸氣蒸餾法(部位:全株藥草)
化學成分	內酯香豆素(倍半萜內酯30%)、酯類50%、單萜醇、倍半萜烯、單萜烯
精油顏色	深黃至茶色
主要功能	抗黏膜發炎、抗痙攣、強心、止咳、抗白血病、利膽、降血壓、抗眞菌、殺菌、祛痰、驅蟲、鎮靜
疾病芳療護理	呼吸系統—喉炎、氣管炎、痙攣性咳嗽、*急慢性支氣管炎、鼻咽炎、扁桃腺炎、氣喘 消化系統—促進食慾、消化不良、促進膽汁分泌、腸道寄生蟲 循環系統—心臟乏力、*心悸、心律不齊 泌尿系統—膀胱炎 生殖系統—陰道炎、白帶
心理精神作用	激勵頭腦、思維清楚;鎮靜神經,用於陰鬱或驚恐
皮膚作用	*面皰、*疥癬
注意事項及禁忌	敏感性皮膚低劑量使用;避免大面積按摩使用;懷孕、哺乳期避免使用
期刊論文	1. *印記者(Sheppard-Hanger, 1995) 2. 體外實驗中,天竺鼠的迴腸及氣管平滑肌顯示具有強烈抗痙攣作用(Reiter and Brandr, 1985)

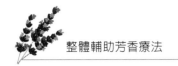
8. 艾草 MUGWORT

學名	*Artemisia argyi*
植物科屬	菊科
揮發度	Middle Note
原產地	氣候溫和的歐洲，亞洲，北非等
植物簡介	多年生草本或略成半灌木狀，植株有濃烈香氣；主根明顯，略粗長，高可達130公分
氣味描述	清新的藥草香，帶有薄荷與輕微的樟腦香
精油萃取方式	水蒸氣蒸餾法（部位：葉）
化學成分	單萜酮類（$\alpha \& \beta$－側柏酮與樟腦）
精油顏色	淺淡藍色
主要功能	驅風、發汗、收斂、止血、通經、利尿、催情、激勵、鎮痛、助消化、抗菌、防腐、殺蟲、驅蠕蟲
疾病芳療護理	呼吸系統－祛痰劑 消化系統－腹瀉、結腸絞痛、脹氣、嘔吐、便秘、胃潰瘍、口臭、膽結石、反胃、暈車船、促進食慾 循環系統－關節炎、風濕痛、抽筋、扭傷、痛風、坐骨神經痛、四肢僵硬或疼痛 免疫系統－發燒、滋補劑 生殖系統－閉經、無月經、月經不調、月經困難、月經過多、惡露、不孕、泌乳 其他－肌肉酸痛、頭痛、偏頭痛、牙痛、神經痛
心理精神作用	中樞神經鎮靜與興奮劑、歇斯底里
皮膚作用	皮膚病、潰瘍、去頭皮屑、止癢、皮膚癒合、化膿傷口
注意事項及禁忌	含側柏酮，懷孕期、授乳期、幼兒、老人避免使用

9. 西洋蓍草 YARROW（Yarrow Root）

學名	*Achillea Millefolium*
植物科屬	菊科
揮發度	Top Note
原產地	主要生長於歐洲、西亞、北美
植物簡介	高度約60公分、葉片成羽毛狀，花為白色及粉紅色小花；歷史悠久的醫藥草本，用於處理各種疾病，有萬靈丹之稱
氣味描述	清淡、甜香的藥草味
精油萃取方式	水蒸氣蒸餾法（部位：花尖 / 根）
化學成分	倍半萜烯類40%、單萜烯35%、單萜酮、倍半萜內酯、氧化物
精油顏色	藍綠色
主要功能	抗炎、抗菌、抗痙攣、收斂、促進膽汁分泌、利尿、祛痰、解熱、激勵、止血、消毒、強壯身體
疾病芳療護理	血液系統—刺激骨髓、更新血液、靜脈曲張、痔瘡 女性生殖—月經失調、經血過多、更年期障礙、卵巢炎、子宮脫垂、子宮肌瘤、乳腺纖維 / 男性：前列腺障礙 消化系統—刺激腸胃腺體、改善消化不良、促進腸胃吸收、腸胃絞痛、脹氣、消化脂肪、開胃、止瀉、藥物解毒 其他—感冒頭痛、發汗解熱、尿液滯留、尿失禁、驅蚊蟲、背痛、風濕痛、神經痛
心理精神作用	疲倦無力、情緒低落時適用、失眠、壓力舒緩
皮膚作用	軟化龜裂的皮膚、雞眼、術後傷口護理、割傷、潰瘍。平衡油脂、滋養頭皮、促進毛髮生長

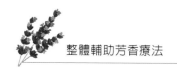

注意事項及禁忌	長期、高濃度使用可能引起頭痛；有刺激敏感肌之虞；懷孕期禁用，授乳期少量使用；不可與德國洋甘菊混用於敏感肌膚，易發生毒性；嬰幼兒避免使用為佳
期刊論文	用量過度使存在於體內的抗凝血物質活性增加／接受低血壓藥物治療有拮抗作用之虞（Grieve, 1973/1992）

10. 杜松 JUNIPER BERRY

學名	*Juniperus Communis*
植物科屬	柏科
揮發度	Middle Note
原產地	中歐、南歐和北非
植物簡介	常綠低木，生長於世界各地，樹幹略帶紅色，葉如針形，花小而黃，漿果小呈圓形、墨綠色
氣味描述	清晰而清新、近似松木的木質香
精油萃取方式	水蒸氣蒸餾法（部位：針葉、小樹枝）
化學成分	單萜烯類 80%、單萜酮、倍半萜酮
精油顏色	淡黃、淡綠
主要功能	抗風濕、止痛、抗菌防腐、利尿、壯陽、催情、袪風、解毒、健胃、殺菌、殺蟲、刺激作用、收斂、淨血、消毒、通經、發汗、傷口癒合、抗風濕、痙攣、促進分娩、抗神經障礙

疾病芳療護理	過剩現象—體液過多、抑制出血、浮腫、鼻血、經血過多、發汗、橘皮組織、汗手汗腳、尿失禁 循環系統—靜脈瘤、痔瘡、靜脈曲張、靜脈炎、風濕痛 女性生殖—經前緊張症候群、賀爾蒙失調、卵巢疾病、更年期障礙（熱潮紅、易怒）、子宮內膜異位、經痛、經血過多 呼吸系統—氣喘、百日咳、痙攣性咳嗽、支氣管炎 其他—肌肉痙攣、腹瀉、過敏症狀、調節肝功能、驅蟲
心理精神作用	刺激、強化神經，使其敏銳清明、淨化空氣、提神醒腦、增進記憶、促進情慾、抗壓／不安、緊張壓力引起之諸症狀
皮膚作用	具淨化作用，可改善面皰、毛孔阻塞、皮膚炎、濕疹、乾癬、腫脹、創傷等症狀
注意事項及禁忌	長期使用，對腎臟恐有刺激作用，腎臟各種病症及體內發炎時請勿使用；懷孕期避免使用
期刊論文	1. 以濃度10%長期使用，可能損及腎臟（Duck, 1985） 2. 口服使用過量時，會發生腎臟周圍疼痛、多尿、尿蛋白過高、血尿、紫尿、頻拍、血壓上升、痙攣、子宮不正出血、流產等現象（Duck, 1985） 3. 外用過量時，出現皮膚刺激性、紅斑、水疱、浮腫等現象（Duck, 1985） 4. 針對週齡5週的大鼠，給予稀釋至3%，取其0.1ml吸入實驗，經7日連續24小時的實驗後，在攝食量相同的條件下，體重有意義的呈現下降現象（日本小林製藥所，金英壽，2008）

11. 絲柏 CYPRESS

學名	*Cupressus sempervirens*
植物科屬	柏科／柏木屬

揮發度	Middle Note
原產地	法國南部、德國
植物簡介	常見於地中海地區的常綠針葉樹，高大直挺的圓椎形樹幹、灰褐色的毬果
氣味描述	清澈而令人振奮的木質香
精油萃取方式	水蒸氣蒸餾法（部位：針葉與嫩枝，時有使用花與毬果之例）
化學成分	單萜烯類70%、倍半萜烯15%、倍半萜醇10%
精油顏色	淡黃色帶橄欖綠色
主要功能	抗痙攣、減充血、收縮血管、強肝、解熱、殺蟲、止血、利尿、防臭、收斂、消毒、鎮靜、制汗、抗風濕、傷口癒合
疾病芳療護理	過剩現象—體液過多、抑制出血、浮腫、鼻血、經血過多、發汗、橘皮組織、汗手汗腳、失禁 循環系統—靜脈瘤、痔瘡、靜脈曲張、靜脈炎、風濕痛、顏面靜脈損傷、收縮血管 女性生殖—經前緊張症候群、賀爾蒙失調、卵巢疾病、更年期障礙（熱潮紅、易怒）、子宮內膜異位、經痛、經血過多 呼吸系統—氣喘、百日咳、痙攣性咳嗽、支氣管炎 其他—肌肉痙攣、腹瀉、過敏症狀、調節肝功能、攝護腺腫脹、驅蟲
心理精神作用	安定焦躁、易怒的情緒。淨化心靈，排除心理障礙、失眠
皮膚作用	具有平衡體液的作用，可抑制乾性及衰老皮膚水分過度喪失及汗水分泌過剩的油性皮膚；其瘢痕形成作用，有助傷口早日癒合；適於乾性老化肌、油性肌、面皰肌、脆弱肌膚
注意事項及禁忌	懷孕期、高血壓患者，避免使用；患癌症腫瘤者，亦避免使用；靜脈瘤患處禁止按摩

| 期刊論文 | 1. 對血液、汗腺及淚腺失調有治療效果（Ryman,1991; Lawless, 1992; Rose,1992a; Price,1993; Sheppard-Hanger, 1995） |
| | 2. 具類卵巢賀爾蒙作用（Valnet, 1980） |

12. 冬青樹 WINTERGREEN

學名	*Gaultheria Procumbens*
植物科屬	杜鵑花科
揮發度	Top Note
原產地	歐洲、加拿大、美國
植物簡介	矮小結實、緊連地面、冬季葉常綠而嫩，結紅色小毬果，顧名冬青；有些冬青樹品種也被稱為聖誕樹。含有甲基水楊酸，具有抗發炎的特性，是著名藥物阿司匹林的成分
氣味描述	濃重而帶甜的木質香，猶如撒隆巴斯貼布的氣味
精油萃取方式	水蒸氣蒸餾法（部位：葉）
化學成分	酯類（水楊酸甲酯90%）、黃樟素3%、沉香醇2%、 1,8-桉油醇0.5%、單萜烯
精油顏色	淡黃色或粉紅色
主要功能	消炎、止痛、麻醉、抗凝血、解除充血、抗風濕、抗痙攣、促進骨骼再生、利尿、微血管擴張、殺真菌、防腐抗菌、驅殺蚊蟲、抑制性慾、通經、解熱

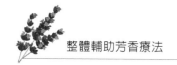

疾病芳療護理	循環系統─促進血液循環、*急性風濕關節炎、腰痛、神經痛、*坐骨神經痛、*痛風、*心搏過速、*預防高血壓、擴張冠狀動脈、增加血流量、降低心肌耗氧量、降血壓 肌肉系統─*肌肉痛、*老化僵硬肌肉 消化系統─*肝機能活性化 其他─腳氣病、腳臭、暈車船、橘皮組織、*誘發月經、頭痛
心理精神作用	補強神經系統、煩躁不安、驅散慵懶、沮喪、虛弱、倦怠、神經衰弱、紓解壓力、提神
皮膚作用	粉刺、*濕疹、止癢、*面皰、*黑斑、創傷、瘀青、扭傷
注意事項及禁忌	*對黏膜組織有強烈刺激作用，低劑量使用即有效；孕婦、癲癇、血友病、6歲以下幼童避免使用。請勿沐浴使用或直接塗抹後熱敷
期刊論文	*印記者（Ryman, 1991; Rose, 1992; Sheppard-Hanger, 1995）

13. 天竺葵 GERANIUM

學名	*Pelargonium graveolens, P. Roseum*
植物科屬	牻牛兒苗科 / 天竺葵屬
揮發度	Middle Note
原產地	埃及、中國、波旁島、摩洛哥
植物簡介	多年生草本植物，常見於籬笆之下，可高至60公分，葉尖而周圍呈鋸齒狀，開有粉紅色的小花，精油生產多來自法國、西班牙、摩洛哥、埃及、義大利
氣味描述	清澈而令人振奮的木質香
精油萃取方式	水蒸氣蒸餾法（部位：葉、莖、花）

化學成分	單萜醇類55～68%、酯20～33%、單萜酮、醛、氧化物、單萜烯
精油顏色	淡綠色帶黃色
主要功能	止痛、鎮靜、殺蟲、消毒、止血、防臭、癒合傷口、收斂、利尿、抗凝血、收縮血管、降低血糖、女性最佳平衡劑
疾病芳療護理	女性生殖－調節賀爾蒙、更年期障礙（沮喪、陰道乾澀、經血過多）、乳腺炎、胸部纖維性囊腫 泌尿系統－腎結石、充血腫脹、腎臟排毒、水分滯留、預防尿路感染 消化系統－膽結石、增進肝和胰的活力、肝臟排毒、黃膽、強化肝腎 呼吸系統－扁桃腺炎、咽喉痛、口腔咽喉感染 其他－平衡內分泌、糖尿病、促進血液循環、刺激淋巴、強化抵抗力、淨化體液、緩和神經痛、驅蚊蟲
心理精神作用	強化神經系統、抑制不安與抑鬱，使情緒明朗、減緩壓力、鎮定、提神、抗憂鬱、抗焦慮
皮膚作用	平衡皮脂分泌、毛孔阻塞、促進細胞生長、形成瘢痕、軟化皮膚、降低傷口發炎、濕疹、帶狀疱疹、疱疹、面皰、白癬、凍瘡、肌膚蒼白
注意事項及禁忌	對敏感肌膚有刺激性，懷孕初期禁用
期刊論文	1. 體外實驗中，對天竺鼠的迴腸平滑肌施以電流，會產生抗痙攣作用（Lis-Balchin *et al.*,1996a） 2. P. graveolens有誘發痙攣的作用（Lis-Balchin & Hart, 1994） 3. 天竺葵精油可影響、主導人腦原始、無意識領域的活動，也就是大腦邊緣系統（Lis-Baclchin, 1997；Lis-Baclchin, 2002b, ch.13）顯示香氣可以影響感情面，產生正面的情緒、快樂的記憶、創造幸福感（Walrrren & Warrenberg, 1993）

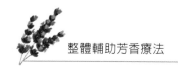

14. 香茅 CITRONELLA

學名	*Cymbopogon nardus*
植物科屬	禾本科
揮發度	Top Note
原產地	斯里蘭卡、爪哇、臺灣、印度、印尼、中國、阿根廷
植物簡介	多年生草本植物，性喜溫暖潮濕之地。爪哇香茅，高1.4～1.6公尺，根淺、莖粗、長條形葉片；精油含量1.2～1.4%。斯里蘭卡香茅，高2公尺、根莖皆粗、葉長尖端銳利；精油含量0.37～0.40%
氣味描述	溫暖宜人的花香混合著檸檬香
精油萃取方式	水蒸氣蒸餾法（部位：乾草）
化學成分	醛類（香茅醛35%）、單萜烯、酯類、醇類、香茅酸
精油顏色	淡黃色至暗黃色
主要功能	殺菌、抗菌、除臭、殺蟲、激勵、解熱、抗感染、抗風濕、抗痙攣
疾病芳療護理	驅蟲—寵物、衣物櫃、驅蚊蟲 疼痛—*頭痛、*偏頭痛、*神經痛、*風濕痛 平衡—*心臟、神經系統、生殖系統、*過度呼吸 消化系統—*胃痛、*腸炎、*寄生蟲 其他—生活空間及病房殺菌
心理精神作用	安撫神經、正向鼓舞、提振精神；消除惶恐不安、紓解抑鬱、疲憊不堪
皮膚作用	軟化、淨化皮膚、腳氣病、油性肌膚、毛髮
注意事項及禁忌	多為薰香使用，用於皮膚需稀釋至1%濃度；懷孕、分娩期禁用，嬰幼兒慎用

期刊論文	1. *印記者（Ryman, 1991; Lawless, 1992; Rose, 1992a; Price, 1993; Sheppard-Hanger, 1995） 2. 體外實驗中，對天竺鼠的迴腸平滑肌施以電流，會產生強烈的抗痙攣作用（Lis-Balchin et al., 1996a） 3. 有減少大鼠子宮自發性收縮的作用（Lis-Balchin & Hart, 1997b）

15. 玫瑰草 PALMAROSA

學名	*Cymbopogon martini*（香草屬）
植物科屬	禾本科
揮發度	Top Note
原產地	原產於印度，後廣植於馬達加斯加、巴西、印尼
植物簡介	大量生長於熱帶的植物，割下後風乾一週，待乾提煉可得品質最佳之精油
氣味描述	淡淡花香混合著薑香及乾草味，隱約發出玫瑰的香氣
精油萃取方式	水蒸氣蒸餾法（部位：新鮮或乾燥的草）
化學成分	單萜醛類80～95%、酯5～20%
精油顏色	淡黃色至橄欖色
主要功能	殺菌、抗黴菌、消毒、防腐、強效抗病毒、細胞再生、解熱
疾病芳療護理	消化系統—消化問題、腸道寄生蟲、痢疾、強化胃壁、刺激胃口（神經性厭食症） 泌尿系統—膀胱炎、陰道炎、尿道炎、陰道真菌感染 呼吸系統—退燒、流行性感冒、咽喉炎、鼻竇炎 其他—有益神經系統、助產、舒展僵硬的關節、強化心臟
心理精神作用	神經衰弱、安撫情緒、鎮靜和提神、焦慮不安、興奮過度

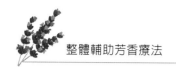
皮膚作用	保濕、刺激皮脂分泌、皮膚炎、除皺、面皰、瘢痕、疼痛
注意事項及禁忌	對化妝品有過敏者，要少量使用；有高光過敏作用；懷孕、授乳、分娩期慎用；相對性為安全精油。
期刊論文	1. 體外實驗中，對天竺鼠的迴腸平滑肌施以電流，會產生抗痙攣作用（Lis-Balchin *et al.*, 1996a） 2. 有減少大鼠子宮自發性收縮的作用，與數種精油混合使用亦有弛緩作用（Lis-Balchin & Hart, 1997b）

16. 檸檬草（檸檬香茅）LEMONGRASS

學名	*Cymbopogon citrates*（西印度）、 *Cymbopogon flexuosus*（東印度）
植物科屬	禾本科
揮發度	Top Note
原產地	亞洲、印度、巴西、西印度、斯里蘭卡等熱帶地區及中國、美國亦有栽培
植物簡介	多年生、具芳香的草本植物，草長90公分，香味鮮烈
氣味描述	強勁的檸檬甜香與香草味
精油萃取方式	水蒸氣蒸餾法（部位：草）
化學成分	單帖醛類75%、倍半萜醛3%、倍半萜醇13%、單萜醇6%
精油顏色	黃色或茶色略帶紅色
主要功能	抗憂鬱、收斂、鎮定止痛、消炎、祛風、泌乳、殺菌、殺蟲、消毒、除臭、利尿、殺真菌、促進消化

疾病芳療護理	身體全方位補藥—刺激交感神經、病體痊癒、恢復內分泌與消化系統之生機、神經衰弱、壓力症候群 消化系統—結腸炎、腸胃炎、消化不良、刺激食慾、腸內寄生蟲、霍亂 呼吸系統—預防與抑制傳染病毒、流行性感冒、喉嚨痛、喉炎、發燒、頭痛 肌肉系統—運動後肌肉痛、全身性疲勞、強壯緊實肌肉 循環系統—增進血液和淋巴循環、關節炎、動脈炎、橘皮組織 女性生殖—誘導經期正常、促進乳汁分泌 其他—驅蚊蟲、護理寵物
心理精神作用	抗憂鬱、收斂、鎮定止痛、消炎、祛風、泌乳、殺菌、殺蟲、消毒、除臭、利尿、殺眞菌、促進消化／同時具有鎮靜與刺激作用
皮膚作用	賦予皮膚張力，收斂毛孔。治療面皰、抑制皮脂分泌、多汗症；治療香港腳與其他眞菌感染之皮膚病；適於油性肌、面皰肌
注意事項及禁忌	懷孕期避免使用；相當刺激之精油，過敏或受傷的皮膚避免使用
期刊論文	1. 具纖維芽母細胞、T細胞、顆粒球活性作用／彈性蛋白血管外的結締組織強化與解毒／以促進血液循環、刺激淋巴循環進行解毒（Ryman, 1991; Lawless, 1992; Rose, 1992, Price, 1993; Sheppard-Hanger, 1995） 2. 體外實驗中，對天竺鼠的平滑肌施以電流，會產生強烈的抗痙攣作用（Lis-Balchin *et al.*, 1996a） 3. 以精油或單一主成分使用，有減少大鼠子宮自發性收縮的作用（Lis-Balchin & Hart, 1997b）

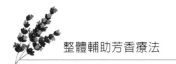

17. 岩蘭草 VETIVER

學名	*Vetiveria zizanioides*
植物科屬	禾本科
揮發度	Base Note
原產地	印度、斯里蘭卡、印尼、大溪地
植物簡介	高大、濃密、多年生芳香束草；精油分離萃取不易，量少；愈老的根部所萃取之精油品質愈精良
氣味描述	焚燒後的煙薰香、泥土香、乾草香
精油萃取方式	水蒸氣蒸餾法（部位：根部）
化學成分	倍半萜醇類60%、倍半萜烯、倍半萜酮、倍半萜酯、酸
精油顏色	琥珀色至棕色
主要功能	鎮靜、催情、壯陽、增進免疫力、抗菌、防腐、通經、抗神經障礙、消毒
疾病芳療護理	神經系統—平衡中樞神經、激勵腺體分泌 循環系統—促進血液流量、強化紅血球、關節炎、風濕痛、強化動脈與靜脈 肌肉系統—肌肉酸痛 男女生殖—性冷感、停經、陽痿 消化系統—促進胰腺分泌
心理精神作用	以卓越的鎮靜效果而聞名；抗壓力、抗憂鬱、失眠、神經緊張。帶來平衡，產生舒適感，使人平靜。
皮膚作用	粉刺、蕁麻疹
注意事項及禁忌	未知
期刊論文	稀釋至8%，用於人類無刺激性、過敏反應光毒性。（Odyke, 1974）

18. 羅勒／甜　BASIL/sweet

學名	*Ocimum basilicum*（羅勒屬）
植物科屬	唇形科
揮發度	Top Note
原產地	匈牙利、德國、印度、法國、北非、義大利
植物簡介	小型，開有白色花朵的草香藥草
氣味描述	略強的辛香料味
精油萃取方式	水蒸氣蒸餾法（部位：開花期的葉子）
化學成分	單萜醇類65%、酚6%、酯8%、醚10～15%、倍半萜烯、氧化物、單萜烯
精油顏色	淡黃色、琥珀色
主要功能	抗病毒、消炎、抗菌、類荷爾蒙、祛風、抗憂鬱、祛痰、驅蠕蟲、解熱、健胃、抗神經障礙、催情、泌乳、殺蚊蟲、促進消化、提神、鎮痙攣、鎮痛、通經、發汗、抗蛇毒、復健、抗過敏、減充血
疾病芳療護理	頭部系統—神經衰弱、失眠、頭痛、偏頭痛、某些暈眩症、癲癇、麻痺、耳痛 呼吸系統—鼻黏膜息肉、鼻塞、氣喘、支氣管炎、感冒、百日咳、肺氣腫、哮喘與痙攣性咳嗽、恢復嗅覺 消化系統—腸胃痙攣、嘔吐、噁心、打嗝、淨化腸腎 循環系統—痛風、動脈粥狀硬化 女性生殖—經期混亂（規律月經週期）、經血過少、乳汁脹痛、胞衣脫離、不孕 肌肉系統—肌肉痛、肌肉痙攣 其他—過敏、驅蟲
心理精神作用	強化神經作用、緩和壓力、紓解憂鬱、集中精神、消除沮喪、提神、歇斯底里

皮膚作用	強化生理機能不調、代謝不良的肌膚；抑制面皰發生；適用於老化肌、代謝不佳肌膚、面皰肌、油性肌
注意事項及禁忌	有激勵作用，但多量使用反而可能造成麻痺；懷孕期間不能使用、避免使用在敏感肌膚上
期刊論文	1. 體外實驗中，對天竺鼠的平滑肌施以電流，最初會產生強烈的痙攣作用，之後轉為抗痙攣作用（Lis-Balchin *et al.*, 1996a）。另有對天竺鼠的平滑肌（Brandt,1988）和氣管平滑肌（Reiter & Braante, 1985）顯示有抗痙攣作用 2. 以精油或部分成分使用，有減少大鼠子宮自發性收縮的作用（Lis-Balchin & Hart, 1997b）

19. 快樂鼠尾草 CLARY SAGE

學名	*Salvia sclarea*
植物科屬	唇形科
揮發度	Top Note
原產地	法國、南歐、美國、摩洛哥
植物簡介	具有強烈芳香的草本植物，葉片寬大呈橢圓形，花為紅紫色，其莖帶紅可長達60公分
氣味描述	花香、藥草香中有些許堅果味、煙味、茶香味
精油萃取方式	水蒸氣蒸餾法（部位：花和葉尖）
化學成分	酯類75%、單萜醇15%、倍半萜烯5%、單萜烯、倍半萜酮、單萜酮、醛、氧化物、香豆素、醚
精油顏色	淡黃色、橄欖綠
主要功能	鎮靜、降低血壓、催情、祛風、健胃、消毒、催情、消炎、制汗、通經、防臭、抗憂鬱、鎮痙攣、促進消化、促進分娩、強壯子宮、抗神經障礙、神經緊張、長期疲倦

疾病芳療護理	男女生殖─子宮疾病、調節荷爾蒙、性障礙、提高生殖力、緩和產後抑鬱、助產、經痛、經前症候群、陰道炎
	消化系統─消除脹氣、胃痙攣
	頭部系統─頭痛、偏頭痛、癲癇
	肌肉系統─肌肉緊張、下背部痛
	呼吸系統─喉嚨感染、治癒氣喘、咽喉痛
	其他─高血壓、強化腎臟、頻汗、病後恢復抵抗力、戒癮、痔瘡、靜脈瘤、糖尿病
心理精神作用	鎮靜神經緊張、心慌，平衡與調節生活壓力；抗憂鬱與焦慮、舒緩情緒緊張、情緒冷淡、冷漠；香味使人陶醉、幸福
皮膚作用	更新皮膚細胞，抑制皮脂分泌過剩；改善發炎、發腫的肌膚；適用於老化肌、皺紋肌、油性肌、發炎肌、化膿肌
注意事項及禁忌	具有非常強的鎮靜力，用後不可開車，且不可與酒精飲料同時使用；用量過多會引起頭痛；懷孕期間，最好避免使用；有癌症者，亦避免使用
期刊論文	1. 對消炎、局部止痛有相當程度效果（Moretti et al., 1997）
	2. 對平滑肌的鎮痙攣實驗：在生理食鹽水中加入5%濃度的精油，使呈懸浮狀；以針筒注入貓的靜脈（5～10mg），發現每分鐘呼吸量增加，血壓下降，鎮痙攣作用主要是給予肌肉收縮活性所致（Shipochliev, 1968）

20. 鼠尾草 SAG

學名	*Salvia officinalis*
植物科屬	唇形科
揮發度	Top Note

原產地	地中海地區，南斯拉夫、匈牙利、西班牙
植物簡介	多年生芳香草本植物、灌木，花呈藍色或紫色
氣味描述	割草後的青草地的清香、帶微微薄荷沁涼感與略為刺激的藥草氣味
精油萃取方式	水蒸氣蒸餾法（部位：葉尖）
化學成分	單萜酮類30～70%（側柏酮20～40%）、單萜醇10～30%、單萜烯類15%以下、倍半萜烯10～30%、倍半萜醇5%以下、酯5%以下、香豆素
精油顏色	淡黃色
主要功能	抗痙攣、抗菌、防腐、止痛、抗病毒、殺菌、抗黴菌、利尿、通經、退乳、抗風濕、開胃、制汗、收斂、促進傷口癒合、淨化、升血壓、類雌激素
疾病芳療護理	女性生殖—月經流量規律化、更年期（頻汗）、流產、助孕、熱潮紅、陰道感染 消化系統—消化不良、胃口不佳、便秘、肝腎淨化、口腔黏膜淨化、鵝口瘡、口腔潰爛、齒齦發炎、牙痛、肛門洗淨 循環系統—淋巴液滯留、淨化體液、低血壓 肌肉系統—肌肉痙攣、肌肉疼痛、斜頸、扭傷、碰撞傷 神經系統—神經衰弱、震顫、癱瘓 呼吸系統—感冒、流感、黏液過多、黏膜炎、支氣管炎、咽喉炎 其他—水腫、肥胖、蟲螫、活化副腎功能
心理精神作用	鎮靜神經、舒緩副交感神經、消除疲憊、沮喪與悲傷；對記憶力有幫助；有助憂鬱症但需少量使用
皮膚作用	傷口止血與癒合、收縮毛細孔、濕疹、乾癬、潰瘍、頭皮屑、掉髮、髮色光澤

注意事項及禁忌	強烈精油，對皮膚有中度刺激性，多量使用對中樞神經產生刺激，引發如癲癇、抽搐、麻痺等副作用；避免在懷孕期使用，癲癇及高血壓者避免使用，最好低劑量且短期使用
期刊論文	1. 體外實驗中，對天竺鼠的迴腸平滑肌施以電流，具抗痙攣作用（Lis-Balchin *et al.*, 1996a）。另有對天竺鼠的靜脈注射具抗痙攣作用；且發生括約肌弛緩現象（Giachetti *et al.*, 1998） 2. 以精油或部分成分使用，有減少大鼠子宮自發性收縮的作用（Lis-Balchin & Hart, 1997b） 3. 對麻醉狀況下的貓有降血壓作用；鼠尾草精油延長麻醉效果，對老鼠的大腦神經有抑制作用（Taddei *et al.*, 1998） 4. 近年用於研究阿滋海默氏症，鼠尾草所具有的抗膽鹼酯酶的活性，可提升記憶力（Perry *et al.*,2001; Barnes *et al.*, 2002）

21. 迷迭香 ROSEMARY

學名	*Rosmarinus officinalis*
植物科屬	唇形科
揮發度	Middle Note
原產地	法國、義大利、南斯拉夫、突尼西亞、摩洛哥
植物簡介	多年生常綠小灌木性好水，多生長於水邊，木質化的樹莖可長達90公分，生有濃綠的細葉，花小、管狀、淡藍色；因生長環境條件差異，常見3種不同化學含量的迷迭香；樟腦迷迭香（Rosemary CT1, Camphor）桉油醇迷迭香（CT2, 1, 8-cineole）、馬鞭草酮迷迭香（Rosemary CT3, Verbenone）
氣味描述	強烈而清新，具穿透力的藥草花香

精油萃取方式	水蒸氣蒸餾法（部位：花尖和葉尖）
化學成分	單萜酮30%、氧化物30%、單萜烯25%
精油顏色	淡黃色
主要功能	抗痙攣、抗菌、防腐、止痛、抗病毒、殺菌、抗黴菌、利尿、通經、退乳、抗風濕、開胃、制汗、收斂、促進傷口癒合、淨化、升血壓、類雌激素
疾病芳療護理	女性生殖－月經流量規律化、更年期（頻汗）、流產、助孕、熱潮紅、陰道感染 消化系統－*消化不良、胃口不佳、便秘、肝腎淨化、口腔黏膜淨化、鵝口瘡、口腔潰爛、齒齦發炎、牙痛、肛門洗淨、*大腸炎、*胃酸灼心 循環系統－淋巴液滯留、淨化體液、低血壓、*痛風、*心悸、*動脈硬化、循環不良 肌肉系統－肌肉痙攣、肌肉疼痛、斜頸、扭傷、碰撞傷、風濕痛、腰痛、 神經系統－神經衰弱、震顫、癱瘓、*多發性硬化症、*帶狀泡疹 呼吸系統－*感冒惡寒、流感、*黏液過多、黏膜炎、*支氣管炎、咽喉炎、*耳炎、*鼻竇炎、*嗅覺障礙、*氣喘 其他－水腫、肥胖、蟲螫、活化副腎功能、*滑液囊炎
心理精神作用	鎮靜神經、舒緩副交感神經、*消除緊張、疲憊、沮喪與悲傷；*對記憶力有幫助；有助憂鬱症需少量使用
皮膚作用	有強勁的收斂作用，對毛孔粗大、鬆弛、代謝不良、浮腫的皮膚均有改善的效果，並可抑制頭皮屑，促進毛髮生長；適用於乾性老化肌 *頭皮脂漏性皮膚炎
注意事項及禁忌	避免在懷孕期使用，癲癇及高血壓者避免使用；*避免與順勢療法併用

期刊論文	1. *印記者（Ryman, 1991; Lawless, 1992; Rosw, 1992a, b; Price, 1993; Sheppard-Hanger, 1995）
	2. 對乙醯膽鹼誘發之兔子的氣管平滑肌痙攣及組織胺誘發之天竺鼠氣管平滑肌痙攣有阻礙收縮的作用；可作為鈣通道阻滯劑；可以直接作用於血管平滑肌，在兔子的大動脈上，顯著減少因去甲腎上腺素所引發之痙攣現象（Aquel, 1992）
	3. 體外實驗中，對大鼠的自發性痙攣有緩和作用，與其他精油混合後依舊具抗痙攣作用（Lis-Balchin *et al.*, 1997b）。另有對大鼠的肌肉注射後（925mg/kg）具抗痙攣作用；再大量投予葡萄糖，對血糖質上升具有作用（Al-Hader *et al.*, 1994）
	4. 體外實驗中，迷迭香精油及其成分eucalyptol、camphor對大鼠的大腦皮質產生影響（Stenmetz *et al.*, 1996a）。另有對天竺鼠的靜脈注射具抗痙攣作用；且發生括約肌弛緩現象（Giachetti *et al.*, 1998）

22. 真正薰衣草 LAVENDER TRUE

學名	*Lavandula augustifolia ; L. officinalis*
植物科屬	唇形科
揮發度	Middle Note
原產地	地中海一帶，生長於高海拔區，英國、法國、歐洲南部現廣為栽培
植物簡介	原為生長於地中海地區的長綠小灌木，花瓣為青紫色，並覆有絨毛，呈星形，葉片為線形、灰綠色 一般有三個種類：海拔800公尺以上氣味最好即真正薰衣草，收穫量低、價格高；500～800公尺含脂量比前者略少一點，是真正薰衣草與穗花薰衣草的混合品種，即醒目薰衣草，收穫量高、價格較低；300～500公尺左右則含有較大量的樟腦香氣，即穗花薰衣草

氣味描述	清新香甜的花香，夾著淡而清澈的藥草香
精油萃取方式	水蒸氣蒸餾法（部位：花）
化學成分	酯類50%、單萜醇45%、倍半萜烯、倍半萜酮、單萜酮、單萜烯、醛、氧化物、香豆素、內酯
精油顏色	透明至黃色
主要功能	抗菌、防腐、抗痙攣、殺菌、平衡、強心、強脾、袪風、解毒、防臭、消炎、消毒、鎮痛、通經、發汗、癒合傷口、利尿、殺眞菌、抗風濕、降血壓、抗病毒、恢復健康、抗神經障礙、排出鼻黏液、促進細胞生長、促進膽汁分泌與疾病治療
疾病芳療護理	循環系統－鎮定心臟神經、心悸、降低血壓、緩和心跳、強化心臟功能及末稍血液循環、粥狀動脈硬化、動脈炎、預防中風 肌肉系統－筋肉痙攣、緩和挫筋與扭傷引起之疼痛 呼吸系統－氣喘、痙攣性咳嗽，消滅肺炎球菌及溶血性鏈球菌／支氣管炎、黏膜炎、喉炎、肺結核 女性生殖－經痛、白帶、月經不調、緩和產痛、促進分娩、少量月經 消化系統－淨化肝脾、促進胃液與膽汁分泌、反胃、嘔吐、絞痛、脹氣、消化脂肪 其他－頭痛、偏頭痛、下背痛、關節痛、驅除昆蟲、淨化空氣、各種感染症
心理精神作用	平衡中樞神經、安定身心、高度放鬆、緩和憤怒、消除疲倦、平和情緒、淨化精神、改善焦躁及憂鬱、沮喪、驚慌失措、失眠
皮膚作用	刀傷、燒燙傷消毒傷口、促進上皮細胞生長，平衡皮脂分泌，改善燙傷與晒傷 對多數皮膚問題有效（面皰、濕疹、乾癬、腫瘍、癤、腫脹、瘢痕），並可治療脫毛症

注意事項及禁忌	懷孕初期避免使用，低血壓者有精神恍惚之虞
期刊論文	1. 體外實驗中，精油及其成分芳樟醇（linalool）對天竺鼠的迴腸有鬆弛作用（Lis-Balchin *et al.*, 1996a）
	2. 足以促使大鼠腸平滑肌發生抗痙攣作用的濃度，也同時減少子宮自發性痙攣現象（Lis-Balchin & Hart, 1997b）
	3. 在骨骼肌的作用中，對橫隔膜神經與肌肉直接刺激後使用真正薰衣草精油，可減少收縮範圍（Lis-Balchin & Hart, 1997b）
	4. 對4位高齡受試者的失眠症有良好的療效（Hardy *et al.*, 1995）
	5. 動物實驗中，對肥胖細胞內的過敏原施以局部塗抹及皮下投予，在安全濃度下結果良好（Kim *et al.*, 1999）
	6. 慢性氣管炎患者脂質氧化反應與脂質代謝的研究中，證實薰衣草精油對總脂質量減少至正常化有效果（Siurn, 1997）
	7. 不同品種的薰衣草對降血糖有效果（Gamez *et al.*, 1987ab）
	8. 精油成分d-苧烯（*d*-limonene）的重要微量代謝物質紫蘇醇（perillyl alcohol）可見於化學抑制癌症及化療藥物（Reddy *et al.*, 1997；Bellanger, 1998）用於大鼠的肝癌和齧齒類的乳癌、胰臟癌有效果（Crowell, 1999）

23. 穗花薰衣草　LAVENDER　SPIKE

學名	*Lavandula spica(L.latifolia)*
植物科屬	唇形科
揮發度	Top Note
原產地	廣植於法國南部、西班牙、法國
植物簡介	比真正薰衣草強壯、高大，好生於水邊，被稱為雄性薰衣草；灰藍色花瓣、有三叉枝幹

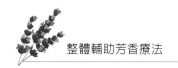

氣味描述	近似真正薰衣草的的花香，夾著新鮮的藥草香
精油萃取方式	水蒸氣蒸餾法（部位：花尖）
化學成分	氧化物30%、單萜醇30%、單萜酮15%、單萜烯10%、香豆素、酯
精油顏色	透明至黃色
主要功能	止痛、抗抑鬱、抗菌、抗病毒、鼻黏液排除、殺蟲
疾病芳療護理	神經系統—頭痛、偏頭痛、促進神經纖維放鬆、*神經炎、*麻痺感 免疫系統—*重症肌無力、*免疫失調 呼吸系統—*流感、支氣管炎、黏膜炎、喉炎、鼻塞、緩和呼吸、*咳嗽、*扁桃腺炎、*耳道炎 消化系統—*消化不良、*腸鼓脹、*疝痛、*腸病毒、*牙痛（稀釋使用） 其他—*肌肉痛、*風濕痛、關節痛、緩和昆蟲咬傷不快感、虛弱無力、*憂鬱症之頭痛
心理精神作用	腦脊髓鎮靜劑、促使思路清新、穩定神經、情緒穩定
皮膚作用	促進上皮細胞生長、傷口結痂、癬、香港腳、*燙傷、*創傷、*真菌感染、*面皰
注意事項及禁忌	較溫和的薰衣草，但仍有通經作用，懷孕初期禁用；濃度過高，恐會刺激中樞神經，引發心悸
期刊論文	1. *印記者（Sheppard-Hanger, 1995） 2. 體外實驗中，對天竺鼠的迴腸平滑肌受電刺激後之痙攣有緩和作用，精油成分芳樟醇（linalool）具抗痙攣作用（Lis-Balchin *et al.*, 1996a）。 3. 芳樟醇對大鼠小腸具有鬆弛作用（Lmaseki & Kitabatake, 1962）

24. 醒目薰衣草 LAVANDIN

學名	*Lavandula hybrida*
植物科屬	唇形科
揮發度	Middle Note
原產地	廣植於法國南部、西班牙、義大利
植物簡介	由真正薰衣草和穗狀薰衣草混合培植的新品種,易成長,所生產的精油為正薰衣草的2倍
氣味描述	近似薰衣草,但穿透力較強,具清澈的藥草香
精油萃取方式	蒸餾法(部位:花)
化學成分	酯類50%、單萜醇40%、單萜酮10%、單萜烯、氧化物、香豆素
精油顏色	淡黃色至無色透明的
主要功能	近似薰衣草的功能;抗菌、防腐、消炎、殺菌、通經、止痛、抗病毒、殺蟲、降低血壓、強化免疫
疾病芳療護理	肌肉系統—肌肉疼痛與僵硬 循環系統—風濕痛、關節僵硬、靜脈曲張、水腫 呼吸系統—支氣管炎、喉炎、咳嗽、順暢呼吸、流行性感冒、氣喘、過敏性鼻炎 女性生殖—白帶、經痛、少量月經 消化系統—胃脹氣、腹痛、反胃、嘔吐、腸炎 泌尿系統—膀胱炎、尿道炎 其他—傳染性皮膚病、蚊蟲叮咬、偏頭痛
心理精神作用	腦脊髓鎮靜劑、長期偏頭痛、精神鬆弛、無精打采、穩定神經、保持敏銳、舒壓、抗壓、舒緩情緒緊張、失眠
皮膚作用	香港腳、癬、過敏、傷口結痂、抗老化、面皰、調節皮脂分泌、皮膚炎、加速細胞生成

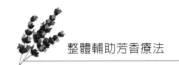

注意事項及禁忌	懷孕初期避免使用

25. 馬喬蘭 MARJORAM SWEET

學名	*Origanum marjorana*
植物科屬	唇形科
揮發度	Middle Note
原產地	利比亞、埃及及地中海一帶
植物簡介	多年生芳香草本植物，精油大部分為法國所產，並以此地品質最佳
氣味描述	溫暖而略帶辛香味，並夾著樟木的木調氣味
精油萃取方式	蒸餾法（部位－花）
化學成分	單萜醇50%、單萜烯40%、倍半萜烯3%、酯3%、醚
精油顏色	黃至黃綠色
主要功能	抗病毒、殺菌、抗痙攣、止痛、通經、輕瀉、強心、祛痰、祛風、消毒、抑制性慾、鎮靜、癒合傷口、降血壓、病後恢復、促進消化、提神、抗神經障礙
疾病治芳療護理	疼痛－肌肉痛、下背痛、偏頭痛、頭痛、風濕痛、關節痛、坐骨神經痛 循環系統－擴張血管、降低血壓、強壯心臟、心悸 消化系統－胃痙攣、胃炎、消化不良、便秘、脹氣 呼吸系統－呼吸器官痙攣、胸部感染、感冒、鼻竇炎、支氣管炎、氣喘、肺炎 女性生殖－經前症候群、月經不調、經痛 其他－排除毒素、防治暈車與暈船
心理精神作用	刺激副交感神經、鎮定與平衡神經系統、舒緩壓迫感、失眠、緩和不安、緊張、排除悲傷、寂寞感、抑制興奮

皮膚作用	促進血液循環、消散淤腫、挫傷、濕疹、膿瘍、帶狀疱疹；適於老化肌、循環不良肌膚
注意事項及禁忌	長時間吸入會產生昏睡感；懷孕者、授乳期避免使用，有低血壓、氣喘者，亦避免使用；用於皮膚需稀釋，濃度超過1%，可能引發過敏性皮膚炎及其他皮膚問題
期刊論文	1. 體外實驗中，對天竺鼠的迴腸平滑肌受電刺激後之興奮有弛緩作用（Lis-Balchin *et al.*, 1996a）。 2. 精油本身所含成分或混合其他精油使用，對子宮自發性收縮有弛緩作用（Lis-Balchin et al., 1996a）

26. 廣藿香 PATCHOULI

學名	*Pogostemon cablin*
植物科屬	唇形科
揮發度	Base Note
原產地	東南亞、印度、馬來西亞、緬甸、巴拉圭
植物簡介	多年生灌木約3呎高，需生長於沃土，將其葉乾燥、發酵、蒸餾可得精油；廣藿香猶如良質之葡萄酒，愈陳香味愈佳
氣味描述	氣味強烈，泥土香的紮實感中有香草的甜蜜氣味，尾調有木香
精油萃取方式	蒸餾法（部位：花和葉）
化學成分	倍半萜烯50%、倍半萜醇30～40%、單萜烯、倍半萜酮、酸
精油顏色	深橘色至棕色
主要功能	*抗菌、*防腐、抗病毒、殺菌、*催情、壯陽、祛風、解熱、殺蟲、收斂、消炎、消毒、*鎮靜、消臭、利尿、*抗真菌、促進細胞成長、*抗憂鬱、*止吐、*抗微生物、*收斂、*制汗、*解熱、*神經刺激、*強化消化系統

疾病芳療護理	收斂緊實—傷口癒合、減肥後 消化系統—抑制食慾、緩和下痢、腹瀉 泌尿系統—水分滯留、橘皮組織 男女生殖—增強性慾 循環系統—靜脈炎、靜脈曲張 其他—消除汗臭、緩和蟲咬與蛇咬傷口的不快感、*過敏、 　　　*疱疹、*痔瘡
心理精神作用	給予滿足感、抗憂鬱、催促情慾、壯陽、驅除無力感、敏銳理解力、抒壓
皮膚作用	促進皮膚細胞組織生長，有助傷口結痂；緊縮鬆弛的肌膚；抑制發炎，對乾裂、潰爛、創傷、瘢痕、*燒傷的肌膚，均有一定的治療效果；改善面皰、濕疹、真菌感染、頭皮屑；適於面皰肌、*發炎化膿肌膚、*乾裂肌膚、*老化肌
注意事項及禁忌	對香料食物過敏者，避免使用；一般狀況少量使用即有鎮靜效果，多量使用則有刺激之虞
期刊論文	1. *印記者（Ryman, 1991; Lawless, 1992; Rosa, 1992a,b; Price, 1993; Sheppard-Hanger, 1995） 2. 體外實驗中，對天竺鼠的迴腸平滑肌受電刺激後之興奮有強烈的抗痙攣作用（Lis-Balchin et al., 1996a） 3. 用於大鼠，對子宮自發性收縮有弛緩作用（Lis-Balchin and Hart et al., 1997b）

27. 綠薄荷 SPEARMINT

學名	*Mentha spicata*
植物科屬	唇形科
揮發度	Top Note
原產地	地中海一帶和北非，現遍植美洲、亞洲及英國

植物簡介	生長有皺而尖的葉片,以此為名(英文Spear意為長矛、鏢槍),長90公分高、開紫花;薄荷酮含量較低,與歐薄荷不同
氣味描述	新鮮初摘的綠草香
精油萃取方式	蒸餾法(部位:花尖和葉)
化學成分	單萜酮55～65%、單萜烯9～20%、單萜醇20%、倍半萜醇、氧化物、酯類
精油顏色	黃色至橄欖綠
主要功能	抗痙攣、驅風、通經、殺蟲、助產、止癢、麻醉
疾病芳療護理	消化系統—*嘔吐、*噁心、*便秘、*腹瀉、脹氣、暈車、刺激食慾、*肝膽鬱滯 呼吸系統—*氣管、支氣管炎、感冒、鼻竇炎 泌尿系統—*膀胱炎、*殘尿感 女性生殖—*漲奶、*乳頭硬結、*經血過量、*白帶、*助產 其他—*頭痛、*偏頭重、*牙齦痛、*疝痛
心理精神作用	激勵疲憊身心、振奮心靈;*有助舒緩神經官能症引起之緊張、壓力
皮膚作用	*止癢、*面皰、*皮膚炎、*腫脹、*疥癬
注意事項及禁忌	不建議大範圍按摩使用;懷孕期、授乳期、嬰幼兒禁用
期刊論文	*印記者,多為藥草及香料使用臨床,供精油使用參考(Lawless, 1992; Sheppard-Hanger, 1995)

28. 百里香 / 紅百里香 THYME (common red)

學名	*Thymus vulgaris (thymoliferum)*
植物科屬	唇形科

揮發度	Top～Middle Note
原產地	原產於南歐的品種，散植於義大利、法國、西班牙、英國及摩洛哥、土耳其、以色列、蘇聯、中國和中歐、東歐地區、美國
植物簡介	多年生矮小灌木，葉灰綠色，種類多，花小，色澤豐富；精油萃取自生長於高海拔山區的白百里香（沉香醇百里香）及生長於緯度較低的紅百里香（百里香酚百里香）
氣味描述	新鮮帶甜香、強烈的藥草香
精油萃取方式	蒸餾法（部位：花和葉）
化學成分	紅百里香（酚類）：百里香酚（CT thymol）40%、單萜烯50%、單萜醇10%、倍半萜烯 白百里香（單萜醇）：沉香醇70%、酯類5～17%、酚類、單萜烯、倍半萜烯、單萜酮、醛、氧化物
精油顏色	透明至棕色
主要功能	紅百里香：抗感染、抗真菌、補強身體機能、抗氧化、抗微生物 白百里香：含酚類低，較不刺激皮膚、黏膜；抗微生物、抗病毒、抗真菌、提升免疫、祛痰、抗感染、修復組織 綜合作用：強心、驅蟲、祛風、升高血壓、催情、促進食慾、鎮咳、鎮痙攣、通經、結痂、防腐、利尿、消毒

疾病芳療護理	呼吸系統—*流行性感冒、*鼻竇炎、*咳嗽、*咽喉痛、扁桃腺炎、咽喉炎、*支氣管炎、*百日咳、氣喘、*肺炎 免疫系統—刺激白血球生成、增強免疫力 循環系統—*低血壓、*風濕、*關節炎、痛風、*坐骨神經痛、*關節肌肉復健 消化系統—促進消化、腸胃感染、*腸道寄生蟲、*腸脹氣、胃痛（頭痛）、*胃酸、*宿醉 泌尿系統—膀胱炎、*尿道炎、*小兒夜尿 女性生殖—*經血量少、*白帶、助產、流產淨化 其他—流鼻血、*浮腫
心理精神作用	*給予腦部刺激—精神虛弱、疲憊不堪、憂鬱、強化神經、集中注意力、加強記憶力
皮膚作用	濕疹、*脫髮、皮膚炎、疹子、癬、*扭傷、*腫脹、*蟲咬、*面皰發炎、*頭皮屑、*牙齦發炎、*黑頭粉刺、*頭皮脂漏
注意事項及禁忌	懷孕及高血壓者，避免使用；強烈消毒作用，不宜長期使用紅百里香按摩使用量宜少、不適沐浴；具皮膚刺激性、稀釋後使用；高濃度使用，會引發紅腫現象
期刊論文	1. *印記者（Ryman, 1991; Lawless, 1992; Rose, 1992a,b; Price 1993; Sheppard, 1995） 2. 體外實驗中，對天竺鼠的迴腸平滑肌受電刺激後之興奮投予紅白百里香，皆有抗痙攣作用（Lis-Balchin *et al.*, 1996a） 3. 對氣管平滑肌有弛緩作用；對迴腸肌神經叢有暫時性阻礙作用（Reiter & Brandt, 1997a） 4. 對大鼠子宮自發性收縮有減少的作用（Lis-Balchin & Hart., 1997b）

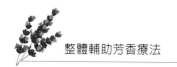
29. 香蜂草 MELISSA

學名	*Melissa officinalis*
植物科屬	唇形科
揮發度	Middle Note
原產地	原產於地中海地區，精油大部分產於法國
植物簡介	多年生草本植物，花有白色、粉紅色或黃色；草長60公分，生有少量絨毛；拉丁語中香蜂草意即蜜蜂，其黃色小花時常招引蜜蜂採蜜，故以此命名
氣味描述	濃郁的檸檬香甜、略帶花香
精油萃取方式	蒸餾法（部位：葉、花）
化學成分	單萜醛30%、倍半萜烯20%、單萜烯5%、氧化物、香豆素、酯類
精油顏色	透明至黃帶綠色
主要功能	助消化、袪風、鎮靜、通經、強心、強壯、解熱、抗敏、健胃、發汗、強壯子宮、降血壓、抗神經障礙
疾病芳療護理	循環系統—鎮靜循環系統、高血壓、緩和心跳、強化心臟、暈眩 女性生殖—強壯子宮、緩和經痛、不孕症 消化系統—消化不良、噁心、脹氣、嘔吐、腹瀉、痢疾 呼吸系統—感冒發燒、頭痛、偏頭痛、氣喘 其他—驅除昆蟲、肌肉痙攣
心理精神作用	鎮靜及明朗情緒的雙重效果，對情緒反應的過與不及均有益 憂鬱、休克、悲傷、歇斯底里、失眠
皮膚作用	受傷時有確實止血的功效；治療真菌感染與濕疹；改善油性髮質、預防脫毛；適用油性肌、發炎肌膚

注意事項及禁忌	懷孕期避免使用，避免使用在2歲以下之幼童，皮膚受傷或有高度過敏者，不要使用
期刊論文	1. 所含成分香茅醛，發揮主要的鎮靜作用（Foster, 1993b） 2. 具有強烈的分泌膽汁作用，30分鐘可提高3倍膽汁分泌量（Duraffourd, 1982）

30. 野馬喬蘭（牛至）ORIGANUM/ WILD MARJORAM

學名	*Origanum vulgare*
植物科屬	唇形科
揮發度	Middle Note
原產地	地中海；現遍植歐洲、美國、亞洲
植物簡介	多年生草本，莖部堅硬，高25～60公分，葉橢圓、花爲紫色或粉紅色
氣味描述	略帶辛香的藥草味，但有木質調的溫暖與緩和。
精油萃取方式	蒸餾法（部位：花尖及葉子）
化學成分	酚60～70%、倍半萜烯10%、單萜烯10%、醚5%
精油顏色	黃色至深紅色
主要功能	抗感染、抗病毒、抗菌、殺菌、止痛、止咳、通經、驅風、紅皮、利脾、利胃、利肝、輕瀉、化痰、發汗、激勵
疾病芳療護理	消化系統－刺激食慾、神經性腸胃痙攣、淨化腸胃肝脾、安撫胃酸、脹氣 呼吸系統－感冒、支氣管炎、黏膜炎、哮喘、咳嗽 疼痛－風濕痛、肌肉痛、經痛、牙痛、偏頭痛 其他－耳內疼痛、耳聾、耳鳴

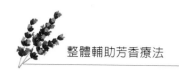

心理精神作用	溫暖、激勵心靈，調整精神狀況
皮膚作用	滲漏性組織炎、感染傷口
注意事項及禁忌	屬強烈精油，會刺激黏膜，懷孕期間避免使用

31. 牛膝草（海索草）HYSSOP

學名	*Hyssopus officinalis*
植物科屬	唇形科
揮發度	Middle Note
原產地	法國
植物簡介	地中海區的植物，多年生草本植物，莖纖細，高約60公分，有紫與藍色的花朵，樹莖木質化、生有絨毛及細長的綠葉；精油產自於德國、法國、義大利
氣味描述	溫暖的香甜味，略帶樟腦、尾調有辛香料的氣味
精油萃取方式	蒸餾法（部位：花和葉）
化學成分	單萜酮45～58%、單萜烯25～30%、倍半萜烯 12%、倍半萜醇5～10%、醚
精油顏色	無色至淡黃綠色
主要功能	鎮咳、消炎、抗菌防腐、殺菌、通經、利尿、祛風、解熱、健胃、強心、祛痰、驅蟲、收斂、消散、消毒、鎮靜、發汗、癒傷、抗風濕、抗痙攣、升血壓、預防疾患、促進消化、軟化皮膚、頭腦明晰、抗胸部感染、抗神經障礙

疾病芳療護理	循環系統—*強化心臟促使循環系統正常化、*低血壓、*強壯體魄、病後恢復、*風濕關節炎、痛風 呼吸系統—*氣喘、*支氣管炎、黏膜炎、*流行性感冒、*喉頭炎、*濃痰、*聲音嘶啞、*花粉症、*肺炎 消化系統—*消化性痙攣、恢復食慾、輕瀉劑、脹氣、*消化脂肪、驅蠕蟲、*恢復食慾 女性生殖—*經期不規律、經期水分滯留、*閉經、白帶 其他—*膀胱炎、尿道結石、*多發性硬化症
心理精神作用	賦予敏感、明晰、活潑的心情；安撫痛苦，化解悲傷；去熱除煩、提高警覺性；*提振精神
皮膚作用	*有助傷口瘢痕形成，提高皮膚治癒效果，*消散挫傷；*皮膚炎、濕疹、軟化皮膚；適用於面皰發炎肌膚、油性肌。*跌打損傷
注意事項及禁忌	此為強勁精油，用量宜少，且不可連續使用。癲癇症者及孕婦、2歲以下幼兒及高血壓者禁止使用。
期刊論文	1. *印記者（Ryman, 1991；Lawless, 1992; Rose, 1992a; Price 1993; Sheppard, 1995） 2. 於65頭雌雄大鼠腹腔內注入精油，實驗其神經毒性（側柏酮）；在濃度0.08g/kg無影響，0.13g/kg引發痙攣，致死量為1.25g/kg；0.08g/kg連續投予15日，在第6日引發痙攣，停止注射後大鼠恢復正常（Millet *et al.*, 1981）

32. 歐薄荷 PEPPERMINT

學名	*Mentha piperita*
植物科屬	唇形科
揮發度	Top Note
原產地	種類眾多的薄荷之原產地為地中海地區及西亞，廣植於埃及、中國、日本、法國等地；現今美國為最大之歐薄荷供應地

植物簡介	多年生草本植物，葉暗綠色，花白色、淡紫色或粉紅色；性好濕氣，因而潮濕的英國所產之歐薄荷品質最佳
氣味描述	強勁的穿透力，清涼醒腦，尾調夾著香酯氣味
精油萃取方式	蒸餾法（部位：花、枝葉）
化學成分	單萜醇50%、酮30%、氧化物7%
精油顏色	透明至淡黃或綠色
主要功能	麻醉、止痛、抗痙攣、抗病毒、殺菌、消炎、強肝、強心、祛痰、驅蟲、解熱、健胃、收斂、消毒、制吐、通經、發汗、收縮血管、頭腦明晰、分泌膽汁、排出鼻黏液、抗神經障礙、抑制乳汁生成
疾病芳療護理	呼吸系統—發燒、乾咳、感冒、*鼻竇炎、鼻塞、頭疼、偏頭痛、*氣喘、*支氣管炎、霍亂、肺炎、肺結核 消化系統—腹瀉、便秘、嘔吐、*噁心、胃痛、暈車、消化不良、腎肝失調、食物中毒、*口臭、絞痛、膽結石、*疝痛、*脹氣 女性生殖—經痛、少量月經、乳腺炎 循環系統—*心悸、暈眩、失神、刺激末梢神經、*手腳麻痺、*神經痛 其他—*各種疼痛、驅除昆蟲、*牙痛
心理精神作用	冷卻鎮靜憤怒、歇斯底里、神經性顫抖，改善精神疲倦與憂鬱、恢復元氣、提振精神
皮膚作用	因有排除體內毒素作用，對*皮膚炎、白癬、*疥癬、搔癢症有改善效果，收縮毛細血管、鎮靜皮膚，緩和發癢、發炎、晒傷等症狀，軟化皮膚，*面皰，改善油性皮膚與頭髮
注意事項及禁忌	懷孕、授乳期及癲癇症者避免使用；5歲以下小孩避免使用（含薰香）；會刺激黏膜，避開黏膜組織，按摩可用；敏感肌慎用 勿在晚間使用，會影響睡眠

| 期刊論文 | 1. *印記者（Ryman, 1991; Lawless, 1992; Rose, 1992a; Price, 1993; Sheppard, 1995） |
| | 2. 4%為安全濃度，200名實驗對象中有1人有過敏反應；具體反應為紅斑性皮疹、頭痛、徐脈、肌肉震顫、運動失調等；敏感肌0.1%（Martindale, 1993） |

33. 月桂 BAY / LAUREL

學名	*Laurus nobilis*
植物科屬	樟科
揮發度	Top Note
原產地	西印度群島和委內瑞拉；現栽培於摩洛哥、義大利、南斯拉夫、土耳其、中國
植物簡介	長青樹，樹高可達9公尺以上，月桂葉葉形如槍、富有光澤與精油，花乳黃色、生有黑色漿果
氣味描述	清爽而強烈的辛香料中帶著些許樟腦香氣
精油萃取方式	蒸餾法（部位：小枝、葉）
化學成分	氧化物 50%、單萜醇 20%、單萜烯 10%
精油顏色	透明或淡黃色、淺橄欖綠
主要功能	止痛、祛痰、抗風濕、防腐抗菌、強肝、強腎、解熱、健胃、抗神經痛、殺蟲、收斂、消毒、促進食慾、分泌膽汁、鎮痙攣、止痛、通經、發汗、促進分娩、利尿、溫暖、麻醉、抗菌、抗真菌

疾病芳療護理	神經系統─*神經痛、*硬化症
	消化系統─刺激食慾、腸胃脹氣、胃痛、養肝補腎、腹瀉
	疼痛─激烈運動後的肌肉酸痛、*肌肉扭傷、*風濕痛、撞傷瘀青、*肌肉痛、*關節痛
	循環系統─*動脈硬化（動脈粥樣硬化）、狹心症、*高血壓、血液循環不良、暈眩
	呼吸系統─*肺炎、*感冒、*流行性感冒、*支氣管炎、*鼻竇炎、發燒、*頭痛、*氣喘、*扁桃腺
	女性生殖─少量月經、縮短產程
	其他─*牙齒感染、*腎臟及生殖器強壯劑
心理精神作用	恢復嗅覺、振奮精神、在閱讀時嗅一嗅能幫助記憶；*憂鬱、*不安、*恐懼、*覺醒、*賦予勇氣、*喪失自信
皮膚作用	強壯頭皮、止頭皮屑、滋潤頭髮、*刺激生髮。消散皮下瘀血、傷口治癒、皮膚炎、*淡化瘢痕、*化膿、*疥癬、*粉刺、*面皰
注意事項及禁忌	懷孕期間避免使用；高濃度有刺激黏膜組織之虞
期刊論文	1. *印記者（Ryman, 1991; Lawless, 1992; Rose, 1992a,b; Price, 1993; Sheppard-Hanger, 1995）
	2. 體外實驗中，對天竺鼠的迴腸平滑肌誘發痙攣之後投予精油，有強烈的抗痙攣作用（Lis-Balchin *et al.*, 1996a）
	3. 月桂精油中的多數成分對大鼠子宮自發性收縮有減少現象、具抗痙攣作用（Lis-Balchin and Hart, 1997b）

34. 肉桂 CINNAMON

學名	*Cinnamomum verum*、*Cinnamomum zeylanicum*
植物科屬	樟科
揮發度	Base Note

原產地	印度、斯里蘭卡、緬甸、錫蘭;生產國,美國、歐洲
植物簡介	常綠喬木,一年四季開小白花,淡褐色樹皮向內捲曲,樹皮和樹葉均含精油
氣味描述	皮:溫暖、刺激、似焦糖的辛香料氣味 葉:溫暖的辛香料,類似丁香花氣味
精油萃取方式	蒸餾法(部位:花蕾、樹皮及葉)
化學成分	肉桂皮—單萜醛70%(肉桂醛89.5%)、酚+醚9% 肉桂葉—酚86%(丁香酚95.5%)
精油顏色	皮:黃色、褐色;葉:黃褐色
主要功能	殺菌、抗黴菌、抗病毒、強心、驅蟲、祛風、健胃、催情、止血、緩和牙痛、收斂、消毒、促進唾液分泌、鎮痙攣、通經、防腐、麻醉
疾病芳療護理	呼吸系統—流行性感冒、風寒感冒、體溫過低、呼吸困難、發冷 消化系統—慢性消化不良、消化性痙攣、胃腸脹氣、消化管痙攣、疝氣痛、胃痛、腹痛、噁心、嘔吐、抗菌、腹瀉 循環系統—暈眩、虛弱、*風濕痛、*關節痛 男女生殖—刺激腺體、經痛、經血過少、白帶、陽痿 泌尿系統—*膀胱炎、*尿道炎、*感染症 其他—挫傷、失神、體液滯留、肌肉痙攣、*蚊蟲叮咬痛、*牙痛、*神經痛、*坐骨神經痛
心理精神作用	衰弱、抑鬱、疲憊
皮膚作用	緊實鬆弛的皮膚組織、溫和收斂肌膚、除疣、*面皰、*粉刺、*皮膚炎、*膿腫、*濕疹
注意事項及禁忌	懷孕期、嬰幼兒、接受抗凝血治療者避免使用;高劑量使用容易引起皮膚和黏膜發炎或疼痛及引起痙攣之虞;禁止口服使用(肉桂醛易造成肌膚刺激;丁香酚可能造成流產)

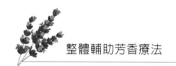

期刊論文	1. *印記者（Ryman, 1991; Lawless, 1992; Rose, 1992a,b; Price, 1993; Sheppard-Hanger, 1995）
	2. 以0.01%的肉桂皮精油濃度塗覆於幼兒皮膚上，48小時後皮膚有灼傷案例（Spark, 1985）
	3. 體外實驗中，對天竺鼠的迴腸平滑肌以電流刺激誘發痙攣之後投予精油，有抗痙攣作用（Lis-Balchin *et al.*, 1996a）
	4. 肉桂葉精油對大鼠子宮自發性收縮有減少現象、具抗痙攣作用（Lis-Balchin & Hart, 1997b）

35. 山雞椒／山蒼子 LITSEA CUBEBA

學名	*Litsea cubeba*
植物科屬	樟科
揮發度	Top Note
原產地	中國、馬來西亞、臺灣
植物簡介	中國自古以來作為茶園的防風林而種植，有芳香的花葉，果子帶有甜香味
氣味描述	新鮮的檸檬味中，帶有甜而細緻的柑橘類氣味
精油萃取方式	蒸餾法（部位：樹、果）
化學成分	醛類75%、單萜醇5%、單萜烯、單萜酮、倍半萜烯、酯類
精油顏色	淡黃色
主要功能	抗抑鬱、抗菌、收斂、殺菌、驅風、促進乳汁分泌、殺蟲、激勵、補身

疾病芳療護理	對心臟與呼吸系統有激勵作用，消除疲憊無力、提高活力 消化系統—脹氣、反胃、促進食慾 呼吸系統—擴張氣管、支氣管炎、氣喘、鵝口瘡、*消化不良 其他—促進乳汁分泌、驅蟲、預防傳染病
心理精神作用	振奮精神、如沐暖陽
皮膚作用	*面皰、*皮膚炎、*脂漏性皮膚炎、*紅疹、*皮膚寄生蟲；緊實及收斂皮膚、油性髮質、油性肌
注意事項及禁忌	懷孕期、哺乳期、嬰幼兒禁用；氣味強烈，用量宜控制
期刊論文	1. *印記者（Lawless, 1992; Rose, 1992; Sheppard-Hanger, 1995） 2. 體外實驗中，對天竺鼠的平滑肌有抗痙攣作用（Lis-Balchin *et al.*, 1996a） 3. 對大鼠的子宮自發性收縮有減緩作用（Lis-Balchin & Hart., 1997b） 4. 成分作用與檸檬香茅十分類似，可用於預防傳染病、衛生管理（Lawless, 1992；Sheppard-Hanger, 1995）

36. 羅文沙葉 RAVENSARA

學名	*Ravensora aromatica*
植物科屬	樟科
揮發度	Top Note
原產地	馬達加斯加
植物簡介	常綠喬木、高達40公尺，花黃色
氣味描述	新鮮的藥草味、略帶辛辣、但香氣輕盈
精油萃取方式	蒸餾法（部位：樹葉）

化學成分	單萜烯47～74%、醇類4～11%、酚類2～12%、倍半萜烯1～14%
精油顏色	無色至淺黃色
主要功能	殺病毒、殺菌、抗發炎、止痛、溶解黏液、減充血、抗痙攣、防腐、抗風濕、抗微生物、驅風、利膽、調經、發汗、滋補、創傷、增強免疫、利神經
疾病芳療護理	呼吸系統－流行性感冒、呼吸道感染、喉頭炎、鼻竇炎、鼻黏膜炎、耳痛、化痰、肺炎、支氣管炎、百日咳、預防二次感染、提高免疫力、禽流感 肌肉系統－鬆弛、止痛
心理精神作用	神經及精神疲倦、憂鬱、情緒低落
皮膚作用	傷口癒合、帶狀皰疹
注意事項及禁忌	孕婦、6歲以下兒童禁止通過口服途徑

37. 羅文沙葉－桉葉醇 RAVINTSARA

學名	*Ravensora camphora ct 1,8 cinele*
植物科屬	樟科
揮發度	Middle Note
原產地	馬達加斯加
植物簡介	高大的喬木、長橢圓形、油質飽滿發亮的常綠葉片
氣味描述	有明顯的清新樟腦味
精油萃取方式	蒸餾法（部位：樹葉）
化學成分	氧化物60%、桉葉醇、單萜烯、單萜醇
精油顏色	無色至淡黃色

主要功能	殺病毒、殺菌、抗發炎、抗真菌、止痛、溶解黏液、減充血、抗痙攣、防腐、抗風濕、抗微生物、驅風、利膽、調經、發汗、滋補、創傷、增強免疫、利神經
疾病芳療護理	呼吸系統－感冒、流行性感冒、發燒、肺炎、鎮咳、支氣管擴張、促進纖毛運動、祛痰、支氣管炎、黏膜炎、鼻竇炎、過敏 肌肉骨骼系統－肌肉疼痛、關節炎 免疫系統－抵抗力降低 神經系統－單純皰疹、帶狀皰疹、三叉神經痛、生殖器官皰疹 淋巴系統－促進循環、改善橘皮組織 其他－腸病毒、肝病毒、除臭、驅蟲、禽流感
心理精神作用	深度身心疲憊無力的放鬆劑
皮膚作用	含豐富的氧化物，可能增加皮膚刺激或致敏
注意事項及禁忌	孕婦、6歲以下兒童禁止通過口服途徑；應用於5歲以下哮喘兒時，避免在臉上使用蒸汽

38. 花梨木 ROSEWOOD

學名	*Aniba rosaeodora*
植物科屬	樟科
揮發度	Middle Note
原產地	巴西、祕魯、哥倫比亞、厄瓜多爾（因過度採伐之故，均已面臨絕種危機）
植物簡介	生長於南美熱帶雨林，約125英呎高，帶紅色樹皮，花黃色精油萃取自心材
氣味描述	甘甜的木調香中帶有花香與辛香料的香氣，前調如肉桂、薄荷、樟樹混合後的香氣

精油萃取方式	蒸餾法（部位：樹心）
化學成分	單萜醇（沉香醇 90～95%、松油醇1～3.5）
精油顏色	透明或淡黃色
主要功能	抗病毒、殺菌、*增強免疫系統、抗菌、防腐、抗黴菌、催情、殺蟲、消毒、鎮痛、除臭、提神、肌肉放鬆
疾病芳療護理	免疫系統－慢性病最佳良方、*提高免疫力 呼吸系統－支氣管肺炎、發癢性的咳嗽、咽喉感染症、感冒、發燒 男女生殖－恢復性慾、*性冷感、性無能 頭部系統－利腦、*頭痛 其他－除臭、*陰道念珠菌、噁心、旅途疲勞
心理精神作用	安定中樞神經、平衡全身系統；明朗情緒、恢復精神；抗憂鬱、神經緊張、沮喪、焦慮、悲傷、* 神經衰弱、*過勞、*活力低下、*時差
皮膚作用	作為*衰老、受損細胞刺激劑與組織更新劑有很好的效果，因此對各種切傷、創傷皮膚炎、*面皰有益；對老化皺紋肌膚有平衡與提高皮膚溫度的功能
注意事項及禁忌	懷孕、分娩、授乳期、乳幼兒禁止用於皮膚，聞香可
期刊論文	1. *印記者（Lawless, 1992; Rose, 1992; Price, 1993; Sheppard-Hanger, 1995） 2. 體外實驗中，對天竺鼠的平滑肌予以電流刺激後產生的痙攣有鎮靜作用（Lis-Balchin et al., 1996a）。 3. 對大鼠的子宮自發性收縮有減緩作用（Lis-Balchin & Hart., 1997b） 4. 對健康的老鼠腹腔投予咖啡因之後，對過動與壓力狀態有大幅減少效果；對其他動物也有鎮靜作用（Buchbauer et al., 1993b）

39. 蛇麻草（啤酒花）HOPS

學名	*Humulus lupulus*
植物科屬	大麻科
揮發度	Top Note
原產地	歐洲、美洲和亞洲
植物簡介	多年生草本蔓性植物，古人取為藥材；1079年，德國人首先在釀製啤酒時添加了啤酒花，從而使啤酒具有了清爽的苦味和芬芳的香味，並有防腐和澄清麥芽汁的能力
氣味描述	無色清新的啤酒味、又帶點清香的木質味
精油萃取方式	蒸餾法（部位：花或種子）
化學成分	倍半萜烯60%、單萜烯30%、酯類、單萜酮、酸類
精油顏色	淡棕色
主要功能	鎮靜、平衡神經、類雌激素、抗痙攣、消炎、利尿、健胃、助消化、抗菌
疾病芳療護理	消化系統—消化不良、腹脹 女姓生殖—不孕、調節月經、痛經 其他—浮腫、膀胱炎、肺結核
心理精神作用	安定精神、消除壓力、使心靈純靜、神經性失眠
皮膚作用	淨化毛囊組織、收縮毛孔、改善膚色
注意事項及禁忌	強烈精油、長期使用可能導致運動神經過度興奮，反而招致精神不濟；使用高劑量可能會產生幻覺與痙攣，以及刺激心臟、皮膚；懷孕期間避免使用
期刊論文	揮發油（精油）對犬（靜脈注射）有較輕及短暫的降壓作用（中華本草）

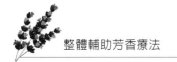
40. 肉豆蔻 NUTMEG

學名	*Myristica fragrans*
植物科屬	肉豆蔻
揮發度	Top Note
原產地	印尼、斯里蘭卡、西印度
植物簡介	熱帶常綠喬木，樹高約45英尺，核果下垂，外形似杏，乾肉豆蔻爲灰棕色；精油萃取自果核，果核皮上能萃取出微量的他種精油
氣味描述	溫暖、香甜而尖銳的辛香料氣味
精油萃取方式	蒸餾法（部位：果核）
化學成分	醚14%、單萜烯類75%、單萜醇10%
精油顏色	淡棕色
主要功能	通經、強化子宮、殺菌、抗腸菌、輕瀉、強心、祛風、健胃、催情、緩和牙痛、消毒、止吐、鎮痙攣、止痛、助產、類雌激素
疾病芳療護理	消化系統—腸內感染、慢性腹瀉、便秘、脂肪與澱粉之消化性問題、食慾減低、膽結石、腸胃脹氣、胃酸逆流、口臭、反胃、腸痙攣 男女生殖—少量月經、經痛、強壯生殖器、陽痿、促進分娩 疼痛—風濕痛、肌肉痛、神經痛 其他—流行性感冒、虛弱、刺激心血循環
心理精神作用	神經性疲勞、精神疲憊、刺激腦力、失神
皮膚作用	調理頭皮及護髮
注意事項及禁忌	強烈精油、長期使用可能導致運動神經過度興奮，反而招致精神不濟；使用高劑量可能會產生幻覺與痙攣，以及刺激心臟、皮膚；懷孕期間避免使用

期刊論文	1. 其種仁中的揮發油（精油）具有廣泛的藥理作用，主要用於脾胃虛寒、久瀉不止、脘腹脹痛、食少嘔吐等症；在抗氧化、抗炎抑菌、抗腫瘤、促進血液循環等方面也顯示出了一定的藥理作用 2. 肉豆蔻揮發油在中樞神經系統方面的藥理效用較強；採用灌胃給藥途徑，具有一定的催眠協同和對抗士的寧引起的小鼠驚厥等中樞抑制和鎮靜作用 3. 透過大鼠血腦屏障的化學成分進行研究，探討肉豆蔻揮發油致幻、興奮作用的中樞作用物質，結果表明：肉豆蔻揮發油中黃樟素、甲基丁香酚、β－沒藥烯、肉豆蔻醚、欖香脂素這5個成分均能透過血腦屏障進入腦組織，這5個成分應是對中樞系統發揮藥效的物質基礎 （權美平，肉豆蔻揮發油的化學成分分析及藥理活性研究進展；陝西師範大學生命科學學院，西安；渭南師範學院化學與生命科學學院，陝西）

41. 白千層 CAJEPUT

學名	*Melaleuca cajeputi or Melaleuca leucodendron*
植物科屬	桃金孃科
揮發度	Top Note
原產地	馬來西亞、印尼 、越南、菲律賓、 澳洲
植物簡介	長青樹，數高可達14公尺，樹皮白、樹幹歪曲，CAJEPUT是馬來語「白樹」之意。
氣味描述	甜而具穿透力的藥草香
精油萃取方式	蒸餾法（部位：葉）
化學成分	氧化物60% 、單萜烯17%、倍半萜醇 15%
精油顏色	無色、淡黃色

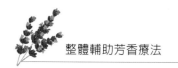

主要功能	抗菌、提神、抗神經痛、抗微生物、鎮定、抗風濕、袪痰、驅蟲、解熱、抗胸部感染、緩和牙痛、消毒、鎮痙攣、止痛、排除黏液、發汗、傷口癒合、排除鼻涕、類雌激素
疾病芳療護理	呼吸系統—*感冒、*流行性感冒、*支氣管炎、*咽喉炎、慢性肺病、咽喉炎、*氣喘、*鼻竇炎 消化系統—促進消化、疝氣痛、腸炎、腹瀉、腸痙攣、神經性嘔吐、腸道寄生蟲 泌尿系統—*膀胱炎、*尿道炎、*泌尿道感染 疼痛—*神經痛、*風濕關節炎、頭痛、*牙痛、耳痛、痛風、*肌肉痛、*坐骨神經痛 女性生殖—經痛、更年期障礙 其他—靜脈曲張、*蚊蟲叮咬、寵物除蟲
心理精神作用	提神醒腦、驅除懶散
皮膚作用	*粉刺、乾癬、刀傷、慢性皮膚炎、紫外線傷害、*膿瘍、*濕疹
注意事項及禁忌	孕婦及敏感肌膚減量使用；不可內服
期刊論文	1. *印記者（Ryman, 1991；Lawless, 1992; Rose, 1992a; Price, 1993; Sheppard-Hanger, 1995） 2. 體外實驗中，對天竺鼠的平滑肌予以電流刺激後產生的痙攣，最初有誘發作用，漸次減弱（Lis-Balchin et al., 1996a） 3. 對大鼠的子宮自發性收縮有減緩作用（Lis-Balchin & Hart., 1997b）

42. 丁香 CLOVE BUD

學名	*Syzygium aromaticum or Eugenia aromatica*
植物科屬	桃金孃科

揮發度	Tope Note
原產地	印尼、馬達加斯加、印尼、摩洛哥；製造國：美國、法國
植物簡介	熱帶常綠喬木，樹高可達9公尺以上
氣味描述	花香中帶有木調及焦乾氣味
精油萃取方式	蒸餾法（部位：花苞）
化學成分	酚90%（丁香酚eugenol、乙醯丁香酚aceteugenol）
精油顏色	淡黃色
主要功能	止痛、抗菌、殺菌、提升血壓、強脾、驅蟲、祛風、健胃、抗神經痛、催情、殺蟲、殺微生物、強壯子宮、緩和牙痛、消毒、促進食慾、止吐、鎮痙攣、傷口癒合、促進分娩、麻醉
疾病芳療護理	消化系統—牙痛、消化不良、嘔吐、腹瀉、腸道痙縮、腸道寄生蟲、打嗝有異味、強化腎胃脾 疼痛—*肌肉痛、*神經痛、*風濕痛、*關節痛、頭痛、牙痛、*坐骨神經痛 呼吸系統—肺結核、*支氣管炎、*氣喘、空氣消毒、*感冒、*咽喉炎、*鼻竇炎、*流感 男女生殖—性冷感、陽痿、分娩疼痛 其他—帶狀疱疹、平衡甲狀腺問題、驅蟲劑
心理精神作用	兼具刺激放鬆作用；腦神經疲憊、記憶不佳、情緒抑鬱、情感疲憊、無力感
皮膚作用	傷口感染、*瘡瘍、潰瘍、慢性皮膚病、*蚊蟲咬傷、*粉刺、*油性肌、*面皰、濕疹
注意事項及禁忌	對皮膚有刺激作用，過敏或受傷時避免使用；懷孕、待產期及2歲以下幼童，不宜使用

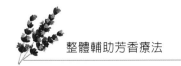

期刊論文	1. *印記者（Ryman, 1991; Lawless, 1992; Rose, 1992; Price, 1993; Sheppard-Hanger, 1995）
	2. 牙痛直接塗抹丁香油有效；但來回摩擦使用，恐牙齦組織受傷（Martindale, 1989）
	3. 體外實驗中，對大鼠自發性子宮收縮有緩和作用（Lis-Balchin *et al.*, 1996a）。

43. 尤加利 EUCALYPTUS

學名	*Eucalyptus globules*（藍桉尤加利、球狀） *Eucalyptus radiata*（澳洲尤加利、輻射狀） *Eucalyptus Dives*（分叉狀） *Eucalyptus citriodora*（檸檬狀）
植物科屬	桃金孃科
揮發度	Top Note
原產地	南歐、北非、澳大利亞；現在中國、葡萄牙、巴西、印尼、俄羅斯亦有生產
植物簡介	高大喬木，樹高可達90公尺以上，幼樹樹葉呈藍綠色，成長後花為乳白色，樹皮為淡灰色，葉為結實的偃月刀形
氣味描述	清澈、銳利、滲透力強，帶有新鮮的柑橘及淡淡的花香
精油萃取方式	蒸餾法（部位：葉）
化學成分	氧化物 藍桉尤加利：1.8桉油醇85%；澳洲尤加利：1.8桉油醇70%
精油顏色	無色、淡黃色
主要功能	防腐抗菌、減充血劑、抗病毒、紅皮、祛痰、驅蟲、解熱、殺菌、淨血、殺蟲、消炎、除臭、消毒、止痛、癒合傷口、利尿、抗風濕、鎮痙攣、降低血糖、瘢痕形成、抗黏液過多、排鼻黏液

疾病芳療護理	*E. globules*：（對上呼吸道最佳） *氣喘、*咳嗽、感冒、流行性感冒、頭痛、發燒、花粉熱、消除鼻塞、呼吸道感染、解熱降溫、*麻疹、*肺氣腫、*結核、*扁桃腺炎 疼痛—偏頭痛、肌肉疼痛、風濕痛、神經痛 其他—疱疹、糖尿病、*黏液過多、*蟲咬傷口解毒、消除體臭、膀胱炎、腹瀉、膽結石、腎臟炎、淋病、分泌機能亢進 *E. radiata*：（對皮膚很溫和） 抗病毒、支氣管炎、耳炎、流行性感冒、祛痰、氣喘 *E. citriodora*：抗病毒、抗黴菌、消炎、高血壓、風濕關節炎、最佳驅蚊蟲劑 *E. Dives*：肺充血
心理精神作用	提神、憂鬱、冷卻情緒、活化腦部機能、集中精神
皮膚作用	針對*疱疹、*燙傷有治癒效果，預防細菌增殖，抑制化膿、助長新組織形成，各種切傷、創傷、潰瘍、發炎、*瘀血、*雞眼、*香港腳、*頭皮屑均有效；適用於*油性面皰肌
注意事項及禁忌	請嚴守用量，懷孕期、授乳期、高血壓、癲癇症者請勿使用；不可食用
期刊論文	1. *印記者（Ryman, 1991; Lawless, 1992; Rose, 1992; Price, 1993; Sheppard-Hanger, 1995） 2. *E. globules* 一般外用被認為無毒性、光敏感等危害（Tisserand & Balacs, 1995） 3. 臨床案例：6歲女童因大面積搔癢、發炎，塗抹含尤加利軟膏，導致肌肉無力、失去意識；軟膏清除後，即刻回復原狀（Burkhard *et al.*, 1998） 4. 尤加利精油進入人體的路徑中，經口攝取會產生高毒性（美國國立勞動安全事務所 NIOSH）。尤加利中毒症狀為：上腹部灼熱感、噁心、嘔吐、眩暈、肌肉無力、瞳縮、窒息感、幻覺、痙攣；用量3.5ml曾引起數例死亡案件（Tisserand & Balacs, 1995）

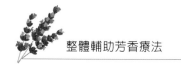

44. 香桃木 MYRTLE

學名	*Myrtus communis*
植物科屬	桃金孃科
揮發度	Middle Top
原產地	科西嘉島、摩洛哥、奧地利、突尼西亞
植物簡介	普遍種植於地中海沿岸的常綠灌木，油而呈藍綠的葉片、白花、黑色漿果
氣味描述	清新、清爽、微甜而有穿透力、帶樟木香氣
精油萃取方式	蒸餾法（部位：樹葉）
化學成分	氧化物45%、單萜烯25%、倍半萜烯、單萜醇、酯類、內酯、醛
精油顏色	淡黃色、橙黃色
主要功能	抗菌、收斂、殺菌、消毒、驅風、祛痰、殺寄生蟲、壯陽、滋補、防腐、鎮靜
疾病芳療護理	呼吸系統—淨化胸腔黏液、*支氣管炎、*抑制感染、鼻塞、*肺結核（夜晚盜汗）、*氣喘、*喉頭炎、咳嗽、*流感 泌尿系統—膀胱炎、尿道炎 消化系統—腹瀉、痢疾、寄生蟲、*痔瘡 其他—風濕痛、白帶、骨盆腔感染、瘀滯、強壯子宮
心理精神作用	鎮靜安眠、抑制憤怒、鎮定情緒、*賦予活力
皮膚作用	*淨化瘀滯、*面皰、挫傷、乾癬
注意事項及禁忌	長期使用有刺激黏膜之虞，濃度宜低；懷孕期、嬰幼兒不建議使用

期刊論文	1. *印記者（Ryman, 1991; Lawless, 1992ab; Sheppard-Hanger, 1995） 2. 體外實驗中，對天竺鼠的平滑肌予以電流刺激後產生的痙攣，最初有強烈的誘發作用，之後發揮鎮靜作用（Lis-Balchin *et al.*, 1996a） 3. 對大鼠的子宮自發性收縮有減緩作用（Lis-Balchin & Hart., 1997b）

45. 綠花白千層 NIAOULI

學名	*Melaleuca viridiflora*
植物科屬	桃金孃科
揮發度	Top Note
原產地	澳洲
植物簡介	長青樹，生有黃色花朵，落葉覆滿地面時成為最佳殺菌消毒劑，周圍不見昆蟲
氣味描述	微甜清澈而有滲透性的氣味
精油萃取方式	蒸餾法（部位：樹葉）
化學成分	氧化物60%、酯15%、倍半萜醇 10%
精油顏色	透明帶有黃色
主要功能	抗菌、防腐、止痛、祛痰、抗病毒、殺菌、增強免疫系統、驅蟲、殺蟲、解熱、抗風濕、消毒、排除黏液、傷口癒合、排除鼻涕

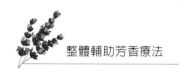

疾病芳療護理	免疫系統－提高白血球與抗體活性、對抗感染、體質衰弱 呼吸系統－慢性支氣管炎、百日咳、鼻炎、鼻竇炎、流行性 　　　　　　感冒、胸腔傳染、肺結核、肺炎、氣喘、黏膜炎 消化系統－腹瀉、腸炎、腸內寄生蟲、痢疾 疼痛－風濕痛、神經痛 女性生殖－經痛、月經不定時、更年期障礙 泌尿系統－膀胱炎、尿道感染 循環系統－減充血劑、促進局部循環、靜脈曲張
心理精神作用	神經衰弱、集中注意力、頭腦清晰、精神恢復
皮膚作用	收斂皮膚組織、促進傷口癒合；面皰、腫脹、潰瘍、凍瘡、 傷口感染
注意事項及禁忌	懷孕者、嬰孩和幼童均減量使用

46. 茶樹 TEA TREE

學名	*Melaleuca alternifolia*
植物科屬	桃金孃科
揮發度	Top Note
原產地	澳洲、印尼
植物簡介	針葉灌木，花帶紫色，具有堅強的生命力，樹高可達6公 尺，原為生長於沼澤地，現亦有園栽
氣味描述	透明至淡黃
精油萃取方式	蒸餾法（部位：小樹枝和樹葉）
化學成分	單萜醇45%、單萜烯41%、氧化物7%
精油顏色	透明至淡黃

主要功能	強效殺菌、抗黴菌、消炎、止痛、抗菌、防腐、強心、袪痰、殺蟲、消毒、發汗、抗病毒、抗感染、殺眞菌、傷口癒合、排除黏液
疾病芳療護理	免疫系統－*感冒、*發燒、提高免疫力、縮短病程、恢復病後體力、排出體內毒素、形成薄膜、保護體表 呼吸系統－呼吸道感染、中耳感染、*喉嚨疼痛、眞菌性口炎、黏膜炎、*氣喘、*支氣管炎、*結核、*肺氣腫、*鼻竇炎、*百日咳、扁桃腺炎、*耳鼻喉感染症 泌尿系統－泌尿道感染、生殖器搔癢、膀胱炎 循環系統－靜脈瘤、靜脈炎、促進淋巴循環 消化系統－驅除腸內寄生蟲、*口腔潰瘍、*牙齦炎、*鵝口瘡、牙齦膿腫、齒槽濃漏、*痔瘡、肛門搔癢 其他－*陰道感染
心理精神作用	使受打擊之情緒與心理恢復平靜與輕鬆；神經衰弱、歇斯底里、休克
皮膚作用	具強勁的淨化力，可減輕*感染細菌的傷口、*化膿、*腫瘡等症狀，對晒傷、燙傷、糜爛、*白癬、*疣、金錢癬、*單純疱疹、*香港腳、*蚊蟲叮咬、*尿布疹、均有效，亦可用於*頭皮屑及*頭皮乾燥；適用於發炎化膿肌膚
注意事項及禁忌	使用高劑量時，會引發流汗；孕婦及敏感肌膚減量使用
期刊論文	1. *印記者（Ryman, 1991; Lawless, 1992; Rose, 1992; Price, 1993; Sheppard-Hanger, 1995） 2. 體外實驗中，對天竺鼠的平滑肌予以電流刺激後，產生的痙攣最初有誘發作用，之後發生鎮痙攣作用（Lis-Balchin et al., 1996a） 3. Melaleuca 屬的精油體外實驗中，對大鼠自發性子宮收縮有緩和作用（Lis-Balchin et al., 1996a） 4. 針對人類的白血球所做的實驗指出，茶樹精油可活化血清中的白血球（Budhiraja et al., 2000）

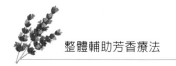

47. 茉莉 JASMINE

學名	*Jasminum officinale / grandflorum*
植物科屬	木樨科
揮發度	Base Note
原產地	原產於伊朗與北印度，現今阿爾及利亞、摩洛哥、埃及、義大利、中國亦有栽培
植物簡介	長青灌木、蔓藤植物、花通常為白色或黃色；茉莉精油的萃取需要大量花朵才能獲得少量，且因高難度的萃取技術，使生產不易、價格高昂
氣味描述	濃郁的花香味中，夾著些許的水果香
精油萃取方式	溶劑萃取法（部位：花）
化學成分	苯基酯54%、單萜醇24%
精油顏色	深黃色、淡茶色
主要功能	壯陽、催情、泌乳、消毒、鎮靜、通經、抗憂鬱、利子宮、促進分娩、止痛、抗菌防腐、抗痙攣、淨化
疾病芳療護理	男女生殖—陽痿、早洩、增加精子數、經痛、減輕產痛、分娩時刺激子宮肌肉收縮、*產後抑鬱、促進乳汁分泌、*修復子宮 呼吸系統—改善緩和咽喉痛、*咳嗽、*聲啞、調節、加強呼吸深度、紓解支氣管痙攣 其他—手腳僵硬、*肌肉痙攣、*頭痛
心理精神作用	茉莉對*重度憂鬱症有相當之助益、可鎮靜神經、鼓舞情緒、*增加積極的自信；消除*壓力、*焦慮、悲傷、情緒冷淡、怠惰、*無力、*恐懼等負面情緒
皮膚作用	鎮靜強壯乾燥敏感、皮膚炎的肌膚；對任何肌膚均有增加彈性的作用、並被用於消除妊娠紋與瘢痕；適用於所有肌膚，特別是乾性肌、敏感肌

注意事項及禁忌	懷孕期避免使用，對香水、化妝品有過敏者勿使用；過度使用，有妨礙體液與黏液之虞；具有催眠特性，日間使用會妨礙注意力集中；香氣強烈，用量宜控制
期刊論文	1. *印記者（Tisserand, 1977; Ryman, 1991; Lawless, 1992） 2. 用於大鼠的橫膈神經、橫隔膜緊張狀態，有減緩的效果（Lis-Balchin & Hart, 1997c） 3. 體外實驗中，對大鼠自發性子宮收縮有緩和作用（Lis-Balchin *et al.*, 1997c）

48. 黑雲杉 BLACK SPRUCE

學名	*Picea mariana*
植物科屬	松科／雲杉屬
揮發度	Top Note
原產地	加拿大、美國
植物簡介	最古老的針葉樹，葉片細長而小，樹幹高大、枝葉密實，根部結實、深入土壤、根枝密布
氣味描述	暖和而帶甜的木質香，比大西洋雪松沉穩有力
精油萃取方式	水蒸氣蒸餾法（部位：針葉）
化學成分	單萜烯55%、酯類30～37%、倍半萜烯、倍半萜醇、單萜醇
精油顏色	清澈而微黃
主要功能	降血壓、激勵循環、抗痙攣、鎮痛、抗風濕、消炎、解熱、利尿、壯陽、抗病毒、抗菌防腐、抗真菌、除臭、皮膚發紅、平衡滋補荷爾蒙、祛痰、止咳、殺菌

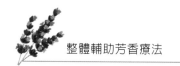
疾病芳療護理	循環系統—貧血、痛風、坐骨神經痛、肌肉痠痛、肌肉僵硬 呼吸系統—氣喘、支氣管炎、黏膜炎、鼻竇炎、咳嗽、化痰、調節呼吸、胸悶 其他—病後虛弱、嗜睡
心理精神作用	鎮靜中樞神經、憂慮、壓力、沮喪、虛弱、促進頭腦清晰
皮膚作用	粉刺、乾性濕疹（銀屑病）
注意事項及禁忌	高濃度刺激皮膚；懷孕期間避免使用；幼兒低濃度，聞香使用為佳
期刊論文	黑雲杉的多環萜類化合物對腎上腺、甲狀腺和腦垂體，具鼓勵、平衡、滋補荷爾蒙作用（DY. Schnaubelt） Black Spruce essential oil is described by Dr. Kurt Schnaubelt in 'Advanced Aromatherapy' asparticularly suited to restoring depleted and overworked adrenal glands in this formula: 5% Black Spruce essential oil and 5% Pine essential oil in Hazelnut oil. Apply regularly to the kidney area. This formula can be expanded with the addition of Peppermint oil and Cedarwood oil for a stimulating blend. (See the complete essential oil blend here). http://www.anandaapothecary.com/

49. 雪松（大西洋）CEDARWOOD（Atlas）

學名	*Cedrus Atlantica / Juniperus viginiana L.*
植物科屬	松科 / 雲杉屬
揮發度	Base Note
原產地	北非摩洛哥（維吉尼亞雪松產於北美）
植物簡介	大西洋雪松為白色樹身，維吉尼亞雪松為高大的紅木，兩者療效大同小異
氣味描述	木質香中有些許樹脂香，如乾燥的檀香

精油萃取方式	水蒸氣蒸餾法（部位：樹皮）
化學成分	倍半萜烯類60%、倍半萜醇40%
精油顏色	黃橘色、淡黃色、無色
主要功能	殺菌、減充血、抗菌、溶解黏液、利尿、軟化皮膚、殺蟲、收斂、消毒、鎮靜
疾病芳療護理	呼吸系統—化痰、支氣管炎、咳嗽、流鼻水、鼻竇炎 泌尿系統—感染、橘皮組織、膀胱炎、調節腎臟功能、生殖泌尿系統發炎、灼熱與疼痛 循環系統—風濕痛、關節炎 其他—加速康復與再生、增進藥效、增進淋巴功能、腺體與神經調節劑
心理精神作用	焦慮、壓力、舒緩神經緊張、憤怒和恐懼、提神、抗焦慮、有助冥想
皮膚作用	收斂、抗菌；適於油性皮膚／皮膚炎、瘡、痂、癬、濕疹、乾癬、護髮、頭皮屑、禿髮、脫毛、掉髮
注意事項及禁忌	高濃度刺激皮膚；懷孕期間避免使用；幼兒低濃度，聞香使用為佳
期刊論文	1. 體外實驗中，對天竺鼠的平滑肌會產生抗痙攣作用（Lis-Balchin *et al.*, 1996a） 2. 體外實驗中，大鼠子宮肌的自發性收縮消失，與其他精油混合使用仍然有效（Lis-Balchin & Hart, 1997b）

50. 歐洲赤松（松） PINE

學名	*Pinus sylvestris (Scotch pine)*
植物科屬	松科
揮發度	Middle Note

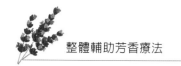

原產地	美國、斯堪地那維亞、俄羅斯、匈牙利
植物簡介	針葉樹、樹高、長青,約有100多種;精油多自蘇格蘭松及挪威松萃取
氣味描述	清新的森林氣息
精油萃取方式	蒸餾法(部位:針葉)
化學成分	單萜烯70%類、倍半萜烯5%、酯5%、單萜醇5%
精油顏色	透明至淡黃
主要功能	止痛、殺菌、紅皮作用、減充血劑、祛痰、抗菌、防腐、利尿、殺微生物、刺激副腎恢復健康、消毒、消炎、除臭、排除過多黏液、排除鼻涕、發汗、增強新陳代謝
疾病芳療護理	預防流行性感冒及其他接觸傳染的疾病 呼吸系統—*支氣管炎、*喉頭炎、*流感、*氣喘、*咳嗽、鼻塞、鼻涕、痰、*鼻竇炎 泌尿系統—淨化腎臟、*尿道疾病、*膀胱炎、前列腺炎 循環系統—*風濕痛、痛風、坐骨神經痛、*關節炎、虛弱、*血液循環不良 男女生殖—白帶、子宮炎、陽痿 消化系統—肝炎、膽結石、膽囊炎、腸胃不適 其他—*肌肉痛、肌肉僵硬、*跳蚤、*多汗症
心理精神作用	焦慮、*疲憊不堪、壓力、情感無力、*神經衰弱
皮膚作用	皮膚鬱滯、濕疹、*乾癬、*刀傷、皮膚炎、*創傷
注意事項及禁忌	有過敏反應或患有前列腺癌者,避免使用(Tisserend & Balac, 1995)
期刊論文	*印記者(Ryman, 1991; Lawless, 1992; Rose, 1992; Price, 1993; Sheppard-Hanger, 1995)

51. 黑胡椒 BLACK PEPPER

學名	*Piper nigrum*
植物科屬	胡椒科
揮發度	Middle Note
原產地	西元前4000年種植於印度，目前種在印尼、馬來西亞與馬達加斯加、中國
植物簡介	多年生爬藤（攀緣藤），葉互生，暗綠色，白色花，果實為近球形的漿果，含一粒種子，具芳香、味辛辣
氣味描述	新鮮、又帶點乾燥的木調香氣，混合著暖而辛辣刺激的辛香料香氣
精油萃取方式	蒸餾法（乾胡椒粒）
化學成分	單萜烯50%、倍半萜烯40%
精油顏色	透明帶藍綠色
主要功能	止痛、催情、紅皮作用、輕瀉、強心、抗痙攣、抗病毒、殺菌、防腐抗菌、祛風、祛痰、健胃、健脾、解毒、解熱、促進消化、止吐、鎮痙攣、利尿
疾病芳療護理	消化系統－*緩和胃部不適與暖胃、*胃腸脹氣、刺激唾液、*促進食慾、*嘔吐、促進腸胃蠕動、食物中毒（魚蝦、香菇）、消除脂肪、淨化排毒、結腸蠕動、*疝痛、*便秘、*腹瀉、*收涎 循環系統－*刺激循環、*改善貧血、擴張血管、*肌肉酸痛、*肌肉僵硬、手腳疲勞與疼痛、*手腳暫時性麻痺、*風濕關節炎、肥胖、橘皮組織、*坐骨神經痛、*腰痛、*頭痛 呼吸系統－祛痰劑、間歇熱、*感冒、*惡寒、*流感 其他－尿道殺菌劑、*感染症
心理精神作用	刺激神經與心臟、頭部；使神智清醒、心思靈敏；*情緒不安

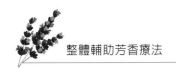

皮膚作用	*挫傷、瘀血、*凍瘡、*皮膚炎
注意事項及禁忌	少量使用爲原則，過量使用可能傷腎；孕婦、幼兒勿使用於按摩
期刊論文	*印記者（Ryman, 1991; Lawless, 1992; Rose, 1992; Price, 1993; Sheppard-Hanger, 1995）

52. 玫瑰 ROSE OTTO

學名	*Rosa damascena*
植物科屬	薔薇科
揮發度	Base Note
原產地	摩洛哥、土耳其、保加利亞、法國、義大利
植物簡介	多年生灌木，花香，有白、黃、紅色和粉紅色等
氣味描述	濃郁、香甜的花香
精油萃取方式	Rose otto：保加利亞玫瑰精油—— 水蒸汽蒸餾法 Rose absolute：大部分在法國生產的玫瑰精油採用溶劑萃取法
化學成分	單萜醇60%、單萜烯20%、酯4%
精油顏色	Rose otto：黃色 Rose absolute：橘紅色
主要功能	抗微生物、抗憂鬱、*催情、壯陽、輕瀉、強肝、強脾、健胃、殺菌、止血、收斂、消炎、淨血、消毒、鎮靜、通經、利尿、鎮痙攣、強壯子宮、促進膽汁分泌、輕瀉

疾病芳療護理	女性生殖—*經前緊張症候群、*月經週期不正常、不孕、*性冷感、更年期障礙、經痛、*增加陰道分泌物 男性生殖—陽痿、早洩、*增加精子數 循環系統—強化血液循環及微血管、*心悸、*瘀血、靜脈曲張、偏頭痛 消化系統—宿醉、淨化、*噁心、嘔吐、便秘、*淨化肝腎毒素、*黃膽 呼吸系統—咽喉痛、*咳嗽、*氣喘、*花粉症
心理精神作用	*緩和情緒，特別針對抑鬱、悲傷、嫉妒、憤恨、焦慮等狀態有安撫效果；*鼓舞精神、解除緊張、*給予女性自信心、自我肯定感；*失眠、*提升記憶力
皮膚作用	對肌膚同時發揮強化與緩和兩種作用，抑制發炎、收縮毛細孔、治療毛細血管破裂；對任何肌膚均有助益，尤其是*皺紋肌、*乾燥肌、敏感肌、肌膚硬化
注意事項及禁忌	具有通經作用，懷孕、分娩微量使用
期刊論文	1. *印記者（Ryman, 1991; Lawless, 1992; Rose, 1992; Price, 1993; Sheppard-Hanger, 1995） 2. 用於體外實驗，可經由對人類大腦的刺激作用，產生肌肉放鬆效果（Lis-Balchin *et al.*, 1996a,c,,1999c；Lis-Balchin & Hart Hart, 1998a, b, 1999a,b；2000, 2001a,b,） 3. 水蒸氣萃取即溶劑萃取之OTTO玫瑰，在體外實驗中，對天竺鼠的迴腸平滑肌有鎮痙攣作用（Lis-Balchin *et al.*, 1996a） 4. 體外實驗中，玫瑰之主要與微量成分對天竺鼠自主性收縮有鎮痙攣作用（Lis-Balchin & Hart, 1997b）

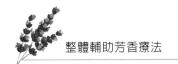

53. 佛手柑 BERGAMOT

學名	*Citrus bergamia*
植物科屬	芸香科
揮發度	Top Note
原產地	南義大利、南美、法國、德國
植物簡介	果樹，果實碩大、呈圓形、果實表面有顆粒凹凸起伏，皮色黃綠帶赤褐色斑點，樹高可達2.7公尺以上，有長形綠葉，白色小花，成長需要特別的氣候與土壤，多生產於義大利與摩洛哥
氣味描述	氣味是香甜或乾中帶苦的柑橘香中，夾著香脂類的氣息
精油萃取方式	冷壓法（部位：果皮）
化學成分	酯40%、單萜烯 33%、單萜醇31%
精油顏色	透明、黃色
主要功能	強心、去痰、驅蟲、解熱、健胃、祛風、殺蟲、止痛、鎮靜、防臭、消毒、癒合傷口、促進消化、鎮痙攣、防腐抗菌
疾病芳療護理	泌尿系統─緩和泌尿系統感染、膀胱炎 消化系統─增加食慾、腸道寄生蟲、膽結石、*胃腸脹氣、消化不良、結腸絞痛、腹痛、厭食症、*噁心、*口臭 呼吸系統─呼吸器官感染、*喉嚨痛、扁桃腺炎、支氣管炎、發燒、肺結核、*鼻蓄膿、*氣喘、*肺氣腫 女性生殖─調節子宮機能、淋病 其他─帶狀疱疹、*唇部疱疹、水痘、*驅除昆蟲、*頭痛
心理精神作用	鎮靜心情、提高情緒、提振精神，冷卻鎮靜興奮的交感神經，*平衡憂鬱與焦躁

皮膚作用	對油性肌有消毒與治癒功能，尤其是因壓力引起之*面皰；此外對*濕疹、*乾癬、疥癬、靜脈瘤性潰瘍、*創傷、 疹，皮膚與頭皮的脂漏亦有功效
注意事項及禁忌	感光性敏感；過敏性皮膚，避免使用
期刊論文	1. *印記者（Ryman, 1991; Lawless, 1992; Rose, 1992; Price, 1993; Sheppard-Hanger, 1995） 2. 體外實驗中，對天竺鼠的迴腸平滑肌，初始有誘發痙攣作用，繼而有鎮痙攣作用（Lis-Balchin *et al.*, 1960）。 3. 使用佛手柑精油後，2名患者在連續48～72小時，發生局部極大範圍之光毒性水皰；另1名在沙龍使用噴霧劑型佛手柑精油後，照射UVA燈，產生水疱型皮膚炎（Kaddu *et al.*, 2001）

54. 葡萄柚 GRAPEFRUIT

學名	*Citrus X paradisi*
植物科屬	芸香科
揮發度	Top Note
原產地	美國、以色列、巴西
植物簡介	喬木，樹高約 4～6公尺，花大白色，成熟的果實黃色，精油貯存於果皮的油囊中；與其他柑橘類相比，果皮的精油含量少，故價格也較昂貴
氣味描述	香甜、清新、提振的柑橘系淡香氣味
精油萃取方式	冷壓法（部位：果皮）／水蒸氣蒸餾法
化學成分	倍半萜烯96%
精油顏色	黃綠色
主要功能	利消化、利尿、利循環、抗憂鬱、殺菌、消散、促進食慾

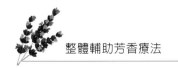

疾病芳療護理	泌尿系統─促進淋巴系統引流、橘皮組織、肥胖、水分滯留、淨化排泄系統、淨化腎臟及脈管 消化系統─消化不良、刺激膽汁分泌、肝功能問題、戒除藥癮、膽結石 減緩以下諸症─虛弱無力、頭痛、偏頭痛、經前症候群、懷孕不適、長途飛行疲倦、耳部感染癒後不適感
心理精神作用	提神醒腦、提高情緒、消除壓力、安定躁鬱、平衡神經、賦予幸福感
皮膚作用	適於油性皮膚
注意事項及禁忌	有光過敏反應之虞
期刊論文	葡萄柚精油的香氣可透過自律神經影響臟器組織，進而影響動物生理機能的變化。稀釋10,000倍的水，使精油成浮懸狀，用於無麻醉的大鼠，使其吸入；實驗結果，透過提高交感神經活動，(1)促進白色脂肪分解；(2)褐色組織產生熱能；(3)副腎發生活化、血壓上升、血糖上升；(4)腎臟血壓上升，透過抑制副交感神經；(5)胃部，食慾上升等變化（永井克也，2014）

55. 檸檬 LEMON

學名	*Citrus Limon*
植物科屬	芸香科
揮發度	Top Note
原產地	印度和亞洲，今廣植於美國的加州、佛羅里達州、以色列、阿根廷、西班牙
植物簡介	長青小型喬木，淡綠葉，花為白色和紫色，有強烈的香味，果小呈橢圓形

氣味描述	清爽不刺激的檸檬皮香
精油萃取方式	冷壓法、水蒸氣蒸餾法（部位：果皮）
化學成分	單萜烯90%
精油顏色	冷壓法：淡黃色至黃綠色／蒸氣法：透明、淡黃色
主要功能	抗菌、防腐、殺菌、抗風濕、袪風、輕瀉、驅蟲、強肝、解熱、健胃、殺蟲、止癢、淨血、消毒、制酸、利尿、*降血壓、抗神經痛、抗壞血症、抗風濕痛、軟化皮膚、降低血糖、傷口癒合、除臭
疾病芳療護理	循環系統—虛弱、關節炎、風濕症、*動脈硬化、*血栓症、靜脈曲張、*靜脈瘤、*強壯循環系統、恢復紅血球活力、*貧血、刺激白血球 呼吸系統—*感冒發燒、*咽喉炎、*咳嗽、*流感、*支氣管炎、*氣喘、*鼻竇炎 消化系統—強化消化機能、促進胰島腺分泌、中和胃酸、淨化腎肝滯留之血液、便秘、*口腔潰瘍 神經系統—*強化神經系統、*刺激腦神經、*感覺器官、*副交感神經 泌尿系統—*腎臟病、*刺激排尿、*副腎機能、*平滑肌組織、*疝氣痛 其他—抑制外出血及*鼻血、膽結石、*單純性疱疹、各種疼痛、蟲蟄不快感、*消除橘皮組織
心理精神作用	提神、*集中注意力、*醒腦 、*提升知覺，鎮靜因興奮、刺激而手足無措的情緒
皮膚作用	促使角質細胞剝離，賦予無血色的肌膚生機；癒合破裂的毛細血管，*脂漏性皮膚炎與毛髮、軟化瘢痕組織，增加指甲韌度；*雞眼、*膿瘍、*疣、*平衡油脂
注意事項及禁忌	光敏感；產前慎用，嬰幼兒按摩不宜，吸入需慎用

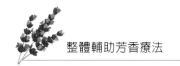
期刊論文	1. *印記者（Ryman, 1991; Lawless, 1992; Rose, 1992a; Price, 1993; Sheppard-Hanger, 1995） 2. 對人類腦波有鎮靜作用（Kubota et al., 1992；Torti et al., 1993a；Manley et al., 1993a） 3. 體外實驗中，對天竺鼠的迴腸平滑肌予以電流刺激後有誘發痙攣作用（lis-Balchin et al., 1996a） 4. 體外實驗中，對大鼠自發性子宮收縮有緩和作用（Lis-Balchin & Hard et al., 1997b）

56. 萊姆 LIME

學名	*Citrus aurantifolia*
植物科屬	芸香科
揮發度	Top Note
原產地	南亞
植物簡介	小型長青樹，栽培於熱帶及亞熱帶地區的一種喬木，葉小淡綠色，花白色，果實小、蛋形、綠色
氣味描述	清澈而帶點苦味的果皮香
精油萃取方式	冷壓法（部位：果皮）
化學成分	單萜烯70%、酯10%、醛7%
精油顏色	淡黃至綠色
主要功能	解熱、抗病毒、利消化、殺菌、抗風濕、抗壞血症、殺蟲、殺微生物、止血、收斂、消毒、增強淋巴系統、抗痙攣
疾病芳療護理	呼吸系統—喉嚨痛、流行性感冒、咽喉痛、發燒、咳嗽、胸悶、黏膜炎、鼻竇炎、病毒感染 免疫系統—降低感染機率、病後恢復 消化系統—食慾不振、胃腸痙攣、酒精中毒 循環系統—關節炎、風濕症

心理精神作用	提神、抗憂鬱、抗焦慮、情感無力、驅除不安、消除疲倦
皮膚作用	收斂、強化免疫功能、抑制油脂分泌、刀傷、傷口癒合
注意事項及禁忌	勿用於敏感肌膚；具光毒性

57. 柑桔 MANDARIN

學名	*Citrus reticulata Blanco var.mandarin*
植物科屬	芸香科
揮發度	Top Note
原產地	巴西、西班牙、義大利、加州
植物簡介	喜濕熱之地，結實纍纍；生長於較低溫之處的果實及半熟的果實所含精油量較多
氣味描述	帶有甜桔皮與花香，氣味比紅橙為明朗輕快
精油萃取方式	冷壓法（部位：果皮）
化學成分	單萜烯90%、單萜醇9%
精油顏色	黃色
主要功能	利循環、利消化、驅風、抗憂鬱、泌乳、細胞再生、鎮痙攣、鎮靜、軟化皮膚
疾病芳療護理	消化系統－幼童消化性問題、消化不良、胃腸脹氣、促進食慾、肝臟鬱滯、促進膽汁分泌、消化脂肪 其他－體質衰弱、肥胖症、促進淋巴系統、經前症候群、經痛、水腫 *柑桔精油：能使懷孕婦女身心調和一致，是最適於懷孕者使用的精油
心理精神作用	鎮定、安撫、神經緊張、沮喪、焦慮
皮膚作用	消除及預防妊娠紋、癒後瘢痕

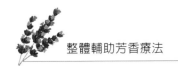
注意事項及禁忌	具光過敏性，使用後1小時內勿晒太陽
期刊論文	稀釋8%的濃度用於人體，不具刺激性與光毒性（Ford *et al.*, 1992b）

58. 橙花 NEROLI

學名	*Citrus aurantium var.amara*
植物科屬	芸香科
揮發度	Base Note
原產地	原產於中國，精油多產於法國、摩洛哥、葡萄牙、義大利、保加利亞、土耳其
植物簡介	苦橙樹的芳香白花
氣味描述	輕柔有勁、新鮮花香、甘甜香脂混合而成的愉悅氣息。
精油萃取方式	蒸餾法（部位：花）
化學成分	單萜醇40%、酯20%、單萜烯35%
精油顏色	水蒸氣萃取：無色、淡黃；溶劑萃取：琥珀色
主要功能	強心、祛風、催情、殺菌、消毒、除臭、抗憂鬱、鎮痙攣、促進消化、軟化皮膚、細胞再生、壯陽、鎮定、止痛
疾病芳療護理	神經系統—鎮靜副交感神經、治療失眠、*神經痛、*頭痛、*暈眩 男女生殖—*經前緊張症候群、*更年期情緒不安、性冷感、陽痿 消化系統—*疝氣痛、*慢性下痢、*結腸絞痛、*痔瘡、*大腸炎、*肝胰不調 循環系統—*鎮定心悸、淨化血液、*改善循環、*靜脈炎、*靜脈瘤 呼吸系統—*支氣管炎、*胸膜炎、*肺炎

心理精神作用	針對*慢性抑鬱、*不安症狀（震驚、休克、害怕、恐懼、歇斯底里、悲傷、神經緊張）給予輕快、幸福感；增強自信心，具*催眠作用，*減少壓力；極度興奮、*歇斯底里、受驚嚇時，可發揮鎮靜情緒之效
皮膚作用	*促進皮膚細胞成長、*有助皮膚組織更新、*改善皮膚彈性；有效改善敏感肌、乾燥肌，以及*毛細血管破裂、*瘢痕、*妊娠紋；*保護皮膚，避免放射線傷害。適用於老化肌、乾燥肌、敏感肌
注意事項及禁忌	具有強烈放鬆情緒之效，不適需要全神灌注的場合；用後不可暴露於陽光下；孕婦、幼兒不宜按摩使用
期刊論文	1. *印記者（Ryman, 1991; Lawless, 1992; Rose, 1992; Price, 1993; Sheppard-Hanger, 1995） 2. 體外實驗中，對天竺鼠的迴腸平滑肌予以電流刺激後產生之痙攣有緩合作用作用（Lis-Balchin *et al.*, 1996a） 3. 體外實驗中，對大鼠自發性子宮收縮有緩和作用（Lis-Balchin & Hard *et al.*, 1997c） 4. 唾液酶的分泌受交感神經支配，當壓力大時與腎上腺素會同時增加；以吸入法測試受驗者的唾液酶分泌量及測試中指指尖溫度改變，證實橙花精油對壓力引起之唾液酶分泌量增加及指溫因壓力透過中樞神經引起之低溫有提高效果（西村伸大，2009）

59. 甜橙 ORANGE SWEET

學名	*Citrus sinensis*
植物科屬	芸香科
揮發度	Top Note
原產地	原產於中國，17世紀時移植至歐洲，現今廣植於美國佛羅里達州、加州和中國、西印度

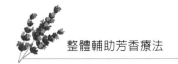

植物簡介	樹小、葉長綠、花小、白色芳香，果實小但大於苦橙
氣味描述	壓榨法：溫暖、新鮮的甜橙果皮
精油萃取方式	冷壓法／水蒸氣萃取法（部位：成熟果皮）
化學成分	單萜烯85%、單萜醇5%
精油顏色	冷壓法：黃色至棕橘色；水蒸氣：透明、淡黃色
主要功能	抗憂鬱、消炎、殺菌、祛風、殺黴菌、止痛、解熱、健胃、消毒、鎮靜、鎮痙攣、促進消化
疾病芳療護理	消化系統—神經性胃痛、胃部緊張、*消化不良、食慾不振、*便秘、促進膽汁分泌、脂肪消化、腹瀉、*口腔內潰瘍 呼吸系統—*感冒、*流行性感冒、支氣管炎、*打寒顫、發燒 女性生殖—*更年期症候群、經前症候群、*水腫 其他—橘皮組織、促使膠原蛋白形成、骨質脆弱、肌肉痛、降低膽固醇、*疲勞、*心悸、*肥胖
心理精神作用	提神、愉悅、*神經質、歇斯底里；對精神情緒有淨化作用，*緩和緊張與壓力；*失眠
皮膚作用	以其發汗作用，排除滯留於皮膚組織內的老廢物質，改善乾燥、皺紋、皮膚炎；適於乾性肌、皺紋肌、色素沉澱肌、敏感肌；*皮膚再生、*濕疹、*皮膚炎、晒傷
注意事項及禁忌	長期多量使用，對敏感肌會產生刺激作用；使用後不可晒太陽；懷孕、授乳期不宜按摩使用
期刊論文	1. *印記者（Ryman, 1991; Lawless, 1992; Rose, 1992ab; Price, 1993; Sheppard-Hanger, 1995） 2. 體外實驗中，對天竺鼠的迴腸平滑肌予以電流刺激後產生之痙攣有緩和作用（Lis-Balchin *et al.*, 1996a） 3. 體外實驗中，對大鼠自發性子宮收縮有減少作用（Lis-Balchin & Hard *et al.*, 1997c）

60. 苦橙 ORANGE BITTER

學名	*Citrus aurantium amara*
植物科屬	芸香科
揮發度	Top Note
原產地	原產於中國華南地區，印度東北部及中亞地區，目前種植苦橙樹的地區主要在地中海一帶
植物簡介	長青樹種，花小、芳香、白色，果實比甜橙小
氣味描述	新鮮的橘皮香，但氣味較淡
精油萃取方式	冷壓法（部位：果皮）
化學成分	單萜烯 90%類、單萜醛4%、單萜醇4%
精油顏色	稻草黃至棕橘色
主要功能	放鬆鎮定、使心情愉悅；消除憂鬱、焦慮、神經緊張
疾病芳療護理	消化系統－增進消化與肝臟功能、安撫胃痙攣、消化不良、便秘及慢性腹瀉、促進腸道正常蠕動 其他－增強淋巴系統與靜脈循環系統、增強免疫系統、癲癇症、促進血液循環、助益新陳代謝、增加乳汁分泌、*暈眩
心理精神作用	放鬆鎮定、使心情愉悅；消除憂鬱、焦慮、*神經緊張
皮膚作用	收斂毛細孔、*粉刺、*面皰、*創傷、*失眠
注意事項及禁忌	有光過敏性，使用後勿在陽光或紫外線下曝晒；懷孕、授乳期不宜按摩使用 壓榨法精油比水蒸氣法精油易氧化變質
期刊論文	*印記者（Ryman, 1991; Lawless, 1992; Rose, 1992; Price, 1993; Sheppard-Hanger, 1995）

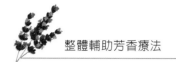

61. 紅橙 TANGERINE

學名	*Citrus reticulata*
植物科屬	芸香科
揮發度	Top Note
原產地	原產於中國，其精油的最大產地是美國，其次是西西里、台灣、南歐、中國均有生產。
植物簡介	紅橙和桔來自同樣的植物品種，是橘子中的貴族，因為其表皮的色澤會隨氣候逐漸由青綠轉成鮮紅色。性喜溫暖濕潤，紅橙的收穫期較早，約在十一月，色澤偏橘，桔的顏色則較黃一點。
氣味描述	柑橘類特有的清新香甜味；但較細緻。
精油萃取方式	冷壓法提煉（部位－果皮）
化學成分	單帖烯　90％類（檸檬烯65％以上）、單帖醛4％、單帖醇4％
精油顏色	淡黃、中黃至橘紅色
主要功能	*抗真菌、*抗痙攣、*抗癲癇、*護肝、止痛、消炎、表皮細胞再生、鎮靜、利胃、補身
疾病芳療護理	消化系統－滋補、食慾不振、促進肝臟消化代謝功能、促進膽汁分泌、減脂、促進腸胃消化道功能 肌肉骨骼系統－消炎、止痛 循環系統－抗動脈硬化 生殖系統－經前症候群 其他－法國人稱之為「兒童藥水」，適用於嬰幼兒、兒童消化系統及情緒安撫；亦適宜老人。
心理精神作用	舒解壓力、緊張、*安撫、情緒低落、失眠。最適宜懷孕初期舒緩壓力、緊張、不安。

皮膚作用	*面皰、調理油性肌、消除疤痕、妊娠紋
注意事項及禁忌	有光過敏性，使用後勿在陽光或紫外線下曝曬。懷孕、授乳期宜吸嗅、不宜按摩使用。
期刊論文	1. 皮膚作用有*記號者 Lawless(1996) 2. 主要功能有*記號者 Price (2007)

62. 苦橙葉 PETITGRAIN

學名	*Citrus vulgaris / aurantium*
植物科屬	芸香科
揮發度	Top~Middle Note
原產地	中亞；現以地中海沿岸為主要種植區，義大利、西班牙、埃及；法國製造為最高品質
植物簡介	苦橙樹可萃取出三種精油，苦橙、橙花及自葉子所得的苦橙葉；甜橙與柑桔亦可萃取
氣味描述	持續散發木調香與花香調交融而呈的清新、輕鬆感
精油萃取方式	蒸餾法（部位：葉及嫩芽）
化學成分	酯類55%、醇類30%、單萜烯10%
精油顏色	透明
主要功能	抗憂鬱、抗痙攣、除臭、鎮靜、抗氧化、降血壓、防齲齒、祛痰、激勵循環、抗病毒、緩和支氣管活性、降低腎上腺素、抗組織胺、利尿
疾病芳療護理	神經系統鎮靜劑—減緩因失眠與心跳加快的焦慮感、調整呼吸、降低心跳，放鬆肌肉痙攣 呼吸系統—氣喘 免疫系統—溫和刺激，增強抵抗力、病後復原、消除病體臭味 消化系統—安撫胃部肌肉、促進消化、利糖尿病、驅蛔蟲

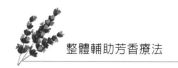
心理精神作用	神經系統鎮靜劑的特質；安撫憤怒與恐慌、振奮低落的情緒、沮喪
皮膚作用	傷痕癒合、止汗除臭、淨化皮膚鬱滯、抗痤瘡、粉刺
注意事項及禁忌	未知
期刊論文	1. 對大鼠實驗中，未檢出光毒性（Forbes *et al.*, 1977） 2. 5%、8%的濃度對人類均無刺激性（Fujii *et al.*, 1972; Fujii *et al.*, 1992a）

63. 檀香 SANDALWOOD

學名	*Santalum album*
植物科屬	檀香科
揮發度	Base Note
原產地	印度、南亞
植物簡介	檀香有其獨異的生長特性，它將自己的根部插入其他樹木根部以獲取養分；檀香為半寄生性常綠樹，需生長60年才成熟、具採伐價值，印度出產的精油品質被公認為最上等。樹高約9公尺，花小、紫色
氣味描述	細緻、溫柔的甘甜木調香
精油萃取方式	蒸餾法（部位：樹心）
化學成分	倍半萜醇80%、倍半萜烯10%
精油顏色	淡黃色、黃棕色
主要功能	抗菌、防腐、*催情、壯陽、鎮靜、殺菌、祛痰、祛風、收斂、消炎、消毒、鎮咳、鎮靜、利尿、鎮痙攣、止痛、軟化皮膚、*強心

疾病芳療護理	泌尿系統—*改善膀胱炎、*腎臟炎，淨化泌尿系統，*骨盆腔及前列腺瘀血
	男女生殖—性冷感、性無能、經前症候群、更年期障礙、*經痛、淨化性器、促進陰道分泌黏液、*刺激內分泌及生殖細胞活性化
	呼吸系統—黏膜炎、支氣管炎、喉炎、*喉嚨痛、*乾咳、*胸腔感染
	消化系統—腸痙攣、*腹瀉、*嘔吐、*胃灼熱、*痔瘡
	其他—肌肉緊張、*增強免疫系統、預防感染、*神經痛、*腰痛、*靜脈瘤、*促進淋巴及血液循環、*關節炎
心理精神作用	*鎮定、提神、放鬆、平衡中樞神經、緩和*神經緊張與不安；提高果斷力，避絕執迷不悟；賦予祥和、平靜感；抗神經衰弱、急躁、易怒、*憂鬱、*失眠、*壓力
皮膚作用	對乾燥性濕疹，老化、*缺水肌膚最具平衡效果；與清爽油脂混合是最好的頸霜，止癢、消炎、殺菌、消毒，對*面皰、腫脹、*感染細菌的傷口均有效；保濕效果可用於日晒、皮膚感染、膿痂疹、毛囊炎
注意事項及禁忌	沾染衣物，香味不易洗淨；有強烈催情作用，用量請控制；情緒抑鬱時，請勿單方使用
期刊論文	1. *印記者（Ryman, 1991; Lawless, 1992; Rose, 1992a; Price, 1993; Sheppard-Hanger, 1995） 2. 以吸入法，證實其香氣對人類腦波有鎮靜作用（Kubota *et al.*, 1992; Torti *et al.*, 1993a; Jager *et al.*, 1992; Buchbauer *et al.*, 1993a），結合音樂療法，證實其香氣對人類腦波有鎮靜作用（Lis-Balchin *et al.*, 1996a,c, 1993c; Lis-Balchin & Hart, 1998a,b, 1999a,b, 2000, 2001a,b）

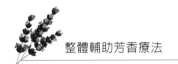

64. 安息香 BENZOIN

學名	*Styrax benzoin*
植物科屬	安息香科
揮發度	Base Note
原產地	蘇門達臘／印尼、泰國、爪哇、波羅洲
植物簡介	將樹幹斜割出三角形缺口，即可取得灰褐色的樹脂，其固狀物需以溶劑融化後才能使用。
氣味描述	帶有香草氣息的甘甜樹脂香
精油萃取方式	溶劑（部位：樹脂）
化學成分	酯70%、安息香酸16%
精油顏色	琥珀色
主要功能	興奮、提神、防腐抗菌、祛痰、刺激分泌、強心、祛風、收斂、消毒、鎮靜、防臭、傷口癒合、利尿、潤肺
疾病芳療護理	呼吸系統－*調節呼吸系統、氣喘、*咳嗽、化痰、感冒、流行性感冒、*哮喘、*支氣管炎 消化系統－*口內潰瘍、*鎮靜胃部、胃腸氣脹、強化胰臟、有助消化 泌尿系統－增加尿量、緩和尿道障礙 循環系統－*促進血液循環、痛風、*風濕性關節炎 其他－降低血糖、*減緩疼痛、白帶、*肌肉痛
心理精神作用	*鎮靜神經系統，*緩和緊張與壓力；改善悲傷、孤獨、*憂鬱的情緒、*精神疲倦
皮膚作用	改善肌膚乾燥、龜裂、皮膚發紅發癢現象，增加皮膚張力；改善各種*傷口、*瘢痕、紅腫，抑制搔癢、皮膚炎、*濕疹、*乾癬、*凍瘡；適於極度乾燥肌膚、面皰發炎化膿

注意事項及禁忌	低劑量使用，無毒、無刺激性，有過敏者減少用量；懷孕期有引發接觸性皮膚炎案例；嬰幼兒慎用，經皮吸收及吸入途徑皆有引發過敏之可能性
期刊論文	*印記者（Lawless, 1992; Sheppard-Hanger, 1995）

65. 歐白芷 ANGELICA

學名	*Angelica archangelica*（當歸屬）
植物科屬	繖形科
揮發度	Base Note
原產地	原產於北非、北歐，現於英國、比利時、匈牙利、荷蘭、法國、德國及印度亦有生產
植物簡介	性喜水，常見於河邊、溪水處；品種甚多，在法國歐白芷的葉子被添加於甜酒中，「歐白芷水」則是皇家處方，用以防治疫病
氣味描述	種子的氣味強而清爽、略帶薄荷香；根部氣味溫暖的土香、略帶麝香，近似中藥當歸
精油萃取方式	水蒸氣蒸餾法（部位：種子或根）
化學成分	單萜烯73～90%、香豆素2%、酯類、苯基酯
精油顏色	種子為淡黃色／根部為淡黃色至琥珀色
主要功能	抗痙攣、催情、驅風、利尿、通經、化痰、利肝、利胃、激勵、發汗、補身

疾病芳療護理	淋巴系統－強化體液流動、淨化、慢性病長期服藥之排毒、*浮腫
	內分泌系統－穩定血糖
	消化系統－*消化不良、脹氣、胃潰瘍、*緩和疝痛、*促進食慾、神經性厭食症、強化肝脾
	泌尿系統－殺菌、排毒、膀胱炎
	呼吸系統－感冒發燒、慢性氣管炎、胸膜炎、神經性氣喘、氣喘、慢性咽喉炎、嗅覺恢復、強化肺機能、*咳嗽、*支氣管炎
	兩性生殖－刺激子宮激素分泌有益生產、調經、經痛、*經前症候群、*更年期障礙、男女不孕
	循環系統－強心、抑制尿酸、風濕、*關節炎、痛風、坐骨神經痛、*貧血
	其他－頭痛、*偏頭痛、牙痛、蛇毒
心理精神作用	刺激神經系統，使因*緊張而困頓乏力的身心恢復活力，紓壓、強化身心平衡感、激勵心智面對問題
皮膚作用	最佳皮膚調理劑可於各式皮膚問題（扭傷、挫傷、*跌打損傷、*乾癬、*瘢痕）、消炎、抑制真菌生長
注意事項及禁忌	具光毒性，使用後不可暴露於日晒下，有刺激皮膚發炎之虞；孕婦、嬰幼兒禁用；使用過度有刺激系統之虞，恐引發失眠；香味強烈不適合薰香使用，按摩可單獨稀釋濃度小於2%使用；種子萃取之精油，保存不恰當，會硬化變質
期刊論文	1. *印記者（Ryman, 1991; Lawless, 1992a）
	2. 體外實驗中，對天竺鼠的平滑肌會誘發強烈痙攣作用（Lis-Balchin et al., 1996a）；對迴腸及氣管平滑肌亦有相同之作用現象（Zobel & Brandt, 1985）
	3. 對大鼠的子宮自發性收縮有減緩作用（Lis-Balchin & Hart., 1997b）

66. 甜茴香 FENNEL SWEET

學名	*Foeniculum vulgare*
植物科屬	繖形科
揮發度	Top ～ Middle Note
原產地	地中海、法國、義大利
植物簡介	拉丁文中Foeniculum意味乾草，長度可達1.5公尺；多年生芳香草本植物，花為黃金色，葉細裂，裂片絨形；主要生長於地中海，絕大多數的精油亦出產於此地區
氣味描述	清晰的辛香料香、混合著清新的藥草香
精油萃取方式	蒸餾法（部位：成熟、乾燥的種子）
化學成分	醚70%、單萜烯24%
精油顏色	透明、淡黃色、黃綠色
主要功能	利消化、袪風、利尿、消炎、輕瀉、強脾、袪痰、解毒、健胃、泌乳、消散、殺蟲、消毒、通經、發汗、鎮痙攣、增進食慾
疾病芳療護理	消化系統－胃痛、*噁心、神經性嘔吐、結腸絞痛、利肝、利脾、利腎、淨化毒素、宿醉、胃部不適、*消化不良、便秘、*脹氣、*打嗝、嘔吐、*食慾不振、*疝痛、*便秘 泌尿系統－腎結石、慢性膀胱炎、消除橘皮組織 女性生殖－經前緊張症候群、*少量月經、*更年期障礙、*增加泌乳量、*經痛 呼吸系統－感冒、*支氣管炎、百日咳、氣喘 其他－*齒槽膿漏、牙齦健康、解毒蟲蛇咬傷、跌打損傷、*風窩性組織炎
心理精神作用	促進精神興奮、紓解神經緊張；舒緩壓力，被喻為可鼓舞處於逆境中的情緒，賦予勇氣與力量；亦被認為是長壽之源

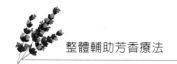

皮膚作用	屬於作用強勁之精油，過度使用有皮膚過敏之虞
注意事項及禁忌	過度使用有中毒、皮膚過敏之虞；妊娠中，癲癇症者請勿使用
期刊論文	1. *印記者（Lawless, 1992; Rose, 1992; Price, 1993; Sheppard-Hanger, 1995） 2. 體外實驗中，對天竺鼠的平滑肌予以電流刺激後，顯示有誘發痙攣作用（Lis-Balchin et al., 1996a） 3. 高濃度對肌肉細胞有暫時性增加收縮作用；低濃度有鬆弛肌肉作用；對氣管肌肉也顯示有收縮作用（Rreiter & Brandr, 1985） 4. 對大鼠的子宮自發性收縮有減緩作用（Lis-Balchin & Hart., 1997b） 5. 成分中的anerhole提供了穩定的雌激素（Albert-Puleo, 1980）

67. 胡荽油 CORIANDER

學名	*Coriandrum sativum*
植物科屬	繖形科
揮發度	Top Note
原產地	原產於摩洛哥；今埃及、地中海沿岸皆有種植
植物簡介	一年生羽狀草本植物；花為粉紅色、白色，灰褐色種子的香氣遠濃於葉子
氣味描述	清淡的辛辣為主，夾帶絲絲甜香的辛香料氣味
精油萃取方式	蒸餾法（部位：種子）
化學成分	單萜醇70%、單萜烯15%、單萜酮8%
精油顏色	淺黃色

主要功能	消炎、促進食慾、抗菌、止痛、抗痙攣、祛風、健胃、強脾、淨血、除臭、降血糖
疾病芳療護理	消化系統—消化性疼痛、脹氣、胃痙攣、暖胃、口臭、排毒淨化、食物中毒 呼吸系統—感冒發冷、流感、肺部感染 女性生殖—增進性慾、刺激內分泌、調節月經週期、不孕 其他—風濕關節炎、肌肉痙攣、疲倦無力、目眩頭暈、頭痛
心理精神作用	抗神經衰弱、記憶不佳、精神疲憊、提振情緒、嗜睡
皮膚作用	未知
注意事項及禁忌	對香水或摻有香料的食物敏感者，避免使用；患胸腔癌症者亦避免使用
期刊論文	1. 經實驗證實具有抗發炎及降血糖作用（Forster, 1993b） 2. 稀釋至6%的濃度，對人體無刺激性及光毒性（Opduke, 1973）

68. 胡蘿蔔籽 CARROT SEED

學名	*Daucus carota*
植物科屬	繖形科
揮發度	Middle Note
原產地	法國、匈牙利、印度、埃及
植物簡介	兩年生草本植物，白色花邊，根呈球狀或錐狀，有白色、橘黃色或紫色
氣味描述	前調為清爽的芳香料氣味，繼而有乾燥的木調香，夾雜著泥土中的根部氣息
精油萃取方式	蒸餾法（部位：乾燥種子）

化學成分	倍半萜醇 70%、倍半萜烯16%、單萜烯 10%
精油顏色	淡黃近琥珀色
主要功能	鎮定、殺菌、抗老化、抗菌、強肝、驅蟲、袪風、細胞再生、淨血、通經、利尿、強化黏膜組織
疾病芳療護理	消化系統—促進消化、黃疸、促進肝與膽囊活力、全身淨化、肝臟解毒、腎結石、慢性肝炎、腸道淨化、腹瀉、胃潰瘍、腸脹氣、*食慾不振、*疝痛、*肝血鬱滯 呼吸系統—流行性感冒、氣喘、支氣管炎、咳嗽 女性生殖—*調節月經週期、不孕、*經前症候群 泌尿系統—膀胱炎 循環系統—低血壓、*貧血、衰弱疲倦、*痛風、*肌肉痛、*風濕關節炎、*骨關節炎
心理精神作用	淨化情緒、抗焦慮、提振精神、消除壓力
皮膚作用	使膚色紅潤，提高彈性與張力；對乾性、龜裂皮膚很有效果；使用於面霜或乳霜上可*除皺，特別適用於頸部按摩；皮膚疾患：*濕疹、乾癬、牛皮癬、潰瘍、白斑、搔癢、*皮膚炎、雞眼
注意事項及禁忌	懷孕期間避免使用、授乳期少量使用、嬰幼兒慎用；具光過敏性；對中樞神經、痙攣、降血壓、心臟機能有抑制活性，需慎用

期刊論文	1. *印記者（Ryman, 1991; Lawless, 1992; Rose, 1992; Price, 1993; Sheppard-Hanger, 1995）
	2. 體外實驗中，對天竺鼠的迴腸平滑肌痙攣有輕微鎮靜作用（Lis-Balchin et al., 1996a）
	3. 對大鼠的子宮自發性收縮有減緩作用（Lis-Balchin & Hart., 1997b）
	4. 對摘出的貓心臟進行體外實驗，顯示有強心作用及擴張冠狀動脈血管作用；對大鼠中樞神經顯示有催眠作用；對犬有降低血壓作用；對青蛙有鎮痙攣作用（Gambhir et al., 1996a）

69. 馬鞭草／檸檬馬鞭草 VERBENA

學名	*Lippia citriodora*
植物科屬	馬鞭草科
揮發度	Top Note
原產地	原生長於南美洲，18世紀時被移植至歐洲的溫暖地帶
植物簡介	多年生草本灌木，高約30～80公分；狹長的鮮綠葉片含有豐富的檸檬醛，故又被稱為檸檬馬鞭草
氣味描述	強烈帶著甜香的檸檬氣味，尾調近似香蜂草。
精油萃取方式	蒸餾法（部位：莖、葉）
化學成分	醛類40%、倍半萜烯、倍半萜醇、單萜醇、氧化物、單萜烯、香豆素、酯類
精油顏色	透明或淡黃色
主要功能	強肝、利膽、強壯、解熱、健胃、催情、殺蟲、促進消化、消毒、抗痙攣、鎮靜、軟化皮膚、紅皮、祛痰、降血壓

疾病芳療護理	消化系統―胃痙攣、噁心、消化不良、脹氣、膽汁分泌、肝硬化、肝炎、宿醉、腸內寄生蟲、潰瘍、預防結石 呼吸系統―支氣管炎、鼻塞、氣喘、止咳、鼻炎、咽頭炎、感冒發燒 循環系統―頻拍過速、激勵循環、解除充血、水腫 肌肉系統―肌肉緊繃
心理精神作用	對副交感神經有激勵、緩和雙重作用；抑鬱、紓壓、振奮、神經性失眠
皮膚作用	疱疹、傷痕癒合、止汗、除臭、抗痘、軟化、護髮
注意事項及禁忌	對肌膚有刺激作用，用量宜低

70. 紫羅蘭 VIOLET

學名	*Matthiola incana*
植物科屬	菫菜科
揮發度	Base～Middle
原產地	法國、埃及，現產於摩洛哥、義大利、南斯拉夫
植物簡介	性喜潮濕、陰暗的森林地帶；莖長、心型葉色墨綠、花為藍色或紫色
氣味描述	溫暖、清晰、帶有淡淡的樟腦香及乾草香
精油萃取方式	水蒸氣蒸餾法（部位：花）
化學成分	單萜酮（23%）、單萜醇、倍半萜醇、酚類
精油顏色	透明、淡黃色、淡橄欖綠色
主要功能	輕瀉、祛痰、抗胸部感染、催情、催吐、消毒、鎮咳、鎮靜、利尿

疾病芳療護理	泌尿系統—淨化腎臟、膀胱炎、下背部疼痛
	消化系統—催吐、淨化肝臟、黃膽、宿醉、滯留代謝廢物緩瀉排出
	呼吸系統—咽喉痛、咳嗽、百日咳、氣喘、呼吸不順、聲啞、胸膜炎、溶解黏膜、感冒
	頭部系統—減緩充血、頭痛、頭暈目眩、癲癇
	生殖系統—性冷感、性冷淡、更年期諸症、熱潮紅、過敏
	其他—風濕、結合組織炎、痛風
心理精神作用	鎮靜、失眠、憤怒、不安、焦慮
皮膚作用	消炎殺菌、創傷、挫傷、皮下滯鬱、腫脹、乳頭龜裂
注意事項及禁忌	未知

71. 荳蔻 CARDAMOM

學名	*Elettaria cardamomum*
植物科屬	薑科
揮發度	Top Note
原產地	野生於印度、斯里蘭卡、印尼；精油多爲法國生產
植物簡介	多年生草本植物的根莖，其花瓣呈黃色並具紫色葉脈，種子爲紅褐色
氣味描述	似苦橙的清香中，有甜甜的辛香料氣息
精油萃取方式	蒸餾法（部位：未成熟的種子）
化學成分	氧化物50%、酯40%、單萜醇7%
精油顏色	金黃色
主要功能	鎮定、健胃及促進消化、催情、消毒、醒腦、分泌唾液、鎮痙攣、利尿、輕瀉

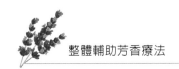

疾病芳療護理	消化系統─消化系統緊張、胃抽筋、消化不良、害喜、噁心、口臭、腸道脹氣、結腸絞痛、疝氣痛 男女生殖─性冷感、經前症候症、陽痿 其他─止咳、發冷、頭痛
心理精神作用	提振精神、虛弱、疲憊、鎮靜混亂感、暴躁
皮膚作用	未知
注意事項及禁忌	未知

72. 薑 GINGER

學名	*Zingiber officinale*
植物科屬	薑科
揮發度	Top Note
原產地	中國、印度、爪哇，今為非洲、西印度群島、非洲的重要經濟產物
植物簡介	多年生草本植物，厚實、塊狀地下根莖開白色或黃色的花
氣味描述	溫暖的辛香料氣味中，帶有清新的木調香
精油萃取方式	蒸餾法（部位：乾燥後的根莖）
化學成分	倍半萜烯55%、單萜烯 20%
精油顏色	淡黃至淺棕色
主要功能	促進循環、防腐抗菌、紅皮、輕瀉、祛痰、祛風、*解熱、健胃、抗壞血症、*催情、消毒、促進食慾、止吐、止痛、鎮痙攣、*發汗

疾病芳療護理	呼吸系統一*感冒、*流行性感冒、*黏液過多、鼻涕、*喉嚨痛、扁桃腺炎、*支氣管炎 消化系統一消化性疼痛、胃腸脹氣、*噁心、*嘔吐、食慾減退、胃部不適、宿醉、*暈車、腹瀉 循環系統一心絞痛、降膽固醇與血壓、預防血栓、靜脈曲張、*提高末梢循環 男女生殖一*陽痿、產後破血、*月經不調、*月經困難 疼痛一*挫傷、*風濕痛、神經痛、下背痛、肌肉痙攣、關節炎、*肌肉痛 其他一維護視力、改善聽力
心理精神作用	*增進記憶力、*提高感官敏銳度、情緒加溫、提振元氣、*神經衰弱、*疲憊感
皮膚作用	凍瘡、腫脹、癬
注意事項及禁忌	高劑量，易刺激皮膚造成過敏；懷孕禁用，嬰幼兒僅可吸入使用
期刊論文	1. *印記者（Ryman, 1991; Lawless, 1992; Rose, 1992a,b; rice, 1993; Sheppard-Hanger, 1995） 2. 體外實驗中，對天竺鼠的平滑肌予以電流刺激後產生的痙攣有輕微鎮靜作用（Lis-Balchin et al., 1996a） 3. 體外實驗中，對大鼠的子宮自發性收縮有減緩作用（Lis-Balchin & Hart., 1997b） 4. 對大鼠重度、慢性關節炎引發之發炎現象，顯示有消炎作用（Sharma et al., 1994）；以33mg/kg用量，連續經口投予26日後，與對照組相較，可有效抑制足及膝關節腫脹（Barness et al., 2002）

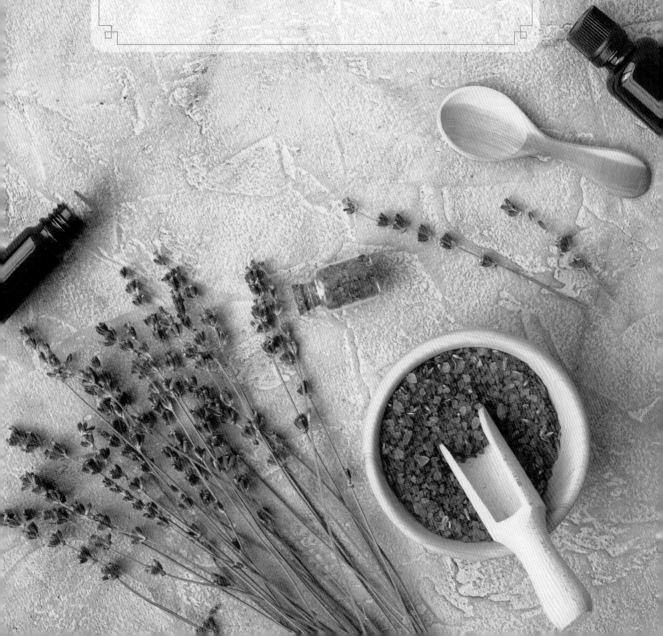

Chapter

13

純露/芳香花露/花水

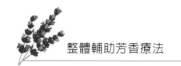

何謂純露？

中文的純露，有許多別名；Flower water / Floral water / Hydrosol / Hydrolats / Plant water / Herb water / Aquaaroma 等等；基本上都是指以水蒸氣蒸餾法取得含有香氣的水（Galenic pharmacy 蓋倫製藥學，1880 年）。尤其是 Hydrolats 一詞是在 1965 年之前記載於法國藥局的專有名詞。

在芳香療法中，純露又被定義為是「從植物藥草中萃取出來的有揮發性之精油，與藥草的水溶液，兩者同時都是對增進身心健康與疾病治療的有效療法」。

純露中含有低濃度的精油與水溶性有機物質；顏色多為透明無色，也有少數淡黃色、淡藍色、褐色；例如：肉桂純露有著乳光及淡薄、微妙的色澤（Viand, 1983）。pH值多數在6～7的弱酸性，薄荷和菩提花純露在pH5左右，溫和的羅馬洋甘菊純露是 pH3.0 ～ 3.3。

純露的歷史

純露的歷史可以說就是玫瑰花露的歷史，希臘神話描述象徵美麗與愛情的女神維納斯是誕生於海上的浪花；她誕生於海上時，同時地上就綻放了玫瑰。古代的羅馬人最愛擦玫瑰水與玫瑰香膏，當時就是將花朵放在水中、葡萄酒中，以及甜杏仁油類的油脂中取其氣味而已。

從近年出土遺跡來看，最早的蒸餾應該是開始於西元前 5000 年，10 世紀時盛產玫瑰的阿拉伯，醫師亞偉森那（Avicenna）為了改良水蒸氣蒸餾法以取得玫瑰精油而發現玫瑰純露的藥用價值；以製作純露為目的的玫瑰栽種，13 世紀開始大量展開，同時代水冷卻法的建立，使玫瑰純露的生產量突飛猛進，生產技術也由希臘、羅馬傳遍世界，印度、中國都習得水蒸氣蒸餾法的技術。

水蒸氣蒸餾法原是為鍊金而發明的技術，但是 15、16 世紀轉為以醫藥用途為主，所以技術益發進步；中世紀的中東、歐洲地區治療腸胃障礙、肝

臟疾患、口內腫痛等症時，會在純露中加入蜂蜜飲用治療。

　　中醫將使用藥材、花、果等蒸餾而成的藥液，或在蒸餾液中加入藥料、果汁的藥液稱為藥露，這些澄淨液體、晶瑩如露，是含有揮發油或其他揮發性芳香物質的飽和、或近飽和水溶液，與純露性質相同。我國在元代以前，已能用蒸餾法造酒及取露，但到明清兩朝才被逐漸推廣。

　　17 世紀之後，有新的植物被製造成純露，如：薰衣草、洋甘菊。在此之前因為只有以花為藥，所以稱為花露（Floral water），此後由於也加入葉子蒸餾，所以被廣稱為 Hydrolats、Plant water、Herb water。

　　在 18 世紀時，純露約有 200 多種，但隨著精油普及與使用量增加，純露的價值反而被忽略了，1837 年法國藥局所記載的純露只有 42 種。

　　與精油相比，純露作用緩和，無法立即產生效果為其原因之一；加上水本身有相當重量，保存期有限，市場運送上多有顧忌，所以雖與精油一起被製作出來，卻常常被捨棄不用。

　　直到近十幾年來，基於重視天然植物逐漸稀少，珍惜植物的每一分利用價值的觀念被喚醒，再加上純露含有許多不存在於精油中的有效成分，例如：礦物質，在諸多臨床上顯示其安全又有效的作用，使純露再度被作為芳香療法中重要的資源。

純露的製造方法

　　純露一般是萃取精油的副產品，將具有芳香氣息的植物置入蒸氣槽，使高溫蒸氣通過，取得的水蒸氣再予以冷卻、液化，由於密度不同產生油水分離的現象，蒸餾水上面會浮著清澄透明的精油，與含著水溶性芳香物質的純露。純露中含有微量的酸與酯，純露 pH 值從 2.9 ～ 6.5 不等，精油的 pH 值為介於 5.0 ～ 5.8 之間。純露中 80% 以上的成分是酸類物質，是水溶性最佳的物質，對人體健康有益。品質最好的純露是蒸餾過程中段所得 1/3 的部分，因為前 1/3 所得的化學結構不穩定；而後 1/3 的成分不足。

　　精質的純露是採用原產地的山泉水，使其數度流經被蒸餾的植物，這種

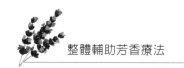

萃取法稱爲精餾法（Cohobation），如此所得的純露更濃醇，充分汲取精油植物的水溶性精華物質。

以往，除了玫瑰、橙花等精油含量少的純露被保留下來之外，都將蒸餾所得的水全部丟棄，近年來發現這些在製作中段所蒐集到的純露也有極高的治療價值。而且，現在還有專以取得純露爲目的的萃取法。新的萃取方法爲了避免高溫破壞有效成分，會採用減壓的低溫蒸餾法、低溫眞空抽出法萃取純露。

優良的純露與植物精油一樣，品質取決於植物的栽種，無農藥、有機農法栽培，並加上氣候、土壤、灌漑用水或天然水資源等等都是評鑑的標準。以萃取純露爲目的的植物，乾燥的比新鮮的含有效物質較多，所以必須先採收、經過空氣、陽光洗禮醞化成分物質轉換後萃取；與作爲精油副產品的純露相比，新鮮植物萃取的保存期較短。

純露所含精油分子的量極低，約爲 0.02 ～ 0.05%（依植物而不同）的水溶性離子化成分，也就是 1 公升的純露中僅存在 10 滴精油，這些成分與精油本身不盡相同。

有號稱 Prepared Aromatic Water（芳香調理水）的產品，但不是來自蒸餾工廠，而是來自藥廠，這是在蒸餾水中混入數種精油調製而成的。其所添加的精油雖爲天然精油，但可能是以溶劑萃取法所得或一般精油，因而不溶於水，需以人爲方式強烈搖晃，連續 2 ～ 3 日持續重晃、強制溶解。

每一公升蒸餾水中可添加 40 ～ 60 滴精油，放置於 10 ～ 15℃的陰涼處，可保存好幾個月。這些芳香調理水是作爲漱口水、傷口清潔劑，也有內服使用；每 20ml 中含有 1 滴精油，一茶匙爲 1/4 滴精油，濃度約爲 0.25%，已有強烈的殺菌作用。其成分並不等同於精油，其中含有酒精等成分，非屬芳香療法範圍，多在藥局或美妝店的清潔品類中出售。

還有將精油以酒精稀釋再加入蒸餾水裝瓶銷售，號稱爲花水（Floral water），這類花水只有精油的成分，缺乏純露中的水溶性物質、礦物質，治療效果不可與純露相提並論。

純露的用法

　　與精油相比，純露中的精油分子幾乎沒有揮發性，在水中呈現離子化狀態，幾乎不含萜烯類成分，對皮膚及黏膜組織刺激性較小，使用安全性高。精油中的萜烯類成分進入體內容易積存在肝腎的脂肪組織中，對體質虛弱及老人、嬰幼兒而言，使用純露是較安全的。

　　與花草茶或藥草茶相比，花草茶、藥草茶的原料都是生摘或乾燥，萃取芳香成分的條件及溶出成分的方式大異其趣，無法判斷花草茶及藥草茶中含有多少成分比例的藥效。純露依照既定的方式萃取，含有的芳香療效也較高，且無需再調製即可使用，增加使用的便利性。

　　花草茶及藥草茶含有類黃酮、單寧酸、無機鹽等無揮發性物質，而其芳香分子與純露很類似，差異在濃度比例不同。純露的芳香分子含量約為花草茶及藥草茶的 10 ～ 80 倍左右。

　　純露的成分與精油可發生相乘作用，與精油同時成為輔助療法中重要的物質。純露可以單方使用，也可混合其他純露複方使用，一般狀況下也可內服。

　　由於刺激性極低，純露也被作為開放性傷口與黏膜表面的清潔。其他醫療用途還有濕疹、潰瘍、支氣管炎、氣管炎、大腸炎、燙傷的止痛等；全身及局部皆可使用。例如：羅馬洋甘菊純露對消除神經性帶狀皰疹的疼痛有效，還可作為漱口水、點鼻藥、眼藥水、皮膚噴霧劑、濕敷、陰道沖洗劑使用。

　　純露雖然溫和，但並非毫無使用禁忌；如果使用某種精油曾有過敏記錄者，那麼使用該植物的純露時還是要先做貼附實驗。將 1 滴純露，不稀釋置於手肘內側或是膝蓋後方，觀察 48 小時內有沒有變化，若有紅腫、斑疹等發炎反應，則不可使用該純露。體質異常過敏、孕婦、免疫調節失常、幼兒等還是應謹慎，貼附試驗用蒸餾水稀釋 3 倍後使用。

　　有嚴重消化道疾病者，如：胃潰瘍，不可內服使用。

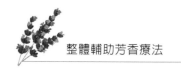

活用純露的方法

活用法 I：噴霧

(1) 玫瑰、橙花純露是最佳的化妝水，男性也可使用，放在冰箱冷藏就成為最佳晒後鎮靜劑，預防晒傷，也可在乾燥的糖果面膜中，加入 20 ～ 25ml 的純露敷臉使用。

(2) 噴灑在室內、廁所、浴缸或車內，作為清潔空氣之用。

(3) 旅行、出差時所投宿的飯店房間及床單、枕頭上噴灑一些，清除不好的氣味與殺菌。

(4) 薄荷純露有預防暈車、暈船的效果，隨身攜帶需要時噴灑臉部及胃部。

(5) 搭乘飛機、長途車程時預備玫瑰純露、薄荷純露、杜松純露、橙花純露等疲倦時噴噴臉部、頸部，輕拍幾下可以消除疲勞、消除煩躁的心情。

(6) 感冒時用尤加利純露、茶樹純露、白千層純露噴房間，或放入水氧機中擴香吸入，有益病情快速好轉、預防傳染給家人。

(7) 噴少許薰衣草純露在床單、枕頭上有益入眠。夏天睡前噴灑，則有助體溫降低，消除煩躁。

活用法 II：清潔抗菌

(1) 外出前將衛生紙或面紙以純露浸濕，可用於嬰幼兒及老人身上作為清潔衛生用途，擦臉、擦手、擦公共廁所的馬桶蓋等，取代有化學成分的濕紙巾。

(2) 將洗好的衣物放入乾衣機前先噴灑內槽，烘乾的衣物會有純露的氣息。

(3) 在洗衣最後一次清洗前，滴入 3 ～ 5ml 薄荷純露、茶樹純露等具有殺菌、抗菌效果的純露，可預防及清除衣物的霉味。

(4) 在蒸氣熨斗的水槽中，改放純露，燙好的衣服除了會有香味還能為皮膚敏感者提供保護；因為精油成分已經充分溶解在純露中，不會堵住噴霧出口。

(5) 梅雨季節、下雨的日子，在屋內晾衣服會有氣味，此時用純露噴噴室內與衣物，可改換室內氣味與除菌。或在無水乙醇（10ml）中加入 2 滴的精油，

在床單及枕頭上噴一下除菌，雨季便可安心入睡，不必擔心不潔的寢具會造成皮膚敏感或面皰惡化。

活用法III：飲食、內服用

在歷史上記載，長久以來人類都飲用純露幫助身體健康，一次以 5ml 為限，加上 50 倍的水稀釋，可作為日常飲水之用，內服一日限量 15ml；不僅可使水變的可口，並對健康有助益。還可以混合 3 ～ 4 種純露，常更換配方刺激味蕾靈敏度，使口感豐富有變化。

常被列為有刺激性的精油純露，也是歐洲人長期以來作為為飲用水的純露；例如：鼠尾草、薄荷、香薄荷（savory）、百里香、尤加利、杜松；在 1.5 公升的水中加入 30ml 的純露飲用（Price, 2004）。但必須確保該純露的無菌及保存期，開封後的純露酸鹼值會逐漸偏鹼性，超過 0.5 以上的純露便不可內服，開封後平日保存於冰箱冷藏室。

⑴ 烹調時，以 5ml 純露稀釋於 250ml 的水中或茶中，作為天然調味料增加食物風味。或是在炒菜起鍋前，隨個人風味喜好滴 2 ～ 3 滴純露，可去除油膩感；有開胃作用的橙花是歐洲人常應用於飲食上的純露之一。

⑵ 純露作為疾病治療時，每天可內服 15ml ～ 20ml，3 週為一療程，休息 1 週後再開始第二療程，以免身體對純露產生慣性影響療效。

⑶ 玫瑰及橙花純露滴數滴在咖啡或茶中，能降低咖啡因、增加飲品風味。

活用法IV：護膚、護髮

⑴ 純露具有植物的天然香氣，精油嗅覺刺激，可以平衡交感神經與副交感神經；作為保養品使用時，可平衡精神與心靈，使身心由外而內，一起感受花朵的香氣能量，達到身心放鬆、和諧的效果。

⑵ 純露是 pH 值偏酸性物質，可直接將純露作為化妝水使用，與化妝水相比皮膚更容易吸收純露。一般化妝水是在純水中添加甘油、尿囊素、保濕劑以達到護膚效果；純露為全天然物質，作用緩和、無刺激性、無毒，使用於護膚上，發揮清潔、補充水分、殺菌、鎮靜、保濕等效果；乾性

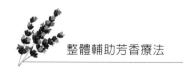
皮膚可加入天然凝膠，如：蘆薈膠作為保濕劑。

(3) 早晨睡醒後，在毛躁的亂髮上噴灑純露，除了便於梳理外，還可刺激頭皮、醒腦利神、預防靜電、預防沾染污垢與油煙、紫外線傷害等作用。

(4) 男性作為刮鬍水之用，可鎮靜受刺激的毛細孔、增加皮膚的含水量。

(5) 脫毛、去角質、日晒後以純露浸濕面膜紙濕敷，作為鎮靜冷敷之用，預防過敏、晒傷、晒紅及冷卻皮膚，並預防黑色素分泌過度。

(6) 添加於精油手工護膚品中，或是製作面膜泥時，取代一般蒸餾水，更可提高效果。

(7) 添加 50% 純露在蒸臉器的水中使用 10 分鐘，對乾燥、老化皮膚有滋潤、促進血液循環之效；一般肌膚可藉以深層清潔、排除老廢物質。置於水氧機中，則可發揮鎮定、安撫、保濕；如：玫瑰純露。

(8) 全臉的粉刺處，以不稀釋的薄荷純露濕敷，一日兩次；有嚴重的面皰時，一日內服三次。

活用法Ⅵ：入浴劑

(1) 沐浴時，在澡盆中放入 50ml 的純露，發揮鎮靜、舒緩的基本效果，依照純露成分之特質，還可發揮治療作用，亦即為藥浴作用。

(2) 若是足浴或是半身浴，15～20ml 的純露就足夠了。

(3) 可將 5ml 純露加入嬰兒的洗澡水裡，取代肥皂清潔肌膚。

活用法Ⅶ：嬰兒護理

(1) 選取薰衣草純露、羅馬洋甘菊純露，預先以 1：1 比例稀釋純露與淨水，裝入噴瓶中，每次換尿布時，噴在廚房紙巾或紗布上，可以清潔嬰兒的臀部，預防尿布疹。

(2) 針對尿布疹，純露的微酸性可以發揮消炎之效，先以上述方式清潔後，取一片化妝棉置於紅疹處，包上尿布濕敷 15 分鐘，再取出化妝棉即可。

(3) 嬰兒全身有乾燥、發癢處，使用羅馬洋甘菊於患部輕噴、輕拍使其吸收。

(4) 為嬰幼兒皮膚保持滋潤可使用玫瑰純露、橙花純露、薰衣草純露，在浴

後輕拍皮膚，不需稀釋。

⑸ 嬰兒長牙時，用大型棉花棒，沾取稀釋（1：3）後的羅馬洋甘菊清潔牙齦，可鎮定止痛。另外，可於牛奶中或開水中加入 2 ～ 3 滴羅馬洋甘菊（牛奶或水不可低於 100ml），安撫寶寶情緒、也有助眠作用，也可緩解腹瀉、腸胃不適、焦慮感。

⑹ 睡眠不安的嬰兒，可滴 1 低薰衣草或羅馬洋甘菊純露在枕頭上幫助入睡安穩。

⑺ 打預防針後的輕微發燒、焦慮，用不稀釋的羅馬洋甘菊浸濕化妝棉敷貼於額頭，噴於腳底，並配合輕撫按摩，可消除寶寶的焦躁不安與解微熱。

活用法Ⅷ：疾病護理

⑴ 以 1：4 的比例混合純露與水，調製成為漱口水，3 歲以上的幼兒以 1：10 的比例混合漱口；可預防各種口腔疾病、淨化口腔黏膜、預防蛀牙。漱喉用混合好的漱口水取 15ml 漱兩次，漱完因純露會含有黏膜上的雜質與細菌，要吐出不可吞食。

⑵ 口腔疾病：不經稀釋含 20ml 於口中，漱後吐出；一日 3 ～ 6 次，選用尤加利、茶樹純露，可治療感冒及清潔口腔。

⑶ 失眠：薰衣草純露、菩提花純露、羅馬洋甘菊純露，混合或單方均可 5：50 置於開水中，睡前溫服。

焦慮不安、神經衰弱（入睡後腦部活動仍舊頻繁），且有咽乾喉燥現象者，以薰衣草純露噴頭部，並以手指梳理頭髮，使滯逆於頭部的濁氣疏通。

平日下肢易浮腫者，取菩提花純露 15ml 噴腳底湧泉穴，並輕拍使其吸收；再將化妝棉用菩提花純露、羅馬洋甘菊純露沾濕敷貼於額頭，以釋放額葉壓力、安撫神經系統緊張。

⑷ 呼吸道疾病：將茶樹或尤加利純露（也可混合）置於超聲波水分子擴香儀（水氧機）中吸入使用；或以一杯熱水加入 5 ～ 6ml 羅馬洋甘菊純露或薰衣草純露，以大棉花棒沾濕，清理鼻腔，護理感冒、鼻塞及過敏性鼻炎。

⑸ 頭痛、偏頭痛、中暑：薰衣草、菩提花、羅馬洋甘菊純露對神經系統有

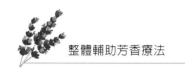

極好的安撫效果，混合後濕敷額頭、肩頸可緩和上述症狀及安撫情緒。

⑹ 消化性疾病：每日取薄荷純露與洋甘菊純露各 30ml，混合 1 公升的溫水，分次服下，可驅除腸道寄生蟲。消化不良、胃灼熱感、胃酸逆流者，以橙花純露噴肚臍，可舒緩上述不適現象。

⑺ 因虛火而兼有額頭粉刺、口臭者，連續 3 週，每日飲用 3 次薄荷純露，以 5：50 比例混合，可協助身體清除肝臟、大腸中殘留的未代謝廢物，去除粉刺與口臭；有粉刺者併用化妝棉濕敷法。

⑻ 純露不稀釋，可作爲外陰部清洗劑、傷口消毒劑。

⑼ 急性肌肉酸痛、扭傷、僵硬感，可以薄荷純露濕敷，冷藏保存的純露效果更佳。

⑽ 眼睛發炎時，將羅馬洋甘菊裝入有滴管的瓶子中，作爲眼藥水使用；眼睛疲勞時用化妝棉沾濕，敷貼於眼皮上。

⑾ 女性私密護理：陰道炎、陰道搔癢、鵝口瘡、乳頭龜裂與疼痛，以羅馬洋甘菊純露作爲陰道沖洗劑及濕敷乳頭護理之用。

⑿ 肝膽淨化：睡前（11 點～午夜 3 點爲膽經、肝經氣血流注時刻），取羅馬洋甘菊或薰衣草純露以 5：50 比例混合溫水飲用。

⒀ 腎臟、膀胱淨化：下午 3 ～ 7 點（此爲膀胱經、腎經氣血流注時刻），取尤加利或杜松純露以 5：50 比例混合溫水飲用。

⒁ 呼吸道淨化：急性呼吸道疾病，茶樹、尤加利純露以 15：50 比例混合溫水，1 日 3 次內服使用。慢性呼吸道疾病 1 日以 5：50 比例混合溫開水，內服 3 次。

⒂ 臥床護理：預防尿布疹、陰部消毒、皮膚消毒、愛滋病及白血症患者病房消毒、預防感冒、失眠、情緒不安、傷口消毒、皮膚止癢、補充皮膚水分、手部清潔。

如何選擇與保存

選購純露和選擇精油一樣，原料植物的學名、製造日期、批號，是否是

真的純露或是其他方式合成的。還有經過食品衛生單位檢驗生菌數、重金屬、鎘、農藥殘留等證明的純露才能放心內服。

一般保存方式與精油相同，需避光避熱，未開封前置放於室溫 25℃的陰涼處保存。

純露不開封可保存 2～3 年，但開封後建議 1 年內使用完畢；特別是內服使用的純露，隨著開封、細菌數增加、品質改變，不宜內服，開封後 3 個月的純露不可飲用。純露應置放在 14℃以下，存放冰箱是理想的保存方式；用於內服 1 年為保存期，其他用途為兩年。

與精油一起製造出來的純露，因所含精油成分多有殺菌作用，還有消毒作用的苯酚（phenol），對純露保存有益，在保存得當的狀況下某些含苯酚成分高的純露可維持兩年不變質。

不過流通於市場上的純露，為了延長保存期，會添加防腐劑，此種純露不可作為內服用，只可外用，選購時應充分詢問清楚，或請供應商出示證明書。

常用純露

純露的製造雖以來自蒸餾精油的副產品居多，但並非所有植物蒸餾水都能作為純露使用，在全球市場流通的純露有超過 6、70 種，下面列舉常用的 12 種純露。

1. 羅馬洋甘菊純露

學名	*Anthemis nobilis / Chamaemelum nobile*
植物科屬	菊科
酸鹼值	3.0～3.3
口感	柔和而微酸
主要功能	鎮痛、消炎、鎮靜、助消化、抗菌、抗痙攣、利尿、增強免疫力、促進膽汁分泌
疾病芳療護理	預防乳頭龜裂及疼痛、嬰兒長牙期牙齦痛、眼睛發炎、驅除體內寄生蟲
心理精神作用	心靈紓壓、抗憂鬱、舒眠；能抑制過度的自我中心思想及過多試圖控制他人和事物的欲望；會降低歇斯底里、憤怒、焦慮等情緒問題
皮膚作用	消炎、止癢、抗敏、收斂、清潔 過敏、面皰、尿布疹、痱子、燙傷、晒傷

羅馬洋甘菊的特色

　　溫和的治療特質成為嬰兒首選的純露，被譽為是「寶寶護理第一方」，消除尿布疹、減緩長牙時的疼痛、焦慮不安的情緒。鎮靜、消炎、止痛的特質，可用於皮膚上的紅疹、敏感、痤瘡、粉刺、痱子、燙傷、晒傷等問題。還可以濕敷在眼部達到抗發炎、減緩疲勞、黑眼圈等特殊眼部護理之用；也能噴灑在外陰部解決陰道炎、陰道搔癢，濕敷於乳頭消除龜裂與疼痛現象。

　　羅馬洋甘菊的偏酸特質，使得它容易保存；一般開封後，冷藏保存兩年。用於嬰兒、老人內服應在開封後半年內使用完畢。

　　中醫著名經典《本草綱目拾遺》中謂以杭菊蒸餾所得的甘菊花露可養血明目：「性味甘苦微寒，有疏風清熱、養肝明目之效。適用於早期高血壓、更年期高血壓，症見頭暈目眩、胸悶心悸、夜寐不安、面紅耳赤、心煩易怒、口苦咽乾、大便偏乾等。」

2. 橙花純露

學名	*Citrus aurantium var.amara*
植物科屬	芸香科
酸鹼值	3.8〜4.5
口感	香甜的花果香
主要功能	降血壓、改善月經不調、更年期症候群、消炎、殺蟲、抗病毒、緩和、鎮靜、抗痙攣、鎮痛、助消化、抗抑鬱、緩和、安神
疾病芳療護理	胃灼熱、消化不良、脹氣、腹痛、神經痛、提升免疫力、促進血液循環、淨化血液、靜脈曲張、頭痛、心悸、疲勞恢復
心理精神作用	放鬆中樞神經、抗抑鬱、焦慮、安眠、疲勞恢復、安神、消除沮喪感、安撫憤怒感

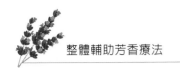

皮膚作用	止癢、淡化妊娠紋、收斂、再生
	過敏、面皰、尿布疹、痱子、燙傷、晒傷、微血管修復

橙花純露的特點

　　橙花純露被譽為是「最天然的鎮定劑」。穩定性很高，開封後保存得當，使用期可達兩年。橙花純露可以安定神經中樞，且當下立即看見效果；例如：受驚嚇的幼兒、過動兒、戒癮期安定生理與情緒、當下的暴怒。將橙花純露用於腳底按摩，可有效減少不安感（Buckle, 2001）；精神受到突如其來的打擊，用於手部按摩能予以治癒（Stevenson, 1994）。摩洛哥人常用於緩和腸道脹氣、疝痛、幫助嬰兒入眠（Jeannot *et al.*, 2005）。

　　橙花純露含精油量雖只有3%，但與橙花精油很相似，橙花精油中最重要的成分，如：芳樟醇、α-松油醇、檸檬烯；純露與精油中的含量比例依次為37：35 / 16：3/1：16，前兩者的含量甚至大於精油。

　　橙花純露對乾燥皮膚可以提供保濕作用；具收斂效果，油性或乾性肌膚有平衡和保濕的功能，也適合熟齡與敏感膚質。整體而言，具有舒緩、修護、滋潤的特質，使皮膚光滑細緻和年輕。

3. 藍桉尤加利純露

學名	*Eucalyptus globulus*
植物科屬	桃金孃科
酸鹼值	4.1～4.3
口感	苦後帶微涼
主要功能	抗菌、抗感染、抗氧化、抗痙攣、鎮痛、鎮靜、鎮咳、祛痰、消炎、抗病毒、防蟲、促進代謝、活化甲狀腺、利尿
疾病芳療護理	感冒、咳嗽、胸腔感染、解熱、咳嗽、化痰、結膜炎、眼睛疲勞、麥粒腫、淨化肝腎

心理精神作用	促進與他人溝通能力、改善注意力集中、改善缺乏團隊意識、常常編撰虛無不實的話、喜好操弄人或被操弄、磨練直覺力
皮膚作用	調整皮脂作用、緩和面皰發炎、預防晒傷及晒後黑色素沉澱、淡化色斑，去除黯沉，消除暗瘡，皮膚炎、毛孔阻塞
注意事項	4歲以下幼童及孕婦禁止內服

尤加利純露的特色

　　尤加利純露首要功能在幫助呼吸系統的感染問題及緩和呼吸不適，例如：咳嗽、感冒、胸腔感染與花粉症的問題，可以以漱口方式或是作為咳嗽藥水使用。

　　其最重要的精油成分（純露所含之精油約為 3～5%）是 1,8- 桉樹腦（1,8-cineole），比例高達 68%，這是它在呼吸道如此有效的重要原因（Harris, 2007）。1,8- 桉樹腦具有抗痙攣、鎮痛、鎮靜、止咳、祛痰、消炎、抗病毒、防蟲及促進代謝作用；而尤加利精油中的 1,8- 桉樹腦的比例也只有 55% 左右。

　　澳洲原住民將尤加利葉煮成水喝，作為治療呼吸道疾病之用。如：嚴重的咳嗽、黏稠吐不出來的痰。澳洲大陸的拓荒者也將尤加利水作為濕敷之用，消除腳上的水泡、緩和燙傷等。

4. 金縷梅純露

學名	*Hamamelis Virginiana*
植物科屬	金縷梅科
酸鹼值	3.0～3.3
口感	草本香
主要功能	抗感染、抗真菌、消炎、抗氧化、收斂
疾病芳療護理	血管腫脹、靜脈曲張、口腔護理、肛腸坐浴

心理精神作用	撫慰、舒緩
皮膚作用	消炎、收斂、清潔、癒合、促進血管收縮／適成熟肌膚、油性肌膚／瘀青 過敏、舒緩發炎、刀傷、擦傷、輕微割傷、痤瘡、粉刺、蜘蛛痣、刮鬍水、舒緩濕疹及牛皮癬、鎮靜昆蟲叮咬、皮膚發紅、出疹、搔癢、腫脹、脫皮、癒合龜裂或起水泡的皮膚
注意事項	本品不適合內服

金縷梅純露的特色

金縷梅純露是植物學治療的最古老的形式之一。美國原住民很早就認可金縷梅的價值，並將其應用在局部治療輕傷，擦傷和皮膚過敏。19世紀傳教士瞭解到金縷梅的治療性質，而生產了第一個商業金縷梅萃取物為個人護理產品。

金縷梅純露或許是抗氧化效果最強的純露，是清洗與消毒傷口的良藥。具鎮靜、抗斑點、預防黑眼圈及收歛作用，有消除充血、促進傷口癒合、皮膚保濕、柔軟、鎮痛等功效。

適於以冷噴、冷敷、輕拍黑斑肌膚、眼周肌膚、敏感肌膚；還有收斂止血、皮膚擦傷消炎的用途。對肌膚有極佳的保溼、柔軟及滋養的功效。

純露保存之穩定性並不高，通常少於1年。所以市售的多有添加防腐劑，不可內服。

5. 杜松純露

學名	*Juniperus Communis*
植物科屬	柏科
酸鹼值	3.3～3.6
口感	有木頭香，乾澀而帶甘與苦

主要功能	強化腎臟功能、提振循環系統、利尿作用
疾病芳療護理	緩和風濕、水腫、痛風、關節炎／促進消化、體重下降、控制食慾、消除橘皮組織／防腐
心理精神作用	自我潔淨、平靜感情、緩解壓力、緩解焦慮，嗜睡，精神疲憊，精神緊張，以及緩和壓力有關的疾病
皮膚作用	幫助收縮毛孔，並調節皮脂分泌 油性皮膚、粉刺、痤瘡
禁忌事項	腎臟病及泌尿系統疾病、懷孕、授乳及3歲前幼童不可內服使用

杜松純露的特色

　　杜松（刺柏群落）是植物，所有的部位，如漿果、樹皮、樹枝、樹葉都有獨特的效果，可以用於藥用和化妝品及飲品，傳統調酒首推添加杜松（琴酒的原料）。杜松含有大量的糖、蠟、樹脂、有機酸（蘋果酸、抗壞血酸、乙酸）和約 2% 的精油。杜松純露所含精油成分結構接近杜松精油，效果與杜松精油齊名——尤其是其利尿作用。

　　有水腫、橘皮煩惱、終日疲憊的人，1 天可以在 1.5 公升的水中加入 15ml 杜松純露，持續飲用 3 週，能促使身體機能活性化，加速排出多餘的水分及其中代謝廢物，消除疲憊感、幫助消化與與排泄，還能控制食慾。經過杜松純露淨化後的身體，體型線條會緊實、晦暗肌膚變的有光采、髮色有光澤，是從體內淨化，但內外同時收穫效果的淨化排毒法。

6. 真正薰衣草純露

學名	*Lavandula augustifolia ; L. officinalis ;*
植物科屬	唇形科
酸鹼值	5.6～4.6

口感	微酸帶甜
主要功能	鎮靜、鎮痛、抗痙攣、降血壓、淨化、殺蟲、抗過敏、抗病毒、解熱、消炎
疾病芳療護理	感冒、頭痛、口臭、胃酸過多、關節炎、肌肉痛、預防掉髮、中暑
心理精神作用	平衡中樞神經系統、沮喪、驚慌、精神官能症。抗憂鬱、舒眠、鎮靜憤怒、恢復平穩、緩和神精質、降低攻擊慾、放鬆、恢復疲勞、減輕心理壓力、調整時差
皮膚作用	適用任何膚質／平衡皮脂分泌、濕疹、癬症、護髮劑、刮鬍水、晒後護理、清潔傷口、尿布疹、保濕、補水、熱疹、皮膚發疹、發癢、蚊叮蟲咬

薰衣草純露的特色

薰衣草的拉丁文 Lavandula 就是洗的意思，長久以來被譽為是身心靈的最佳「洗劑」，純露更加有純潔與潔淨的意思。薰衣草純露溫和、平衡，適合作為一般性的收斂水、保濕、冷卻燒傷皮膚，各類型皮膚皆可使用。噴幾滴在枕頭上可以幫助睡眠安穩及深沉。搭飛機時當作臉部噴霧可抵抗過度乾燥的空氣所造成的傷害，並減少時差帶來的不適感。

薰衣草純露中富含芳樟醇物質 38.4%，這是它具有強力有效的鎮靜、抗痙攣、止痛、消炎、殺蟲與抗病毒的原因。薰衣草純露有著和精油相似的成分結構，在藥學誌上記載有抗痘、消炎、抗念珠菌、抗出血、抗寄生蟲、防腐、預防瘢痕、濕疹、纖維腫瘤、白帶、乾癬、眼睛疲勞、肌膚再生、鎮靜等藥理作用（Price, 2004）。薰衣草純露和羅馬洋甘菊純露一樣，對減輕異位性皮膚炎的搔癢有效（水嶋，2001）。

羅馬洋甘菊純露與薰衣草純露很適合作為護理新生兒及幼兒的清潔、護膚之用；加入洗澡水、噴在小屁屁上、嬰兒床的床具上，可以安撫寶寶焦慮的情緒，且不會造成過敏。

穩定性良好，通常能保存兩年以上；不過不同緯度萃取的純露有不同的酸鹼值，保存期也不同。

7. 茶樹純露

學名	*Melaleuca alternifolia*
植物科屬	桃金孃科
酸鹼值	3.9～4.1
口感	略帶刺激的藥水味
主要功能	防腐、防黴、抗菌、消炎、淨化、抗菌、殺菌、抗病毒、抗真菌、清除靜脈瘀血、刺激甲狀腺、刺激神經
疾病芳療護理	感染性疾病、傳染病、牙齦炎、牙周病、頭痛、喉嚨痛、念珠菌感染、寵物清潔、蚊蟲叮咬、毒藤刺傷、宿醉、胃痛、口臭
心理精神作用	無法控制的情感、情緒動搖不定、賦予能量
皮膚作用	消炎、抗菌、再生、疔瘡、水疱、帶狀疱疹、切傷、擦傷、灰指甲、止癢、鵝口瘡

茶樹純露的特色

　　茶樹是原生於澳大利亞海岸濕地，樹高可達 7 公尺，生命力極為強悍的植物，砍斷其樹幹兩年後會生長回原有的高度；一般都是截其樹枝使用，可以很快再度採收。

　　澳大利亞原住民將茶樹葉浸泡在熱水中，作為治療感冒、咽喉痛、頭痛之用。1927 年左右歐洲人引進此方法，茶樹葉的抗菌功效受到注目，之後才導入茶樹精油。純露和精油都以強效的殺菌力而聞名，自 1993 年 *British Medical Journal* 報導茶樹具有強力的殺菌、抗菌作用後，被全世界實際臨床使用，皆公認其對感染症的有效性（Raman *et al.*, 1995；Carson *et al.*, 2006）。其中的松油烯成分純露含有量高達 70%，即使單獨使用，純露也有足以和精油匹敵的抗菌活性（Carson *et al.*, 2006; Hammer *et al.*, 2003, Olive *et al.*, 2003）。

　　茶樹純露一如其樹，擁有強大的活力；當你需要快速補充能量時，建議

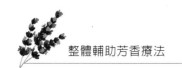

取代咖啡飲用。除了提神、淨化之外，它還含有 40 ～ 50% 的抗氧化成分。

茶樹純露穩定性高，可保存 14 ～ 16 個月以上。

8. 歐薄荷純露

學名	*Mentha piperita*
植物科屬	唇形科
酸鹼值	6.1～6.3
口感	清涼、甘甜、微苦、微辣
主要功能	強化淋巴、強化靜脈、促進消化、抗驚厥、鎮痛、抗病毒、更年期症狀緩解、祛痰、膽汁分泌、抑制血小板聚集、抗菌、促進代謝、止癢、消炎
疾病芳療護理	鼻炎、噁心、消化不良、浮腫、改善頭痛、胃痛、舒緩疼痛（痛風、風濕痛、急性腹痛、脹氣、心絞痛、肌肉痛）、降低胃酸逆流、消除外陰部不適感、口乾舌燥、便秘
心理精神作用	緩和失望和憤怒、緩解焦躁不安的情緒和情感、思維混亂、賦予動力；舒緩緊張情緒、提神醒腦
皮膚作用	消炎、止癢、收斂、清潔、細胞再生、美白、緊實 油性皮膚、痤瘡、晒傷、濕疹、蚊蟲咬傷
注意事項	3歲以下幼童禁止內服

薄荷純露的特色

薄荷純露有著新鮮的薄荷味，是十分清爽、芳香和急遽冷卻效果的純露，適合於飲食、皮膚護理或頭髮護理。

薄荷純露能促進細胞再生、柔軟肌膚、平衡油脂分泌、清潔皮膚、保濕、收斂毛孔、抗菌消毒、防止感染，給予皮膚氧氣、促進面皰和小傷口迅速癒合、防止疤痕。

噴灑在房間裡作為一種天然的空氣清新劑，噴在頭髮上，使頭髮光滑柔

軟，防止紫外線的傷害，沾黏煙塵等汙染物。

和茶樹精油一樣，早上提神醒腦的咖啡可用薄荷純露取代。薄荷純露開封後不易保存，清涼甘甜的味道會被逐漸加強的苦味取代，內服使用應於開封後 3 個月內喝完。

在中醫《本草綱目拾遺》中記載薄荷純露具有清涼解熱的功效；書中載有：「本露具有純馥的薄荷香氣，辛辣而清涼。味辛能散寒，性涼能清，疏逆和中，宣滯解鬱、消散風熱、清利頭目，令人口氣香潔。適用於感冒發熱、頭痛咳嗽、咽紅腫痛、食滯氣脹、口瘡牙痛等。」

9. 天竺葵純露

學名	*Pelargonium graveolens, P. Roseum*
植物科屬	牻牛兒苗科／天竺葵屬
酸鹼值	4.9～5.2
口感	花香中有草香，後調似玫瑰
主要功能	殺菌、收斂、止血、細胞再生、平衡內分泌、解熱、降血壓、鎮痛、助消化
疾病芳療護理	更年期熱潮紅、經前症候群、中暑、高血壓
心理精神作用	內分泌失調引起之情緒起伏不定、鎮定安撫神經
皮膚作用	消炎、軟化、保濕、收斂、清涼、清潔、止癢、傷口癒合、硬繭、粗糙皮膚、晒傷、紅疹、昆蟲咬傷、微血管破裂、酒糟鼻、傷口清潔、濕疹、凍傷、帶狀疱疹

天竺葵純露的特性

天竺葵自古以來就被視爲是具有卓越治療力的植物，會在夏秋之間開粉紅小花，其香氣來自葉子的香茅醇，是香水中不可缺少的重要香味之一。

在藥草醫學中，天竺葵被用於治療創傷、腫瘍、骨折；也用於保持皮膚平衡皮脂分泌、賀爾蒙異常造成的過敏性濕疹。

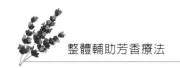

　　占天竺葵純露所含精油比例 37% 的香茅醇，具有鎮靜、抗痙攣、消炎、抗菌、安撫神經等效果（Aoshima, Hamamoto, 1999）。以藥劑及電流促使誘發痙攣的老鼠，以內服方式（80% 濃度）可以抑制 90% 以上的神經活動（de Sousa *et al.*, 2006）。天竺葵的香氣有極高清新醒腦的效果（Takeuchi *et al.*, 1991）。香茅醇不論是按摩、吸入或是內服使用都有降血壓作用（川端等，1999）。此外，香茅醇還有抗菌、殺蟲、除草等效果。

　　其他的精油成分可平衡女性賀爾蒙、促進副腎皮質功能（Price, 2004）。

　　而其香氣及所具有的特性，作為化妝水使用受歡迎的程度是僅次於玫瑰純露，可以平衡皮脂腺的分泌，冷卻發熱紅腫等皮膚問題；適合油性或乾性皮膚作為調理之用。由於它的止血作用，也非常適合當刮鬍水。

　　天竺葵純露的穩定性屬於中等。

10. 玫瑰純露

學名	*Rosa damascena*
植物科屬	薔薇科
酸鹼值	4.1～4.4
口感	清甜又濃郁
主要功能	調整經期、利心臟、促進血液循環、減輕心臟充血、強化血管、清血、利肝、解毒、補身、舒肝理氣、調和脾胃、催情、壯陽、調經、促進膽汁流動、解肝毒、散熱、收斂
疾病芳療護理	脾胃不調、胸脇脹痛、精神抑鬱、性情急躁、腹部脹痛、腸鳴便溏、月經不調、乳房脹痛等；鎮定經前緊張症狀、痛經、經血量過多、月經不順、助孕、更年期障礙、子宮虛冷、性冷感；產後護理之沖洗劑或淨身劑
心理精神作用	提振精神、幫助女性在人、事、物上提升自信心；協助情緒平穩、緩和神經緊張與心理壓力

皮膚作用	消炎、保濕、嫩白、抗老化／適合老化、乾燥肌膚、皺紋肌膚、敏感肌膚、恢復肌膚彈性／具修補細胞、微血管和皮脂膜，增加肌膚細胞活力，可調節修復皮膚病、傷口、酒糟鼻，以及痤瘡、暗瘡、粉刺、面皰護理之用
注意事項	懷孕期不可內服使用

玫瑰純露的特色

玫瑰在治療特質上可謂是賀爾蒙與自律神經平衡劑，同時促進體內平衡、調整經期，對女性身心靈都極有幫助。玫瑰純露是最佳保養品的成分，可應用於增加水分、肌膚黯沉、收斂毛細孔、修復微血管。

純露中的主要精油成分苯乙醇高達 75%，具有鎮靜、消除不安感、驅蟲、抗菌等作用（井上，2004）。

中醫的玫瑰花露在《全國中藥成藥處方集》中論及其功用，謂其悅脾進食、活血化瘀。並描述說：「玫瑰花芳香甘美；令人神爽。此露味酸、能斂肝氣。香氣悅脾，解鬱止痛，開胃進食，調和脾胃。適用於脾胃不調、胸脇脹痛、精神抑鬱、性情急躁、腹部脹痛、腸鳴便溏、月經不調、乳房脹痛等」。

玫瑰純露十分穩定，開封後可保存兩年至兩年半。它宜人的香氣很適合加入飲料、甜點或料理中使用。

11. 樟腦迷迭香純露

學名	*Rosmarinus officinalis*
植物科屬	唇形科
酸鹼值	4.6～4.7
口感	柔和的花香
主要功能	促進代謝、滋補、祛痰、促進消化、排毒、升高血壓、殺蟲、健胃
疾病芳療護理	消化不良、清肝解毒、低血壓、促進膽汁分泌

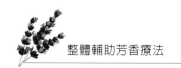

心理精神作用	提高集中度、提供了靈活的思維方式、減輕批判的態度、欲往積極的方向發展、增加對人的信任度
皮膚作用	消炎、收斂、清潔、再生 痤瘡、舒緩頭皮屑、抑制脫髮、生髮、皮膚粗糙、緊實肌膚
注意事項	避免大量內服使用；高血壓患者、懷孕前期孕婦忌用

樟腦迷迭香純露的特色

迷迭香是大量生長於海邊的植物，其學名 Rosmarinus 的拉丁文原意是「海中之露」。

樟腦迷迭香含有非常強的抗氧化成分，使其具有較長的保存期，約可保存 18 ～ 20 個月。純露中的精油成分與精油相比大異其趣，例如：單萜酮（Ketone monomer）在精油中有 30% 左右的含量，但純露中僅有不足 1% 左右；而馬鞭草烯酮在精油中僅有高於 1% 的含量，而純露卻有 25% 的含量。這使得迷迭香純露對於支氣管炎與鼻竇炎有著非常顯著的效果。

傳統藥草醫學認為迷迭香可以刺激中樞神經、活化循環系統，對頭皮有著極佳的促進血含氧量、集中注意力與記憶力的效果。用於頭皮護理，可抑制頭皮屑生成，卻有促進毛髮生成的效果。

中醫認為迷迭香性溫味辛，具有芳香健脾、鎮靜安寧等功效，常用於治療頭痛、神經衰弱等疾病。

12. 菩提花純露

學名	*Tilea europaea*
植物科屬	錦葵科（Malvaceae）
酸鹼值	4.30～4.6
口感	清新舒爽，帶有新鮮啤酒的香氣
主要功能	鎮靜、安撫、抗壓、抗感染

疾病芳療護理	頭痛、偏頭痛、中暑、發燒感冒、鼻塞、喉嚨發炎、咳嗽
心理精神作用	抗焦慮、神經衰弱、安眠（入睡時腦部活動頻繁）
皮膚作用	鎮靜、止癢、抗敏、再生、平衡、舒緩 乾性濕疹、濕疹、浮腫黯沉、小細紋、乾性肌膚、敏感肌膚、牛皮癬

菩提花純露的特質

菩提花的樹在北美洲被稱為椴木（basswood），高達 40 到 100 英尺。因與各種純露混合使用都有極佳的協同作用，可以提高效果，所以被譽為是「純露之母」。菩提花純露充滿著大量的藥用物質，如維生素 B、E 和 C 的治療作用，常備用於治療燒傷、擦傷和瘀傷。

對於皮膚有極好的再生和平衡作用，產生皮脂保護層，滋潤並固定皮膚中的的水分，使皮膚柔軟、膚色均勻。

對於入睡困難與用腦過度的失眠，可在睡前噴腳底心、額頭濕敷一塊化妝棉可助安眠。也可用於幼兒與寵物的焦慮不安及頭痛、偏頭痛。

臨床上已用於治療神經心悸和高血壓，但缺乏足夠的證據。

菩提花純露開封後保存不易，很快地新鮮啤酒香會變微酸臭味，但加入其他的純露卻能提高整體的香氣與口感，一般保存期為 12 ～ 14 個月。

基底油

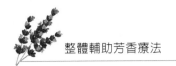

28 種常見基底油

1.　杏桃仁油（Apricot Kernel Oil）（p.240）

2.　摩洛哥堅果油（Argan Oil）（p.241）

3.　酪梨油（Avocado Oil）（p.242）

4.　黑醋栗子油（Black Currant Seed Oil）（p.244）

5.　琉璃苣油（Borage Oil）（p.245）

6.　金盞花浸泡油（Calendula Infused Oils）（p.246）

7.　蓖麻油（Castor Oil）（p.248）

8.　月見草油（Evening Primrose Oil）（p.249）

9.　椰子油（Fractionated Coconut Oil）（p.251）

10.　葡萄籽油（Grapeseed Oil）（p.252）

11.　黃豆油（Soybean Oil）（p.253）

12.　榛果油（Hazelnut Oil）（p.254）

13.　沙棘油（Seabuckthorm Seed Oil）（p.256）

14.　亞麻籽油（linseed Oil）（p.257）

15.　荷荷芭油（Jojoba Oil）（p.258）

16.　夏威夷核果油（Kukui Nut Oil）（p.260）

17.　甜杏仁油（Sweet Almond Oil）（p.261）

18.　芝麻油（Sesame Oil）（p.262）

19.　橄欖油（Olive Oil）（p.264）

20.　西番蓮花油（Passion Flower Oil）（p.265）

21.　桃仁油（Peach Kernel Oil）（p.267）

22.　玫瑰籽油（Rosehip Seed Oil）（p.268）

23.　紅花油、紅花籽油（Safflower Oil）（p.269）

24.　葵花油（Sunflower Oil）（p.271）

25.　聖約翰草（St. John's Wort）浸泡油／金絲桃油（p.272）

26.　小麥胚芽油（Wheatgerm Oil）（p.273）

基底油

　　基底油，英文爲 base oil 或稱 carry oil（攜帶油，意爲攜帶精油成分進入體內）、foundation oil，譯爲基底油、基礎油，在芳香療法中扮演如同中藥處方中「佐藥」的角色，與精油的成分充分融合，發揮更高的偕同作用。

　　100% 的純精油，濃度比原生植物濃度高 70 ～ 100 倍，過高的濃度直接接觸皮膚，容易造成刺激與敏感，所以使用精油直接接觸皮膚或黏膜組織時，都需要加入適當的緩衝劑，例如：油脂與酒精。

1. 基底油的功能

⑴ 稀釋精油。

⑵ 按摩時減輕精油對皮膚的摩擦刺激，增加延展性，有利按摩順暢進行。

⑶ 補給肌膚油脂、軟化肌膚、潤滑保護皮膚。

⑷ 充分攜帶精油成分，並抑制精油揮發速度，使精油成分能充分滲透至皮下，運送有效成分至體內，產生機轉作用。對全身器官組織，如：肌肉、筋膜、神經、內分泌等予以溫和刺激作用，提高血液、淋巴循環，促使身體進行排毒作用。

⑸ 植物油所含天然維生素可補給、滋養肌膚。

⑹ 在肌膚表層形成疏水性油脂膜，阻止有害物質進入；預防水分自角質層揮發，產生保水作用。

⑺ 基底油的皮下滲透作用，提高精油的經皮吸收率。

2. 基底油的特質

　　基底油一般都選用油質穩定、分子小，以利皮膚的吸收與滲透，且含有豐富的維生素及礦物質的植物油，可提供皮膚更好的滋潤與養分，幫助皮膚

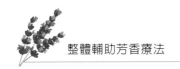

　　進行修護。

　　基底油必須冷壓萃取，以免熱度破壞成分結構，品質不穩定。芳香療法所使用的優良基底油和有機精油一樣，必須合乎有機農法、產地土壤與氣候、水質、綠肥、休耕輪作、防禦天敵、萃取流程品管等等條件來決定品質等級。天然不等同於有機，購買時應注意是否為天然有機 100%、冷壓法萃取。天然有機認證的植物油一般會展示有農藥殘留度、各種安全試驗報告、非基因改造、非食品照射等證明。

　　冷壓法是高成本、低收穫量的萃取法，堅果、種籽等原料在水平壓榨機下，以旋轉方式擠出油脂。旋轉過程的摩擦會產生溫度，約在 45℃ 至 65℃，這個程度不會損傷維生素和必須脂肪酸的成分，再進行過濾，就是成品。

　　在大規模生產中所使用的方法是「熱壓」，使用高達 200℃ 的摩擦熱，以增加油的收穫率，但是重要的維生素和必需脂肪酸在高溫都會被破壞，並且容易氧化、油質不穩定。

　　基底油多數萃取自植物的果實、種籽；某些基底油是由葉子、根部浸泡（infussion）於黃豆油、花生油、向日葵油或杏仁油中而得，又有些是採用植物種子以冷壓萃取法（cold pressed）提煉而得，有高含量的礦物質、維生素、高價蛋白質，微量的卵磷脂、類黃酮、植物固醇、精油，都能供給皮膚生理所需營養及藥草的療癒效果。也有萃取自果肉的椰子油，以及液狀蠟的荷荷芭油。

　　基底油與其他的植物油一樣，容易氧化，所以購買時也要注意有效期限，並置於冷暗處保存，開封後要盡快用完，以免氧化，造成皮膚及身體的負擔。一般基底油開封後的儲藏期很短；最多可收藏大約 9 個月左右。荷荷芭油和小麥胚芽油具有抗氧化的作用，用來混合其他基底油可延長儲藏期。

　　市售調和好的按摩油，開封後每次使用完都應以酒精棉擦拭瓶蓋及滴露中蓋，以免油脂殘留，造成氧化，影響內容物品質。

3. 未精製油（Unrefined oils）

　　第一道萃取的植物油是未經精製過程的油脂，稱為初榨油（virgin

oil）。初榨油是以機器榨取的生油，這意味著該油是通過施加壓力和不發熱的機器機械性萃取，屬於冷壓萃取法；再經過過濾器將雜質濾出，不會破壞順式脂肪酸，保留了油脂本身大部分的香氣、色澤及營養成分，具有各種植物本身的治療效果。

其製作過程是：

(1) 選擇健康、有發芽能力的種子或果實。

(2) 洗淨：以清水洗去農藥、泥塵、碎石、穢物。

(3) 粉碎、壓榨：以機器將其壓成糊狀。

(4) 遠心分離：使用遠心分離機將水與油分離。

(5) 以濾過器過濾雜質；或者不過濾，只待其自動沉澱。

缺點是：

(1) 由於未精煉，因此可能含有刺激皮膚的天然成分。

(2) 比精製油容易氧化。

(3) 氣味可能較重，與精油混合時應注意混合後對香味的影響。

(4) 透明無色者居多，但有色澤者應注意勿沾染衣物，以免留下油漬味及顏色。

4. 精製油（Refined oil）

以機械法、化學法、物理化學法去除初榨油中的雜質、臭味，使分子更細緻所得的油脂。即加入不同溶劑或活性炭、過濾等方法萃取出雜質、臭味；精製油的優點是無色、無臭，不會影響精油本身氣味分子，且油質細緻，更易為皮膚吸收；因為較不易氧化，可加長保存期。缺點是植物本身所含營養大量流失，且殘留的溶劑可能有礙健康。

5. 分餾椰子油（Fractionated coconut oil）

未精製椰子油（crude coconut oil）不適合食用，因為含有 5 ～ 10% 游離脂肪酸及多量的甲基酮，椰子油雖然穩定不易氧化；但約有 60% 中短鏈脂肪

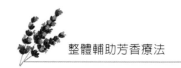

酸，容易受到水解影響，再經由微生物產生腐敗生成甲基酮。甲基酮有麻醉和刺激作用，可能引起中樞神經系統的抑制和麻醉；或引起胃腸道反應，如噁心、嘔吐、食欲不振、腹瀉，以及呼吸道刺激症狀。分餾過的椰子油是把長鏈的三酸甘油脂移除，只剩下飽和脂肪酸，因此更耐熱，保存期限近乎無限制。

上述的油脂只可使用於皮膚，不可食用；食用仍以冷壓萃取天然有機的植物種子及果實所得者為優。

6. 基底油是化妝品油？食用油？

添加在化妝品裡的油脂，因為考慮其長久保存及製造過程的溫度問題，通常是選擇精緻的優良油脂，有著不易氧化、無色無臭、易於與其他成分融合等優點。

食用油是指純化後供烹飪用的動物或植物油脂，於室溫中呈液態或固態。常見的食用油多數為植物油，通常用油料作物的種子經壓榨或萃取獲得。

衛福部針對食用油脂的重金屬（銅、汞、砷、鉛）及芥酸、黃麴毒素之最大容許量等有所規範。食用油可使用「壓榨法」和「浸出法」等方法來製作。

壓榨法：是靠物理壓力將油脂直接從原料中分離出來，過程不涉及任何化學
　　　　添加劑。

浸出法：採用溶劑油（六號輕汽油）將油脂原料經過充分浸泡後進行高溫提
　　　　取，再經過大致可分為脫膠、脫酸、脫色、脫臘、脫臭等「六脫工
　　　　序」，其中以脫酸、脫色及脫臭為主要的重點製程。

芳香療法的按摩及油療法，因是藉助植物油的潤滑度在皮膚上執行，以及作為口腔淨化所用，所以安全性及植物本身的療效為首要考量。因此，作為基底油及油療法的植物油，需要低溫壓榨、具有植物原有的營養，無化學溶劑、農藥殘留及容易吸收滲透、具有良好延展性等特質的油脂。若採用一般食用油用於按摩，使用前可先做貼附實驗，取化妝棉沾上植物油，貼在手肘近關節處的皮膚上，15 分鐘內若無過敏反應即可使用；但也有 24 小時之內才發作的案例。萬一過敏時，立即使用薰衣草或羅馬洋甘菊純露濕敷。

通常可作爲芳療基底油使用的植物油，其分析表上應具有以下內容：

⑴ 合乎 International Nomenclature of Cosmetic Ingredients（INCI）規定之名稱，INCI 是化妝品成分國際命名法，爲一系統名稱，規範化妝品裡所含的蠟、油、顏料、化學成分，其他成分的一般英文名稱及拉丁文學名名稱，以及其他單詞。

⑵ 商品單位量（lot）；例如：250ml。

⑶ 原料生產地。

⑷ 製造及分析日。

⑸ 品質保存期限。

⑹ 物理參數（parameter）；例如：官能試驗、酸價、過氧化物價、比重、屈折率、紫外線吸光率等等。

⑺ 成分的測定值與基本值；例如：棕櫚酸、硬脂酸、油酸等等。

⑻ 分析者的單位及負責人名稱。

人體內的脂肪功能

脂肪在人體擔任潤滑油的角色，促使淋巴流動、將營養送至身體的每個細小的角落，同時移除老謝廢物。脂肪以膽固醇型態，合成膽汁、性賀爾蒙、副腎皮質賀爾蒙，更重要的是成爲細胞膜的結構成分。人體約有 100～140g 的膽固醇由肝臟製造；其中的 40g 儲存在腦神經系統，10g 儲存在血液中，5g 存在於肝臟中，另外在腎、脾、皮膚中含量也高。

當膽固醇不足時，會導致營養不良、脂蛋白不足、免疫失調、情緒憂鬱、大腦運作失常等現象。

血液中的脂蛋白有兩種：一種稱爲低密度脂蛋白（Low Density Lipoprotein, LDL），如果過多，容易發生血管栓塞，因此又稱爲「壞膽固醇」，通常動物食品的脂肪較多，較容易引起體內膽固醇含量的增加。另外一種稱爲高密度脂蛋白（High Density Lipoprotein, HDL），是用於將全身的膽固醇運回肝臟代謝，又稱爲「好的膽固醇」。

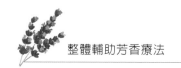

　　所有的食用油都由三種脂肪酸所構成，即單元不飽和脂肪酸、多元不飽和脂肪酸和飽和脂肪酸。脂肪酸和膽固醇有密切的關係，飽和脂肪酸含量高會使總膽固醇量升高，而不飽和脂肪酸含量高卻會使總膽固醇量下降。攝取富含 omega-3 的多元不飽和脂肪酸，可以增加我們體內的 HDL、降低不好的 LDL。

油療法

　　利用植物油本身的成分，進行按摩以外的治療，皆屬於油療法。目前常見的油療法方式有：油漱法及直接口服。

1. 油漱法（Oil pulling）

　　以植物油漱口起於印度阿育吠陀醫學（Ayurvedic medicine），又稱為油拔法，在印度已實行了好幾個世紀。油拔法即是利用油把口腔中的細菌、毒素「拉」出來，臨床上有美白牙齒、減少口腔中的細菌、降低發炎機會，還能改善將近 30 種系統性疾病，小至口臭，大至糖尿病、背痛等慢性病。

　　油拔法於 1992 年引進美國後，被致力研究天然營養的布魯斯・菲佛（Bruce Fife）醫師列為一種自然的排毒療法，他的研究顯示，油漱能透過舌下血管將血液中的毒素吸取出來，口腔會自油中吸收脂肪酸，以活化唾液中的特殊解毒酵素，並調節身體的能量。

　　若舌苔厚膩者，可先將舌頭上多餘的舌苔除掉，通常使用小匙子或專門的刮舌器，輕柔地反覆從後齶開始刮舌苔，直刮至舌尖為止；執行油漱法一段時間後，早上刷牙時會發現舌苔明顯減少。

　　油漱清潔口腔的第二步是含油漱口，將 5ml 的冷壓植物油含在口中，例如：椰子油、橄欖油或芝麻油，油漱過程不要打開嘴巴，含油漱口大約 5 ～ 10 分鐘。油漱的過程中必須不斷地攪動油，但不要將頭抬起仰漱；讓油在牙縫、牙齦、舌頭、上顎之間流動。漱口的植物油不能過多，因為在漱口過程中唾液會大量分泌，油液會不斷增多，漱後的油要吐在捲成甜桶杯狀的衛生

紙或廚房紙巾上，不可吐在洗臉盆中，以免堵塞下水道；然後用一杯溫水漱口，清除口腔中的餘油。

植物油可以溶化黏膜中的細菌毒素，增強整個酵素系統的活力，改善消化力和增強味覺，是預防或減輕牙齦發炎、牙齦出血、牙周病和其他慢性病的良方。因此特別適用於吸菸者、嗜酒者、慢性疾病者的輔助療法。

在治療牙齦炎時也可用植物油，加入沒藥、薰衣草、羅馬洋甘菊、檸檬精油等以加強作用。若在睡前油漱，可採用薰衣草、橙花、香蜂草等有助放鬆、鎮定的精油，漱完後用熱毛巾輕捂著臉頰，讓熱氣緩緩打開微血管，使精油分子進入大腦，幫助寧靜入眠。

2. 口服植物油

口服植物油，除了要注意油脂提供的熱量，還要注意這種油脂脂肪酸的鏈長和飽和度。短鏈和中鏈的脂肪酸能溶於水中，透過淋巴進入血液和肝臟中，當成能量消耗掉，而不會堆積起來讓人變胖。當然，如果喝油過量，導致攝入的熱量太高，一樣也會讓人發胖。推薦一天口服 5 ～ 10ml 的植物油是完全不用擔心肥胖問題的。

剛開始口服植物油的人，往往會出現滑腸的現象，可能在 1 天中排便 3 次以上，但和腹瀉的感覺是不一樣的，並沒有疼痛感，更不會引起虛脫。對於有便秘的人來說，簡直是種溫和無副作用的瀉藥。

口服時間最好選在早上空腹的時候進行，成人每天 10ml，兒童 5ml。口服植物油後再喝 250 ～ 500ml 的溫水。很多人不習慣喝油，也可以選擇塗抹在麵包片上吃，比如用椰子油塗抹麵包片，比黃油美味多了。也可加到涼拌菜、拌麵等食物裡，還可以選擇植物油膠囊直接吞服。

經前症侯群可在月經前 8 天，每天口服 10ml 月見草油；緩解腹痛、腹脹、腰痛等，調節經期不穩定的現象。大麻籽油、亞麻仁油同樣是富含 r- 次亞麻油酸成分，是腦部重要的養分來源，有利於大腦的健康發育。焦慮急躁的人同樣可以內服，對平穩情緒很有幫助。

對於有炎症濕疹的皮膚，內服月見草油、亞麻籽油或芝麻油，還能夠從

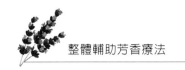
免疫系統上進行提升改善。口服調理，通常 3 個月為 1 個週期的治療期，和口漱油一樣，都是選擇天然冷壓有機的植物油。

　　口服複方植物油，是國外的芳療師和營養治療師所採用的治療方式，也有自然醫學的執業醫生，專以口服植物油為患者治療癌症、難治的慢性病。

3. 油脂的碘價

　　用碘來測試油脂飽和度，碘價則是測試後所得數值。這個方法可測得飽和脂肪酸、單元不飽和脂肪酸、多元不飽和脂肪酸的比例，碘價高低數字決定於油脂吸碘量的數值，範圍從 0 到 200；飽和脂肪酸含量多的油品，碘價數值較低。

常見的基底油

1. 杏桃仁油 （Apricot kernel oil）

學名	*Prunus armeniaca L.*
科屬	薔薇科
使用部位	核仁
萃取方法	低溫壓榨法
色澤	淡黃色
氣味	幾乎無氣味；有的稍有甜杏仁氣味
油質	較濃稠、具延展性
氧化度	慢
滲透力	慢、強
使用方法	單獨使用或混合使用皆宜 外用
適用膚質	所有膚質（對乾燥、敏感肌特佳）

使用部位	身體、臉部、手部、腿部
主要成分	維生素A、B_1、B_2、B_6、C，以及礦物質及GLA
注意事項	幾乎不會過敏

杏桃仁油的特色

原產於中國的內蒙古、吉林、遼寧、河北、山西、陝西；由羅馬人移種至南歐，後傳至中東地區。目前以商業用途爲主，大量栽種於法國及美國。

杏仁有甜苦之分，產於中國北方的是苦杏仁（杏桃仁）；產於中國南方的是甜杏仁（又名南杏仁），味道微甜、細膩，多爲食用。中國歷來食用杏桃仁（苦杏仁），並將杏桃仁磨成粉狀作爲藥用、藥膳用，主治功能有降氣止咳平喘，潤腸通便。

杏桃仁油比甜杏仁油來的油膩些，較適合臉部使用。杏桃仁油有優良的皮膚軟化作用、保濕作用、止癢作用、消炎作用；還能促進新陳代謝、形成皮脂膜，保護肌膚免於紫外線傷害，並使皮膚紋路細緻化。長久以來就是香皂的皂基、面霜、乳液中添加的護膚用油。

2. 摩洛哥堅果油（Argan oil）

學名	*Argania Spinosa*
科屬	山欖科
使用部位	核仁
萃取方法	低溫壓榨法
色澤	淡黃色
氣味	幾乎無氣味
油質	清爽、柔滑
氧化度	慢

滲透力	強
使用方法	單獨使用或混合使用皆宜 可內服
適用膚質	所有膚質（對乾燥、熟齡肌特佳）
使用部位	身體、臉部、手部、腿部、頭髮
主要成分	肉豆蔻酸3%、亞麻油酸5%、次亞麻油酸 (Stearidonic acid)6%、棕櫚酸12%、α-亞麻酸30%、油酸44%
注意事項	無

摩洛哥堅果油的特色

　　摩洛哥堅果油，亦有音譯為阿甘油；僅生長在摩洛哥嚴酷的地理環境區，土壤是碳酸鈣半沙漠山谷，氣溫接近攝氏50度，雨水稀少、根部必須向土壤深入30公尺才能吸取到水分。

　　果實含豐富的維生素和氨基酸、不飽和脂肪酸、抗老化和抗自由基等成分，摩洛哥自古以來就將阿甘油應用在皮膚上對抗傷口發炎，現代更廣泛應用於皮膚發炎、減少粉刺、保濕。阿甘油含有的維他命E，比橄欖油多4～10倍，有預防頭髮乾枯、脫髮，促進血液循環與傷口癒合、抗氧化等的作用。

　　阿甘油還含稀有的植物甾醇，植物甾醇能幫助軟化皮膚，刺激毛孔排毒，恢復天然脂質屏障。另一成分阿魏酸，具有果酸對皮膚的美白、消炎、消除細小皺紋、促進角質代謝等功能；以及植物性角烯鯊（亞蘭都因生長劑），可促進肌膚細胞再生，是預防老化、皺紋不可或缺的護膚成分。諸多的天然護膚成分，使阿甘油擁有「護膚聖油」之美譽。

3. 酪梨油（Avocado oil）

學名	*Persea gratissima Caertn., / P. americana Mill*
科屬	樟科
使用部位	核仁

萃取方法	低溫壓榨法
色澤	綠色
氣味	強烈的成熟果實香
油質	黏性強、觸感厚重、延展性佳
氧化度	慢
滲透力	強
使用方法	以5～20%濃度混合使用 可內服
適用膚質	所有膚質（對乾燥、熟齡肌特佳）
使用部位	身體、臉部、手部、腿部
主要成分	油酸69%、亞麻油酸10%，棕櫚油烯酸6%、飽和脂肪酸15%、微量維生素A、B、D、E、礦物質
注意事項	無

酪梨油的特色

酪梨木原產於美洲溫暖的地帶，15世紀時由西班牙人將酪梨木移種至歐洲。如今南美、西班牙、以色列、中東地區等各種地理環境均有栽培。南美的印第安人不僅食用酪梨果，還運用在化妝、頭皮、身體保養上。

酪梨油的製作，是削去皮與果核之間的肉，脫水、乾燥、研磨成粉再低溫壓榨而成。精緻的酪梨油呈淡黃液體、無香味大部分成為化妝品的原料；未精緻的呈綠色，且有濃厚的香味。有時亦有直接漂白呈現淡綠色的酪梨油；雖不常見，但選購時稍加留意為宜。

低溫狀態時，酪梨果油中的有效成分容易沉澱，成為濁狀物；這也是未精緻的證明，若有凝固現象，置於常溫即可復原。

酪梨油對於肌膚有軟化再生、高保濕、預防皺紋、消炎等效果。因為酪梨油滲透力強，可快速軟化角質、深入滲透；可按摩角質粗厚的手肘、膝部關節。香味強、油質飽和度高、濃香等特色，使酪梨油成為臉部護膚的理想

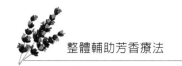

用油,可與其他油質清爽的混合使用。

4. 黑醋栗子油 (Black currant seed oil)

學名	*Ribes nigrum.*
科屬	虎耳草科(Saxifragaceae)或茶藨子科(Grossulariaceae)
使用部位	核仁
萃取方法	低溫壓榨法
色澤	淡黃色
氣味	幾乎無氣味;有的稍有甜杏仁氣味
油質	稍有黏性、具延展性
氧化度	慢(碘價95-103)
滲透力	慢、強
使用方法	單獨使用或混合使用皆宜 可內服
適用膚質	所有膚質(對乾燥、敏感肌特佳)
使用部位	身體、臉部、手部、腿部
主要成分	亞麻油酸44～48%、γ-次亞麻油酸11～18%、α-次亞麻油酸10～15%、油酸8～16%
注意事項	幾乎不會過敏。

黑醋栗子油的特色

從黑醋栗的種子可萃取出豐富的人體必需脂肪酸 γ-亞麻酸,是製造前列腺素的材料,除了有調整體質、降低血壓或壞膽固醇、降低血糖的效果外,還有維持皮膚功能的作用,是一種不可或缺的健康油脂。

黑醋栗子油含有的花青素有四種類型,具抗氧化、明目的效果;可改善末梢血管的血流量,有放鬆肌肉和眼匪肌的特殊作用。果實含有非常豐富的多種維生素:磷、鎂、鉀、鈣等活性礦物質、糖、有機酸和特殊芳香成分,

具有很高的營養價值和藥用價值。

綜合其健康效果有：

⑴預防生活習慣病。

⑵降低異位性皮膚炎發炎機率。

⑶減緩風濕性關節炎疼痛。

⑷減緩經前症候群不適。

5. 琉璃苣油（Borage oil）

學名	*Borago officinalis L.*
科屬	紫草科
使用部位	種籽
萃取方法	低溫壓榨法
色澤	無色
氣味	幾乎無氣味
油質	觸感平滑
氧化度	快
滲透力	普通
使用方法	多以5～20%混合其他油脂使用（常用：杏仁油、葡萄籽油、椰子油、澳洲堅果油） 可內服
適用膚質	乾燥肌、敏感肌、熟齡肌
使用部位	身體、臉部、手部、腿部
主要成分	亞麻油酸38%、γ-亞麻酸21%、油酸10～20%、棕櫚油酸9～13%、硬脂酸3～5%、二十碳烯酸2～6%、芥酸1～3.5%
注意事項	無

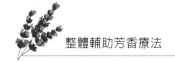

琉璃苣油的特色

　　原生於歐洲，有著紫色星形花瓣的小草；它的種子、花瓣、葉子都有藥效。

　　琉璃苣油罕見而昂貴，是包含在母乳中的人體必需脂肪酸之一，含有 20% 以上的 γ - 亞麻油酸（GLA），其 GLA 含量大約是月見草油的 3 倍，被認為是自然界植物中含量最高者。

　　但是 γ - 亞麻油酸是非常不穩定的油脂，購入後要先添加 10% 的維生素 E 油或小麥胚芽油作為保存劑，並放在玻璃遮光瓶中。

　　由於富含 γ - 亞麻油酸所以常用來改善女性荷爾蒙的問題；例如：減輕經期及更年期的不適、改善調節女性荷爾蒙週期。琉璃苣油也廣泛用於治療腸胃問題、氣喘、咳嗽、傷口的癒合上；它能擴張血管、促進血循環以提高皮膚彈性、恢復皮膚光澤。

　　γ - 亞麻油酸還具有降低總膽固醇的功能，同時有增加高密度脂蛋白、抑制細胞攝取和蓄積低密度脂蛋白、排除已蓄積在細胞內的膽固醇，在減少甘油三脂、膽固醇 β - 脂蛋白方面有顯著的效果。

　　對皮膚有保濕、促進細胞再生的作用；其製成的化妝品具有潤滑和滋養乾性與敏感性肌膚的功能，也可使白頭髮有光澤。常被用於抗老、除皺的產品中，改善肌膚失水、缺乏彈性的現象。還能淨化和平衡混合性肌膚的油脂，以及各種膚質。尤其針對脂漏性皮膚炎、濕疹及牛皮疹、乾燥皮膚，可重新恢復保濕度及平滑感。

6. 金盞花浸泡油（Calendula infused oils）

學名	*Calendula officinalis*
科屬	菊科
使用部位	花
萃取方法	浸出法
色澤	橘黃色

氣味	獨特而略強的菊花香
油質	稍厚重
氧化度	較快
滲透力	普通
使用方法	以5～20%的比例混合其他基底油使用 可內服
適用膚質	所有膚質（對乾燥、敏感肌、熟齡肌特佳）
使用部位	身體、臉部、手部、腿部
主要成分	β胡蘿蔔素、皂甙、黃酮苷、樹脂、維生素A
注意事項	無

金盞花浸泡油的特色

金盞花也稱為萬壽菊（marigold/ marybud），原產於亞洲西南部，以及西歐和地中海。俗名「萬壽菊」指的是聖母瑪利亞，marigold 是 mary 和 gold 的合體字。17 世紀被用來在天主教祭典中作為紀念聖母瑪利亞，或是在他們的寺院用鮮花來裝飾聖壇；萬壽菊也被認為是古埃及人有活力的特性。金盞花之名來自拉丁詞 calendae；日曆，因為金盞菊總在大多數月份的初一開花。

金盞花有著火熱的紅色和黃色的花瓣，其中充滿黃酮類化合物、β胡蘿蔔素；因此，金盞花油呈現橘黃色是其特徵之一，豐富的營養使其成為補虛類的藥草油。

傳統上用於腹部痙攣和便秘、消炎、抗菌。主要用於皮膚護理，有極強的消炎和傷口復原的作用，對痤瘡、潰瘍、褥瘡、靜脈曲張、皮疹、濕疹、瘀青還有頑固的傷口，如：摔傷、切傷、燒傷、晒傷等有療效；也可用於止痛、止癢的皮膚狀況。

用於美容保養，金盞花油有收斂、軟化、保濕、去角質、預防皺紋、緩和濕疹、消炎、修復靜脈曲張、治癒創傷等效果。其中的β胡蘿蔔素在體內轉化為維生素A，可提高抗氧化作用，也可用於預防皮膚、毛髮、指甲老化等。

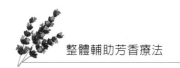

金盞花油常作為孕婦預防妊娠紋、剖腹產後恢復、產後諸多不適狀況用；因其類黃酮素成分可調整女性賀爾蒙，故也用於緩和更年期障礙、月經失調等女性生理問題上。

7. 蓖麻油（Castor oil）

學名	*Ricinus communis*
科屬	大戟科
使用部位	種籽
萃取方法	低溫壓榨法
色澤	淡黃色
氣味	獨特而強烈的氣味
油質	極黏稠，低溫時呈現半固體狀
氧化度	慢
滲透力	慢
使用方法	濕敷法或貼布法，不適合按摩用 可少量內服，一次以20ml為限
適用膚質	乾燥肌
使用部位	身體、臉部
主要成分	蓖麻油酸80～88%，油酸3～9%，亞麻油酸2～3.5%，硬脂酸0.5～3%，羥基硬脂酸06～2%
注意事項	孕婦禁止內服，恐有引產之虞；經期、腹部發炎皆禁止食用；過量有腹瀉、噁心、嘔吐等副作用

蓖麻油的特色

蓖麻油是各古老民族傳統醫學的藥用植物油。不僅是中醫、印度阿輸吠陀醫學的常見藥油，也被譽為「耶穌之手」，可見其神奇的治療效果。

蓖麻油最常作為通腸潤便之用，以及下腹痛、坐骨神經痛、風濕、淨腸

等疾病。中醫藥典《唐本草》云：「蓖麻油歸經於肺；大腸經」，故可引肺氣下行於大腸，治療腸內積滯、腹脹、便秘、疥癬瘡、燙傷，並謂其有滑腸、潤膚的功效。古代將蓖麻油煎蛋用來當引產餐，促使產婦產生宮縮、軟化產道，以利胎兒順利娩出；但也可能會引起強烈的副作用，使產婦生產時引起強烈的宮縮，而造成大出血等威脅生命的風險。

蓖麻油具有鎮痛作用、消炎作用、抗菌作用、抗病毒作用、輕瀉作用、抗氧化作用、排毒作用；因此作為外用藥濕敷或貼布使用，可治療瘡和膿腫、挫傷。

蓖麻油對皮膚有清潔、保濕功能，在護膚品中常與荷荷芭油混合作為卸妝油使用。蓖麻油還可用於毛燥、受損的頭髮，按摩頭皮有促進毛髮生長的效果。對於傷口的瘢痕有淡化黑色素之用，也有用於淡化黑斑。混和其他基底油，可作為護甲油使用。

對於消解便秘、皮膚排毒，芳香療法中是將溫油塗於下腹、蓋上紗布固定以促進腸胃蠕動；或是摻和其他基底油按摩腹部。此法也有助於排出毒素、提升內臟機能、加速新陳代謝與淋巴液流動，提高免疫力。

8. 月見草油（Evening primrose oil）

學名	*Oenothera biennis, / O. glazioviana, / O. lamarkiana, / O. riparia*
科屬	柳葉菜科
使用部位	種籽
萃取方法	低溫壓榨法
色澤	淡黃色
氣味	獨特而略強的香氣
油質	稍有黏性、按摩較需用力才能延展
氧化度	快
滲透力	普通

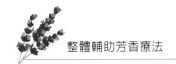

使用方法	以5～20%的比例混合其他基底油使用較適宜 可內服
適用膚質	乾燥肌、敏感肌、熟齡肌
使用部位	身體、臉部、手部、腿部
主要成分	亞麻油酸67%，γ-亞麻酸8～14%，棕櫚酸6.5%，硬脂酸1.3%
注意事項	癲癇症患者不可內服 內服可能導致之副作用：頭痛、噁心、輕瀉

月見草油的特色

　　原產於北美洲，17 世紀時移種至歐洲。現今多見於地中海沿岸與英國。月見草是生命力堅強的植物，可生長於河床、海邊、山地、沙漠等惡劣氣候區。

　　容易氧化是月見草的特徵，但若添加 10% 富含抗氧化物維生素 E 的小麥胚芽油，再放入深色玻璃瓶，則可延長保存期限。

　　含植物油少見的 γ-亞麻酸，是母乳中的必需脂肪酸成分，對於神經訊息傳導有正面效果，同時能調節體內賀爾蒙，特別是女性賀爾蒙失調諸症，如：經前症候群、經痛、更年期症候群。

　　γ-亞麻酸對異位性皮膚炎患者有舒緩作用；若是經口攝取，能降低血中膽固醇、降低血壓、抑制血栓、預防心臟病等作用。

　　γ-亞麻酸是腦部重要營養素之一，刺激大腦神經元訊息傳導作用與腦部發育之用。

　　月見草油具有優異的保濕效果，可用於滋潤肌膚、保存水分及營養物質儲留於皮膚中，適合作為美容用油。γ-亞麻酸也能修復皮膚組織，預防皮膚老化與皺紋產生。

　　適合與黏稠的月見草調和的基底油：甜杏仁油、杏桃仁油、葡萄籽油、椰子油、澳洲堅果油。

9. 椰子油（Coconut oil）

學名	*Cocos nucifera L*
科屬	椰科
使用部位	果肉
萃取方法	低溫壓榨法
色澤	無色
氣味	稍有椰子清淡甜香
油質	固態、結晶狀
氧化度	極佳
滲透力	強
使用方法	單獨使用或混合使用皆宜 可內服
適用膚質	所有膚質（對乾燥、敏感肌特佳）
使用部位	身體、臉部、手部、腿部、頭髮
主要成分	飽和脂肪酸91%、單一不飽和脂肪酸6%、多元不飽和脂肪酸3%；甘油酯：辛酸、癸酸、己酸、月桂酸
注意事項	可能導致過敏

椰子油特色

　　椰子樹是高度可達 25 公尺以上的樹種，依據種類差異，一棵樹 1 年可生長 10 ～ 20 顆椰子，是重要的經濟產物，主要生長於非洲與東南亞。

　　椰子油可用乾法與濕法取得。乾法是快速烘乾新鮮的椰肉，再用機械方式壓榨出椰子油；濕法是沒有經過果肉乾燥的過程，磨碎新鮮的椰肉取得椰奶，在椰奶中分離出油脂成分；未經精製、脫色、去味製程的稱為 unrefined coconut oil/virgin coconut oil（VCO）。

　　未精緻的椰子油的溶點是攝氏 25 度，接觸到皮膚就融化了。對皮膚有軟化、防晒、增加免疫力、抗自由基、預防毛髮乾燥與早白等作用。椰子油

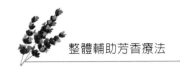

中的飽和脂肪酸含量高達 90%，食用可提升新陳代謝、免疫力、降低低密度膽固醇；其中鏈脂肪酸佔 60% 以上，是不會儲存於體內，作為熱量使用的脂肪酸型態，常成為減肥者的食用油。其中所含成分月桂酸也是母乳中的重要成分，可提高嬰兒免疫力。

而分餾椰子油是將椰子油油水分離，製程包含煮沸、發酵、冷凍與機械式離心等。分餾椰子油將長鏈的三酸甘油脂移除，也有較集中的癸酸和辛酸，因此大大提高其抗氧化力；且因幾乎只剩飽和脂肪酸，更耐熱且保存期限近乎無限制。

由皮膚生理學角度來看，分餾椰子油除了保持水分不蒸發以外，是沒有營養的油脂，用於芳療也僅是發揮稀釋的功用。

10. 葡萄籽油（Grapeseed oil）

學名	*Vitis vinifera*
科屬	葡萄科
使用部位	種籽
萃取方法	加溫萃取法
色澤	淡綠色、綠色
氣味	幾乎無氣味
油質	清爽不油膩
氧化度	中
滲透力	普通
使用方法	單獨使用或混合使用皆宜 可內服
適用膚質	所有膚質（對油性肌、敏感肌、混和肌特佳）
使用部位	身體、臉部、手部、腿部
主要成分	亞麻油酸70%、油酸15～20%、棕櫚酸5～11%、硬脂酸3～6%、維生素E，多酚類（花青素）

注意事項	無

葡萄籽油的特色

葡萄籽油是釀造葡萄的副產品，葡萄酒在蒸餾後所留下的葡萄籽，加以洗淨、乾燥、細碾後再壓榨；由於葡萄籽所含油脂僅有 13%，無法低溫壓榨必須加溫壓榨。若是食品標示低溫萃取，便是溶劑萃取、無色無味、僅有少量營養素的葡萄籽油；由於抗氧化最強的花青素已被破壞，使得葡萄籽油反而成為容易氧化的植物油。

加溫榨取的葡萄籽油也較容易氧化；開封後要盡速用完，或加入 10% 小麥胚芽油加長保存期。混合於荷荷芭油、甜杏仁油也能掩蓋它微澀的缺點，使其發揮清爽不油膩的觸感。

用於皮膚有保濕、柔潤、收斂的效果。

11. 黃豆油（Soybean oil）

學名	*Glycine max / Glycine soja / Glycine hispida*
科屬	豆科
使用部位	種籽
萃取方法	低溫壓榨法、溶劑萃取法
色澤	淡黃色
氣味	幾乎無氣味
油質	稍有黏性、具延展性
氧化度	低溫壓榨法快、溶劑萃取法慢
滲透力	強
使用方法	多為混合使用（1：1）以延長保存期 內服（低溫壓榨法不可加溫）
適用膚質	乾燥肌、敏感肌

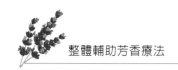
使用部位	身體、臉部、手部、腿部
主要成分	亞麻油酸50%、油酸25%、α-亞油酸酸6～9%、維生素A、B、D、E（低溫榨取法）
注意事項	可能導致過敏

黃豆油的特色

　　中國人從 5,000 年前就開始栽種黃豆，而後慢慢遍植亞洲；19 世紀後半歐洲已有多數地區栽種，黃豆油是全球最重要的食用油。

　　黃豆的種籽僅含有 17 ～ 20% 的油脂，多數是由溶劑法萃取，好處是可高溫食用；但所含營養價值較低。非基因改造的黃豆不含膽固醇，卵磷脂豐富，從該飽和脂肪酸含量低來看，具有降低膽固醇的特徵，可有效地預防動脈硬化。其他，可作為礦物補充劑、降血壓、不孕等各種目的使用。

　　黃豆油中含有大量的亞油酸，亞油酸是人體必需脂肪酸，具有重要的生理功能。幼兒缺乏亞油酸，皮膚會變得乾燥、鱗屑增厚，發育生長遲緩；老年人缺乏亞油酸，會引起白內障及心腦血管病變。

　　中醫認為黃豆油味甘辛、性熱、微毒；具有驅蟲、潤腸的作用；可治療腸道梗阻、大便秘結不通。塗抹使用，可解多種瘡、疥、毒、瘀症狀。

　　用於皮膚上，黃豆油有軟化作用、保濕作用與消炎作用等，可使乾燥皸裂的皮膚傷口癒合、再生，極適於乾燥、老化肌膚。

12. 榛果油（Hazelnut oil）

學名	*Corylus avellana*
科屬	樺木科
使用部位	果實
萃取方法	低溫壓榨法
色澤	淡黃色

氣味	愉悅的香氣
油質	稍有黏性、觸感厚重
氧化度	慢
滲透力	強
使用方法	常混合使用或單獨使用皆宜 可內服
適用膚質	適用於油性肌、敏感肌、混和肌
使用部位	身體、臉部、手部、腿部
主要成分	油酸78～90%、亞麻油酸9～19%、棕櫚油酸4%、維生素A、B
注意事項	可能引起蕁麻疹、過敏等現象；對核果油過敏者勿用

榛果油的特色

　　榛果也被稱為榛子，榛樹原產於北半球，有圓形的葉子、邊緣有鋸齒，在春天綻放小小的淡紅色或黃色的花朵。主要產區在土耳其、義大利、希臘、塞浦路斯、西班牙南部地區；土耳其是世界榛果的最大生產國，約占全球產量的 75%。榛果是脂質含量高的植物，冷壓法可達 40% 的萃取率，冷壓後靜置兩三天，待油的雜質沉澱，再經過濾即可上市。

　　榛果如其他堅果一般，含有健康的天然脂肪成分比例，是蛋白質、維生素 E、B 的良好來源，且單一不飽和脂肪酸的油酸含量高，一直被認為有助於降低膽固醇；還可提供育齡婦女所需的葉酸。

　　高維生素 E 的含量，可作為抗氧化保護劑。它含有天然植物類黃酮，在新英格蘭醫學雜誌的一項研究中，參與者每日吃超過一盎司的榛果、核桃和杏仁，減少 30% 心臟病發作和中風的風險。

　　榛果油具有和甜杏仁油類似的性質，所不同的是在皮膚的滲透力；杏仁油是慢慢滲，榛子油則迅速滲透。對皮膚有收斂作用、消炎作用，高含量的兒茶素與丹寧酸會抑制皮脂分泌，所以用於油性肌膚上，可明顯減少毛孔粗

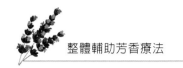
大、黑頭粉刺、粉刺及皮脂分泌過度的問題。

　　其他的皮膚作用：保濕、滋潤和調理肌膚、減少細紋和皺紋、防紫外線傷害、抗氧化。

13. 沙棘油（Seabuckthorm seed oil）

學名	*Prunus dulcis,/P. amygdalis var. dulcis,/P. dulcis var. dulcis,/ Amygdalis communis,/P. amygdalis var. Sativa*
科屬	薔薇科
使用部位	核仁
萃取方法	低溫壓榨法
色澤	淡黃色
氣味	幾乎無氣味；有的稍有甜杏仁氣味
油質	稍有黏性、具延展性
氧化度	慢（碘價95-103）
滲透力	慢、強
使用方法	單獨使用或混合使用皆宜 可內服
適用膚質	所有膚質（對乾燥、敏感肌特佳）
使用部位	身體、臉部、手部、腿部
主要成分	油酸（60～80%）、亞麻油酸（17～30%）、棕櫚酸（6～8%）、維生素A、維生素B、維生素E
注意事項	幾乎不會過敏

沙棘油

　　沙棘果是近年來受人矚目的健康食品；它的果實可食用，與種子都含有油脂可供榨取。紐西蘭的中部、北部有大量的野生種。沙棘果有 6 種品種及 12 種亞種。沙棘果生長於乾燥的沙地，西起英國、西歐、北歐、蒙古、西伯

利亞，南至巴基斯坦印度高山都有種植，中國大陸更將其作為沙漠綠化、果實食用的目的，大力推廣。

　　沙棘果富含維生素 C、維生素 A、維生素 E 及油脂。果肉及種子所含油脂會在擠出的果汁上形成一層乳狀或油狀的脂肪，這層油脂多數作為化妝品之用；由於飽含不飽和脂肪酸，抗氧化力高，用途廣泛。但沙棘果布滿刺棘，採收困難；所以自古以來都用搖晃樹枝使其掉落的方式採收；近年則用特製的器具或者擷取其樹枝，加以冷凍後取其果實的方法採收果實。

14. 亞麻籽油（Linseed oil）

學名	*Linum usitatissimum*
科屬	亞麻科
使用部位	種籽
萃取方法	低溫壓榨法
色澤	淡黃色
氣味	十分獨特的草體味
油質	易吸收、不油膩
氧化度	慢（碘價95-103）
滲透力	慢而強
使用方法	適用內服、外用
適用膚質	油性肌、敏感肌、乾性肌
使用部位	身體、臉部、手部、腿部
主要成分	油酸（17%）、次亞麻油酸（58%）、亞麻酸（15%）、飽和脂肪酸（10%）
注意事項	幾乎不會過敏

亞麻籽油的特色

　　又稱亞麻仁油，含不飽和脂肪酸總數，可高達 80%，性質溫和，幾乎不會導致過敏，所以孕婦、幼兒均可安心食用；也是最佳皮膚保養用油之一，

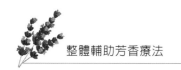

極適合乾燥肌膚，可保留水分在肌膚中；按摩時需與其他較清爽油脂調配混合，使用後肌膚會呈現柔和、滋潤的光澤。

亞麻籽油富含人體必需脂肪酸 omg-3，對血液循環有諸多益處，例如：淨化血液、促進血液循環順暢、消除便秘、美肌、改善過敏體質等。由於人腦 60% 是由脂肪組成，所以懷孕婦女多攝取 omg-3，有益胎兒腦部細胞成長。

相對於必需脂肪酸 omg-6，必需脂肪酸 omg-3 攝取較不容易，兩者必須均衡。魚類含必需脂肪酸 omg-3 較多，對素食者而言，以亞麻籽油為必需脂肪酸的來源是很重要的。

亞麻籽油中含有 α- 亞麻酸、木脂素，木脂素中的多酚，有類雌激素的效果，可作為賀爾蒙補充療法的元素。

亞麻籽油的缺點是容易氧化，加熱至 170 度時就會氧化變質，需保持在 100 度以下的低溫；涼拌、起鍋前淋在菜餚上、直接飲用皆可。每天攝取量 1～3 小茶匙，避免空腹食用，攝取過多會有軟便，輕瀉反應。

15. 荷荷芭油（Jojoba oil）

學名	*Simmomdsia sinensis,Buxus sinensis*
科屬	黃楊木科
使用部位	種籽
萃取方法	低溫壓榨法
色澤	金黃色
氣味	幾乎無氣味
油質	清爽的液態蠟
氧化度	非常慢
滲透力	強
使用方法	單獨使用或混合使用皆宜 不可內服
適用膚質	所有膚質

使用部位	身體、臉部、手部、腿部
主要成分	硬脂酸71%、花生酸14%、棕櫚酸11%、油酸6.7%、二十二烷醇、二十烷醇、二十四烷醇、蠟酯、類胡蘿蔔素、維生素A、D
注意事項	很少引起過敏和皮膚炎

荷荷芭油的特色

　　荷荷芭是在貧瘠的地區和半荒漠地區精心種植的植物；因為它有一層堅硬的外殼，所以可以生活在沙漠缺水的惡劣環境中；Jojoba 的原文有「神奇的灌木」之意。原生於墨西哥，目前全球都有栽種，但還是以美墨交界處的沙漠地形最適合它的生長，品質也最優良。

　　荷荷芭油脂萃取自荷荷芭豆，富含礦物質、維生素、蛋白質、膠原蛋白、植物臘等，自古就拿來作為各種保養與治療的用途。第一道冷壓榨取，保留荷荷芭最珍貴的成分，是由酯構成的脂肪酸和長鏈的長鏈脂肪醇，稱為蠟酯，其分子排列與人類的皮脂成分相似度高達 20 ～ 30%，易於滲透吸收，不像一般含甘油的保養品會在皮膚表層形成油膜。

　　荷荷芭油是液態蠟，在 10℃時變成固體，回到室溫變為液體。荷荷芭也具有耐高溫的特質，連續 4 天加熱至 370℃的高溫也不會發生氧化現象，在正常狀況下可儲存數年。屬於穩定性極高、延展性特佳的基礎油，適合油性敏感皮膚、風濕、關節炎、痛風的人使用，同時是理想的護髮素。

　　荷荷芭的療效：其所具有的平衡皮脂作用、保濕作用、殺菌作用、抗菌作用、消炎作用、軟化作用等，可用於改善牛皮癬、濕疹、關節炎、緩和風濕病，以及預防乾燥與皺紋、衰老、粗糙等皮膚問題。並可用於預防妊娠紋、治療痤瘡、尿布疹、皮膚炎、晒傷等用途。

16. 夏威夷核果油（Kukui nut oil）

17. 甜杏仁油（Sweet almond oil）

學名	*Prunus amygdalus / Prunus dulcis*
科屬	薔薇科
使用部位	扁桃
萃取方法	低溫壓榨法
色澤	淡黃色
氣味	幾乎無氣味；有的稍有堅果氣味
油質	清爽而不澀
氧化度	慢（碘價95-103）
滲透力	慢、強
使用方法	單獨使用或混合使用皆宜 可內服
適用膚質	所有膚質（對乾燥、敏感肌特佳）
使用部位	身體、臉部、手部、腿部
主要成分	油酸（80%）、亞麻油酸（15～20%）、飽和脂肪酸（6%）、α-生育醇
注意事項	幾乎不會過敏。

甜杏仁油的特色

原產於中東，今盛產於非洲、地中海沿岸、美國加州等溫暖地區。

最高級的甜杏仁油是採用含油量高達 50% 以上的杏仁，以低溫壓榨法約可取得 35% 的油脂。為了取其最大含油量，溶劑萃取法或高溫壓榨法所製造出來的廉價甜杏仁油，不建議使用於按摩用途上。

甜杏仁油的七大效果：

⑴ 潤膚：甜杏仁油能柔軟皮膚，為皮膚鎖住水分與營養，效果優異，因此常被化妝品添加，提供給皮膚乾燥的人，使皮膚有彈性、緊實。

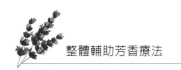

(2) 美白：甜杏仁油成分以抑制酪胺酸酶活性化的方式，阻止黑色素生成，具有預防晒黑的作用。

(3) 防晒：甜杏仁油可作爲防晒油之用；日晒後的當夜，塗在皮膚上輕輕按摩，或加入有消炎作用的精油，如：薰衣草，更見效果。

(4) 消炎：甜杏仁油不僅可防晒，對於皮膚發炎也有舒緩的效果。

(5) 止癢：甜杏仁油對於因濕疹、乾癬、皮膚炎引起的搔癢感有抑制作用，同時也能滋潤乾燥性皮膚。

(6) 滲透強：與其他基底油相比，甜杏仁油的滲透力較慢；但是滲透得更深入，可達眞皮層。所以適合慢慢地按摩之用，是極爲理想的基底油。

(7) 安全：甜杏仁油刺激少、使用範圍廣，對嬰幼兒、老人、敏感性皮膚的人而言是最安全的基底油，不過仍需先進行貼附試驗。

18. 芝麻油（Sesame oil）

學名	*Sesamum indicum DC*
科屬	胡麻科
使用部位	種籽
萃取方法	低溫壓榨法、常溫壓榨法
色澤	淡黃色
氣味	幾乎無氣味
油質	稍有黏性
氧化度	慢
滲透力	強
使用方法	單獨使用或混合使用皆宜（可作爲其他油脂提高抗氧化力之用） 內服（可加熱）
適用膚質	乾燥肌、熟齡肌特佳
使用部位	身體、臉部、手部、腿部

主要成分	亞麻油酸44%、油酸40%、棕櫚酸7～12%、硬脂酸3.5～6%、維生素A、B、E、鈣、鎂、磷
注意事項	可能會過敏，需做貼附試驗

芝麻油的特色

　　從歷史上看，作為耐旱作物，芝麻種植已超過 5,000 年，其耐旱作用優於其他植物，在其他農作物歉收時期仍有所獲。芝麻起源於印度河流域的北印度，是印度河流域文明發展史中重要且居主要地位的油料作物。公元前 2500 年才被移種至到美索不達米亞各地；亞述人將芝麻油作為食品、藥膏和治療藥物。

　　在食用油治療領域中，認為小腸和結腸的細胞能吸收芝麻油的營養，以脂肪代替醣類滋養身體；且芝麻油中的鎂可降低大腸癌的風險。數據指出，鎂每 100mg 的攝入量，可減少約 12% 罹患結直腸癌的風險。

　　芝麻油因其高含量的鋅和鈣，被作為預防、改善骨質疏鬆症的重要植物油；由於其分子可達骨髓、增加骨密度；可用於降低因體質虛寒所增加的髖部和脊椎骨折風險；還可舒緩風濕關節痛、類風濕關節炎。

　　在油漱法的實驗中，愛荷華州·費爾菲爾德市（Fairfield）的瑪赫西國際學院（Maharishi International College）在一項實驗中使用芝麻油漱口，參與的學生患有牙齦炎，因為口腔內的油溶性毒素會被芝麻油分子吸收，再以溫水洗淨口腔，實驗結果證實細菌減少 85%。其他研究中則顯示可減少牙菌斑和美白牙齒。

　　其所含的重要成分麻油酚（sesamolin）具有天然抗氧化作用，使油質穩定；極品的芝麻油是一次壓榨、過濾完成。精製法則是高溫榨取再漂白而成。

　　作為滴鼻劑，可治療慢性鼻竇炎；用於咽喉漱口，可殺死鏈球菌等常見感冒病菌。

　　使用於皮膚，有抗氧化作用、保濕作用、改善濕疹等皮膚問題。所含成分木脂素、芝麻素、芝麻酚、維生素 E 等成分可預防細胞氧化；芝麻鋅可促進膠原蛋白的產生，有研究指出芝麻鋅利於體內的修復過程，並可緩和燒傷

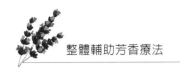

及其他皮膚疾病。對熟齡肌是極佳的抗老化保養油，也適用於強化指甲、預防晒傷。

芝麻油與橄欖油、椰子油被譽為是三大排毒油；其排毒作用與抗氧化作用可活化人體新陳代謝、促使細胞再生機制保持順暢進行；用於皮膚則能使皮膚生理週期維持在 28 天的正常週期。

19. 橄欖油（Olive oil）

學名	*Olea europaea*
科屬	木樨科
使用部位	果實
萃取方法	低溫壓榨法
色澤	淡綠色
氣味	成熟橄欖果實的香味
油質	黏稠、厚重
氧化度	慢
滲透力	優良
使用方法	以5～20%混合其他基底油使用 可內服、略微加溫可
適用膚質	乾燥肌、熟齡肌
使用部位	身體、臉部、手部、腿部
主要成分	油酸75%、亞麻油酸10%、飽和脂肪酸15%、亞麻仁酸11%、維生素A、E
注意事項	幾乎不會過敏

橄欖油的特色

橄欖樹原產於地中海沿岸，之後移種至多地域生長、栽培。橄欖樹是長壽之樹，生長 4～5 年後才能結果子，收穫可以維持數百年。從歷史來看，

西元前 5000 年開始，橄欖樹就是人類生活不可或缺的植物，不論在哪個時代橄欖樹都是和平的象徵。

橄欖油是萃取自果肉，摘下的果實要放在陽光下晒至發酵，取出種籽，將果實壓碎取油，再放入遠心式離心機過濾，取得的油稱爲初榨油。

在壓榨一開始就先行取出的初段油，被稱爲是橄欖油的精華，名爲特級初榨橄欖油（extra virgin olive oil），橄欖油在低溫下會凝固。

食用的橄欖油是精製油，不適合用於按摩。要選擇未精緻、沒有添加物按摩專用的橄欖油。

橄欖油對皮膚有軟化作用、鎮靜作用、消炎作用、止癢作用、收斂作用、殺菌作用、抗老化皺紋作用、保濕作用。適合任何皮膚發炎的狀況，例如：日晒、蟲咬、燙傷、搔癢等症狀。

西元 4 世紀時，西醫之父──希臘著名醫學家希波克拉底（Hippocrates）發現了橄欖油在醫學領域的重要用途，逐漸成爲人們烹飪、醫療、美容等方面不可或缺的植物油。

橄欖油含有大量的單一不飽和脂肪酸，除了供給人體熱能外，還能調整人體血漿中高、低密度脂蛋白膽固醇的比例，增加人體內的高密度脂蛋白和降低低密度脂蛋白。食用橄欖油有消炎、降血壓等作用，可用於預防高血脂症、脂肪肝和保護心臟，有助於減少高血壓病、冠心病、腦中風等慢性病發生的風險。

此外，將橄欖油抹於乾淨的頭皮上，可預防掉髮、白髮。將橄欖油摻和其他基底油，並加上少許喜好香味的精油，抹在指甲作爲美甲前的護甲油，使美甲的過程更安全。

20. 西番蓮花油（Passion flower oil）

學名	*Passiflora incarnate L.*
科屬	西番蓮科
使用部位	花

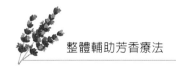

萃取方法	浸泡法（有機葵花油）
色澤	淡黃色
氣味	幾乎無氣味；有的稍有甜杏仁氣味
油質	輕盈、滋潤
氧化度	快
滲透力	強
使用方法	單獨使用或混合使用皆宜 可內服
適用膚質	所有膚質
使用部位	身體、臉部、手部、腿部
主要成分	黃酮類化合物等
注意事項	無

西番蓮花的特色

西番蓮花起源於南美洲，其果實即是百香果，果汁中含有鳳梨、香蕉、草莓、蘋果、酸梅、芒果等 165 種水果香味，是舉世聞名的香料水果，果實中含有超過 132 種以上的芳香物質，有「果汁之王」的美譽。

1569 年，西班牙探險家在秘魯發現西番蓮花時，覺得花形像耶穌受難時頭戴的荊棘，所以命名為「受難花」。西番蓮花可作為鎮靜劑，促進精神冷靜和神經放鬆。1978 年美國批准為戒癮期的非處方鎮靜劑和助眠劑。其藥用用途為：預防成癮、戒酒、抗焦慮、抗念珠菌，作為草藥茶飲用可降低高血壓，治療神經痛、背痛、失眠、戒菸、帶狀皰疹。

西番蓮花中含有特殊的精油成分，若用葵花油浸出有極高的鎮靜、止痛、抗筋攣、消炎、弛緩肌肉、助眠作用。由於有極為優異的鎮靜效果，配合按摩對於神經性失眠、交感神經亢奮、心律不整等都有顯著的改善效果。

抑制發炎的作用，可以濕敷的方式作為燙傷治療之用。

21. 桃仁油（Peach kernel oil）

學名	*Prunus persica Stokes,/Amygdalus persica L.,/Persica vulgaris Nutt.*
科屬	薔薇科
使用部位	果仁
萃取方法	低溫壓榨法
色澤	淡黃色
氣味	幾乎無氣味
油質	稍有黏性、柔滑
氧化度	慢
滲透力	慢
使用方法	單獨使用或混合使用皆宜 不可內服
適用膚質	乾燥肌、熟齡肌
使用部位	最適宜臉部按摩用，身體、手部、腿部皆可
主要成分	油酸62%、亞麻油酸29%、棕櫚酸5%、維生素E
注意事項	無

桃仁油的特色

桃樹的原產地是中國，西元 1 世紀由亞歷山大大帝從波斯帶到羅馬。出於這個原因，它被稱為波斯蘋果。直到 17 世紀才移植至美國。目前主要種植在地中海地區（義大利、西班牙、希臘、法國）、土耳其、前蘇聯共和國、美國加州、日本、阿根廷、智利和中國。

桃仁油的成分和甜杏仁油、杏桃仁油很接近；但是用於皮膚上有特殊的觸感及效果，冷壓的桃仁油在市場上罕見，價格也比甜杏仁油高出許多。

桃仁被認為是緩解女性生理失調症候群極佳的植物，例如：子宮肌瘤、子宮大量出血、腹脹、月經週期不規則或疲勞相關的症狀；經常食用桃仁補

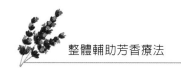

充完全可以防止症狀。

桃仁去皮、晒乾後亦是一味中藥，性味苦、甘、平；歸心、肝、大腸經。有活血祛瘀，潤腸通便的功效；常用於多種瘀血證、腸燥便秘、咳嗽氣喘。

桃仁油中含有維生素 A 和 E，以及多種 B 族維生素。維生素 E 具有抗氧化作用，可有效清除自由基，所以常被使用在衰老和一些癌症相關及代謝毒素的排除。

桃核中有 40 ～ 50% 的油含量，桃仁油幾乎完全用於護膚化妝品（肥皂、軟膏、乳膏）和護髮產品（洗髮劑）。其皮膚作用有：軟化作用、保護作用、止癢作用、緩和濕疹、保濕作用等。

22. 玫瑰籽油（Rosehip seed oil）

學名	*Rosa canina L.R. acicularis Lindl.R. cinnamomea L. / R. rugose/ R. villosa / R. rubiginosa*
科屬	薔薇科
使用部位	種籽
萃取方法	低溫壓榨法
色澤	淺琥珀色
氣味	稍有苦味，氣味有淡淡的玫瑰香
油質	稍有黏性、具延展性
氧化度	快
滲透力	慢
使用方法	取10%混合其他油脂使用 不可內服
適用膚質	乾燥肌、敏感肌
使用部位	身體、臉部、手部、腿部

主要成分	亞麻油酸43%、α-亞麻油酸36.2%、油酸15%、棕櫚酸、維生素A
注意事項	量多使用可能會過敏

玫瑰籽油的特色

玫瑰果也被稱爲智利玫瑰，是一種落葉灌木，葉子有美味的蘋果香。此品種的果實中70%是種籽，玫瑰籽油是從野生的種籽中取得的，生長在世界許多地區，包括南非和歐洲，以安第斯山脈所產爲最佳品質。

1983年，聖地亞哥大學進行了一個180人參與的研究。實驗主題是研究人類的臉部疤痕、痤瘡瘢痕、深刻皺紋和紫外線傷害、輻射損傷、燒傷疤痕、手術疤痕、過早衰老、皮膚炎和其他皮膚相關的問題。這些實驗中，使用玫瑰籽油的皮膚有再生作用，減少疤痕和皺紋，延緩皺紋和老化的進行，並幫助皮膚恢復其自然的色彩和色調。之後其他的大學和實驗室也完成相關研究，並取得了積極的成果。另外在1988年有一個著名的研究是針對25～35歲，20位有明顯早衰性皮膚問題的婦女。她們的皮膚有皺紋、晒斑；每天使用玫瑰籽油4個月後她們的皺紋和晒斑幾乎完全消失，且皮膚煥然一新。

玫瑰籽油含有維生素A原（主要是β-胡蘿蔔素），是一種水溶性維生素，β-胡蘿蔔素有輕微而持續的發汗作用，可刺激皮膚的新陳代謝，增進血液循環，促進老化角質脫落。適用於皮膚乾燥、粗糙或毛髮苔蘚、黑頭粉刺、角化型濕疹者以及口角炎、指甲脆弱。

近年綜合性的研究證明玫瑰籽油對皮膚有再生作用、軟化作用、創傷癒合作用、消炎作用；應用於淡化傷口瘢痕、預防皮膚老化及添加在化妝品中作爲熟齡肌的抗老化之用或是預防光害都有優異的效果。

23. 紅花油、紅花籽油（Safflower oil）

學名	*Cathàmus tinctorius L.*
科屬	菊科

使用部位	種籽
萃取方法	低溫壓榨法
色澤	金黃色至偏紅
氣味	強勁
油質	清爽不黏膩
氧化度	慢
滲透力	慢、強
使用方法	單獨使用或混合使用皆宜 可內服
適用膚質	所有膚質（對乾燥、敏感肌、油性肌特佳）
使用部位	身體、臉部、手部、腿部
主要成分	油酸（13%）、亞油酸（78%）、不飽和脂肪酸（91%），維生素A、維生素B
注意事項	幾乎不會過敏

紅花籽油的特色

　　紅花籽油是從紅花種子萃取的油脂，以食用為主；它的花色鮮豔，是著名的染料。

　　紅花籽油的主成分是油酸與亞油酸，特別是亞油酸的比例很高，是已知食用油中最高的；能溶解膽固醇、降血脂、溶解沉澱在血管壁的沉積物和降血壓。

　　紅花籽油還含有天然抗氧化劑維生素 E，對促進新生細胞與抗衰老方面有顯著的效果。

　　中藥應用紅花是在夏季花由黃變紅時採摘，陰乾或晒乾，生用。書籍記載紅花的性味歸經是「辛，溫。歸心、肝經。」功效是活血通經，祛瘀止痛。《本草綱目》並謂其能：「活血潤燥，止痛，散腫，通經。」

24. 葵花油（Sunflower oil）

學名	*Helianthus annuus*
科屬	菊科
使用部位	種籽
萃取方法	低溫壓榨法
色澤	淡黃色
氣味	幾乎無氣味
油質	輕而潤澤
氧化度	快；密封保存於陰涼處，可達1年
滲透力	快
使用方法	單獨使用或混合使用皆宜 可內服
適用膚質	所有膚質
使用部位	身體、臉部、手部、腿部
主要成分	亞麻油酸68%、油酸24～40%、維生素A、D、E、礦物質、鈣、鐵、植物固醇、卵磷脂
注意事項	未精製的葵花油，經高溫會釋放有毒物質

葵花油的特色

⑴ 向日葵是一種生長容易，適應力強的植物。原產於南美，南美原住民視之為太陽的能量，將葵花油作為風濕痛治療藥物使用；俄羅斯則將花與葉用於治療氣管炎與支氣管炎等呼吸器官疾病。食用優質葵花油，可防護黏膜，故適用於提高呼吸系統與大腸免疫力，以及降低低密度膽固醇，故可預防心血管疾病。

⑵ 葵花油富含不飽和脂肪酸，全球由南至北依環境不同、使用目的不同開發了許多混種，以改變脂肪酸譜。所含比例可相差 20% 以上（55 ～ 77），最高還有 90% 的含量。因此，葵花籽油被認為是健康的食用油，用來預

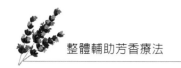

防癌症、心臟病等疾病。原生葵花油（亞油酸葵花油）包含高不飽和脂肪酸（約 68% 的亞油酸）和低飽和脂肪酸（如棕櫚酸和硬脂酸）。

⑶ 葵花油也可用橄欖油浸泡種籽而得；一般的葵花油指的是「高亞油酸型」及「高油酸型」。「高油酸型」有 80% 以上的油酸，具有難以氧化的特質，因而有優異的抗老化作用。作爲基底油常將葵花油混合金盞花油，使用在各種用途上。

⑷ 葵花油對皮膚有軟化作用、抗氧化作用、消炎作用、保濕作用、理肌作用。常用於抗老化、跌打損傷、皮膚炎、防晒、預防毛髮分岔等用途上。

25. 聖約翰草（St. John's wort）浸泡油／金絲桃油

學名	*Hypericum perforatum Linnaeus*
科屬	藤黃科金絲桃
使用部位	花、葉
萃取方法	浸泡法
色澤	寶石紅及棕紅色
氣味	略強而特殊的香氣
油質	以橄欖油浸泡者，不乾不澀
氧化度	快
滲透力	強
使用方法	單獨使用或取20%混合其他植物油使用皆宜 可內服
適用膚質	所有膚質（對油性、敏感肌特佳）
使用部位	身體、臉部、手部、腿部
主要成分	貫葉金絲桃素（Hypericin）、類黃酮、花青素等
注意事項	用量過多有過敏之虞。具輕微光過敏性

聖約翰草的特色

(1) 聖約翰草又名金絲桃或貫葉連翹，約有 160 種以上，其中的 9 種是一般所謂的貫葉連翹。西方人喜稱此植物為聖約翰草，這是因為紀念聖經先知施洗約翰所立，植物通常在 6 月 24 日前後開花，花瓣呈黃色，該日是聖經記載中施洗者聖約翰的誕生日期。同時由於此植物含有紅色液汁，當時的人認為是聖約翰殉道時流出的血液。中古時代的人們相信聖約翰草有醫療和驅邪作用。

(2) 聖約翰草開黃色花朵，上有墨綠色小點，其中即含有主成分金絲桃素，金絲桃素的活性成分可以治療中度抑鬱的病人，且鮮有不良副作用產生，此外，還有鎮咳、鎮痛、保肝作用。金絲桃素有抑制中樞神經和鎮靜作用，用作中樞神經抑制劑和抗抑鬱症及失眠症。金絲桃素還有抗濾過性病毒的作用，對結核菌與濾過性皰疹有抑制作用；臨床上用於增加愛滋病患者的免疫力。

(3) 根據《中華本草》一書所載，花瓣所含金絲桃素成分最高，具收斂、抗菌、止血、通經活絡及抗病毒與抗腫瘤作用。功能主治收斂止血；調經通乳；清熱解毒；利濕。

(4) 浸泡油的製作，是取花瓣連同花蕾浸泡於初榨橄欖油中，然後置於日光下，再過濾完成；如此所得的類黃酮素能增加 4 倍之多。

(5) 聖約翰草油在芳療臨床上，多用於治療發炎的神經問題；例如：神經痛、坐骨神經痛、扭傷、燒傷、風濕關節疼痛，以及從利尿角度排除身體浮腫部位的水分。此外，也以按摩方式減緩失眠、抑鬱症患者的症狀。

(6) 在皮膚方面，聖約翰草油具有軟化、抗菌、創傷治療、消炎、陣痛等作用。

26. 小麥胚芽油（Wheatgerm oil）

學名	*Triticum vulgare, / T.durum,/ T.aestivum*
科屬	禾本科
使用部位	核仁

萃取方法	低溫壓榨法
色澤	淡黃色
氣味	芬芳的香氣
油質	黏稠、厚重
氧化度	慢
滲透力	普通
使用方法	以5～20%混合使用為宜；添加10%作為抗氧化劑使用 可內服
適用膚質	乾燥肌、熟齡肌
使用部位	身體、臉部、手部、腿部
主要成分	亞麻油酸44%、油酸20～30%、棕櫚酸11～21%、α-次亞麻酸11%、維生素A、B、E、F、礦物質
注意事項	對小麥食品過敏者應先貼附試驗

小麥胚芽油的特質

⑴ 小麥胚芽油雖是以低溫壓榨法萃取，但方法異於一般。由於胚芽中的油脂僅含 13% 不易萃取，所以要將小麥胚芽加入橄欖油、甜杏仁油、葵花油等油脂中，讓胚芽吸滿油脂後，再將之低溫萃取。

⑵ 小麥胚芽油富含維生素 E，含量有 3500ppm；比一般油脂多出 10～14 倍，因此除了利用小麥胚芽油本身的營養之外，也可添加 10% 在其他容易氧化的植物油中，延長保存期。

⑶ 小麥胚芽油對皮膚有抗自由基生成作用、細胞再生作用、皮膚軟化作用、消炎作用、保濕作用。

⑷ 小麥胚芽油還含有維生素 B_2、B_6，可促使皮膚週期正常化；維生素 E 也有促進血液循環的功能；所以是對熟齡、老化肌膚、手腳皸裂極為合適的保養油。

⑸ 對於肌肉疲勞有極佳的消除酸痛作用，常作為激烈運動後的按摩用油。

27. 胡桃油（Walnut oil）

學名	*Juglans regia*
科屬	胡桃科
使用部位	核仁
萃取方法	低溫壓榨法
色澤	淡黃色
氣味	獨特的胡桃香
油質	柔滑
氧化度	快
滲透力	強
使用方法	單獨使用或混合使用皆宜 可內服
適用膚質	熟齡肌
使用部位	身體、臉部、手部、腿部
主要成分	亞麻油酸47～72%、油酸20%、α-次亞麻酸3～16%、棕櫚酸7～8%、礦物質
注意事項	無

胡桃油的特色

⑴ 胡桃的原生種來自北歐，自冰河期即棲生於此。現今以喜馬拉雅山、中國、東歐等爲中心，種植於各國溫暖地區，美國和法國爲最大生產國。

⑵ 胡桃油在藥用歷史中，是治療靜脈機能不全（深層靜脈血栓，導致遠端組織水腫及缺氧）的常用油，用以按摩下肢浮腫，有緩和之效。

⑶ 亞油酸可預防皮膚乾燥、促進細胞再生，適於熟齡肌膚使用。也有促使濕疹、晒傷、燙傷症狀早日恢復健康的效果。

⑷ 對於頭皮屑、頭皮癢有緩和之效。

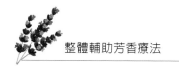

28. 雪亞脂／乳油木果油（Shea butter）

學名	*Vitellaria paradoxa*
科屬	山欖科
使用部位	種籽
萃取方法	低溫壓榨法
色澤	乳白色
氣味	堅果香
油質	固體、體溫可溶解
氧化度	慢
滲透力	強
使用方法	單獨使用
適用膚質	所有膚質（對乾燥、敏感肌特佳）
使用部位	身體、臉部、手部、腿部
主要成分	油酸45%、硬脂酸42%、亞麻油酸6%、棕櫚酸4% 維生素、脂肪伴隨物6～10%（三萜烯醇75%、維生素A和維生素E前趨物、尿囊素）
注意事項	無

雪亞脂的特色

⑴ 雪亞脂是乳油木果的種籽所得，又被稱為非洲木果油，乳油木果原生於非洲各國，有長達 2,000 年樹齡的原生樹種；樹齡 15 年才能開花，再經過 10 年以上開始結果，之後每 3 年採收一次果實，是非常珍貴的油脂，被譽為是「非洲草原黃金」。

⑵ 雪亞脂是抗氧化能力極好的油脂，碘價數值非常低，又富含天然抗氧化劑維生素 E，更增強了雪亞脂的保存能力。可以停留在皮膚的表面形成保護層，且清爽不油膩，是敏感性肌膚或是乾燥型肌膚的救星。

⑶ 雪亞脂是一種特殊的植物性固態油，分子細小，在常態下呈固體奶油質

感，攝氏 42 度以上才會成液態。目前市場上有兩種等級的乳油木果脂：未精製乳油木果脂（natural unrefined shea butter），呈現淡黃色；精製乳油木果脂（refined shea butter），呈現純白色。

(4) 雪亞脂用於皮膚有保濕作用、抗氧化作用、消炎作用、預防老化、柔軟作用。豐富的油酸使其有絕佳的保濕效果，鎖住水分，潤澤皮膚。硬脂酸的抗氧化作用與維生素 E，對預防老化發揮極高的效果。因具有上述諸因，用於預防妊娠紋及橘皮組織有相當可期待的效果。

(5) 非洲自古以來就將雪亞脂作為傷口與燙傷之用，有使傷口迅速復原的效果。雪亞脂也能保護皮膚，不受紫外線傷害，或者用於緩和晒傷。

(6) 用於頭髮，雪亞脂可修復分岔斷裂的頭髮、洗髮前先抹少量在毛燥的頭髮上，或將頭髮包起來擱置一夜再洗淨；每次吹乾頭髮前，也少量抹於頭髮上，預防頭髮因吹風機熱度受傷。

其他素材

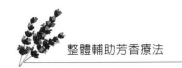

天然的材料，與精油配合使用，能提高精油效果或提供稀釋作用，常見的其他素材，都是日常生活中隨手可以取得。

泥療法（Clay Therapy）

1. 泥療法的應用歷史

泥療法（又稱為黏土療法）是一種古老又新近興起的天然療法，使用存在於地下深處的礦泥土進行放鬆和療癒。自遠古時代開始，礦物泥就以大地能量的形態療癒動物和植物以及人類的身心靈。敷上天然礦物泥後，精神上可使人安然歇息，張開的毛細孔吸入黏土能量，同時將體內的代謝廢物，以離子交換的形態，進行同時釋放與補充的能量交換。

例如：生長在祕魯地區的黑金剛，會吃某些礦物泥作為解毒劑，以免吃到含有毒性作用的食物；其他動物也會在消化不良時吞食礦物泥、或在負傷時在泥地上打滾、摩擦以治療傷口。非洲人在 1 世紀時已懂得選擇不同的礦物泥作為內服、外用藥，住在南美的印地安人也以精油形態的植物油混合礦物泥治療各種疾病。

礦物泥也是古埃及製作木乃伊的材料之一，古羅馬將礦泥土作為治療傷口與療癒的儀式。19 世紀時，德國牧師西巴斯強 古奈普（Sebastian Kneipp）將礦物泥用於水療法（Water Therapy）的材料，創造泥療法治療各式各樣的疾病。並將這些記錄成書，創造了古奈普療法（Kneipp Therapy），是德國自然醫學的代表性療法之一。

第一次世界大戰時，法國軍隊的士兵感染了痢疾，且在軍隊中蔓延甚廣，於是採用了古奈普牧師的泥療法，全軍得以醫治，抑制了痢疾的流行。同一時期從亞洲傳來的霍亂也大為流竄，德國的史坦普醫師用泥療法克服了霍亂傳染。

20 世紀前半期，瑞士、德國的醫師用礦物泥濕敷法治療結核病患者，也都有著奇蹟式的復原效果；因此被導入於正式醫學治療中。

2. 礦物泥的成分

礦物泥的分子結構與土壤相近，是含有濕氣、具黏性、油質的固體形態。礦物泥在礦物學上被分類爲高嶺土、雲母石、蒙脫石、綠泥石、蛭石等；這是以黏土的分子構造來定義，並透過重疊、連續的分子構造層來定義。透過高性能的電子顯微鏡，或是通過 X 光折射線分析。泥療法使用的主要是高嶺土、雲母石、蒙脫石這三種類型的礦泥土。這些礦泥土中所含的礦物質比例不同，形成不同的吸收率，而且礦物質的種類、含有率不同，形成的顏色不同、使用效果也有差異化。

礦物泥的主成分是無機元素，以及矽土、鐵、酵素、鈣、鎂、亞鉛所構成。這些物質在人體內可促進新陳代謝、吸收對身體有害的物質、加強排出體外。自然風乾的礦物泥對人體有益無害；多用於護膚、治療用途上。

3. 泥療法的應用

自然風乾、天然無毒的礦物泥用於內服，是古老的療法之一。利用無機元素的吸附作用，將引起破壞健康的因子，利用排泄管道將毒素排出，使身體恢復平衡；常用於治療頭痛、發炎、感染、積食殘留的毒素、腸胃不調、氣喘、風濕等，並藉以提高免疫力、強化細胞活動、預防生理機能老化。近年來因大地汙染嚴重，純淨的礦物泥稀少化，選購時應特別注意標示，是自然風乾、非取自有汙染源地區的礦物泥，非工業用礦物泥、園藝用。

將精油與泥療法結合是近來的趨勢，緣起於兩者皆屬於自然療法，採用天然物質作爲療癒的素材。礦泥土之於精油和基底油一樣，是最佳的稀釋物質，可以降低高濃度精油的刺激性，並結合精油中的離子，產生和諧震盪的協同作用，加強精油與礦物質分子的傳導率，提高細胞的活性與吸收率，使療癒分子被充分吸收利用、排出有害物質，達到治療目的。

礦物泥是由好幾層分子重疊構造而成，表面帶有負離子，有強烈吸附陽離子的作用。精油中的個別成分也可測得其電性，例如：醛類有負電性、單萜烯類有正電性、酚類帶正電、萜烯醇類多爲略正電性、脂類帶中性電。和

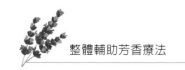
人體內的正電分子和負電分子一樣，精油內的正負分子皆作用於不同時機，但彼此協調、互不干擾。

礦物泥外用時，加入水分，其吸附作用會在皮膚與細胞上產生滲透壓，吸附體內的代謝廢物，這些代謝廢物不一定全是帶正電；如農藥、重金屬也能被黏土吸附而排出體外發揮解毒作用，同時將礦泥土中的無機元素送入人體內作為機體活動所需能量。

礦泥土本身並無實驗證明其具有殺菌作用，只能使細菌活動鈍化，使得患者的自我免疫力得以在此期間恢復。所以將礦泥土作為精油的稀釋物質，可結合精油對細胞膜的穿透力來達到殺菌作用。但對腐蝕肌肉、造成潰瘍的布如里氏菌（Buruli ulcer）有獨特的滅菌作用，獲得臨床醫學上的證實；不過與精油化學性的殺菌性質不同。

礦泥土是土地的物質所組成，含有無機元素、負離子及滲透、吸收作用，以離子交換的方式，將體內有害的陽離子吸附、排出體外，並將負離子及其他無機元素滲透進入體內。芳香療法以植物元素為主，充滿植物生長所需物質與能量，兩者來源相同，都出於大地；人類也是生養於大地之上，汲取大地的生命能量而存活。芳香療法結合泥療法，用於人類以養生、預防疾病，有完美的相乘效果，是自然療法美妙的融合體。

4. 泥療法的作用

(1) 解毒作用

礦泥土以吸附陽離子方式，將體內的代謝廢物、重金屬、毒素等排出體外，發揮解毒作用；同時將附著於皮膚表面的污穢物質與多餘油脂自毛細孔中帶出，淨化皮膚。

(2) 滲透作用

礦物泥表面所帶有的負離子（陰離子）接觸到細胞膜時，會吸引細胞內的陽離子，同時將小分子代謝廢物從細胞內吸附出來，礦物泥分子也會吸收水分，減少細胞膜內水量；此時細胞就會吸收含血液、淋巴液在內的新鮮液體，從而促進體內循環，將身體不需要的廢物排出體外，提高代謝速度。

(3) 促進代謝的消炎、鎮靜作用

促進代謝連結了鎮靜發炎與止痛作用。

礦物泥不僅可以消除發炎帶來的腫脹，還能支援白血球活動，提高人體自然免疫力。當細胞內的陽離子隨胞內液被礦泥土吸出後，重新補充的體液內有新鮮的白血球進行殺菌作用。礦泥土攜出發炎部位滯留的體液，是消除疼痛的原因。

(4) 消腫作用

以礦物泥敷體，鬱滯的體液、細胞內液也會隨之排除，消除腫痛；礦物泥所含的鐵離子同時進行離子交換作用，增加紅血球含氧量、促進血液循環。

綜合作用如下：

一般作用

➢ 去除體內代謝廢物及發炎物質、膿液。

➢ 排除體內鬱滯的氣體。

➢ 抑制、降低胃和小腸功能的大腸桿菌等腸道細菌的活動。

➢ 防止細菌滋生。

➢ 中和、排泄體內的酸性物質。

➢ 增加血液中的紅血球數量。

➢ 黏土所含二氧化矽成分，可增強人體免疫力。

➢ 促進生物的活性機能。

皮膚作用

➢ 促使細胞再生，使傷口快速癒合。

➢ 促使皮脂腺分泌正常化。

➢ 吸附、清除毛細孔中的汙物。

➢ 中和代謝廢物、加速排泄皮膚中的有害物質。

5. 常見的黏土使用形態

(1) 黏土粉：為黏土的乾燥粉末，用於吸收汗水和氣味，以及保護被蚊蟲叮咬的皮膚及修護傷口等。

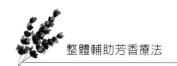

⑵ 黏土糊：用於濕敷、面膜、體膜，或製作成牙膏使用。視用途可調成不同稠度，再於皮膚上調整出理想的厚度。

⑶ 泥漿水：基本上可作爲內服、化妝水使用，另外用於寵物護理或清潔環境之用。

⑷ 泥漿油：利用黏土的吸附作用，降低油脂的黏膩感；多作爲手腳保養護膚品之用。

⑸ 黏土凝膠：黏土的凝固作用，可以保護使用部位。清涼的感覺，可以作爲降低運動後、日晒後皮膚的鎮靜劑使用。

6. 泥療法的種類

(1) 死海泥（Dead Sea mud）

死海鹽泥含有豐富的氯化鎂、鈉、鉀、鈣、溴和 25 種罕見礦物質，死海鹽泥礦物質的總含量是一般海水的 10 倍以上，其中，鎂含量是普通海水的 34 倍，鈣含量是 47 倍。

黑色死海泥中的沉澱物被稱爲球狀粒（pelloid），富含豐富的礦物質，可影響肌膚淺層細胞活躍、代謝，在皮膚表皮進行離子交換作用，會形成水分滲透的對流現象，皮下層的水分被誘發滲至上層，缺水的皮膚因而及時提高濕度；礦物質同時向皮膚內滲透營養成分。不同的礦物質能增強及提供皮膚的自我修護能力及成分，死海泥能加速對流作用，讓皮膚代謝率提高，加快黑色素排除，強化肌膚彈性、吸收溶解多餘油脂，能調節皮膚的酸鹼平衡，保養皮膚細胞組織；對皮膚有四大作用：

> 補充皮膚細胞的營養，調節皮膚細胞的新陳代謝使皮膚細胞緊縮。
> 增強皮膚細胞組織內部的微循環。
> 清除衰老的皮膚細胞。
> 保護皮膚細胞不受外界環境影響。

整體則有鎮定、止痛、消炎殺菌的功效。

(2) 礦物泥

天然礦物泥存在於菌類難以滋生的環境中，含有豐富和獨特的礦物質成

分；不會滋生大量微生物，可直接採無菌包裝，不需添加很多抑菌劑，也有乾燥後磨成粉狀，如：高嶺土。

- 火山泥（volcanic mud）

火山泥是從火山噴發出來的深灰色到黑色的無黏性泥土，蘊含 30 多種微量元素和礦物質，具有緩解疲勞、減輕壓力、消除疼痛的作用。使用火山泥浴可使多種成分滲入人體內部，對於緩解疲勞、減輕壓力、消除疼痛有非常好的效果。用於清潔類產品時，能達到強效去汙和常時保濕、舒緩敏感、鎮定消炎的效果。

- 高嶺土（kaolin clay）

高嶺土是有珍珠光澤的純白鬆散的土塊，是鋁和矽的複合氧化物。高嶺土的顆粒非常微小，容易分散於水或其他液體中，具有很強的吸附性可吸附皮膚上的雜質，達到徹底清潔的作用。

- 膨潤土（bentonite clay）

膨潤土的主要礦物成分是蒙脫石，含有二氧化矽、三氧化二鋁和水，以及鐵、鎂、鈣、鈉、鉀等活性離子。膨潤土遇水能膨脹成糊狀，具有很好的吸附性和陽離子交換性，能用來深層清潔肌膚和清除各種毒素、雜質、重金屬、老化角質。

礦物泥的色彩種類與其特質

由於蘊藏的礦物質不同，礦物泥呈現多彩性。

- 綠礦泥：粒子粗、富含礦物成分、適於外用。
- 黃礦泥：粒子十分細膩、富含硫磺成分；具有活化代謝作用，外用可深層清潔皮膚、解決皮膚問題；亦可內用。
- 白礦泥：粒子細，內服可緩和孩童腸胃障礙等問題；但多作為痱子粉使用。
- 紅礦泥：粒子細、富含鐵質；對人體機能鈍化有刺激效果，消除疲勞、無力感等效果；外服、內用皆宜。

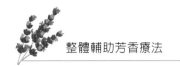

7. 基本使用方法

泥療法以外用為主，將乾燥的粉末調入乾淨的水或純露，製作成糊狀，塗覆於皮膚上使用，無需任何手技；必須使用化妝品等級的礦泥粉或泥漿為素材。為了提高泥療法的效果，也有加入蜂蜜、海藻、優格、蛋黃、藥草、大蒜（殺菌）混合，作為敷臉或敷體之用。

礦物泥本身所具有的吸收特質，可作為制汗、消除狐臭、吸附過多的皮脂、收斂毛細孔等用途；也可視目的，加入不同的純露，達到各種效果。對於消除疼痛、疲勞、濕疹、傷口的治療都有可預期的效果。

⑴ 粗粒子的礦物泥常在加水調和後成為黏稠狀，適合作為敷體、面膜使用。混合時應使用玻璃製品或陶器，勿使用金屬或木碗。調製時水分徐徐加入較易調和，不會形成結塊。調好後放置 1 小時，確認是否飽含水分；此時再次攪拌，礦物泥中的氧會釋放出來，使礦物泥成為有彈性的狀態，再用乾淨的棉布濾去多餘的水分，可作為澆花、盆栽園藝用。平時可調製少量備用，小至蚊蟲叮咬，嚴重至傷口處理皆宜。將製作好的礦物泥，在繃帶、棉布上厚厚地敷上 2 公分，再放置在傷口上濕敷使用，可消除傷口的膿腫。頭痛時敷於額頭上，腳底的雞眼也可敷用。

⑵ 粒子較細的礦物泥，加入水調製成礦物泥水；礦物泥水可飲用、當成化妝水、刮鬍水使用。礦物泥水浸濕的紗布、棉布，作為外用敷在皮膚上，可消除濕疹等皮膚問題。若要處理風濕關節痛，將濕布放置在熱鍋或熱水壺的蒸汽上方，加熱一下便能提高礦物泥的療效。

⑶ 與凝膠一同使用時，應先調製礦物泥，再將凝膠加入、充分攪拌均勻。

⑷ 欲加入精油時，應先將精油混合，最好將精油裝入噴口瓶，以平均噴洒的方式加入礦物泥中輕輕攪拌。

⑸ 注意事項：

> 使用過後的礦物泥，因含有代謝廢物、細菌等有害物質，應用報紙包好丟置一般垃圾桶。

> 以礦物泥敷臉後，不可用肥皂、洗面乳等洗臉，僅需用清水洗淨即可。

> 黏土爲天然泥漿不含化學成分，鮮有禁忌。但需注意，若執行泥漿浴時，因含礦物金屬，不宜用在有循環水流的浴缸中；體內裝有金屬物質的人，避免使用爲佳。

> 基於安全考量，請勿使用於裝有避孕環、人工心臟、人工關節者。

請向專業人員，如：化妝品材料商、醫護用品材料商購買專業用礦物泥。

天然凝膠（Hydrogel）

可吸附大量水分的水凝膠是一種高分子結構，性質柔軟、體感清涼，能保持一定的形狀及吸收大量的水分。天然的親水性高分子包括多糖類（澱粉、纖維素、海藻酸、透明質酸，殼聚糖等）和多肽類（膠原、聚 L- 賴氨酸、聚 L- 穀胺酸等）。常作爲化妝品中的增稠劑，醫療中的藥物載體及利用其清涼的感覺作爲鎮靜抗敏的敷體素材。

常見的凝膠以蘆薈凝膠爲代表，它有絕佳的保濕成分，可添加於保養品中作爲保濕成分及男性刮鬍水。蘆薈主成分蘆薈素有抗菌及消炎作用，常用於治療粉刺，可以加快肌膚修復的速度並淡化疤痕。蘆薈凝膠中的維生素 C 及 E 可使肌膚緊緻並保住水分，以防止產生皺紋及失去彈性。

蘆薈凝膠可舒緩晒傷所造成的疼痛及腫脹，會在皮膚形成一層保護膜並幫助補充水分，若事先放入冰箱冷藏，對於降低晒傷皮膚的溫度有速效；且當皮膚有充足水分，晒傷的狀況會比較迅速復原。

大自然中充滿天然凝膠的素材，食物中的山藥、海藻、澱粉等能吸收水分形成膠狀物，所以可將家中的太白粉、藕粉、地瓜粉用熱水調和後，作爲燙傷、晒傷等緊急狀況時的凝膠。

天然凝膠常加在礦泥粉中，結合精油一起使用。

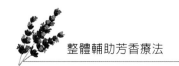
水溶性素材

1. 水

精製水、蒸餾水、礦泉水、純水、離子水。

凡是安全度高，衛生乾淨、不含防腐劑的水皆可使用。鹼性水、礦泉水屬硬水（根據世界衛生組織所公布之硬水與軟水的基準，依換算碳酸鈣之量為標準，0～60mg/L 為軟水，60～120mg/L 為中等程度的軟水，120～180mg/L 為硬水，大於 180mg/L 為超硬水），軟水比硬水對肌膚親膚性高，所以配合於精油使用時，軟水較佳。

2. 無水乙醇

含 99.5% 以上的乙醇，可充分溶解精油；揮發性高，賦予肌膚清涼感、香氣易於揮發，也可作為防腐劑。易燃特點，用量應控制。也可用沒有特殊香氣的伏特加酒替代。

3. 醋、檸檬酸

作為調整精油製品酸鹼值為弱酸值之用，添加於護髮、護膚類產品之用。

4. 藥草酒

將藥草浸泡於 25～30 度的無色飲料酒，如：伏特加、白酒，用以萃取藥草有效成分作為藥酒飲用；常用乾燥的玫瑰花、迷迭香、薰衣草等。

5. 藥草浸泡液

將乾燥或鮮採植物浸泡於水中，浸潤出其水溶性有效成分；分為以 95℃ 熱水浸泡與冷水冷泡兩種，冷泡液浸出之咖啡因、單寧含量少，顏色多為透明清澄。浸泡液可作為化妝水，含有植物酸性物質，如：單寧酸，可敷體、敷臉作為去角質之用。浸泡液也可直接加入水中，作為沐浴、足浴之藥液使用。

蠟

常溫下是固體，溶解後可與精油充分融合；融合溫度以 50℃ 以下為佳，此時溶解的蠟尚未恢復固體狀（60 ～ 70℃ 開始產生濁白現象，是即將恢復固態的開始），加入精油輕輕攪拌均勻，避免精油氣味揮發過多，複方精油應先調製好備用。

1. 天然蜜蠟

取自蜂巢的天然蜜蠟，未經精製者尚保留原有色澤與香氣；精製者會經過漂白、脫臭等手續。

2. 堪地里拉蠟或稱小燭樹蠟（Candelilla wax）

自生產於墨西哥北部小型蠟拖鞋花（Candelilla）取得，其內含一半碳氫化合物及酯類、酸類、樹脂等成分，常用於唇膏、口紅等用品中。溶點在 70℃ 左右，安定為其特質。製作肥皂或面霜，耐熱溫度隨之上升，並容易凝固。

對皮膚有保護作用，常用於皺裂肌膚特殊保養用。

3. 花蠟（Flower wax）

是脂吸法以天然蜜蠟吸取花類精油，製作原精所得的副產品；或是萃取精油的過程中，所得少量的臘狀物，具有原生花朵的香氣。可添加於乳霜、乳液、油膏、唇膏，或作為手工皂的原料。可增加成品滋潤度及功效，更能使產品散發花香。

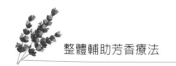

粉狀物

1. 天然鹽

海鹽、岩鹽，含有各種無機元素；可促使身體溫暖、細胞活動增加、發汗、排毒、抗菌等作用。常與精油結合，作為沐浴、去角質之用。

2. 小蘇打

小蘇打溶解在水中成為鹼性，作為洗潔劑，可輕易化解汗垢，與精油的抗菌、氣味結合，可作為洗潔精、去汙劑。

3. 澱粉發酵物

澱粉發酵的多醣類，常添加於食物中，作為肉類軟化劑，或食物的增黏劑。例如：馬鈴薯粉、地瓜粉、太白粉等。加入水分便能成為天然凝膠使用，與精油混合；或是乳液不夠黏稠、厚重時使用。

保濕劑

作為保養品或燙傷傷口補充水分之用的保濕劑，常見的有：

1.天然蘆薈膠。
2.甘油。
3.蜂蜜、黑糖漿：兩者有豐富的保濕作用、抗菌作用，並且富含營養。作為稀釋精油後內服、傷口敷劑均可。

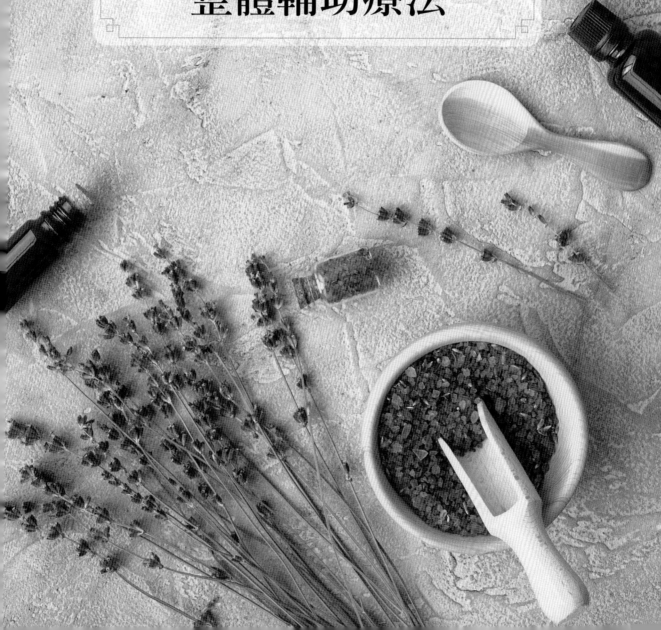

Chapter

16

臨床芳香療法與
整體輔助療法

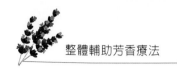

　　什麼是臨床芳香療法（Clinical Aromatherapy）？ Clinical 是來自法文的「clinique」；字根則是希臘文的「kline」，意即在床邊執行對患者的治療、檢查或護理。

　　在現代正統醫學體制中，作為整體輔助療法的一環，芳香療法在治療上或為主要治療方法，或作為輔助治療以提升療效，都獲得醫生與患者高度的肯定。在門診治療上，高齡者、身心科、睡眠障礙科、皮膚科、齒科、眼科、婦產科、兒科以及男女性更年期特別門診中，或是各科病房中都有醫生、護理人員以精油、純露和按摩作為處方之一，進行生理或心理治療。常見的領域有以下各項：

老人護理

　　高齡者好發疾病常見的有失智症（阿滋海默氏症、血管型失智症）、腫瘤性疾病、心腦血管疾病、睡眠模式改變或失眠、便秘、皮膚病等等；芳香療法是針對老人疾病非藥物療法的一種治療手段。

1. 失智症

　　造成失智症的原因超過 50 種以上，有些是可逆的，有些是漸進式的。日本將失智症的症狀分為中核症狀與周邊症狀兩大類，中核症狀起因於腦部細胞毀損而引發的知能、認知功能障礙，現階段被認為仍無法治療；而周邊症狀則是因受到身體、環境、照顧方法等之影響所引發的症狀，依據國際老年精神醫學會（International Psychogeriatric Association, IPA）所訂定的 BPSD（Behavioral Psychological Symptom of Dementia），這類的周邊症狀是可透過醫療與照護得到妥善的控制（國家衛生研究院電子報 第 125 期 2005-11-16）。

　　嗅覺障礙被認為是早期阿滋海默氏症的一項指標，經由嗅覺治療所發揮的直接效果，對有失智症患者的溝通能力、嗅覺機能的改善，以及腦機能以外病症的改善都有良好的效果；例如：老年人常見因自體免疫力下降、皮膚

防禦機能低下，因白癬菌感染造成嚴重的灰指甲、吞嚥能力預防其退化等等。

在日本針對老人院 17 位阿滋海默氏症患者及 28 位認知機能障礙症患者以芳香浴的方式進行治療，在改善早期至中期失智症方面得到令人滿意的效果；例如：包含失憶症在內的各種認知功能皆有一定的改善效果。以動物實驗的標準進行測量，使用檸檬精油可提升海馬迴的乙醯膽鹼（acetylchpline）總量。

至於重症者除了芳香浴之外，加入按摩、薰香等護理方式亦有令人稱奇的效果，具體的治療方法是於早晨以 1 滴檸檬、2 滴樟腦迷迭香，下午 1 滴甜橙、2 滴眞正薰衣草，混合基底油進行芳香按摩；嚴重認知障礙的患者則提高濃度爲 1.5 倍。失智症患者中，特別是阿滋海默氏症患者多有嗅覺障礙的問題，精油臨床治療，芳香療法對於緩和嗅覺障礙方面的療效得到一致的確認。

眞正薰衣草的鎮靜作用對於失智症的周邊症狀，亦即 BPSD 的過度興奮、焦慮、睡眠障礙等現象被證實有效；眞正薰衣草所具有的鎮靜作用包含情感因素在內，不僅對患者本身控制情緒有效，也對家屬和護理人員有效（高齢者医療におけるアロマセラピ一の役割, 神保太樹等，2011）。

另有研究報告顯示，薰衣草、迷迭香、羅馬洋甘菊對情緒焦慮具有療效（Burnett, Solterbeck, & Strapp, 2004）。

美國的資深臨床芳療師 DR. Jane Buckle 建議用於失智症的精油有天竺葵、眞正薰衣草、檀香、廣藿香、快樂鼠尾草、玫瑰、橘子、迷迭香、香蜂草、辣薄荷、尤加利、薑、依蘭等（《臨床芳香療法》，Jane Buckle, 2015）。

2. 睡眠障礙

發生在老年人的睡眠障礙常見的有：睡眠時間變短、淺眠、失眠、徹夜不眠等等。不論是否老人，睡眠障礙的原因可能來自身體感覺系統，例如：癢痛或呼吸困難等知覺，傳送刺激至覺醒中樞，抑制睡眠中樞的機能，使大腦皮質呈現興奮覺醒樣態。或是生理時鐘失調，壓力、情緒焦慮、恐懼感等的心理原因使大腦處於覺醒狀態；或是精神疾患、藥物或菸酒等嗜好品造成

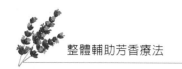
交感神經亢奮導致睡眠問題。

以肝機能障礙造成的老人失眠為例：某 72 歲女性罹患肝硬化，無法投與安眠藥，且有浮腫、食道靜脈瘤破裂、腹水等併發症。對該病患施以足浴治療，具體治療內容為在 5 公升的溫水中加入 3 滴真正薰衣草與 3 滴杜松泡腳，再用 5ml 能消除皮膚乾燥、保持皮膚水分的甜杏仁油，由腳底至腳踝施以瑞典式按摩手法中的壓迫手法；次日患者自訴：「腳部腫脹感減輕、心情輕鬆、睡的很熟」。之後為緩和肌肉疼痛，再將精油的足浴處方改為 3 滴真正薰衣草、3 滴迷迭香、3 滴歐薄荷，並以 5ml 甜杏仁油按摩，連續兩日。患者自訴：「腫脹感減輕、疼痛消失、睡的很熟」；白天午睡時，則將薰衣草滴在衛生紙上令其輕鬆吸聞，患者表示可以慢慢入睡（不眠治療へのアロマセラピーの応用，山下えり子，2000）。

83 歲女性，有長期失眠、躁鬱、糖尿病、高血壓病史，服用安眠藥 10 年以上。具體治療內容：玫瑰、橙花、依蘭、薰衣草、天竺葵及茶樹、快樂鼠尾草、檀香等精油交替使用，每週 1~2 次進行足浴後，加入荷荷芭油調製成濃度 2% 的按摩油施以全身芳香輕撫按摩。結果可以不服用安眠藥輕鬆入眠（特別養護老人ホームでのアロマケア，望月一江，2000）。

許多研究都指出，真正薰衣草用於治療睡眠的療效，期刊 *The Lancet* 指出使用真正薰衣草取代安眠藥，睡眠時間可以與使用傳統安眠藥相同；而且對於有躁鬱現象的患者，白天的不安或攻擊性行為也有安撫作用（クリニカル・アロマテラピー，ジェン・バックル）。有實驗指出吸入薰衣草精油 5、10、15 分鐘皆有提升副交感神經的活性，使身體持續處於放鬆的狀態（Duan et al., 2007）。

有些老人並不喜歡薰衣草的味道，認為會使他們聯想到死亡，或回憶起過世的親友；針對這些老人，可以從橙花、柑桔、香蜂草、苦橙葉、馬喬蘭這些具有安眠作用的精油中供其選擇。

3. 便秘

老人性便秘起因於老化造成體質虛弱、臟腑功能衰退，腸胃蠕動減緩，

咀嚼能力退化，加上活動減少、飲食結構、生活習慣改變、不良嗜好、藥物（鐵劑、鈣片、鎮靜劑、鋁抗酸劑、利尿藥等）導致發生便秘。

　　初期的便秘順著大腸的走向按摩腹部就會有效，嚴重的便秘可配合精油按摩，Barker（1995）建議從黑胡椒、薑、茴香、馬喬蘭、葡萄柚等精油中取 3 滴加入 5ml 的基底油中輕輕按摩 5 分鐘，可以視狀況一天一次至多次。老人身體氣血衰弱，體質偏寒，黑胡椒、薑、茴香、馬喬蘭等精油有溫暖身體的作用，是極適合老人使用的精油。

4. 皮膚潰瘍與難癒傷口

　　臥床老人的皮膚特質是容易受傷、難以痊癒。起因於微血管彈性萎縮、血液循環低落、油脂與水分分泌不足、皮膚乾燥甚至龜裂，再加上長期臥床局部皮膚受壓迫，導致褥瘡、皮膚感染等症。

　　英國的臨床芳療師 Alen Barker 針對潰瘍性傷口用綠花白千層、檸檬、茶樹、德國洋甘菊、葡萄柚等芳香純露清洗傷口，加以濕敷。並用對老化、乾硬皮膚有軟化、滋養作用的月見草油、玫瑰果油、聖約翰草油、金盞花油等輕輕擦拭傷口周圍。

　　使用精油治療的案例也很多見。德國洋甘菊被用於一項雙盲實驗中，有效提高了 14 位病患傷口的癒合速度（Glpwan et al., 1987）；90 歲女性因糖尿病足部潰瘍惡化為壞疽性，將患部浸泡在未稀釋的茶樹精油中 1 週，疼痛程度降低。濃度降至 10% 持續 3 週，再降至 3% 持續 9 週，傷口完全癒合（Emeny, 1994）。

　　對於傷口癒合很有療效的精油，若加入以玫瑰果油作為基底油對加速癒合更見功效（Jane Buckle, 2015）。

重症照護

　　重症照護護理是專門處理當人類生命受到威脅反應時所出現的嚴重健康問題，需要長期醫療照護的病人；可分為「心臟急症」、「中風急症」及「多

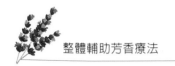

重創傷照護」三大類。

透過芳香療法的撫觸按摩（Touching Therapy）可協助病人度過生命中壓力最大的時刻，消除恐懼並增加醫病關係與互信、溝通等效果的提升。薰衣草、快樂鼠尾草、茉莉、辣薄荷、玫瑰、迷迭香、茶樹、依蘭等精油以 2% 的濃度按摩，或是加入擴香儀以吸入方式都適宜在重症照護的狀況下使用（Waldman et al., 1993）。

1. 心臟急症

對於邊緣性高血壓（borderline）、因心肌梗塞引起之焦慮、心臟手術後的憂鬱與譫妄（Postpump Depression or Delirium, PPD），芳香療法可作為輔助的放鬆療法。薰衣草等具降低血壓作用的精油，常被芳療師拿來作為高血壓患者長期護理與預防中風之用；迷迭香之類的精油，則被用以護理經常性血壓過低的狀態。

根據一項人體實驗證實，吸入迷迭香會增加收縮壓和舒張壓，但只是短暫性的（Saeki & Shihora, 2001），薰衣草可降低血壓，但一樣也只能持續幾分鐘。其他的精油在動物實驗中都顯示有降血壓作用，如：天竺葵、快樂鼠尾草。O'Brien（1997）將迷迭香用於長期使用抗憂鬱症藥物造成低血壓副作用的老人患者身上，發現病人從坐姿轉換成起身之前給予迷迭香吸入 5 分鐘，與對照組（僅使用基底油）相較，受試者從坐姿起身後跌倒的次數減少了 50%。

2. 癌症

腫瘤的按摩，可在患者接受癌症治療的任何階段執行，首要目的是診斷當下需要，執行不同的精油處方，幫助患者減少痛苦與協助往康復之路邁進。

按摩療法是為每個病人建立一個全面性護理計畫的一部分，患者或家屬首先會與芳療師或護理人員開會，制定適合他們的按摩護理計畫。計畫將圍繞著他們的個性化需求和願望執行，幫助他們獲得最大的效益。按摩療法連結著病人所有治療的方式與結果，非獨立於治療計畫之外。

大多數執行腫瘤按摩的治療師都受過專業訓練，瞭解該癌症的醫學意義；並有與癌症患者深入接觸的個人經驗。無論是自己親自上陣，或者他們的親朋好友被診斷出患有癌症；患者通常都能因治療師的經驗與感同身受的同理心而感受到信任、舒適與安心，使雙方更容易建立良好的醫病關係。

腫瘤按摩學可幫助癌症患者緩和他們的許多痛苦症狀，如：疲勞、肌肉疼痛和緊張、痛苦、失眠等。同時，它也能幫助患者應付情緒性問題，如：抑鬱、緊張、焦慮、孤獨和恐懼。另外，不只是減輕陰性症狀，按摩療法也是積極治療，改善病症本身程度，縮短化放療療程，促進自我形象健康及提升康復的信心。腫瘤按摩學能提高各種癌症治療效果，包括放射療法、化學療法和物理治療的有效性。

從事以癌症患者為對象的腫瘤按摩師，需要具有正面、積極、耐心與愛心，充分期待以按摩減緩癌症患者身心靈痛苦，在按摩中加入心靈的能量，給病人充滿了希望和勇氣的態度。

雖然有些精油的成分中含有抗腫瘤的活性作用，例如：香紫蘇醇以低於 $20\mu g/ml$ 的濃度可以殺死人類白血病的細胞株（Dimas et al., 1994）。但是芳香療法並不是把精油拿來對付癌細胞，而是作為提升癌症生活品質的輔助治療。手術、化療和放射線療法是目前治療癌症患者的正統醫學療法；然而往往挽救了生命，病人卻必須承擔其副作用所帶來的痛苦折磨。因此，將芳香療法列為癌症患者的輔助治療，對於患者身心痛苦皆有重大改善。例如：薑、肉桂、薄荷可緩解化療引起的噁心、嘔吐症狀（Zappa & Cassileth, 2003）。桃金孃植物科屬的茶樹、白千層、綠花白千層等精油可預防放射線療法可能造成的灼傷。若已灼傷，可使用真正薰衣草、德國洋甘菊、羅馬洋甘菊、玫瑰、永久花純露等來緩和、改善傷口灼傷痛楚、促進傷口癒合。

茶樹、佛手柑可提高癌症患者的免疫力。注射嗎啡後遺症的便秘，可使用促進腸道蠕動的精油，如：迷迭香（林 貞一郎，1995）。

乳癌患者切除病灶後常見的後遺症有淋巴水腫、發熱感、壓力、不適感等。淋巴水腫需要以淋巴引流的方法將淋巴液導入正確的流動方向，這種輕而慢的手法基本上不需要精油，只需要對消除淋巴水腫有效的基底油作為按

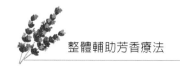

摩的介質，例如：雷公根（Price et al., 1999）、月見草油（Earle, 1991）、西番蓮（Earle, 1991）等。精油的利尿作用可加強排除多餘的水分；例如：絲柏。Kirshbaum（1996）以稀釋的薰衣草替 8 位術後淋巴水腫的病患按摩，以減輕患者的疼痛、腫脹、提高活動力。

藥學博士村上志緒以「純露沐浴法」用於 44 位乳癌患者，他讓患者使用薄荷純露、橙花純露噴於臉部、手腕、手部、頸部或是自己的上前方，然後趁純露落下時讓患者置身純露的霧氣當中。正在接受化療的患者 29% 及尚未接受化療的患者 63% 對這個方式的效果都予以肯定。

對各種癌症患者而言，芳香療法都能提升生活品質、降低焦慮。Corner 等人（1995）將薰衣草、花梨木、檸檬、玫瑰、纈草調和基底油後，在 52 位罹患各種癌症的患者身上，以隨機對照的方式分為以精油按摩和僅用基底油按摩兩組，於 8 週的時間內，各持續按摩 1 週。結果在焦慮消除的程度上，精油按摩組顯示較大差異性的效果，但在疼痛和活動力提升方面，兩組的差異性並不顯著。

被認為具有抗癌作用的精油成分有：快樂鼠尾草中的香紫蘇醇（sclareol）（Dimas et al., 1999）、佛手柑中的佛手柑素（bergamottin）（Miyake et al., 1999）、辣薄荷、綠薄荷、醒目薰衣草中的芥子醇（perillyl alcohol）（Belanger et al., 1998）、檸檬草中的 D- 檸檬烯（D-limonene）與香葉醇（geraniol）（Zheng et al., 1993），以及蒔蘿與葛縷子中的藏茴香酮（carvone）、anethufuran、檸檬烯（limonene）（Zheng et al., 1991）。

心身症

芳香療法應用於精神官能症領域的臨床治療，首推在消除心身症患者壓力方面的效果。這是因於嗅覺與其他感覺不同，大腦接收嗅覺訊息的區域緊鄰大腦邊緣系統與下視丘，這些區域會對自律神經、免疫、內分泌等系統產生直接而重大的影響；經由嗅覺對大腦或精神、神經方面產生的改變最為快速，這是精神科採取精油治療最重要的原因。

　　不安、抑鬱是壓力症候群常見的初期現象，長期下來壓力會成為引發身體及精神疾病的直接或間接原因。與壓力有最直接關係的就是心身症，而心身症並不是獨立存在的疾患，常與冠心症、高血壓、氣喘、消化性潰瘍、糖尿病、異位性皮膚炎、月經異常等疾病共存。在美國對於心身症的診斷是以稱之為「DSM- III R」的多軸評估方式來診斷是否患有心身症，第一軸是臨床症狀、心理狀態，第二軸是人格障礙、特異的發展障礙，第三軸是身體疾患、身體狀態，第四軸是心裡社會的壓力指數，第五軸是過去 1 年的社會適應狀況。

　　天竺葵含多量的香茅醇（geraniol），對於壓力引起的高血壓有改善作用，並可消除因活性氧、腎上腺素、血管緊張素 II（angiotensin）等所引起的血液黏稠及血小板凝固功能亢進；這是以降低血液中壓力反應指標之一的可體松皮質醇（cortisone）濃度為判讀基準（野崎豐，2001）。

　　芸香科精油中富含的檸檬烯，對抗壓力的良好效果是長久以來為人所熟知的。檸檬烯會刺激大腦前額葉的感情中樞、海馬迴、杏仁核、下視丘、腦幹，使其活化以抑制造成細胞壓力的活性氧，以及刺激抗氧化物質谷胱甘肽還原酶（glutathione reductase）抑制活性氧的功能（野崎豐，2001）。

　　臨床上可見許多依據身心症所呈現的症狀，使用精油紓壓，或是直接改善身心症症狀的紀錄。1998 年有實驗報告指出，在特定條件下從腦波所呈現的 CNV（Contingent Negative Variation）震幅變化來觀察，與不投予任何精油比起來，茉莉能大幅提高 CNV 的震幅改善低落的情緒、薰衣草可縮小震幅緩和不安感（和田萬紀、永井正則，1997）。葡萄柚、紫蘇的抗氧化作用，都可作為壓力管理的有效方式，以達到改善身心症的目的。

安寧照護與臨終照護

　　1980 年代中期以後，整體輔助醫療逐漸成為照護生命末期病人的最佳醫護方法；安寧照護是緩和醫學的一環，針對已無痊癒希望的病患，提供緩和疼痛及減少面臨死亡的恐懼等精神壓力為目的，給予完整的身心醫療照顧，

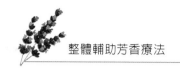

使病人能減輕因疾病所產生的身體與心靈的痛苦，以期病人在生命的最後階段能過得有尊嚴、祥和地離世。安寧照護可能涉及臨終階段，醫護人員及志工要同時給予臨終病人及其家屬特別的照顧，是一種身心靈三方面的全人照護。

在這個領域當中，芳香療法可提供的援助，使患者和護理人員都予以高度的接受與感謝。芳香療法協助癌末病房、安寧病房的護理品質提升；從各種角度而言，芳香療法應納入國民保險制度內，使更多人受惠（Lundie, 1993）。

輕柔的撫觸按摩與消除壓力的精油氣味，可撫平病患憤怒、拒絕、絕望或沮喪的情緒。薰衣草因其使人身心寧靜的氣味、低毒性、價廉、高度緩和壓力的作用及多方面的治療效果等因素，是過去數 10 年來被安寧病房醫護人員使用最多的精油。另外，與薰衣草有極高相乘作用的精油有羅馬洋甘菊、檸檬、馬喬蘭、天竺葵等。

1. 抑鬱症

末期患者的抑鬱狀況對病情會造成重大的負面影響，羅勒、百里香與佛手柑調和後，對病患有強壯身體作用，橙花與佛手柑則有強化神經系統及抗抑鬱的作用。

2. 臨終

美國賓洲 20 位安寧病患患者經歷臨終時的混亂與焦慮狀況，O'Keefe（2000）以濃度 5% 的真正薰衣草在患者的手腳按摩，結果所有患者的脈搏和呼吸急促的狀況都獲得改善、身體放鬆。亞利桑納洲的 Ocampo（2000）使用乳香精油在臨終病人的手腳上按摩，治療後焦慮狀況消失、呼吸趨於平緩、進入深睡，其中有些人在治療後數小時或數天內祥和離世，家屬為此感覺心中平安，並對護理人員致上深深的感謝。馬喬蘭、乳香、尤加利等精油以吸入或按摩方式護理可促進呼吸順暢（Leach, 1999）。

3. 緩和疼痛

以精油作為緩和疼痛和避免感染具有重大的臨床意義；具有鎮痛作用的精油也依其作用機轉而分為：

(1)因消炎作用而減緩疼痛的德國洋甘菊、樺木、忍冬等。

(2)因排除疼痛物質而產生鎮痛效果的杜松等。

(3)因局部麻醉作用而產生鎮痛效果的樟腦等。

(4)針對中樞神經產生鎮痛效果的茉莉、快樂鼠尾草等（林 貞一郎，1995）。

4. 一般癌末護理

安寧病房護理除了應用精油按摩、空氣擴散、濕敷等護理方式之外，也應用溫和天然的純露，取代刺激的殺菌漱口水，清潔患者的口腔與眼睛；羅馬洋甘菊與矢車菊純露用於眼部護理；菩提花、橙花則用於口腔護理（クリニカル・アロマテラピー，ジェン・バックル）。臺灣的恩主公醫院護理師高碧月，曾以茶樹、沒藥、檸檬精油製作成酊劑，再以生理食鹽水稀釋後清洗癌末病人潰爛的口腔，5 人之中 1 名患者因配合意願不高效果不顯，4 人獲得改善。使用甜橙、橘子、黑胡椒、薑，以按摩方式對解除病患之便秘有效。

特殊兒童照護與芳香療法

特殊兒童，泛指與同年齡兒童在學習、生活行為能力上發展遲緩的兒童。原因在於出生時大腦有器質性損害，導致大腦處理神經傳導訊息的方式異於常人，成為感覺統合失調、腦性麻痺或是自閉症等代表性腦部障礙疾病，由於在學習力、專注力、人際溝通表現上落後於同年齡兒童，或有嚴重的喜好偏執，於是成為學習障礙者，或被稱為發展遲緩兒。對於其家族，特別是父母親造成心理創傷，也影響家族其他手足正常身心發展，成為家族的牽絆。

整體輔助醫療中的芳香療法與花精療法是被廣泛運用的自然療法，特別

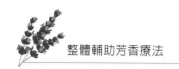

是 1990 年之後，有小兒科醫生及精神科醫生投入特殊兒童照護領域，在臨床上僅以嬰兒按摩方式，就展現出諸多積極有效的成果，使嬰兒按摩成為治療特殊兒童最常見的療癒方式。

其緣由即在於觸覺是五感之中，對外部環境刺激反應最為敏銳的知覺，優於視覺、聽覺、味覺、嗅覺。觸覺是在胎兒期最早發展及機能最先發展完備的感官系統，與大腦的生發幾乎同步。1951 年醫學界即已發現，妊娠第 7 週開始胎兒的嘴唇觸覺神經即已萌芽，約 7 週半時胎兒對觸覺刺激便有反應。

胎兒的觸覺隨之在口唇、鼻翼發展，這說明了為何嬰兒飢餓時是以嘴唇尋找母親的乳房，而不是眼睛。10 週半時發展至手掌、上肢、眼瞼、足底，11 週半時擴大至胸部，12 週時趨向嘴唇的刺激，胎兒會閉上嘴巴，刺激傳導至腳底，發生如大腦放電反應般的顫抖行為。嬰兒出生後 3 至 6 個月，手部觸覺發展極為快速，出生後 6 個月對溫度、物品的硬度、肌膚觸感有區別的能力。

「皮膚是外露的大腦」，這個稱呼是基於人類的受精卵在持續的細胞分裂中，生發出外胚葉、中胚葉、內胚葉三層大腦皮質層。腦部與皮膚同時在外胚葉發展，當細胞分裂完成時，皮膚對於加諸於其上的刺激；例如：壓力、溫度變化、疼痛等知覺訊息，都能傳遞至大腦頂葉的觸覺感應區。人類的知覺神經在手部分布最多，其次是腳，依次為臉部，尤其是舌頭與嘴唇，因此成為全身對觸覺反應敏感地帶。

幼兒時期海馬迴（主掌與語言學習有關的記憶）不發達，所以與照顧者之間親密的肌膚接觸會記憶在杏仁核中（主掌與情緒、觸覺有關的記憶）。嬰幼兒期經驗過的恐怖、憤怒、喜悅等都會殘留在杏仁核中，成為影響其一生的深處記憶。

21 世紀被稱為是實證醫學（Evidence-Based Medicine, EBM）的時代，其中有利用最新科學儀器，如：腦波記錄儀、體表溫度變化圖、腦波曲線測量儀等去推測不能言語的嬰兒情緒，在日本稱為「育兒工學」。配合嬰兒按摩的結果，不僅是幼兒本身，為其按摩的母親也顯示身心極度放鬆的狀況。在日本東京電機大學先端工學研究所醫學博士小谷所做的實驗中（2006 年），

5 位母親替未滿 1 歲的嬰兒進行 15 分鐘的按摩後，檢測嬰兒的腦波、血壓、心跳、體表溫度、唾液中所含的壓力賀爾蒙成分濃度；結果顯現體表溫度上升、心跳減緩、高血壓與低血壓同時降低 15%。針對嬰兒的母親則檢測腦部放鬆時會產生的 α 波，呈現倍增狀態。這些都是因為按摩對雙方的放鬆作用，促使讓微血管擴張的副交感神經處於優勢的結果。

嬰兒按摩進入 20 世紀末期時，世界各地已有小兒科醫師投入臨床實驗，且效果卓著，嬰幼兒按摩成為對特殊兒童的主要治療手段；對健康的嬰兒在身心方面也有具體提升的研究成果。1992 年澳洲有 32 位父母在專家指導下為出生 4 週的嬰兒進行按摩，結果證明與對照組的嬰兒相較，按摩組的嬰兒在微笑、發聲、伸手、眼神注視、環境反應上都發展的更好，且迴避行為也較少。

1993 年《父母雜誌》刊載了 6 種按摩手法，推廣親子間溫柔、愛意的按摩。醫療界也嘗試把早產兒從保溫箱中抱出來給予膚觸按摩，結果發現這些早產兒、先天體質不良的高危險群嬰兒對按摩治療極有反應，並提高其發育速度。1993 年史卡菲蒂針對早產兒進行研究發現，生產時併發症愈多的嬰兒，按摩治療對其幫助愈大。

1993 年，惠鄧醫師針對吸食古柯鹼母親所生的早產兒進行研究，這些平均孕育期 30 週，平均體重 1,212 公克，在加護病房接受照護平均 18 天。治療組每天按摩 3 次，每次 15 分鐘，連續 10 天；在與對照組食物攝取熱量相同的狀況下，治療組的孩子體重增加多出 28 %，且併發症較少、壓力行為較少、動作成熟測驗得分較高。

1994 年在巴黎發表了一個以寇曲醫師為首的早產兒按摩臨床實驗成果，為早產兒、發展遲緩兒的健康、正常發育帶來無限生機。

1996 年史卡菲帝醫師，以愛滋病且帶陽性病毒之母親所生產之嬰兒為研究對象。治療組每天 3 次，每次 15 分鐘，連續 10 天接受按摩，結果顯示與對照組相較，在體重、發展指數上皆佔優勢。

費德醫師在 1996 年針對未成年、憂鬱、經濟水平低的單親母親所生產之足月嬰兒，年齡在 1 ～ 3 個月者為研究對象，施以按摩及搖晃的治療，發

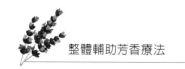
現與對照組相較，在睡眠、體重增加、哭泣較少、改善情緒及社會能力、降低壓力賀爾蒙的分泌方面皆有正面影響。

精油並非運用於嬰兒按摩的必要條件，按摩的技術亦然；最重要的乃在於透過觸摸這個舉動在親子間所建立起來的親密關係。基於觸覺是胎兒最早發育完成的知覺，因此嬰兒按摩從懷孕後期即可開始。其執行方法是：

1. 夜晚安靜時刻，母親已處於身心放鬆狀況時，最好父親一起參與。

2. 確認嬰兒頭腳的方向；分娩前嬰兒頭朝下，身體在腹部上方。

3. 以 一兩滴有放鬆作用，如；甜橙、紅橙、薰衣草配合深呼吸（擴胸呼吸或腹呼吸式；人平躺後即會自動採取腹式呼吸）吸入，將注意力集中在呼吸這件事上，同時感受精油香氣在大腦擴散的放鬆感。

4. 手放在腹部上輕揉畫圈圈按摩，想像寶寶在母親腹中的模樣，捲曲著身體漂浮在羊水中很自在、輕盈。

5. 懷孕 6 個月開始，可用月見草油或甜杏仁油 30cc. 加入真正薰衣草 2 滴、紅橙 3 滴，以 0.5 ～ 1.5% 的濃度比例按摩腹部，還可同時預防妊娠紋的產生。

6. 和寶寶輕聲細語的說話，胎兒 8 個月時聽覺器官與神經皆已完備。也可吟頌輕鬆小品、令人愉悅的短詩給寶寶聽，詩的押韻是很好的胎教，猶如音樂的抑揚頓挫，促進寶寶的聽覺能力。

7. 用特別的手勢和寶寶說「晚安」或是「結束囉！」，例如：輕拍腹部、搖搖肚子。

口腔芳療

牙周病是多因素疾病，其病因分為局部因素和全身因素。局部因素中的起因是牙垢的堆積造成，置之不理不僅形成口腔內的各種問題，進一步結合身體各種狀況成為嚴重的疾病，例如：口腔衛生不良，微生物的作用，牙結石刺激，特別是齒齦下牙結石危害性最大。導致結合牙齒與齒槽骨的膠原蛋白纖維萎縮，牙垢中的牙菌斑（dental plaque）細菌及其產物滋生，成為發炎

性口腔疾病，引發牙周組織受損，無法牢固牙根。

近年來的醫學臨床研究發現，發炎所帶來的免疫反應，會製造自由基與蛋白質分解酵素，足以全面破壞牙周組織，造成難以復原的牙周病。

在中醫學，牙周病被稱爲牙宣。是以牙齦疼痛，齦肉萎縮，牙根宣露，牙齒鬆動，經常滲血溢膿爲特徵。多由胃火上蒸（胃酸腐蝕牙根），精氣虧虛（腎主水、主骨，腎水不足無法滋潤牙齦），氣血不足（肌肉萎縮）等原因所致。

從預防醫學角度而言，芳香療法的精油同時具有消除壓力以減少自由基發生、精油成分的消炎、強化牙齦等對預防改善口腔問題有效，在國外多被牙科醫師採用。

1. 自製潔牙劑

4 大匙天然海鹽或岩鹽滴入 2 滴沒藥、2 滴羅馬洋甘菊、1 滴薄荷，充分混合後置入有蓋的玻璃容器內，替代牙膏清潔牙齒。每次刷牙僅需 1/4 小茶匙的量，並配合按摩牙床，長期使用有預防與改善牙周病之效。

2. 口腔油漱法

取家中的食用油（清爽的葡萄籽油爲佳），5cc 的食用油中滴入 2 滴的食用級乳香或眞正薰衣草精油，在口腔中仔細漱口，使油充分沾覆上下口腔及牙齦後吐出。稍待幾分鐘，以溫水漱口。可改善口腔內環境，預防各式牙齒、口腔問題出現（詳見基底油篇）。

日本的昭和大學，使用 28 種精油，進行消除單線態氧的毒性實驗。單線態氧的毒性同於自由基，會破壞細胞生態，造成疾病、老化、癌症等。其實驗結果發現，有 17 種精油在濃度 0.1% 以上即能消除單線態氧：快樂鼠尾草、乳香、天竺葵、杜松、醒目薰衣草、真正薰衣草、檸檬香茅、馬喬蘭、香蜂草、玫瑰草、歐薄荷、羅文莎葉、花梨木、檀香、茶樹、橙花、苦橙葉等。但也有 5 種能增加單線態氧的精油：絲柏、廣藿香、羅馬洋甘菊、迷迭香、佛手柑；和 6 種增強單線態氧作用的精油：葡萄柚、檸檬、甜橙、依蘭、

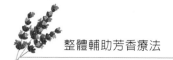
尤加利、綠花白千層。上述 11 種精油使用於口腔，會破壞唾液對人體的免疫機能。

註：普通氧氣含有兩個未配對的電子，等同於一個雙游離基。兩個未配對電子的自旋狀態相同，自旋量子數之和 $S = 1$，$2S + 1 = 3$，因而基態的氧分子自旋多重性為 3，稱為三線態氧。在受激發下，氧氣分子的兩個未配對電子發生配對，自旋量子數的代數和 $S = 0$，$2S + 1 = 1$，稱為單線態氧。單線態氧的氧化能力高於三線態氧。（取材自維基百科 https://zh.wikipedia.org/wiki/%E6%B0%A7%E6%B0%94）

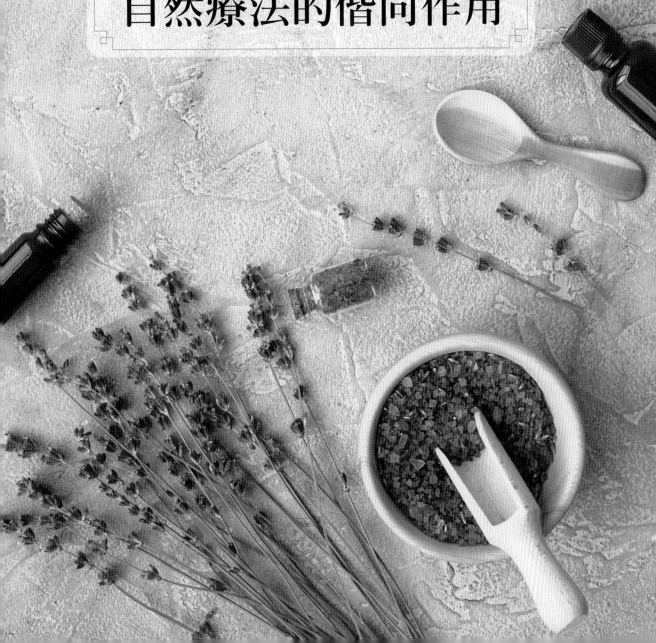

Chapter

17

芳香療法與其他
自然療法的偕同作用

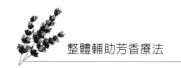

芳香療法原屬於自然療法的一種，是橫跨東西，可包容匯納各種型態的自然療法與其併用，發揮加乘效果。

自然療法集合了人類從古至今的醫療智慧，涵蓋上百種療法，採用各種自然的方法，取用大自然的物質（植物、礦物、水）與物理能量（聲、光、電、熱、磁），以增進人體自我調整或與自然合一。最具代表性的有：芳香療法、能量療法、水療法、冷熱療法、音樂療法、按摩療法、反射療法、色彩療法、身心療法、呼吸療法、同類（順勢）療法、巴赫（花精）療法、草本療法、沼澤泥療、自然療法、營養療法、整脊療法等等。

按摩

按摩是自遠古時代以來，不問東西，不分人類動物，自本能發展出來的一種治療性行為。動物在受傷時會自行舔舐傷口，疼痛處則以摩擦來減緩，這些自發性處理方式即為按摩的原型。爾後人類將自己本身行為與動物行為，以有秩序的思慮，加上關懷的心態，整合出多種可以傳授、具演變優化的原則，在東西方不同醫學體制下，發展演繹出繁花盛果，從養生醫病、鬆弛緊張乃至調和身心靈狀態和諧共頻，對人體健康有著不可言喻的貢獻。

大體而言，在現代西方醫學理論下發展出來的按摩，屬於從四肢末端以心臟為終點進行的向心式按摩；而東方醫學則是以疏通病痛處，將血液向外流動的離心式按摩為主。

按摩的方向決定按摩的目的，西方按摩的意旨為將末梢代謝廢物推回心臟、淋巴結，以便集中排出體外；東方按摩則是疏通氣結血瘀，使氣血循環順暢。不論哪種手法，整體而言都對血液循環、淋巴循環、神經、皮下結締組織、肌肉、經絡穴道具有作用。

按摩原本就是芳香療法護理方式之一，使精油的分子完全被吸收，再結合了植物油所具有的營養與其延展效果，使手法更流暢、效果更顯著，易於在人體任一部位進行；且芳香精油的藥理作用加倍提升按摩的效果，在仔細辨證患者的症狀後，不同處方的精油可發揮更集中而目標顯著的治療作用。

聯合國世界衛生組織將含有按摩、花精療法、針灸等 37 種治療項目列入主流醫學的輔助療法，導入至各國的醫院，配合主流療法執行。

1. 復健按摩

專屬於醫療目的的復健，不僅是放鬆精神與肌肉，且是為減輕疼痛和治療損傷能力，是醫療領域中使用按摩療法的契機。按摩可對付體內軟組織中任何不正常的區域或問題；醫療按摩不同於一般按摩，因它不集中在減輕人體張力或壓力上，所以沒有太多放鬆肌肉的手法，而是直接壓迫血液循環受阻的部位，使結合組織加速癒合和復甦，通常用於從損傷或外科手術恢復的患者身上。

肢體發生損傷的病人，通常會避免使用受損肌肉直到損傷痊癒；例如：骨折。在此期間，患處沒有被使用或活動，這些肌肉群將會變得非常僵硬和變形；例如：中風病患。醫療按摩療法是用來慢慢恢復未使用的肌肉，有助於促進人體新癒合區域的康復和運作，同時也進一步防止新損傷的發生。

在復健期間，按摩師會用各種手法和軟組織按摩，主動和被動伸展肢體，運用繁多的技巧，並有助使用其他治療方法，如熱療或冷療法、手動操縱身體的軟組織；這也被稱為他動療法。復健按摩是專門為因外傷或手術，肌肉需要康復、恢復原有機能而設計的，使用一系列徒手療法以校正肌肉及骨骼系統受傷的部位，且同時減少疼痛。按摩應遵循醫生的建議，以防止復健部位進一步的損傷。

可與醫療按摩組合使用的各種技術是：淋巴引流、結締組織按摩、神經肌肉深層按摩、神經筋膜按摩、東方按摩技術中的則是伸展和釋放肌肉緊繃的技術、反射按摩和原始點療法等。治療的確切組合，取決於患者具體的個人需求上。復健治療師首要執行的是患者端的評估，並確定其特定需求和需要被處理的問題部位。

2. 護士按摩

在英美等國家，護士按摩療法是由擁有執照的護士，在按摩治療領域完

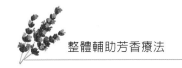

成 500 小時的理論與技術教育，經國家認證擁有按摩執照。護士按摩採用了實用的方法來加速病患癒合過程。這種新的方法直接在醫院中執行，以恢復患者康復速度，它被評鑑爲可大幅縮短癒合過程和增強患者的整體健康。

　　進行按摩治療的護士，其按摩技術會在不同的領域被訓練。而選擇用於病患的技術取決於患者的個體需要，經過紮實而具體的訓練，護士有能力可以變化使用的技巧，且該技巧也正合乎患者的狀況。通常，他們執行的技術有，遠端按摩、肌肉筋膜釋放術、神經肌肉復甦術、淋巴引流、軟組織按摩、穴位按摩等等。一位經過專業培訓的有照護士，他們也可以提供日常生活保健諮詢，以及營養和飲食的資訊。治療的主要觀點是平衡人體所有系統和部位，尤其是神經肌肉與骨骼系統。

　　護士按摩療法專注於休息和放鬆，這與瑞典式按摩等方式不同。護士按摩是隔著患者衣服進行，且不使用任何按摩油，著重於加強肌肉和整體康復。護士按摩治療師也安置於一些機構工作，如：公共醫療中心、私人執業診所、醫療保健專業機構、養老院、醫院、社區醫療、復健中心和收容所。目前護士按摩療法只佔按摩行業的一小部分，但以其專業訓練要求、不侵入、不吃藥打針及受監督於主流醫學之下等原因，愈來愈受患者及主流醫院歡迎，若能與健保制度及保險給付結合，受益者將爲之擴增。

3. 中醫經絡按摩

　　中醫特有在經絡穴位上的按摩，在現代解剖生理學發達的佐證下，其理論與效果愈來愈爲人所理解。以現代醫學而言，中醫所注重的氣血之說，是看不見的動能──氣（熱量、心搏、物質轉化……等）與血──在血管中流動的血液、無管的淋巴液活動的結果。冷與痛容易聚集在結締組織中，形成病痛或疾病的源頭。氣行走於皮肉筋骨膜之中，「氣爲血之帥、血爲氣之母」氣動則血動，氣滯則血滯；而食物營養也要靠精微的能量轉化爲血液，成爲動力的來源。

　　因而，氣血流動順暢，則生機無限；反之氣血流動緩慢則滯留於結締組織、骨骼、關節中，形成痰結（痰氣互結證又稱鬱痰證，是由於痰與氣鬱結

於身體各部所出現的一系列症狀的總稱。痰氣互結證多由於七情所傷，氣滯痰阻所致）。按摩亦稱推拿，手法繁複多樣，可分為內、外、婦、兒及骨傷科等。主要訴求是藉著各種不同手法，消除鬱結不暢之處，使生命本源氣血水協調一致，此即為健康之本相。

4. 其他按摩法

流傳於人類史上的按摩手法種類繁多，近年來受芳香療法普及影響，將精油導入取代原有使用之按摩油的按摩流派也相當多。例如：脈輪療法、足底按摩、反射按摩、整脊按摩、淋巴引流、夏威夷按摩（Lomilomi massage）、泰式按摩等等。不論是哪一種按摩法，因為都涉及觸摸人體、影響健康，所以必須先經過詳細的問診與辯證，再選擇精油與按摩油的種類進行按摩，以確保安全至上的原則。

中醫芳療

中醫與芳香療法均具有十分悠久的治療歷史，需在各自理論的指導下進行；但絕大多數皆合乎自然療法的原則，故亦有相通之處。芳香療法中的精油相當於中藥，每一味藥物都有其特有的療效，可以單獨或與其他精油配伍治療疾病；單方精油相當於中藥的單味藥，結合多種精油的處方設計稱為複方精油，與中醫的方劑異曲同工。在多數情況下極度濃縮的精油都需要以基底油稀釋後使用；基底油皆取自天然植物，各具有植物油脂本身之營養，也如同煎製中藥的水可將精油的成分溶出並混和多種不同單方精油成分，發生偕同作用（synergies）或拮抗作用（antagonism）後達到預期的治療效果。

從中藥的效能而言，可分為四類：四氣五味、升降浮沉、歸經、有毒無毒等；從中藥學原則亦可將精油的性質與作用分屬至四大類中。

中醫與芳香療法同屬古老的自然醫學範疇，其所謂的治療和西方主流醫療不同，它更關注的是「平衡身體與心靈」。自然療法不是一種常規醫學，是考慮整體而不僅僅是身體某一部分器官的整體治療，是一種合乎人體正常

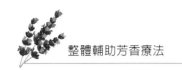

生理、心理的互補療法，其精神著重在於視預防重於醫療，可說是對常規醫學予以一臂之力使病人康復的補充治療。

中醫香療法最重要之論點即在於「氣」，氣與氣的調和與結合離不開「陰陽五行」、「臟腑」、「經絡」、「氣血」等中醫基礎理論；故其治療亦從辯證論治著手，這與現代芳香療法以西醫生理系統為論治角度有極大的不同；此一觀點與應用也成為中學西用極有價值的部分。

中醫認為，氣味可以無孔不入，香氣通過口、鼻、皮毛等孔竅進入體內，可以影響五臟的功能，平衡氣血，調和臟腑，祛病強身。這個理論也得到了西醫現代科學研究的證實，氣味分子可促進人體免疫球蛋白的產生，提高身體抵抗力，同時能調節全身新陳代謝，平衡自律神經功能。

中藥需炮製，精油也需萃取，中醫療法會用到針灸、刮痧板等器具，芳香療法則需用到煙燻、芳香擴香儀等器具；中醫療法有推拿、按摩、點穴等手法，芳香療法也有自己獨特的按摩手法可與中醫推拿交替使用；中醫療法有藥物內服、外敷、吸納、推拿按摩、點穴針灸、刮痧等應用方式，精油也同樣具有內服、吸納、親和等多種親組織性質，足可與中醫治法併用。

傳統中醫藥學認為，芳香性藥物以化濕和開竅為兩大主要功效。中藥藥理研究證明，芳香性中藥是一些具特別香氣的藥物，具有鼓舞正氣、除邪辟穢、解肌發表、疏風散邪、芳香健脾、化濕醒脾、通關開竅、止痛消腫等功效，這些特點與芳香精油所有的特殊藥理性質有關。

中醫特有的四診（望聞問切）、辯證論治、經絡學說與芳香療法結合，可形成完備的預防醫學體系。在日本結合漢方醫學與芳香療法的輔助療法已普遍使用在中醫、推拿、針灸等領域，補足西醫對症療法的疏漏，而能從改善體質的根本療法入手，提高或啓發自我療癒的本能。

1. 精油的震盪能量與中醫的「氣」醫學

「氣」可說是中醫及諸多自然療法應用在治療上的共通原理，不論在哪一種醫療體系中所謂的生命觀點、病理觀點的根基都存在有氣的哲學與氣的理論；氣的哲學就是陰陽的哲學、氣的理論就是陰陽論、五行論。氣是大宇

宙的自然與小宇宙的人類賴以生存的基本能量，屬於肉眼無法辨識的「動的能量」。精油是有機物質，能和我們身體和諧共存與互動。

中醫是最重視「氣」的醫學體系，氣被認爲是人體及生命活動的最基本及最重要的物質，同時構成人體臟腑及經絡生理功能。「氣」有流動的特質，並可理解爲體內構成生命的「能量」或「動力」，流遍全身以維持人體的生命活動。氣的流動是中醫脈學的原理，「氣」就是脈的原動力，候脈即是候五臟六腑之氣。

近代各學術領域的專家以科學儀器、科學研究證實人體內確實存在有「氣」與經絡；例如：生物物理學家、能量物理學家等利用電流測知人體內的氣，以大量的圖表、實驗報告深入淺出討論氣的存在與流動。

生物物理學家張長琳也是《人體的彩虹》一書的作者，他以科學家實驗方式研究經絡系統，運用電磁波、聲波、電阻、電導等科學實驗，得到眾多的電腦圖表解析人體電磁波、聲波與經絡的關係。在〈經絡的現代科學研究〉一章中，更深入淺出地討論了「循經傳感」，得出如下的結論：

⑴ 循經傳感的路線具有可變性。

⑵ 循經傳感路線的寬度、深度與肌肉的深淺度成正比，這與臨床觀察吻合。

⑶ 循經傳感的速度比神經傳導慢，約以每秒 1-20 公分左右的速度前進。

⑷ 溫度與藥物會對循經傳感有所影響。

畢業於美國約翰霍普金斯大學生物物理學的王唯工博士，他在《氣的樂章》中，對流動於五臟六腑、十二經絡中的「氣」更進一步提出與人體會產生「共振」現象的舉證說明。例如：他以音符的共振來類比經絡共振，動能由心臟輸出，共振頻由低向高產生，故而人體器官愈低頻能量愈大。肝因位於第一諧波，所以能量最大，第二諧波爲腎，依次爲脾、肺；第五諧波以上的屬高頻故能量小，依次爲胃、膽、膀胱、大腸等。王唯工也以「臟實心、腑空心，空心共振頻高，所以流入的血量較少；臟實心，需要流入的血較多。」之說法來闡述《黃帝內經》：「速者腑也，遲者臟也」這句話，指陳「速」

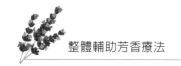

是震動較快、「遲」是震動較慢。心臟跳動一次在腎震動 2 次，在三焦震動 9 次；從人體空間的的角度來看，三焦是最大的腑，這也與空間醫學「三焦是人體最大的細胞能量運動場」的論點不謀而合。王唯工教授這個音樂諧波類比法，還說明了由某一音符所產生的共振諧波可類比人體經絡產生共振的能量分配，也與音樂治療的理論有共同之處。

2. 中醫「氣的醫學」之另類表現

中醫學中的「氣」，係指人體內活動力強、運行不止的細微物質所共構而成的能量，是人體組成與生命活動賴以維持的基本物質。唯有運行不息的氣能量，才能推動與調節人體的新陳代謝，使生命現象循序漸進。

芳香療法精油的成分作用有兩種定義：同一植物所萃取出的精油，一可用於治療身體的疾病，即是可以生物分子學分離和鑑定出精油的每一化學活性成分的生理和藥理作用；現代中藥成分中的揮發油定義相當於精油，以豆蔻為例，其揮發油主要為 1.4 桉葉素、α-樟腦、葎草烯及其環氧化物，而豆蔻精油的化學成分為松油醇、桉油醇、檸檬烯、檜木烯等。二是利用精油的震盪特質（流動能量）來影響人的精細體（subtle body）、心靈（phyche），亦即能量物理學所測知的粒子震盪所產生的能量。

「能量醫學」可被描述為某種頻波的治療法（vibrational healing），在人體中可形成電磁波的形態，在物質分子內運動有分子的平動、轉動、相對震動、電子躍動、核的自旋躍進等多種形式。每種運動都有一定的能級，除了平動以外，其他運動的能級都是量子化的，即某一種運動具有一個基，一個或多個激發態，亦即中醫所謂的「氣」；這兩個作用是同一植物的能量所發揮的不同面向。經多項現代實驗證明；例如：以磁場共鳴分析器（Magnetic Reasonance Analyzer, MRA），氣味分子所產生的波動與我們所知的電磁波規模吻合，並可測知人體內電磁波的律動正常與否，同時以共鳴的律動找出促使其恢復健康的精油。

芳香療法的精油能廣泛治療與氣相關的症狀，起因於精油的揮發性特質，相當於陽的特質，具有能及時滲透的能量，對改善氣的失調所產生的症

狀皆有很好的效果；有時甚或出人意表，能當下立即性地消除氣滯類的症狀。

在日本以芳香療法配合不同的東西方按摩技術（瑞典式、指壓、反射區）進行治療已是一種常態；以電波來測知精油對人體磁場影響的實驗，從腦波、三焦、經絡都有眾多的臨床實驗報告，佐證精油可以調整或影響人體內的電氣活動。郭志辰博士等人所提出的「空間醫學」認為「人體的空間是細胞運動、能量調節的場地」不謀而合，只有這些空間純淨，能量流通順暢，人體才能回歸自然，恢復和保持健康。

當機體內的能量不正常增加、聚集時會產生「病氣」，三焦是人體最大的空間，是進行電子能量轉換、調整的所在；能在三焦發生作用的精油屬負離子（精油的電性，一般以正、負電及有無極性分類；分為以下四種：負電有極性、負電無極性、正電有極性、正電無極性；多數的精油屬第一種）。接觸到細胞膜外時誘發細胞膜內的正電反應，產生離子交換現象，減少細胞膜內的正離子，使機體恢復健康。

精油由於具有電磁性的優勢，在人體內外所能造成的氣能量較原生植物來得強烈而易於感知。日本的「新東洋醫學」派也主張以「進行人體內電子能量的轉換、調整來治病」，認為「疾病就是氣的病（日文疾病寫為『病氣』），所謂的氣是體內的電子能量所產生的生物磁現象，當生物磁紊亂、異常時即是生病。」由於精油在人體表面可發生極性化（正負電性），轉換、調整電子能量，且和人體內的正負電一樣作用於不同時機，不會彼此干擾，故和針灸相同，產生刺激效果可作為治療疾病之用。

花精療法

花精療法是將花的精華（震盪能量），藉由活水（泉水）釋放出來的花波能量，用於治療身心不調症狀的一種自然療法。與精油和藥草雖同是萃取自植物，但花精不含任何物質成分。從能量物理學的角度來看，每種花精各有其自有的粒子震動方式而形成了獨有的震盪波形，與人類的感情和精神磁場頻率一致，可以療癒來自各種因素所造成的七情六慾失調狀況。

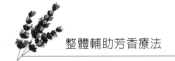

花精療法中最著名的巴赫花精，是由英國籍的順勢療法醫師愛德華・巴赫（Edward Bach）所發現並整理出具有理論基礎的花療法。在 1930 年代巴赫醫師發明了 7 種細菌疫苗，是當代著名的細菌學者；他歷經 20 多年的研究與臨床，製造出 38 種花精，發展出可謂對人體近乎無害的巴赫花精療法。

巴赫醫師研究與調查病人的性格、體質、心理、情緒特徵而施以花波的頻率調整，使病人能恢復到感覺自信、幸福、平衡的健康身心狀態。這也合乎中醫所說「病由心生」的道理，也就是身心的失衡乃是來自於生活中的壓力、緊張、環境鉅變、長期壓抑等因素，使生理機能受到負面影響，進而使生理機能失調，顯現出病徵來。

北美花精協會（Flower Essence Society）是基於鍊金術理論所發展出來的花精體系，他們根據 16 世紀的醫師兼鍊金術學者 Philippus Aureolus Paracelsus、哲學家歌德（Goethe）及存在主義者兼人智學者魯道夫・斯坦納（Rudolf Steiner）的理論，認為人類與大自然是一體共存，人類反映了大自然（宇宙）所有要素，並相互影響，具有高度的連結性；Paracelsus 認為植物的生長、存在是連結天與地能量的結果，代表微妙而高層次的自然界，花朵的世界即是星星的世界；花的原型也是表達人的靈魂。這種以煉丹的方法論為基礎所發展出來的花精療法，網羅住人類靈魂作為研究對象，形成全新的精神科學（Spiritual Science）領域。

1. 花精的製作方式

花精（flower essence）係將自然界的花，經特定程序採摘、處理而成，包括花露採集法、陽光萃取法、煮沸萃取法等。其共同原理是，把物質成分用水經過多次「振盪稀釋」，使分子漸漸微細化到僅剩訊息形態，同時其信息會漸漸釋放到水中增強、清晰化。

市售花精是原精，被稱為母精（mother liquid）；將 2 滴的母精與大約 10ml 的白蘭地混合，便成為市面上所販售的濃縮花精（stock bottle）。原精再加入活性水（如：山泉水、礦泉水）以 1:10 的比例稀釋後，並滴入數滴白蘭地作為防腐劑，滴在舌下、飲用水或特製糖球上，含在口中服用。舌下是

任督二脈的絡脈交會之處，也是最容易吸收震盪能量的黏膜組織，亦是酊劑療法（以酒精稀釋物質的藥物療法）採用的服用方式。

2. 花精的作用

人體除了生物化學變化之外，物理場也不斷地變化，這些變化是以波的形式存在，例如：心電圖、肌電圖、腦電圖即是以檢測身體中的波形來研判疾病的有無及形態。人體中的波能以「共振」的方式和其他物質互動，可透過特定頻率引起共振，進而調節人的身體機能。

花精具有非常纖細的療癒頻波，某特定花精的信息可與人的特定情緒共振；服用花精後，水分子所攜帶的信息進入人體，會以頻波震動的方式滲透到生物能量場（經絡、脈輪）的各個層次；由不同層次頻率組成的不同能量場，也就是人類情感、精神、意識的所在處。

在最新的醫學領域裡，也證實當我們受到重大壓力、意外、驚嚇等精神性創傷，會在這些能量場造成傷害，遺留在無意識或潛意識中，並顯現於肉體生理上，成為疾病的來源。花精能以共振方式修復無形的傷口，使情緒心理恢復正常、修正失常的感情與意識，同步使生物能量場機能恢復運行。花精被視為可從平衡身體纖細的能量，來調整感情、精神，甚至人類存在的本質——靈魂。

此外，花精還可作為促發內在意識變化的觸媒，提升自覺，明確感知自我意向，解決實際問題。除去急救花精能取代緊急應變的本能反應之外，花精對肉體的效果，從感知的角度來說，可能是極其輕微。所以治療需要一段時間，漸進式地改善，可以安定情緒、消除焦慮、抹去記憶傷痕；使每天都能以安穩的心態、有活力應對各種生活變化。

崔玖教授是最早將花精療法引進臺灣的專業醫師，她所創辦的陽明醫學院自然療法研究所從研究氣、能量角度，導入生物能檢測儀，並用花精治療情緒、心理疾病。治療程序是先用穴檢儀（生物能檢測儀）測量代表神經系統的測量點，並選出不超過 5 種的花精，調製成個人化的花波組合。也讓患者自行感應他們認為對自己合宜的花精，花波所帶的信息，可和人的特定情

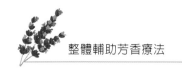

緒共振，從而感應（或盲選）出對應的花精。穴檢儀是崔玖教授與前臺大校長李嗣涔教授共同研發出來的量子檢測儀，檢測儀是精準的科學檢測，可藉由數據變化分析、診斷病人的情緒和心理狀態。崔玖團隊也對患者合併使用花卡、O環等測試法，發現各法測出的結果相當吻合。在 20 多年的研究裡，崔玖團隊將每一種花波（巴赫花精及北美花精）的波形與人類腦波比對分析，已能精確地治療各種身心靈問題，包含難治的生理性疾病，如：過敏、阿茲海默症者。

　　芳香療法的精油除了所含物質的活性化學成分可針對生理、心理問題予以解決之外，還含有震盪頻波（能量）與花精產生諧波共振的作用，同步發揮療癒身心靈的效果，是訴求身心靈療癒最佳的夥伴。

註1：人智學（Anthroposophy）是由魯道夫·斯坦納所創立的一派哲學，他認為人智學是一種靈性科學，希望扭轉這個世界過度朝向唯物主義的發展；基於人智學的理念已發展出許多實際的應用，包括體制外教育的華德福教育、人智學醫學；有機農業當中的生物動力農法／自然動力農法（Biodynamic Farming，簡稱 BD 農法）以及藝術當中的優律思美、行線畫和人智學建築。維基百科，自由的百科全書 https://zh.wikipedia.org/wiki/%E4%BA%BA%E6%99%BA%E5%AD%B8

註2：O環測試法（Bi-Digital O-Ring Test, BDORT），由大村惠昭（Oshiaki Omura）醫師在 1981 年發表的一種簡易徒手測試法，並在 1993 年獲得美國專利局專利（專利號碼 5188107）。

它要求患者將右手食指與姆指貼在一起，形成 O 形，並出力，另一手放置要測量的對象，如器官患部切片、要使用的藥品樣本，或潛在的可能過敏原等。之後，醫師再用自己的手施力，拉開患者右手的食、姆指。醫師可以根據病人抗拒的程度，來瞭解患病的器官為何，這個藥物適不適合這位患者、有沒有療效，或是這個疾病是否起於某個過敏原等。

維基百科，自由的百科全書 https://zh.wikipedia.org/wiki/O%E7%92%B0%E6%B8%AC%E8%A9%A6%E6%B3%95

音樂療法

音樂療法是指活用音樂，針對身心失調症患者、情緒不安、煩惱、學習障礙等所進行的無形溝通與治療方式。音樂原本就具有舒緩情緒、解放緊張感的情緒治療作用；而音樂療法就是分析各種音樂所具有的治療特質，以符合病患病情的需要，實踐於治療的程序之上。

自古以來就有將音樂用之於正式治療上的記載，《黃帝內經》中根據五行學說，認為角、徵、宮、商、羽五音分屬五臟，能治療疾病；從情志學（中醫心理學）角度而言，認為音樂可改善情緒、心理狀態，透過音樂可抒發感情、促進心情的流露和情感的相互交流。

西方在 19 世紀初期，就已使用音樂促進病人的睡眠，明顯地使失眠患者減少服用安眠藥及鎮定劑。

現代心理學研究則指出，音樂具有規律性、複合性的聲波震動，也屬於能量物理學的範疇。這種合宜的聲波震動，不僅透過聽覺傳達，也能經過皮膚觸及知覺神經傳入人體，與細胞組織發生和諧的頻波共振，彷彿是一種微妙的細胞按摩作用；另一方面音樂的頻波，可提高或降低大腦皮質層的活動，產生興奮或鎮靜作用。音樂的頻波與體內器官及大腦產生的共振效果，可促進人體分泌生理活性物質（腦內嗎啡、酵素、乙醯膽鹼），調節血液流動和神經活動。

針對主管語言、分析、推理的左腦，編製特有的音樂節奏與旋律，可使過度使用的大腦得到休息，進而刺激掌管情緒、主司創造力、想像力的右腦，提升創造力、資訊吸收力等潛能。

近代音樂療法起於 20 世紀初的美國，聖湯瑪斯‧吉爾德以「治療音樂會」慰問精神病患；1903 年艾娃（Eva Vescelius）創立了「紐約市治療協會」。第一次世界大戰時期，威爾（Van de Wall）加入海軍樂團，體認音樂感動人心的效果，因而在第二次世界大戰前用於治療精神病患，之後用於激勵傷兵，1950 年定名為「音樂療法」；治療方式有兩大類： 聆聽（音樂鑑賞或單純的聽覺作用）和用之於歌唱、作曲、演奏、舞蹈。

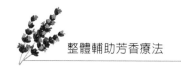

音樂治療研究發現，音樂的頻波範圍中，大腦的 α 波屬於安定平靜情緒、安撫不安的腦波，具有身心鬆弛、心境穩定、解除壓力的作用；而 α 1/f是進入睡眠前最放鬆的腦波，可降低心跳、血壓數，產生快適、舒暢的感覺。音樂的節奏會影響賀爾蒙的分泌，決定睡眠的發生及夜間醒來的次數。

總而言之，音樂的生理作用能直接刺激身體感官。聲音的構成、動作或輕重緩急等物理性質會引起身體變化，具有放鬆或緊張的功能。就心理作用層面而言，音樂是情感的語言，有淡化與深化情感的作用。音樂三要素（旋律、節奏、和聲）中「和聲」對心靈具有特別的作用，可發揮傳導氣氛、情感的誘發、鎮靜、淨化等功能。音樂還具有社會性機能，可作為團體中訊息傳遞媒介，形成團體意識，促成觀察學習，進而能自我表現。

音樂療法是綜合五感刺激的心理療法中最具效果的方法；因為音樂具有無形的溝通力量，使人在不知不覺中接受其傳達的訊息，解放與控制情緒。古典音樂巴洛可（Baroque）、新時代音樂、自然原創曲、催眠曲、Body Sonic 體感音樂等被認為是理想的音樂治療形態。它所秉持的同質性被動反應，應用於個人治療、團體治療都有輔助性效果及鬆弛身心附加效果。日本在 1970 年代就將韋瓦第（Vivaldi）的四季交響曲，改編成 α 1/ f的頻率，實驗於美容沙龍，方法是接受按摩前後都測量客戶的血壓、心跳等生理指數，以證明使用音樂療法會提高指壓、按摩的效果。

適用於按摩的音樂，節拍應選擇略等於人類心跳的速率。節奏太快或太慢的音樂都不適於用來促進放鬆；節奏太快會讓人緊張，太慢則會令人產生懸疑感，3/4 拍的節奏與按摩、呼吸韻律可達一致；精油的頻率也可透過按摩者的頻率發散出來，使接受按摩者感受到和諧合一的頻率震盪，其結果在身心鬆弛與肢體動作協調上都可觀察得知。

註：1/f搖擺是自然界中可見到的張弛有度、節律微妙的擺動。令人心情舒暢的微風、波濤聲、古典音樂以及當人心情愉快、身體處於放鬆狀態時，身體所發出的信號，其節奏也是時緊時緩，與1/ f搖擺曲線相符，而非機械地固定於某一頻率。有實驗表明，當人疲勞時，吸入宜人的香氣，α 腦波比對照組（不吸入香氣），

可較早地恢復到 1/ f 擺動狀態。因此，可透過觀察和捕捉身體信號的變動規律，來評價芳香物質對人情緒的影響（日本芳香生理心理學研究進展，洪蓉、金幼菊，2001）。

能量療法

能量以多種形態存在於宇宙間，類分為聲、光、電、熱、磁波等，能量醫學即是採取單一或多種生物能使失調的細胞活動頻率恢復正常。

能量療法（Energy therapy）泛指聲光電熱磁療法、宗教儀式的按手治療、遠距治療、量子撫觸按摩、訊息療法、生物電療法……等使用非物質性能量補充、磁場調整的治療方法，以聲（心靈音樂、頌缽、音頻）、光（sgm-708、ys-50 遠紅外）、熱（sgm-708 遠紅外）、頻波（frequency wave）、磁（sgm-708 遠紅外）、電磁（低週波～高週波）的形態存在；亦屬於整體輔助醫學的領域。

「能量療法」也被稱為能量醫學（Energy medicine）。兩者的差別在於能量醫學屬於實證科學，專於研究「能」量化後的活動能力，能加以量化的能力（能量），包括電場能、磁場能、腦波、神經激發以至細胞及原子輻射等。這門學問專注於多種確知和細微的能量在物質與生物系統間的相互及共通關係，以及如何利用這種知識，去作為偵察及改變生物的體內活動現象，達到治療疾病的目的。能量醫學（能量治療）包括針灸、電針、草藥、推拿、催眠、神經語言、雷射、生物回饋、磁性、肌電刺激及聲色治療等。

根據美國輔助及另類醫療中心（National Center for Complementary and Alternative Medicine, NCCAM）的定義：整體輔助療法是指一群不屬於西方正統醫學的醫療，它包含了各式各樣的醫療及健康照護體系、執業方式（practice）與產品（product）。能量療法是透過能量場（energy field）來診斷治療疾病。有生物場（biofield）和生物電磁能療法（bioelectromagnetic-based therapy）兩種形式。

能量醫學是一種不藉由藥物、非侵入性，並以啓動人體原有的自我療癒力爲目的的療法，人體不僅是由氨基酸、酵素等微細物質分子組成，而且是以「能量振盪」所產生的動能爲活動力的基礎。物質大小是以分子直徑長度來決定，帶電的分子爲原子，帶正電荷的原子核與帶負電的核外電子共同形成磁場，亦即爲一種磁化能量波，能量的大小是以量子爲單位來衡量。氨基酸、酵素等物質構成生命體最基本的細胞，能量強弱決定細胞活動力的速度與強度，能量強則細胞活躍，使生命體充滿活力、展現健康的樣貌；能量減弱則細胞活力隨之微弱化，久而久之導致疾病產生。

人體發病初期，首先是組織液（非病態組織液期）的動態平衡發生變化，構成原子電位的正常運動發生異常，從原子到分子、從分子到細胞、從細胞到器官（病態的細胞期），傳遞的資訊通道發生了混亂和破壞，結果導致了異常的生理狀態。從組織液失衡到細胞功能失常，亦就是從亞健康狀態發展到疾病狀態；在一定的時間內引起細胞損傷和器官異常病變，疾病也就隨之產生了。

人體是由各種元素、細胞與器官組成，是一種能量綜合體。就生物學而言，能量是任何生物生存所必須的。在生物體中，能量驅動了單一細胞至多細胞有機體所表現的生命現象。生命，就是依靠所有器官、系統與細胞不中斷地釋放能量波動維持運作，並藉以傳達全身的訊息。健康，意味著細胞功能的正常與否與其組成分子、原子的磁場能量狀態呈現和諧的關係。《氣的樂章》一書作者臺大教授王唯工博士在其著作中就指出，經絡穴道會與心臟、肝臟、腎臟等器官產生共振，這種共振產生了中醫所謂的「氣」，與血液循環有密切的關係。

隨著醫學科技快速發達的腳步，早已可用醫學儀器偵測五臟六腑與各生理系統等的收縮與振動頻率，予以記錄後繪成波動頻率圖，因而有具象的腦波、動脈波、心律、呼吸等足以比對，並呈對應狀態的波動頻率，提供醫學界分析各個器官所具有的能量；例如：心電圖、肌電圖、腦波圖。此外，相關的頻波實驗也證實了思維和意念會改變大腦活動的能量頻率。

例如：量子醫學（Quantum medicine）是以量子生物物理學爲基礎，依

據生物自然活性物質回饋的資訊和印記頻率，轉化為生物電磁性資訊，這些訊息單位，可以以質子、中子、輕子（leptons）、電子等分類，對人體有調節、啟動、誘導、喚醒生物體固有的免疫機能、平衡機能和排毒機能。這個概念與花精療法、順勢療法相同。

這些微量動能都是以極度稀釋生物能（訊息或頻波），並藉由水為媒介物，進入人體體液中，啟動誘導人體細胞核內的電子運動，產生微弱磁場使人體自身的細胞維持著一種動態平衡。例如：排毒機能、內分泌、細胞能量、營養吸收、免疫機能的平衡，這些平衡的狀態就可表現出人的健康、年輕的狀態，也就是中醫所說陰陽協調的結果——「致中和」。

「天人合一」的理論不僅是中醫健康的指標，也是全球自然醫學推崇的至高健康境界。若從現代科學的立場來解釋這個觀念的話，人與天地能產生共頻共振的原因，是人體本身細胞膜中的水分子帶著中性電子，使其對應天地所發出的能量產生磁場效應，共振出更大的能量波，傳輸影響身心靈的活動狀態。這種存在於人體及其他生命體中的波形磁場統稱為生物能或生物電，會與其他磁場互相串連共振，產生平衡調節的功能。

能量醫學被譽為是 21 世紀的主流醫學，起因於 21 世紀的醫學重視預防勝於治療的效果，認同並主張中醫「未病先防」的預防醫學觀念才是人體身心靈健康的最高指標。

如何建立芳療工作室

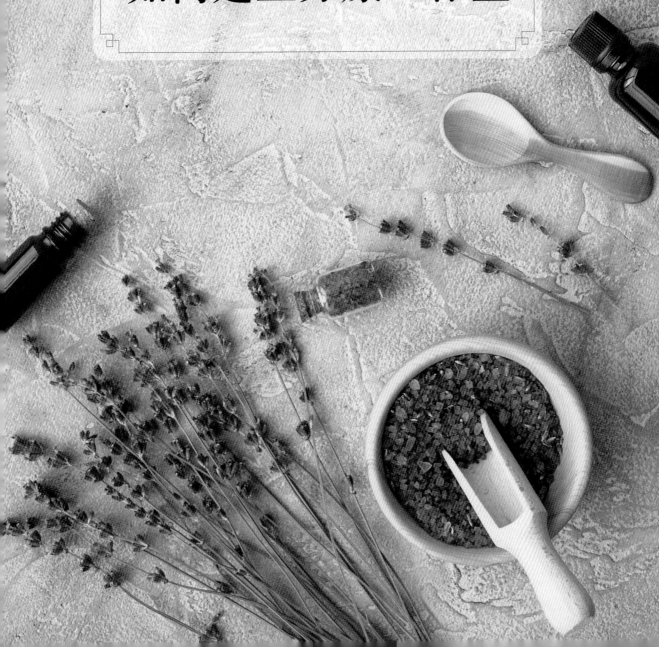

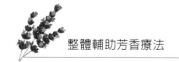

商圈的選擇

　　選擇芳療工作室，多會考慮交通便利性、租金、客戶來源等等；商圈選擇也很重要，心目中的理想商圈可能會有好幾個區域，可以照著下表——商圈競爭店形象調查表，對各商圈予以評選；即使是個人工作室，也應該去該區附近幾個同型態工作室體驗課程、觀察該店的優、缺點，作為選擇的依據。

　　商圈範圍可以自己的預定地點為中心，畫出半徑 500 公尺、1 公里等步行可至的商圈範圍。

商圈競爭店形象調查表

店名		調查日期				
店鋪面						
評分等級	極優	優	稍優	普通	劣	極劣
立地條件						
面積						
訴求力						
氣氛						
設備						
商品面						
商品豐富性						
商品架構齊全性						
商品品質						
商品價格適當性						
服務面						
商品POP說明						
服務親切感						
銷售能力						
課程豐富性						
技術與流程						
清潔衛生						
待客設備						
特別記載						

除了對同業的商圈調查之外，商圈特質也是必須瞭解的項目；如：居民人口的男女別、年齡別、平均年齡、日間居民活動方式（上班族、在宅族）、居民特徵、老商圈、舊商圈……等。

行銷定位

有了商圈調查表，便能瞭解自己的立足點優劣為何？規劃出課程內容與定價。創業是芳療師從技術導向轉向顧客市場導向，所以應思考以下幾個自我評估點，可幫助芳療師規劃創業策略，做出正確的行銷定位。

整理、把握當下顧客需求是什麼？

1. 本工作室最有把握的商品是什麼？（商品、課程）
2. 我的顧客在哪裡？
3. 現在所服務的項目是否具有更大的發展空間，與市場變化能否連結？（具時代性與未來性）
4. 能否掌握工作室所在商圈的顧客潛在性？
5. 能否理解商圈客戶消費形態？
6. 從現有客戶自年齡、消費能力、消費習慣製作客戶分析表，有計畫依客戶需要擬訂銷售策略。
7. 如何與所在商圈互動？
8. 經常與同業互動，以瞭解自己的經營策略是否需要調整。
9. 參考商圈內不同業別的行銷活動。

室內空間規劃

依照工作室所執行的業務來定義，所需空間的功能有如下幾項：

1. 大門與玄關（迎賓區）。
2. 陳列區。
3. 休息等候區。

4. 諮詢區。

5. 護理室。

6. 梳妝台。

7. 調劑室。

8. 收銀台。

9. 收納。

10. 辦公區。

11. 茶水區。

12. 淋浴區。

13. 洗手間。

14. 清潔區。

進行室內裝潢之前應與設計師討論的是風格，風格決定客戶第一眼的喜好；例如：居家風格、地中海式、日本禪風、熱帶島嶼風、文創風、中國古典風……等。空間配置、動線、材質、每一空間置入物品的尺寸等等。

因為細節繁多，建議用表格式記錄下來，才不會掛一漏萬，手忙腳亂。此外，芳療師本人待在這個空間的時間最久，也要考慮到自己休息空間的安適度，工作職場的衛生、自己的喜好環境都會影響工作效率及健康。多數工作室因空間所限，通風不佳，使精油的餘香或廢氣不能與新鮮空氣交流，反而使治療空間成為許多負面能量充斥的地方。

工作室是芳療師發揮自己最大療癒能量為客戶舒緩身心的空間，所以芳療師對於這個自我空間在設計動工前，就要投入心思，縝密地模擬使用時的動線、家具、器具置放的位置，牆壁與鏡子、色彩風格、室內植物，都要合乎人體工學，使使用者滿足與舒適。

區　域	項　目	細　項
大　　門	配置物	營業時間、營業項目、傘架、踏腳墊
玄　　關	主題牆面	Logo、沙龍定位及營業項目
	鞋櫃	一次式拖鞋、垃圾桶、除臭棉片

區　域	項　目	細　項
陳 列 區	文物櫥窗	幻燈箱、片
		投射燈、玻璃隔板、商品
	特賣區	SP商品、主題商品、贈品、活動辦法
諮 詢 區		諮詢桌、椅、話機（電話線）
		電腦、顯示器、列印機……（視儀器種類而定）
		型錄架、型錄、試用品、療程手冊、輔銷工具
等 待 區	雜誌架	
	休閒桌椅	
	植物	
淋 浴 區	全身沐浴乳、洗髮精、精油、毛浴巾掛鉤……	
護 理 區	專業儀器、美容推車、輔助照明燈、配置物、衣櫃	
	其他	床頭CD音響、首飾盒、圖畫、擴香儀

安全衛生

　　在臺灣美容工作室、芳療 SPA 及推拿工作室等都要遵守各所在地區衛生當局的規範檢查。工作室也屬於公共空間，所以當重大感染病流行時，也要配合疫情管理局的管理規範。

　　工作時所使用的器具；如：小剪刀、金屬夾子等，一定要遵守規定消毒。美容師與芳療師除了要注意工作室的清潔消毒外，工作時帶口罩、勤洗手、手指消毒都是保護自己與客戶很重要的細節。

　　執行工作者自己本身的清潔、健康務必要注意。各種病毒、細菌的感染途徑中飛沫、口鼻、直接接觸、經皮都是屬於按摩工作中可能的感染途徑。根據日本財團法人「日本理容美容教育中心」所發表的按摩行業常見的職業傷害如下表所示。

傷害的種類	要因	可能性疾病
工作環境造成的傷害	(1)各類洗劑、噴劑中的阿摩尼亞 (2)指甲油中的有機溶劑 (3)髮型固定劑中所含合成樹脂微粒子 (4)粉劑中的滑石粉微粒子	● 慢性支氣管炎 ● 各種肝機能障礙 ● 肺蓄膿 ● 滑石粉塵肺 ● 氣喘 ● 感冒
工作姿勢造成的傷害	(1)站立工作過時 (2)上手臂抬舉 (3)手腕、手指操作過度 (4)肩頸用力不良 (5)直視過久 (6)坐姿過久	● 腰痛、肩頸痛、神經痛 ● 生理不順 ● 腸胃病、痔瘡 ● 肌腱炎 ● 靜脈瘤 ● 眼睛疲勞、胸悶
產品造成的傷害	(1)皮膚直接刺激物 (2)過敏原物質 (3)變異性過敏原	● 接觸性皮膚炎 ● 異位性皮膚炎 ● 過敏 ● 癌症

開辦費用

開辦費用包含工程款、生財設備及各式各樣配備物，可合納為一張表格，便能估算出初期所需費用總數。

工程款		生財設備		其他支出	
裝潢工程	NT$	電話	NT$	租金	NT$
水電工程	NT$	按摩床	NT$	薪資	NT$
招牌	NT$	會客桌椅	NT$	制服	NT$
防水工程	NT$	音響設備	NT$	什項用品	NT$
		洗衣機		文具用品	NT$
		床罩		開幕茶點	NT$
		大浴巾		進貨	NT$

工程款		生財設備		其他支出	
		小毛巾		印刷品	NT$
				促銷品	NT$
				布置物	NT$
合計		合計		合計	
總計					

前護理、護理中、護理後的工作流程

為客戶調理身體希望得到事半功倍的效果時，語言和事前準備是具決定性的因素；話語有溝通的力量，按摩則因膚觸而拉近彼此距離。進行護理前有許多準備工作，為避免漏失，也應表格化，利於檢核。

以臉部護理流程為例；可製作下列型態工作單

程序	操作流程	注意事項
前諮詢	新客填寫及仔細問診	依膚質及身心狀況進行課程設計
卸妝、洗臉	產品使用說明	
蒸臉	產品使用說明	依膚質需要
去角質	產品使用說明	依膚質需要
按摩	產品使用說明	依當下狀況選擇手法
清潔	產品使用說明	
敷臉	產品使用說明	依膚質需要選擇面膜型態
保養	產品使用說明	依膚質需要選擇保養品
後諮詢	請客戶喝茶、詢問課程滿意度及成效評估	預約下次來店時間

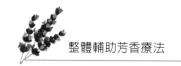

身體護理流程工作單

程序	操作流程	注意事項
前諮詢	新客填寫及仔細問診	依膚質及身心狀況進行課程設計
沐浴、蒸氣浴	產品使用說明	仔細且緩慢說明安全注意事項
引導準備	採用趴式或臥式	注意保暖度，毛巾覆蓋範圍是否足夠？
望診及觸診	向客戶說明其身體狀況	不可以冰涼的手進行觸診
按摩	各部位進行時間	依當下狀況選擇手法
頭部舒壓	進行時間	
後諮詢	請客戶喝茶、詢問課程滿意度及成效評估	預約下次來店時間

諮詢表的填寫

　　諮詢是一種專業性服務，意指諮詢員對於顧客提供專門知識和技術的服務。並從一問一答的互動中找出客戶需求，設計最佳課程與產品的選擇，使客戶得到最大利益，治療師也順利解決客戶問題。並進一步針對問題，提供客戶居家應注意之飲食、生活作息，甚至指導從事何種活動來幫助客戶健康獲得更大進步空間。

　　很多治療師雖與客戶熱情地話家常，但從客戶言談中得到客戶身心狀況的資訊，比只是熱衷地傾聽要更具實質性。認真而專業的諮詢態度、技巧，可使客戶卸下心理防備，暢言其所遭遇的問題，以及身體不適之處，對長期配合而言是必須而必要的過程。經過諮詢所提出的建議方案，是雙方交流的結果，較易被客戶接受；提供一個客戶喜歡的方案，絕對比站在自我及營利的角度來得更受客戶喜歡。為使諮詢過程呈現專業水準，諮詢員應注意以下事項：

1. 諮詢的目的與準備

(1) 針對諮詢卡中的問題，以輕鬆、自然的方式交談；不要只顧填寫，而不注意客戶反應。客戶不願意回答，或嫌問題太多時，可以將最重要項目填寫完，其他留待後續客戶再上門時分段完成。

(2) 最重要要理解客戶的煩惱、來店目的是什麼，芳療師能為他解決嗎？

(3) 依據諮詢做出建議時，務必將課程內容時間、產品、價格、按摩方式、目的與效果說明清楚。

(4) 諮詢時應站在客人立場為其設想。

(5) 不以創造業績為先，應針對客戶狀況予以說明解決方案，客戶滿意諮詢員建議才談業績，最重要的態度是「真心的傾聽」。

(6) 將相關資料置放於諮詢表旁，例如：價目表、課程說明手冊、入會申請書、定型契約書、商品型錄或其他補充資料等。

2. 執行諮詢時

(1) 坐姿

● 坐在椅子前，使身體和椅子成同一方向。

● 若是在諮詢時，將椅子輕輕拉出，留出空間以便入座。

● 腰部挺直，輕輕坐入椅子前三分之一處，再慢慢挪至三分之二處，此兩段式坐姿可保護脊椎不受傷害，且坐得舒適。

● 身體重量由大腿骨承受，不宜由脊椎骨末端承受，易導致腰酸。

● 雙腿可併攏或右腿放置左腿上。

(2) 諮詢儀態

● 抬頭挺胸、不托腮或身體靠牆面對顧客。

● 不轉動筆桿。

● 指甲不宜過長、指縫不可有汙垢，且指尖不可有硬邊。

● 不宜雙手交疊於胸前。

● 觸碰客人肌膚，測試彈性時，宜以食指第二關節外面處輕輕觸摸較為妥當。

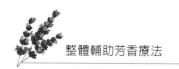

- 手勢不宜太誇張、太多。
- 表情不宜皺眉、歪嘴……等。

選油、配油

1. 為客戶選擇用油應從諮詢開始，依據諮詢結果選出數支客戶身體狀況需要的精油，讓其選擇香味後再行混合；混合的原則如前所述：一是效果、二是香氣、三是揮發度。

2. 也有先決定手法，再讓客人以直覺直接挑出三支混合後按摩；此稱為「香氣抓週」，這是利用精油的震盪頻率能否與客戶身心產生共振的結果，雖然多數客戶都是隨意挑出，並沒有透過「感覺」來抽取。芳療師有義務將客戶挑出來的精油，對照諮詢的結果予以說明該精油對客戶身心靈的益處為何。

3. 中醫芳療也有以平衡身心狀況為目的，以使身心自動連結四季天時氣候與自然共振的方式來處理。這便是依照黃帝內經四時養生智慧而來；四季依時保養的臟腑春為肝、夏為心、長夏為腸胃、秋為肺、冬為腎，精油可設計有利於這些臟器功能的配方，或補或泄，使其陰陽保持平衡、氣血流暢。

4. 搭配的基底油可依膚質、身體疾病來選擇。例如：乾而敏感的肌膚甜杏仁油為首選；對微血管脆弱的紅頰肌而言玫瑰果油是唯一選擇；風濕關節痛，紅花油與聖約翰草油最見效果。（基底油的作用請參考第 14 章）

5. 混合後的精油若未使用完，移至乾淨的容器，拴緊蓋子，置於陰涼處，還可保存兩週左右。

6. 選擇出來的精油除了按摩用之外，還可建議客戶回家吸入、沐浴、局部按摩使用，或是加入無香乳液、無香沐浴乳及無香身體乳中使用。也可加工製作成唇膏、面霜、香水、居家清潔、藥膏、肥皂等多方面利用。

   可分為以下三類：

   ⑴混合好的複方按摩油（市售或芳療師自己的處方）；現場依客戶諮詢

調製出來的雖顯得專業，但其實混合好需要放置一段時間，使精油與基底油更爲融合，所以市售或芳療師獨家處方亦可透過客戶的瞭解後使用。

⑵ 專業諮詢後，現場調製出來的複方按摩油，應充分搖晃、震盪。

⑶ 讓客戶回家後使用，應有充分的文字說明使用方法，以免客戶忘記正確使用方法；並應追蹤關心其使用結果。

用具的準備

混合基底油、精油或其他素材，最適合的容器就是玻璃，實驗室所使用的燒杯消毒容易，光滑的表面不會殘留油分子，是調油必備的用具。

> 必備用具計有：
>
> 精油／基底油及其他素材／數個容量不同有記量刻度的玻璃燒杯／玻璃製漏斗／攪拌用的玻璃棒／茶色的玻璃瓶／小玻璃碗（盛裝混合好的按摩油，供按摩時使用）／玻璃吸管（供需要正確測量滴數時使用）／小型電子磅秤（供微量精油計算使用）／標籤紙／墊子（混合精油時防止漏油直接沾於工作臺）／廚房紙巾／個案精油處方籤

個案精油處方籤

處方籤名	例如：消化障礙、抗皺臉部油
個案姓名	
電話、住址	
使用部位與肌膚狀態	
用途	期待的效果
使用方法	
製作者	處方設計者

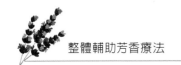

使用者	執行按摩的芳療師
劑量	各精油的使用滴數與基底油的比例
基劑與量	如面霜類，有基底油、精油、天然蜜蠟，記錄各自的比例

個案精油處方籤可以記錄在一本專用的筆記本上；或者輸入電腦，列印在空白貼紙上，再黏貼於給客戶居家使用的產品容器上。

技術手法的選擇

芳香療法使用的按摩手法極多，以放鬆為目的的就有數種，有些重點在釋放肌肉的乳酸，有些針對神經緊繃、壓力累積所造成的酸痛及硬結為主；以傳統按摩手法而言，有輕如撫觸的脊椎神經按摩法（氣場按摩法）、全身按摩及深層神經肌肉按摩、病理按摩。近幾年更融合不同民族文化傳統按摩手法，例如：中醫經絡按摩、泰式按摩、印度脈輪按摩、印度頭部按摩、足底按摩等等。

隨著時代需要結合病理按摩、指壓，為運動員或從事健身運動人士所打造的運動按摩，以舒緩過度使用的肌肉、神經，並治療遭受勞損、拉傷的肌肉群。這種按摩稱為運動按摩或體育按摩（sports massage）。

1. 正統英式全身芳療按摩

以放鬆緊張的肌肉、神經與釋放壓力為目的。按摩依序如下：

(1) 腿部後側按摩

刺激掌管人體 80% 水分的膀胱經（bladder meridian），以利下半身水分順利排出；亦稱為向心式按摩，從離心臟最遠的右腳腳底心開始。

(2) 背部按摩

背部就像人體的保護殼。憤怒和恐懼的情緒會累積在背部，當我們面臨壓力時，背部也是第一個反應的地方，會馬上感到背部一陣緊繃。所以，這

也是身體肌肉最緊繃的地區，容易造成疼痛不適。

背部是人體吸收精油最大的面積，因此，背部的按摩在芳香療法中佔了非常重要的地位。

(3) 腿部前側按摩（淋巴排水）

腿部和腳掌是我們和地面的接觸點，也是立姿時支撐人體的重要部分。無論是情感上或是生理上，腿部和腳掌都擔任穩定的角色。好好地按摩腿部和腳掌，在消除腿部沉重疲累感的同時，也能幫助解放身體上半部的緊張感。不只如此，正確的腿部／腳掌按摩，還有助於放鬆背部緊繃的肌肉，促進身體的彈性和靈活度。

其次依序按摩重點在「淋巴排水」，按摩部位著重在淋巴管，從靠近皮膚表層的細小淋巴管開始，漸漸按摩到更深入、更主要的淋巴管。長時間久坐，或是血液循環不好，都會導致淋巴阻塞。本按摩手法有益於去除淋巴和血液循環系統累積的毒素。

本按摩方式手法傑出，非常適合作為推脂按摩、減輕生理期之前的浮腫症狀，以及舒緩腿部水腫，並兼具極為有效的身體深度放鬆。

(4) 腹部按摩

腹部按摩對整體健康非常有助益，可以改善人體消化器官的功能，並促進人體深層的放鬆。

腹部是人體很重要的部位，不只因該部位與橫隔膜的呼吸動作有關，更因為被稱為「情緒的大腦」的太陽神經叢就位在此處。

在芳香療法按摩技法中，特別重視太陽神經叢，它位在胸腔下方肋骨所形成的三角地帶。太陽神經叢是非常大的神經聚集區，夾在胃的後方、橫隔膜的前方，是我們情緒的支配中心。

(5) 肩、頸、胸部按摩

不良的姿勢，例如長期駝背造成的圓肩，都會使胸部承受很大的壓力。將雙肩向前縮，會造成後背的肌肉過度伸展，進而造成肩頸的肌肉緊繃、缺乏彈性。這個按摩程序，可幫助胸部肌肉的伸展和放鬆，緩和背部上方和胸口的疼痛。

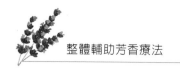
(6) 臉部按摩

臉部神經密布，且多連結大腦重要功能地區。正確的臉部按摩，能神奇地減輕頭痛，舒緩緊張和焦慮的情緒，並有助於澄清思緒。同時，還能促進臉部循環，進而改善膚質，讓肌膚看來充滿健康光采。臉部按摩，搭配精油效果，可放鬆臉部表情肌肉及大腦神經，又可兼具護膚效果，是一舉多得的按摩方式。

(7) 頭部和頭皮按摩

頭部及頭皮部位，有時可能會高度緊繃，並造成緊張性頭痛及脖子酸痛。按摩可協助頭部放鬆，促進循環並改善頭髮健康。

2. 進階芳療深層結締組織病理按摩

這是作用於深層肌肉組織的按摩技術，用於協助改正重複性的生理活動和創傷所引發的軟組織失衡問題。選擇這類按摩時必須先進行觸診技術和軟組織的評估。觸診是藉由接觸來感受身體狀況的過程，用於深層肌肉組織按摩中以瞭解肌肉的狀況，這是一個持續性的過程，是深層組織按摩的一部分，需學習持續感受瞭解手部觸診的結果。

深層組織按摩技術包括：

⑴ 深層按壓：這是主要的診斷技術，用於深層組織按摩中，可變化許多的手法來進行（可為皮膚表或深層的按摩，可順著或橫著肌纖維的方向按摩）。

⑵ 深層組織的摩擦：如同深層快速的揉捏按摩一樣，可使用手指、拇指、掌跟或手肘來進行按摩，可變化許多的按摩手法，可為畫圓、橫向（橫著纖維方向）或順著纖維方向來按摩。

⑶ 結締組織按摩：涉及皮膚的生長和拉引，尤其是皮膚和肌肉間的皮下層，可促進肌筋膜組織的放鬆和靈活性。

⑷ 神經肌肉的按摩技術：神經肌肉按摩技術是深層肌肉組織的伸展和按摩技術，是深層組織按摩非常有用的輔助技巧。

深層組織按摩的益處：

(1) 刺激血液或淋巴液的流動，藉此增加氧氣和葡萄糖的供應量，排出毒素、二氧化碳和乳酸。

(2) 鬆弛皮下組織和筋膜，增加肌肉組織的柔韌性和組織滲透性。

(3) 紓解受傷後的腫脹、瘀傷和疼痛。

(4) 加快療癒速度。

(5) 解除減低受傷和健康肌纖維的沾黏現象。

(6) 增加關節的活動範圍。

(7) 減低對受傷部位產生補償作用，而對身體其他肌肉羣的壓迫。

(8) 伸展一般肌肉功能，使其發揮平日無法伸展的肌肉組織的特定部位（深層縱向按壓進行各方向的肌肉伸展），可藉此增加活動範圍。

(9) 刺激肌肉組織中的神經受器來影響神經系統，控制肌肉組織的張力並降低疼痛。

3. 瑞典式全身病理按摩

瑞典式按摩手法是由瑞典籍教授彼得・林（Peter Henry Lin, 1776-1839）提出相關的按摩歷史研究，他成立了一個研究按摩和醫療體操的研究所，藉由他的研究和大量實驗，建立了按摩療法的科學體系，稱爲瑞典式按摩。

初期的瑞典式按摩融合了輕撫、揉捏、摩擦和震動等手法。強調按摩前應徹底的明瞭生理學和解剖學，並隨著時間推移，融合其他專家的經驗，發展成了今日臨床使用的方式。當代醫療中，很少將按摩當作單一的治療方法，而是作爲整體復健或物理治療之一環搭配使用。19 世紀末，瑞典式按摩成爲按摩的主流，被稱爲「瑞典式按摩與運動療法」，深受物理治療師、復健師所喜愛。

瑞典式按摩借助按摩油的潤滑，運用推、壓、捏、拿、揉、搓、提、抹等手法，達到放鬆肌肉、減輕疲勞的目的。治療師常採用芳香精油，配合治療音樂節奏，進行不同的按摩，能令身心舒壓，放鬆肌肉緊張，達致舒緩疲勞的功效。

綜合而言，瑞典式按摩的效果如下：

⑴ 舒緩慢性疼痛、肌肉酸痛和緊繃、關節僵硬，並改善骨關節炎病患者的膝蓋活動範圍。

⑵ 促進血液循環。

⑶ 減低生理和心理的壓力指數，緩和身心的緊張。

⑷ 排除沉滯在肌肉組織中的乳酸、尿酸等代謝廢物。

⑸ 伸展韌帶和肌腱、改進肌肉靈活性。

⑹ 刺激內臟功能、皮膚和神經系統。

⑺ 排除慢性水腫與血腫。

4. 運動按摩

在歐、美、日等國，執行運動按摩的治療師需經過國家考試，取得資格；在日本治療師常與針灸、電療、整脊等治療合併使用。

這原是針對體育選手而設計的按摩法，其目的是使運動員「消除疲勞、提高爆發力、治療勞傷與損傷、預防受傷」。因此，治療師需有人體解剖學、生理學、傷科、各種運動人體使用部位的知識。

人體的軟組織包括：肌肉、腱、筋膜、皮膚、脂肪、血管、末梢神經組織，運動按摩旨在恢復軟組織應有的運動機能，並予以強化，以避免經常受傷。按摩手法本身的復健效果，加上精油同時對身心靈的影響，可使身心機能協調一致，讓選手恢復最佳狀態。

運動按摩雖結合很多不同按摩技巧，但基本手法還是相同。如：輕擦法、揉捏法、扣打法、振顫法、牽引法、指壓、手掌壓迫法、伸展法……等。

5. 其他技法

配合精油使用的按摩手法還有中醫經絡、泰式按摩、脈輪按摩、量子按摩、撫觸按摩……等，不勝枚舉；芳療師都可因應客戶現況選擇或調整手法。切忌違反醫事法規定，為客戶進行放血類的侵入性治療；至於刮痧、拍痧、拔罐、滑罐等皆屬洩法，需視客戶狀況進行，如有淤結之處，輕刮有活血之

效，重刮需懂基礎補洩醫理，否則洩之過度，反傷正氣。

客戶記錄表

姓名			出生日期	
聯絡電話：		聯絡地址：		
性別：男/女		職業：		
婚姻狀況：是/否　　子女人數：（　　）男（　　）女　　分別年齡：/ / / 歲				
生活方式				
睡眠： 良好 / 不易入睡 / 易清醒 / 徹夜不眠		菸： 否 /（　　支　/ 日）	酒： （　杯 / 日）	
運動：否 /		每日攝取水分　　　　cc. / 日		
健康狀況				
精神狀況				
嚴重疾病				
手術	（最近5年）			
脊椎狀況				
神經系統				
消化系統				
淋巴系統				
循環系統				
呼吸系統				
生殖系統				
酸痛	（部位與成因）			
家族病史				
其他				

處方記錄		
治療計畫一		
精油／劑量	基底油／劑量	使用方法
1.	1.	1.全身按摩：次數／
2.	2.	2.局部按摩：次數／　　、部位／
3.	3.	3.薰香：
4.	4.	4.沐浴：全身／足浴／坐浴
5.	5.	5.濕敷：熱敷／冷敷／冰敷／部位：
合計	合計	6.其他：
治療計畫二		
精油／劑量	基底油／劑量	使用方法
1.	1.	1.全身按摩：次數／
2.	2.	2.局部按摩：次數／　　、部位／
3.	3.	3.薰香：
4.	4.	4.沐浴：全身／足浴／坐浴
5.	5.	5.濕敷：熱敷／冷敷／冰敷／部位：
合計	合計	6.其他：
治療計畫三		
精油／劑量	基底油／劑量	使用方法
1.	1.	1.全身按摩：次數／
2.	2.	2.局部按摩：次數／　　、部位／
3.	3.	3.薰香：
4.	4.	4.沐浴：全身／足浴／坐浴
5.	5.	5.濕敷：熱敷／冷敷／冰敷／部位：
合計	合計	6.其他：

生活建議：

1.

2.

3.

4.

5.

複診記錄
相隔日期：＿＿＿＿＿＿＿＿ 天／週／月
治療後反應：
處置建議：繼續治療／更改處方

芳療師：	日期：

芳療師的職業道德

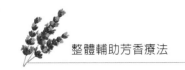
芳香療法是旨在通過純植物精油的正確應用保持身體、情感和精神健康治療。「香」是指一種香料或香味，意味著在一個單一個體（人、空間、寵物），或綜合個體產生具有療癒效果或增進作用的變化。

芳香療法的本身創造個人內在平衡與和諧，解除壓力和提振生理、情緒，以恢復或幫助身體朝身心靈平衡健康方向躍進。

芳香療法的按摩，除了技術本身的物理治療外，還有不同香氣所產生細胞分子活動、組織修復，可以幫助平靜、放鬆，不同於一般按摩。按摩被證明排除毒素，並經由提供新鮮的含氧血液、輸送重要的營養素和礦物質，以促進肌肉和皮膚組織的癒合和恢復。選擇精油的完美結合，可為一個人改善健康、緩解疼痛、減輕壓力、心靜神安及平衡全人。

將按摩結合精油的療效，不同於復健、推拿、美容按摩。身為芳療師從事的是身心靈療癒，個人的素質品德、專業知識與技術，在在影響客戶與芳療師之間的關係是否和諧、長久。

世界各國的專業芳療師協會都訂有會員應規範的職業道德，要求參與該組織的會員遵守。

本書參考英、美、加三個國家知名芳療師協會所訂定的重要會員守則如下：

芳療師的專業形象

1. 本身應穿著整潔、式樣合宜的工作服。
2. 鞋子應選擇低跟、柔軟、密閉腳趾的包頭鞋。
3. 頭髮應保持乾淨、髮型簡單並予以固定；不可使頭髮在工作時墜垂至客戶身體任一部分。
4. 身上沒有異味（菸味、體臭、食物的氣味……等），雙手保持清潔、剪短指甲、不可塗指甲油、戴戒指（英美國家允許戴樸素的結婚戒指）、項鍊應放進工作服內。
5. 雙手在觸碰客人前後，均需清潔。

6. 芳療師需隨時展現專業行為舉止，包括：遵守工作場所的規定、準時、徹底準備好工作所需。

7. 芳療師應隨時對顧客、同事和行政人員保持專業態度，包括遵守工作單位的各種規定、倫理規範和工作場所的實務要求，才能與其他人共同、持續提供專業服務。並與同事應有互相協助，共同尊重及維護客戶權益及健康的認知。

業務執行相關事項

1. 從事任何技術或建議精油使用、調和之前，需先諮詢。一個完整的諮詢內容如下：一般健康狀況，病史和情緒、慣用藥物、精油香氣的喜好、生活方式等等。

2. 芳療師面對這些個人資料，必須予以最大的尊重和保密，不可以洩漏給第三者，更不可作為同事間茶餘飯後聊天的內容。

3. 如果對於客戶有任何關於疾病或可能的禁忌症有任何疑慮，芳療師可能需要治療前與醫生聯繫，或是請客戶詢問醫師。

4. 只使用 100% 的純精油和基底油。

5. 對於按摩現場所使用的精油、基底油，所具有的作用與芳療師所預計產生的效果，應向客戶清楚說明。在通常情況下，芳療師也會為客戶提供一個混合好的複方精油帶回家使用，以延續兩次治療之間的效果；芳療師也要清楚詳盡說明用法、用量、效果、次數等相關資訊。

6. 芳香療法並非總是結合按摩進行，其他方法包括：吸入、淋浴、沐浴或加入乳液、面霜中使用。芳療師都應該按著實際需要調配及建議，應謹記精油過量使用及安全使用原則，以客戶身心健康為雙方福祉之基礎，不可設計不必要、吸收過多、增加代謝負擔的產品與使用方法。

7. 需與客戶商討處理任何使用某種精油或按摩手法後，可能產生的影響。

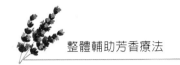

協助客戶達到疾病治療、緩和身心痛苦

　　芳療師的首要義務就是協助客戶達到疾病治療、緩和身心痛苦，因此個人的學習不可停止。在取得芳療師資格後，仍應時常練習各種不同目的的技術，隨時吸收最新資訊，特別是精油的作用、臨床報告，以確保自己所傳遞的訊息是最新以安全為上的。建議每年至少接受 12 小時的專業進階訓練。

1. 按摩進行前，應詢問客戶想安靜接受服務或願意邊聊邊進行，進行中不應推銷產品或課程，使客戶有安靜的心情接受按摩，亦可提高療程的效果。
2. 進行按摩時，應使用多條大毛巾遮蓋尚未接受治療的部位，隨著按摩部位的改變，只露出該部位接受治療。

工作室的環境

1. 應隨時保持清潔、衛生。每位客戶都有權利要求使用乾淨、清潔的鋪床紙、大小毛巾、護膚袍、浴帽、紙褲等用品。
2. 應確保工作室每一個角落都是整齊而乾淨的、安全的，以提供衛生、安全的護理空間。

銷售產品相關事項

1. 芳療師應向客戶解釋精油產品標籤上的標示，本身應具備分辨精油真偽、氣味好壞；對稀釋使用的基底油本身所具有之作用也應在瞭解的狀況下，多方選擇。
2. 芳療師可盡量向客戶建議精油與按摩課程，但不可有強迫購買、惡質推銷的行為。
3. 向客戶提供相關精油專業知識或資訊時，應採有公信力之報導，不可自行製作海報或傳單張貼、分發。
4. 產品宣傳應依據精油供應商所提供的完整資訊或是商品標示及專業書籍

的描述，不可誇大療效、作用。特別應強調的是精油使用的安全性、合理比例調配的描述，甚至標上使用過度的警語。

5. 保存正確的客戶消費紀錄，以免發生消費糾紛。

下篇

人體生理學

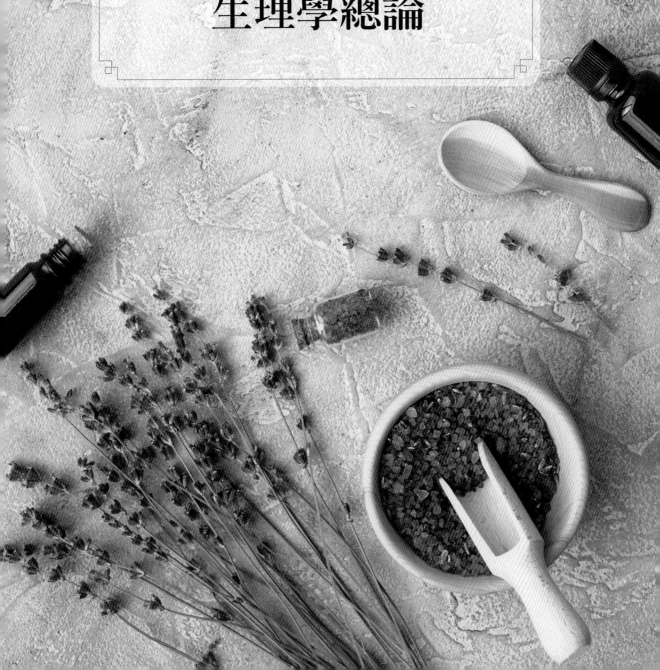

Chapter

20

生理學總論

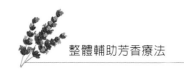
　　生理學（physiology），是研究生命現象的一門科學，內容爲研究活機體的正常生命活動規律，屬於生物學分支學科。活機體包括最簡單的微生物到最複雜的人體；一般所謂的生理學，主要是指人體和高等脊椎動物的生理學。

　　人體生理學則是研究人體生命活動規律的科學，亦是醫學科學的基礎理論學科。單細胞生物體的全部活動都發生在一個細胞內；多細胞生物是由不同的細胞群構成各個器官和系統，各自行使不同的功能。

　　人體生理學以人爲中心，研究構成人體各個系統的器官和細胞的正常活動過程，特別是各個器官，細胞功能表現的內部機制，不同細胞、器官、系統之間的相互聯繫和相互作用。人體爲一整體的有機體，各部分的功能活動互相協調，互相制約；人類生活在浩瀚宇宙之中，必須配合外在環境的多變，產生相對適應機制，由內部生理活動執行變化的調整以順應環境，維持正常、健康機制的生命活動。

壹、人體解剖學

　　人體解剖學（human anatomy）是研究正常人體形態和構造的科學，屬於生物科學的形態學範疇。是切開人體，以肉眼觀察各系統器官的形態和結構特徵，以及各器官、結構間的毗鄰和聯屬；又稱爲大體解剖學（gross or macroscopic anatomy）。可分爲：

1. 系統解剖學（Systemic anatomy）

　　以功能類似的所有構造爲討論對象。例如：神經、脊髓及腦的系統或心臟、血管及血液的系統。

2. 局部解剖學（Regional anatomy）

　　身體某特定區域之肌肉、骨骼、神經之間的相互關連性。例如：頭、頸、胸、腹。

3. 顯微解剖學（Microscopic anatomy）

　　以顯微鏡爲工具來研究生理構造。

　　⑴細胞學（Cytology）：研究細胞的構造。

(2)組織學（Histology）：研究身體的組織構造。

我國第一部醫學著作《內經》中（公元前 500 年），就已明確提出了「解剖」的概念及認識方法，以及沿用至今的臟器名稱。在西歐古希臘時代（公元前 500-300 年），著名的哲學家希波克拉底（Hippocrates）和亞里斯多德（Aristotle）都進行過動物實地解剖，並有論著。第一部比較完整的解剖學著作是羅馬時代蓋倫（Galen，公元 130-201 年）的《醫經》，他根據猿與豬的解剖，對血液運行、神經分布及諸多臟器已有較詳細而具體的記敘。

文藝復興的達文西（Leonardo da Vinci）不僅以不朽的繪畫流傳後世，還留下解剖學圖譜，其精確細緻的描繪程度，即使今日也令人嘆為觀止。繼之的維薩里（Andress Vesalius, 1514-1564），從學生時代執著地從事人體解剖實驗，《人體構造》的巨著，全書共七冊，較系統化而完善地記敘了人體各器官系統的形態和構造，成為現代人體解剖學的奠基者。

英國學者哈維（William Harvey, 1578-1657）提出了心血管系統是封閉的管道系統的概念，創建了血流循環學說，從而使生理學從解剖學中分類出去。繼顯微鏡發明之後，義大利人馬爾匹基（Malcell Malpighi, 1628-1694）觀察動、植物的微細構造，開拓了組織學分野。18 世紀的杭特（John Hunter）研究一般動物的構造和機能，特別著重於人體，奠定了解剖學及生理學的基礎。

一、解剖學定位

為了正確描述人體結構的形態、位置以及相互的關係，必須制定公認的統一標準，即解剖學姿勢和方位術語。

解剖學姿勢：為了闡明人體各部和諸結構的形態、位置及相互關係，首先確立的標準姿勢，在描述任何體位時，均以此標準姿勢為準。即身體直立，兩眼平視前方；雙足並立，足尖朝前；上肢垂於軀幹兩側，手掌朝向前方（拇指在外側）。

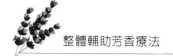

（一）身體構造用語

　　人體的外形可分為頭（head）、頸（neck）、軀幹（trunk）和四肢（extremities）

1. 頭分為顱部（cranium）和顏面（face），顱部外生毛髮，內藏腦髓；顏面部有眼、耳、鼻、口等器官。

2. 頸部上承頭部、下接軀幹、可使頭部前後俯仰，左右轉動。內有咽喉、氣管、食道及重要的血管神經通過。

3. 軀幹分腹面和背面。腹面（ventral surface）包括胸部（chest or thorax）和腹部（abdomen）；背面（dorsal surface）包括背部（back or dorsal）腰部（loin or lumbar）和臀部（buttock or gluteal）。內部稱為體腔（body cavity）藏有重要臟器（viscera）。

4. 四肢：四肢是上肢（upper extremity）和下肢（lower extremity）的總稱，其為左右成對。

　上肢包括：肩胛（shoulder）、上臂（arm or brachium）、肘（elbow or cubitus）、前臂（forearm）、腕（wrist）、手（hand）。

　手包括：手掌（palm）／掌面（anterior surface）、掌背（posterior surface）、手指（finger）。

　下肢包括：髖部（hip）、臀部（buttocks）、大腿（thign）、膝（ankle）、小腿（leg）、踝（ankle）、足（foot）。

　足包括：蹠（metatarsus）／足掌（planta）、足背（dorsal surface）、趾（toes）。

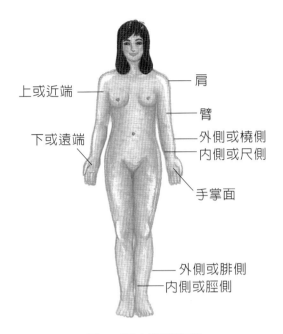

上或近端

下或遠端

肩

臂

外側或橈側

內側或尺側

手掌面

外側或腓側

內側或脛側

圖1 基本解剖姿勢

(二) 人體的剖面

按解剖學姿勢，頭居上，足在下。在四肢則常用近側（proximal）和遠側（distal）描述部位間的關係，即靠近軀幹的根部為近側，而相對距離較遠或末端的部位為遠側。

靠身體腹面者為前，而靠背面者為後。通常稱為腹側（ventralis）和背側（dorsalis）。在描述手時則常用掌側（palmar）和背側（dorsal）。

二、人體之解剖與方向術語

以一些想像的連線—軸（axis），將身體連成一個面，稱為切面（planes of division），把身體分為不同區域（regions），再加上相關的方向用語和部位名稱，就能正確指出人體的某一區域或部位。

人體有三種互相垂直的軸（axis）：

1. 垂直軸 vertical axis：與身體長軸平行，垂直於地面。

2. 矢狀軸 sagittal axis：呈前後方向，與身體長軸和冠狀軸垂直相交。

3. 冠狀軸 coronal axis：也稱爲額狀軸，呈左右方向，與長軸、矢狀軸垂直相交。

　三種切面：

1. 冠狀切面（額面）（coronal / frontal plane）：將身體切成前後兩部分。

2. 橫切面（水平面）（transverse / horizontal plane）：將身體切成上下兩部分。

3. 矢狀切面（sagittial plane）：將身體縱切成左右兩部分。

　　正中切面或正中矢狀切面（mediam /midsagittal plane）：將身體由正中央縱切成左右對稱的兩半。

　　正中旁切面或矢狀旁切面（paramedian/ parasagittal plane）：將身體縱切成左右不均等或不對稱的兩部分。

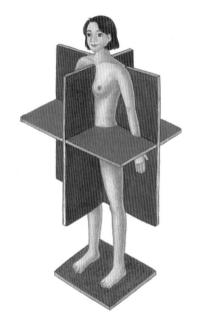

圖2　三種切面

方向用語（orientation directional terms）：

1. 頭端（上方）（cranial or superior）：接近頭部。

2. 尾端（下方）（caudal or inferior）：遠離頭部。

3. 前面或腹面（anterior or ventral）：在身體前面部分。

4. 背面或後面（dorsal or posterior）：在身體後面部位。

5. 內側或正中面（medial or mediam）：靠近身體的中線。

6. 外側（lateral）：遠離身體的中線。

7. 近側端（proximal）：靠近軀幹部位（例如：肘靠近前臂的近側端）。

8. 遠側端（distal）：距離軀幹較遠部位（例如：手位於前臂之遠側端）。

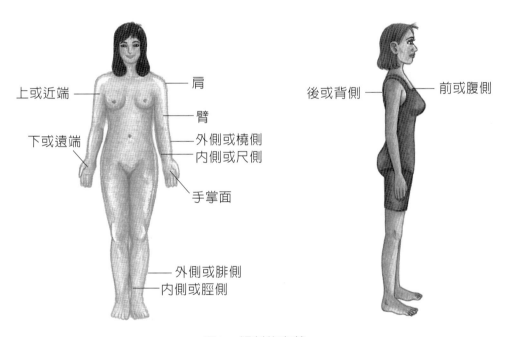

上或近端 — 肩

臂

外側或橈側

內側或尺側

下或遠端

手掌面

後或背側 — 前或腹側

外側或腓側

內側或脛側

圖3　解剖的姿勢

貳、細胞學

細胞是組成所有生物的最小單位，也是維繫生命和繁殖的最小單位。人體大約由 750 億個細胞所組成且種類繁多、形態各異。

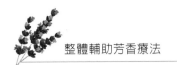

一、細胞膜（Cell Membranes）

動物的細胞都被一層薄膜所包覆，稱爲細胞質膜或漿膜（plasma membrane），爲細胞與環境之間以及胞器與細胞質之間的分界，能夠調節物質的進出，細胞膜上的蛋白質有許多種類，有的可以適時協助物質進出，有的能夠傳遞訊息，有的則負責防禦（免疫系統）的功能。

細胞膜的功能爲分隔細胞內、外不同介質和組成成分的介面。細胞膜普遍由磷脂質雙層分子作爲基本單位重複而成，其上鑲嵌有各種類型的膜蛋白以及與膜蛋白結合的醣和醣脂。細胞膜是細胞與周圍環境和細胞與細胞間進行物質交換和資訊傳遞的重要通道。細胞膜通過其上的孔隙和跨膜蛋白的某些性質，達到有選擇性的，可調控的物質運輸作用。

二、細胞質（Cytoplansmic）

細胞質是介於細胞核和細胞膜間的原生質；細胞內部也存在著類似細胞膜的膜性結構。可分爲細胞質基質和細胞器。細胞質含有維持生命現象所需要的基本物質，例如：醣類、脂質、蛋白質與蛋白質合成有關的核糖核酸，因此也是整個細胞運作的主要場所，透過細胞膜外接收的訊息、細胞內部的物質，共同調節基因的表現，影響生理活動。

細胞膜還有跨膜信息傳遞和能量轉換功能，這些功能的機制是由膜的分子組成和結構決定的。膜成分中的脂質分子層主要執行屏障作用，而膜中的特殊蛋白質則與物質、能量和信息的跨膜轉運和轉換有關。

三、細胞胞器（Organelles）

（一）細胞核（Nucleus）

細胞核是由雙層的脂質膜包圍遺傳物質核酸，形成一個適合遺傳物質運

作的環境，細胞核的主要作用就是保護和維持遺傳基因的完整，並藉由細胞核提供調節基因的材料來調節基因表現，進而影響細胞活動。

（二）核仁（Nucleolus）

是真核細胞的細胞核中最巨大的結構，其主要功能是粒腺體的合成與組裝。其他功能還包括組裝信號識別顆粒，同時也是細胞壓力反應的一部分。

（三）內質網（Endoplasmic reticulum）

有些細胞核的核膜會向細胞質延伸，形成許多相通的小管與囊袋，構成迷宮狀的網路，稱為內質網，部分內質網上附著有核醣體（ribosomes），稱為粗糙內質網（rough endoplasmic reticulum），其他的部分則稱為滑面內質網（smooth endoplasmic reticulum）。

滑面內質網上有特殊的攜帶系統，負責合成脂質，也能夠氧化有毒物質以減低毒性，在肝臟可協助調節血糖，在肌肉細胞可儲存許多鈣離子協助肌肉收縮；粗糙內質網則和蛋白質的合成有密切關聯，附著在粗糙內質網的核醣體所製造的蛋白質，主要運送到膜上，或是分泌出細胞之外。

（四）核醣體（Ribosomes）

負責合成蛋白質的胞器，由大、小兩個次單元組成，次單元之中有核醣體 RNA 和核醣體特有的蛋白質，在細胞質中，接受細胞核的遺傳訊息、細胞外的刺激訊息，以合成蛋白質。

（五）高基氏體（Golgi bodies）

包含很多微小、扁平的囊袋，囊袋相疊而成，位於細胞核附近；有固定的方向性，彼此之間並不相通。主要負責蛋白質的修飾、分類與輸送，從粗糙內質網合成的大碳水化合物在高基氏體，先由酶將蛋白質修飾，例如加上一段特別的醣類標記，而許多脂質、醣類也會在這裡合成並且修飾，當囊中醣蛋白化合物增加了，扁平的囊袋會鼓脹起來，隨後再利用小囊泡（vesicles）

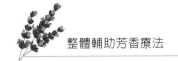

往外運輸。

（六）粒線體（Mitochondria）

主要協助細胞呼吸（cellular respiration），並且產生細胞使用能量最直接的形式——三磷酸腺苷。壁狀內層膜向內折起很多皺折，稱為嵴（cristae），嵴的邊緣有很多含酶的小圓結，一個腺粒體含有上千個小圓結，是生命發生化學變化很重要的物質。

（七）溶素體（Lysosomes）

又稱「溶酶體」，是單層膜的囊狀胞器，內部含有數十種從高基氏體送來的水解酶（hydrolytic enzymes），能將大分子物質水解，有助於細胞內各種物質有效分解成生命所需的有機物質。

（八）液胞（Vacuole）

是另一種囊狀的單層膜胞器，在細胞中扮演不同角色，形狀可大可小。在動物細胞內數目較少；主要功能是儲存一些暫時不需要的物質，亦可以貯存細胞不需要卻無法排出的物質。

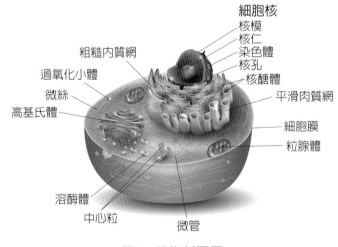

圖4　細胞剖面圖

參、組織學

組織是由有生命的細胞與無生命細胞間質所組成的。

一、細胞間質（Intercellular Materail）

細胞間質就是細胞之間的物質，也就是在細胞之間存在的一種或幾種與細胞不同的物質，人體組織內的細胞都浸潤在細胞間質液中。由細胞產生的不具有細胞形態和結構的物質，它包括纖維、基質和流體物質（組織液、淋巴液、血漿等）。

其功能是支持、保護、連結細胞和提供營養，細胞間質是人體細胞所生活的液體環境。細胞間質液含有細胞在代謝時所需要的全部物質。同樣的，細胞間質液也會接受細胞的代謝產物，或未被利用的物質。細胞和液體之間不斷地進行著物質交換：吸取氧和養料，排出二氧化碳等廢物。

二、上皮組織（Epithelial Tissue）

上皮組織是覆蓋於體表及其他體部的組織，功能為執行吸收、分泌及保護的組織。依形狀可分為扁平、立方、柱狀與變形上皮。

扁平細胞如魚鱗般扁平；立方細胞如方糖；柱狀細胞的長比寬大；變形細胞是膀胱與尿道的黏膜表面，為特殊的複層扁平上皮；當膀胱漲滿時，表層細胞延伸成扁平狀；當膀胱排空時，表皮細胞成立方形。

三、結締組織（Connective Tissue）

結締組織是體內分布最廣、含量最大的組織，小至纖細的纖維，大至骨骼，存在的型態多采多姿。具有支持、連結、輸送和保護等功能。連接組織與組織、肌肉與骨骼、肌肉與肌肉，以及骨骼與骨骼。

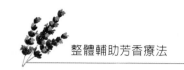
　　結締組織構成一個完整的支持系統，使肢體相連。血液則是另一種型態的結締組織，輸送體內的養分；另一些則是負責對抗細菌、阻止異物入侵的結締組織。

　　結締組織主要由細胞間質所組成，間質內有少數的細胞與纖維；如：液態、膠體狀或固態的基質、細絲狀的纖維和不斷更新的組織液，細胞散居於細胞間質內。

1. 結締組織內的細胞：巨噬細胞、成纖維細胞、漿細胞、肥大細胞等。
2. 纖維：膠原纖維、彈性纖維和網狀纖維，主要有聯繫各組織和器官的作用。
3. 基質：略帶膠粘性的液質，填充於細胞和纖維之間，為物質代謝交換的媒介。纖維和基質又合稱「間質」，是結締組織中最多的成分。

四、結締組織依結構分類

1. 固有結締組織：有纖維緊密結合的組織（膠原蛋白、彈性蛋白），並具有彈性的組織，內有液狀的血液、淋巴，鬆軟的和較堅固的軟骨與骨骼。
2. 疏性結締組織：皮下組織的的細胞中有脂肪沉著、結合，稱為脂肪組織。

　　固有結締組織和疏性結締組織，與肌組織、神經組織共同建構人體的基本組織。由幾種組織互相結合，組成一定型態和功能的結構，稱為器官；如：心、肝、脾、肺、腎、胃、大腸、小腸等。在結構和功能上密切相關的一系列器官，聯合起來共同執行某種特定的生理功能，共構成某一生理系統。

肆、血液

一、特性

　　血液屬於特殊的結締組織，是流動在心臟和血管內的不透明紅色液體，主要成分為血漿、血細胞。血液中含有各種營養成分，如無機鹽、氧以及細

胞代謝產物、激素、酶和抗體等，有提供組織營養、調節器官活動和防禦有害物質的作用。

人體內的血液量大約是體重的 8 ～ 9%，如體重 60 公斤，則血液量約 4800 ～ 5400 毫升。各種原因引起的血管破裂都可導致出血，如果失血量較少，不超過總血量的 10%，則通過身體的自我調節，可以很快恢復；如果失血量較大，達總血量的 20% 時，則出現脈搏加快，血壓下降等症狀；如果在短時間內喪失的血液達全身血液的 30% 或更多，就可能危及生命。

二、生理功能

（一）運輸作用

1. 自肺泡微血管攜帶氧至組織中。
2. 將組織細胞中所產生的二氧化碳和代謝產物移到肺泡或其他排泄器官中。
3. 將內分泌物質運送到作用器官或組織。
4. 將食物中營養物質由消化系統送到組織細胞。

（二）調節體內恆定性

包括組織水分調節、體液酸鹼度調節、體溫調節。

（三）保護個體

血液中有抗體和吞噬細胞，可抵抗病菌的侵入。

三、組成

血液的液體稱為血漿，浮游於此液體中的物質稱為血球；有紅血球，白血球，血小板之分。

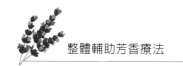

（一）血漿

約佔血液的 55%，相當於結締組織的細胞間質，爲淺黃色半透明液體，其中除含有大量水分之外，還有無機鹽、纖維蛋白原、白蛋白、球蛋白、酶、激素、各種營養物質、代謝產物等。這些物質無一定的形態，但具有重要的生理功能。

（二）血球細胞

在人體的生命過程中，血球細胞不斷地新陳代謝。紅血球的平均壽命約120 天，顆粒白血球和血小板的生存期限一般不超過 10 天。淋巴細胞的生存期長短不等，從幾個小時直到幾年。

血球細胞及血小板的產生來自於分化的幹細胞（steam cells），紅血球細胞、有粒白血球細胞及血小板，由紅骨髓產生，無粒白血細胞則由淋巴結和脾臟產生。

血球細胞分爲三類：紅血球、白血球、血小板。

1. 紅血球：主成分是血紅素，除了攜帶氧氣外，二氧化碳的排泄以及作爲酸鹼緩衝劑。

2. 白血球：白血球運行於組織液間，具有滲出性、阿米巴運動、趨化性、吞噬作用等特質。白血球細胞依據形狀、大小與是否含有顆粒，可區分爲成五種且功能各異，包括：

 ⑴嗜中性球：在人體血液內含量最多的一種白血球，且是主要的非專一性作用細胞（nonspecific effector cells），此類細胞在一發現入侵者時立即進行消滅。除巨噬細胞外，它爲人體受到細菌感染後最重要的吞噬細胞；細菌感染通常會使骨髓裡的嗜中性球產量增加。

 ⑵嗜酸性球：目前已知此種血球功能，爲幫助調節變態反應的嚴重程度，及吞噬、殺死可能感染人體的寄生蟲。

 ⑶嗜鹼性球：在人體白血球中含量最少的一種。含有「組織胺」（histamine），會引發過敏反應。當人暴露在能引起過敏反應的物質（即過敏原，如花

粉、灰塵等）時，細胞會因受刺激而釋放出組織胺酸。

⑷單核球／巨噬細胞：單核球在骨髓內成長非常快速，成熟後先送入血液，再由血液移至身體各組織深處。移動期間會進一步成長與分化。在進入組織後已轉化成另一種白血球，稱為巨噬細胞。巨噬細胞體積龐大，在非專一性免疫力中扮演吞噬與殺死經過組織的細菌，並能吃掉該組織中壞死及老化的細胞。

⑸淋巴球：主要參與專一性防禦反應，大致分成二類。

- 參與細胞性防禦的 T 細胞；「T」是胸腺（thymus）的第一個英文字母，表示此種細胞的成熟是在胸腺中進行；成熟後的 T 細胞再分配到脾臟或淋巴結裡。

- 能產生抗體參與體液性反應的 B 細胞；此種細胞在骨髓中由幹細胞分化而來，成熟後，送至脾臟與淋巴結，等待「行動命令」。

所有的白血球細胞都具有三個共同的特點：

⑴每種細胞均具有一個核。

⑵每種細胞都具有免疫作用。

⑶所有的細胞都來自位於骨髓中的幹細胞。

白血球（非所有）可歸納出三個基本作用：

⑴吞噬及殺死外來入侵者。

⑵釋放出對免疫功能非常重要的化學物質。

⑶各細胞之間相互控制作用情形。

3. 血小板：又名血栓細胞，以從巨核細胞上脫落的細胞質碎片，具有止血作用。

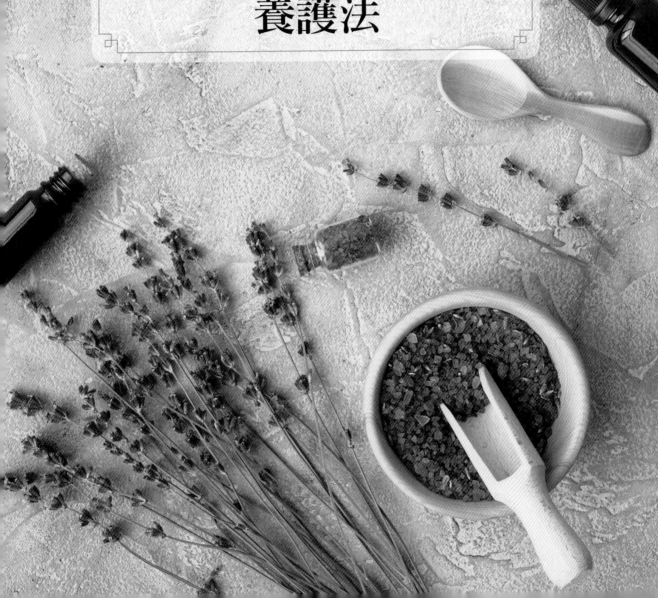

Chapter
21

各系統解剖生理學、
常見生理疾病及芳香
養護法

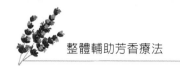

壹、骨骼關節系統及肌肉系統解剖生理學、常見生理疾病及芳香養護法

一、骨骼系統概論

　　骨骼是一種堅硬的結締組織，組成身體大部分的骨頭。由硬骨組織、軟骨組織及纖維組織共同組成；新生兒大概有 300 塊骨骼，在成長時有些連結合併，因此成人不論男女均有 206 塊。男性骨骼比女性大而重，關節也較寬；女性骨骼通常較輕盈與纖細，為利於生育，骨盆比較寬廣。

　　其功能為：

1. 身體的支架：維持身體形態。
2. 肌肉的附著點：以肌腱相連於骨骼，堅硬的骨骼加上富彈性、可收縮的肌肉，構成強韌的槓桿系統，使四肢與身體可活動，發揮運動、工作、防衛的功能。
3. 保護柔軟的器官：如胸骨保護心肺、頭殼保護腦、脊柱保護脊髓、骨盆保護腔內器官。
4. 骨髓有造血的功能；如長骨、肋骨、胸骨、骨盆。
5. 經由甲狀旁腺等激素的控制，可貯存鈣鹽、磷鹽等礦物質，在身體需要時，可釋放到血液中，調節血液的離子濃度。

（一）骨骼的構造

　　最典型的骨頭，呈中空柱狀，其構造是：

1. 最外層有骨膜：屬於結締組織，含有豐富的血管、神經；在骨頭受損時有修補，再生的功能。
2. 中間是緻密骨：有許多神經與血管，在體幹處較厚，可提供支持的功能。
3. 最內部是骨髓腔：骨髓腔有骨髓，是貯藏脂肪及造血的地方。
4. 骨頭兩端是緻密骨與疏鬆骨：骨端的外層是較薄的緻密骨，中間則充滿疏鬆骨。

（二）骨骼的分類

1. 依形狀，可區分為

⑴長骨（long bone）：股骨、脛骨、腓骨、肱骨、橈骨、尺骨及指骨；作爲槓桿之用。

⑵短骨（short bone）：小於長骨，無明顯末端，呈方形。主要功能是提供力量，如：手的腕骨及腳踝的跗骨。

⑶扁平骨（flat bone）：含上下兩面，四緣有狹窄的關節面與他骨連接。功能爲保護作用；部分頭蓋骨如額骨、頂骨及肩胛骨、肋骨。

⑷不規則骨（irregular bone）：常呈塊狀，有數個關節面與其他骨關節相連，功能爲連結作用；如：脊椎、蝶骨、篩骨、薦骨、尾骨及下頜骨。

⑸種子骨（seaamoid bone）：位於關節囊或肌腱之內，形狀小而圓，爲軟骨或韌帶所覆蓋，主要的功能是減少摩擦，例如：髕骨（膝蓋骨）。

2. 依軀幹及四肢，可區分為

⑴中軸骨骼（axial skeleton）：由頭骨、脊柱及胸腔骨骼組成。

⑵四肢骨骼（limb bones）：上肢骨骼及下肢骨骼。

（三）骨骼系統的架構

1. 中軸骨骼

⑴頭骨（the bone of the skull）

頭骨（skull）構成顏面部和顱部的骨架，共有 28 塊骨頭。其中 21 塊彼此以骨縫連結（sutures）成一個不可動的單元，另有一個單獨可動的下頜骨（mandible）。構成顱腔的頭骨有 8 塊，稱爲顱骨；其餘的 14 塊構成了顏面骨，還有 6 塊位於中耳內的聽小骨。頭骨的功能爲保護腦部與相關的感覺器官。

8 塊顱骨：

額骨（frontalbone）1 塊、頂骨（parietalbone）2 塊、枕骨（occipitalbone）1 塊、顳骨（temporalbone）2 塊、蝶骨（sphenoidbone）1 塊、篩骨（ethmoidbone）1 塊。

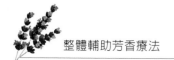
14 塊顏面骨：

成對的—鼻骨（nasal）2塊、上頜骨（maxillary）2塊、淚骨（lacrimal）2塊、
顴骨（cheekbone）2塊、下鼻甲（Inferior nasal concha）2塊、齶骨（palatine）
2塊。

不成對的—犁骨（vomerine）1塊、下顎骨（mandible）1塊。

顱竇（cranial sinuses）：

顱骨內的空腔稱為氣竇（air sinuses），因其與鼻道相通，又稱為副鼻竇
（paranasal）。

副鼻竇的作用為減輕頭骨重量，是產生聲音重要共鳴器。

4塊副鼻竇顱骨：額骨、篩骨、蝶骨、上頜骨，又分別命名為額竇、篩竇、
蝶竇、上頜竇。

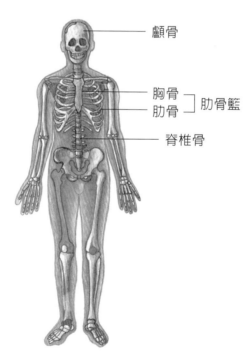

圖5　中軸骨骼

顱縫（cranial sutures）：

個別的顱骨成鋸齒狀相連，形成 4 條主要顱縫。

冠狀縫（coronal suture）：連結額骨與頂骨。

人字縫（lamboid suture）：連結頂骨與枕骨。

鱗狀縫（squamous suture）：連結顳骨與頂骨。

矢狀縫（sagittal suture）：連結右側及左側頂骨。

(2)脊柱（vertebral column）

脊柱是身體的支柱，位於背部正中，上端接顱骨，下端達尾骨尖；包括頸椎、胸椎、腰椎、骶椎、尾椎。

人體脊柱由 24 塊椎骨（頸椎 7 塊，胸椎 12 塊，腰椎 5 塊）、1 塊骶骨（5 節）和 1 塊尾骨（4 節：脊椎骨共 33 節）藉著韌帶、關節及椎間盤連接而成。脊柱上端承托顱骨，下聯髖骨，中附肋骨，並作為胸廓、腹腔和盆腔的後壁。脊柱內部有縱形的椎管容納脊髓。脊柱具有支持軀幹、保護內臟、保護脊髓和進行運動的功能。脊柱內部自上而下形成一條縱行的脊管，內有脊髓。

頸椎（cervical C1-C7）

隨然不同部位的椎骨各有其特徵，但基本構造都相同；都有一個椎體和一個椎弓，椎弓上有七個突，形成 7 節頸椎；典型的椎骨包括幾個部分。

椎體（vertebral body）：圓盤狀，內部為骨鬆質，外為薄層骨密。上、下椎體表面粗糙，以利軟骨連成柱狀，支持體重。

椎弓（vertebral arch）：在椎體後方突出相連成環形，左右椎板相連形成完整的椎弓。

椎孔（vertebral foramen）：椎體和椎弓共同圍成椎孔。

椎管（vertebral canal）：24 個椎骨的椎孔連成貫穿脊柱的椎管，以容納保護脊髓。

椎弓根（pedicles）：與椎體相連的部分。

椎間孔（intervertebral foramina）：相鄰椎骨之間在椎弓根處形成椎間孔。

椎間板（intervertebral plate）：位於每塊脊椎骨之間，作為吸收力量的緩衝物。

棘突（spinous process）：椎弓上有七個向後方伸出的脊突。

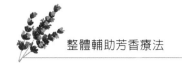
橫突（transverse process）：脊突左右各伸出一個，稱為左橫突、右橫突，棘突和橫突都有韌帶和肌肉附著。

關節突（superior and inferior articular processes）：椎弓上下各有一對突起，叫上、下關節突；相鄰椎骨的上、下關節突相對，以關節面組成關節。

特殊構造頸椎

寰椎（atals）：第一節頸椎呈環狀，沒有椎體，橫突短、翅狀。寰椎與枕骨的髁狀突（occipital condyle）相連成一可活動關節，支持頭部前後左右的活動。

軸椎（axis）：第二節頸椎，椎體小且有一向顱端突出的齒狀突（odontoid process），為頭顱與第一頸椎轉動之軸柱。

椎隆突（vertebra promines）：第七頸椎，非常突出，故稱為隆突。

胸椎（thoracic T1-T12）：12節，自第七頸椎開始逐漸增大，排列伸展至腰椎。胸椎形狀的特色為一向下的長脊突，有6個肋骨附著的關節面。

腰椎（lumbar L1-L5）：5節，最強大的椎骨，脊突粗短，供背部許多肌肉附著。

骶骨（sacrum）：5節，合成一塊骶骨，呈倒三角形，底向上，尖向下，前面凹陷。

尾骨（coccyx）：4節，合成一塊尾骨，與骶骨下方相連，略可移動，生產時可擴大產道寬度。

人類的脊柱並不是完全垂直的，側面觀察有不同方向的生理彎曲，頸椎向前彎，胸椎向後彎（脊柱後彎 keyhosis），腰椎向前彎（脊柱前彎 lordosis），骶椎向後彎，並且相互對稱，形成了人體的曲線美。

一個新生兒在出生之時整個脊椎的曲度向後，胸椎及薦椎形成原始曲度（primary curve），直到嬰兒能夠將腰椎挺直時，繼發性曲度（secondary curve）才完整形成。

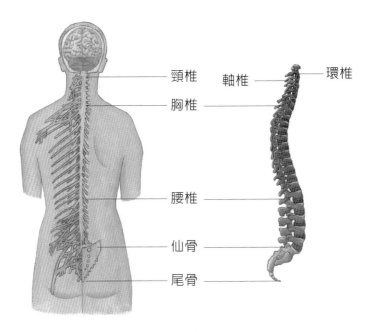

圖6 脊柱

⑶胸腔骨（the bones of the thorax）

胸腔的骨頭包括胸骨、肋軟骨、肋骨及胸椎的椎體；下部比上部寬，並有橫膈形成寬大的肌肉底部，爲保護肺、心臟、肝臟等器官的骨骼。

胸骨（sternum）：位於胸腔的前中線，畸形如劍，分爲柄、體和劍突三部分。胸骨柄（manubrium）如劍的把手，上寬下窄，上緣爲頸靜脈 V 字形裂痕，兩側有切跡。胸骨體（sternum）如劍的刀刃，長方形，外緣接 2~7 肋軟骨。劍突（xiphoid process）如劍的尖端，下端游離，形狀變化大。

肋軟骨（costal cartilages）：短而透明的軟骨，連結胸骨與肋骨。

肋骨（ribs）：12 對肋骨形成胸腔的骨骼，形狀扁長而彎曲。前 7 對肋骨以肋軟骨直接連結於胸骨，稱爲眞肋（true ribs）；其餘 5 對稱爲假肋（false）；第 8、9、10 對肋骨以肋軟骨連接於第 7 對肋骨的肋軟骨；第 11、12 對肋骨無軟骨與胸骨相連，稱爲浮肋（floating ribs）。

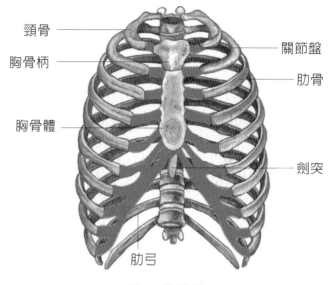

頸骨

胸骨柄

胸骨體

關節盤

肋骨

劍突

肋弓

圖7　胸腔骨

2. 四肢骨骼（Limb bones）

⑴上肢骨骼（upper limb）

　　由肩帶與上肢骨組成。肩帶也稱胸帶，是脊椎動物前肢與軀幹相連的骨骼的稱呼，主要由三塊骨頭組成；肩胛骨（scapula）、鎖骨（clavicula）、鳥喙骨（coracoid）。上臂和前臂的合稱為手臂（arm）。

　　肱骨（humerus）位於上臂，又叫上臂骨。上端有半球形的肱骨頭與肩胛骨的關節盂組成肩關節；下端與尺、橈骨的上端構成肘關節。

　　尺骨（ulna）位於前臂內側，前臂兩根長骨之一。

　　橈骨（radius）為前臂雙骨之一。

　　腕骨（carpal）共由 8 塊組成，上接橈骨，下接掌骨。

　　掌骨（metacarpus）共 5 塊，為小型長骨，由橈側向尺側依次為第 1～5 掌骨。

　　指骨（phalanges）拇指為兩節，其餘各指均有 3 節指骨，由近側向遠側依次為第 1 節指骨（近節指骨），第 2 節指骨（中節指骨），第 3 節指骨（末節指骨）。指骨也是小型長骨，每節指骨也分底、體、小頭三部。

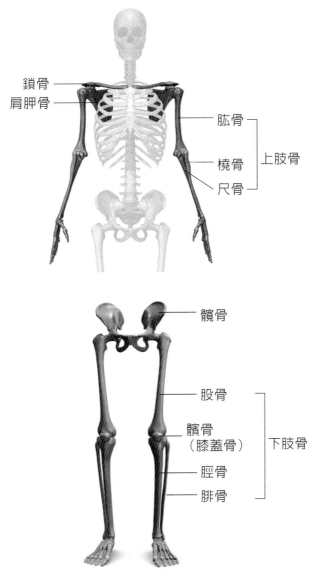

鎖骨
肩胛骨
肱骨
橈骨
尺骨
上肢骨

髖骨
股骨
髕骨
（膝蓋骨）
脛骨
腓骨
下肢骨

圖8　四肢骨骼

⑵下肢骨骼（lower extremity）：由骨盆帶與下肢骨組成。

骨盆（pelvis）由骶骨、尾骨和左右兩塊髖骨及其韌帶連結而成。

髖骨（hip bone）是由髂骨、坐骨及恥骨聯合組成的不規則骨骼。骨盆的關節包括恥骨聯合、骶髂關節及骶尾關節。骨盆的主要韌帶有骶骨、

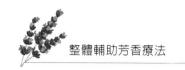

尾骨與坐骨結節間的骶結節韌帶和骶骨、尾骨與坐骨棘之間的骶棘韌帶。

股骨（femur）是人體中最大的長管狀骨骼。

髕骨（patella）即膝蓋骨。

腓骨（fibule）小腿雙骨之一，位於小腿的外側部，細長，分爲一體和兩端。

脛骨（tibia）小腿雙骨之一，位於小腿的內側，對支撐體重有重要作用。

跗骨（tarsal bones）屬短骨，共 7 塊，可分爲三列。近側列有上方的距骨（talus）和下方的跟骨（calcaneus）。遠側列由內側向外側有楔狀骨（cuneiform bone），依次爲內側楔骨、中間楔骨、外側楔骨和骰骨（cuboid bone）；近側列和遠側列之間有一塊舟骨（navicular bone）。

蹠骨（metatarsal）屬於長骨，共 5 塊，由內側向外側依次爲第 1-5 蹠骨。蹠骨近側爲底，中部爲體，遠側端爲頭。

趾骨（phalanx）腳趾上各塊骨的統稱，拇趾兩塊，其他各趾均 3 塊。

二、關節系統（The Articular System）

1. 指兩個或兩個以上的骨頭相連結處。
2. 連接的骨端通常有軟骨覆蓋，減少關節活動時對骨骼本身的撞擊損傷。
3. 關節的作用是容許骨骼做其所能及的最大活動範圍。關節液有潤滑的功用，也能幫助減輕對骨骼的震盪。韌帶和關節周圍的肌肉有穩定關節的作用，不會輕易地因活動而脫臼。
4. 當關節穩固不動時，則有支撐作用。
5. 依其功能性可分爲：
   (1)不動關節（synarthroses）：如頭骨的縫線。
   (2)微動關節（amphiarthroses）：如脊椎骨之間的關節。
   (3)可動關節（diarthroses）：如一般手部的關節。
6. 有的關節外附有關節囊。關節囊包裹著關節腔，裡面含有關節液。關節

鄰近有韌帶和肌肉、肌腱等附屬結構。

依其構造可分為：

⑴纖維關節（fibrous joint）：沒有關節腔，由纖維結締組織將兩股的關節面緊密結合；這類關節亦稱為不動關節。

⑵軟骨關節（cartilaginous joint）：沒有關節腔，兩關節由軟骨組織連結，可小幅度活動；這類關節亦稱為微動關節。。

⑶滑膜關節（synovial joint）：有關節腔，腔內有滑膜，可以自由的活動；這類關節亦稱為可動關節。

7. 可動關節的活動方式

⑴角式活動（angular）：關節骨間的角度變化，有 4 種區別，屈曲、伸展、內收、外展。

屈曲（flexion）減少骨骼間的角度，通常發生在矢狀平面上。

伸展（extenson）增加骨骼間的角度，即關節伸直；有內收（adduction）與外展（abduction）的區別。

⑵圓周運動（circular）：轉動（rotation），繞著主軸活動；迴旋（circumduction），肢體遠側端繞圓圈，使整個肢體運動成圓形；旋後（supination），前臂向外翻，即掌面向前；旋前（pronation），前臂向內翻，轉成手臂向前。

⑶滑動（gliding）：骨骼關節面相互摩擦。

⑷特殊動作（special movement）：有內翻（inversion），將足底向內翻；外翻（eversion），將足底向外翻；前伸（protraction），將下頜骨合併下唇往前突出的動作；後縮（retraction），將下頜骨往後縮合併下唇往內收的動作。

* 骨骼系統常見疾病及芳療護理，請見肌肉系統。

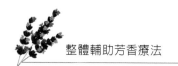

三、肌肉系統解剖生理學、常見生理疾病及芳香養護法

（一）肌肉系統概論

　　肌肉（muscle），指身體肌肉組織和皮下脂肪組織的總稱；主要由肌肉纖維構成。肌細胞的形狀細長，呈纖維狀，故肌細胞通常稱為肌纖維。

（二）肌肉的功能

1. 運動（motion）：肌肉與骨骼相互合作而產生動作，包含不自主的運動。
2. 維持姿勢（maintenance of posture）：骨骼肌的收縮能將身體保持固定姿勢，如：坐或站。
3. 產生熱能（heat production）：骨骼肌收縮可產生熱能以維持正常體溫。

（三）肌肉的種類

1. 橫紋肌（striated muscle）。
2. 平滑肌（smooth muscle）。

（四）依據其功能可分為三類

1. 骨骼肌（skeletal muscle），即隨意肌，如：四肢的肌肉，附著在骨骼上，亦稱體幹肌。管理這些肌肉的神經纖維來自中樞神經系統，大多受意志控制，故稱為隨意肌。
2. 心肌（cardiac muscle），不隨意肌，即心臟的肌肉。
3. 平滑肌（smooth muscle），不隨意肌，如：內臟肌肉。

（五）全身主要肌肉部位分類、名稱、功能簡表

1. 頭肌可分為面肌（表情肌）和咀嚼肌。

面肌（muscles of face）

　　面肌為扁薄的皮肌，位置淺表，大多起自顱骨的不同部位，止於面部皮

膚,主要分布於面部孔裂周圍。

肌肉名稱		起端	止端	功能
顱頂肌 epicranius	枕額肌 occipitofrontalis	枕腹:枕骨	腱膜	揚眉、皺額
		額腹:腱膜	周圍肌肉	
眼輪匝肌orbicularis oculi		內眼瞼韌帶	------	閉眼、擴張淚囊
口輪匝肌orbicularis oris		口周圍肌纖維	口周圍皮膚	閉口、噘嘴
鼻肌nasalis		扁薄小肌,分布在鼻孔周圍		開大或縮小鼻孔

咀嚼肌(muscles of mastication)

咀嚼肌比表情肌強大而有力,包括咬肌、顳肌、翼內肌、翼外肌。廣義的咀嚼肌還包括舌骨上肌群;咀嚼肌均為左右成對。

肌肉名稱	起端	止端	功能
咬肌 masseter	淺層:上頜骨的顴突和顴弓下緣的前2/3 深層:顴弓深面	下頜支及下頜角外側	提下頜骨,使下頜骨微向前伸
顳肌 temporalis	顳窩及顳深筋膜	下頜骨喙突下頜支前緣	提下頜骨,使下頜骨後退與側動
翼內肌 midial pterygoid	淺頭:齶骨錐突和上頜結節 深頭:翼外板的內面和齶骨錐突	下頜支及下頜角內側面	提下頜骨,亦參與下頜骨側方運動
翼外肌 lateral pterygoid	上頭:蝶骨大翼的顳下面和顳下嵴 下頭:翼外板的外側面	上頭:關節盤前緣及部分關節囊 下頭:下頜頸	牽引髁突和關節盤向前,使下頜前伸及下降,亦參與下頜側方運動

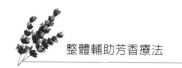
2. 軀幹肌可分為背肌、胸肌、腹肌和膈肌

背部肌群（muscles of the back）

背部肌群是人體上涉及肌肉非常多的肌群，為一群淺層肌肉—三角肌（deltoid）、斜方肌（trapezius）、闊背肌（latissimus）與深層肌群—薦棘肌（erector）所組成；是維持脊柱挺直豎立的肌肉群。

肌肉名稱		起端	止端	功能
斜方肌	上束	枕骨／頸椎	肩峰／鎖骨	肩胛骨上提／向上旋轉
	中束	頸椎／胸椎棘突	肩胛棘	肩胛骨內收
	下束	胸椎棘突	肩胛骨	肩胛骨下壓／向上旋轉
提肩胛肌levetore		頸部上方	肩胛骨上角內側	肩胛骨上提／向上旋轉
菱形肌／深層肌肉 rhomboid		第5~6胸椎	肩胛骨內側緣	肩胛骨內收／向下旋轉
闊背肌		第6胸椎／腰椎／薦骨	肱骨大結節	肱骨伸展／內收／內旋／水平外展
圓大肌 Teres major		肩胛骨下角	肱骨小結節	肱骨伸展／內收／內旋／水平外展

胸肌（muscles of chest）

胸肌就是胸部的肌肉，主要由左右兩部分構成，又稱胸大肌。

肌肉名稱	起端	止端	功能
胸大肌 pectoralis	鎖骨／胸骨 第5~6肋骨	肱骨大結節	鎖骨部：肱骨曲／外展／水平內收 胸骨部：肱骨伸展／內收／水平內收／向內旋轉
胸小肌 pectoralis minor	第3~5肋骨	喙狀突上	肩胛骨外展／下壓／向下旋轉

| 前鋸肌 serratus anterior | 肋骨前8根 | 肩胛骨下角 | 肩胛骨外展／向上旋轉 |

前腹壁部肌肉群（muscles of anterior abdominal wall）

肌肉名稱	起端	止端	功能
腹直肌 rectus abdominis	恥骨聯合	5～7肋軟骨／劍突	脊柱彎曲
腹外斜肌 external oblique	5～12肋骨	髂骨脊／白線	脊柱側彎／反方向旋轉
腹內斜肌 external oblique	髂骨脊／鼠蹊韌帶	10～12肋軟骨	脊柱側彎／同方向旋轉
腹橫肌 transverses abdominis	髂骨脊／腰筋膜	白線／恥骨	壓縮腹部／維持腹腔內壓

3. 上臂肌肉群（muscles of upper arm）包括：肩帶肌、臂肌、前臂肌、手肌

肩帶肌（muscles of strap）

肌肉名稱	起端	止端	功能
前三角肌 anterior deltoid	鎖骨外緣	肱骨	肱骨前曲／外展／水平內收／向內旋轉
側三角肌 side deltoid	肩峰突	肱骨	肱骨外展
後三角肌 posterior deltoid	肩胛棘	肱骨	肱骨伸展／外展／水平外展／向外旋轉

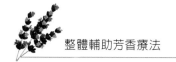

臂肌（muscles of arm）

肌肉名稱	起端	止端	功能
肱二頭肌／長頭 bicep bracii	肩胛骨盂上結節	橈骨粗隆	屈肘／前臂旋後（外）
肱二頭肌／短頭 bicep bracii	肩胛骨喙狀突	橈骨粗隆	屈肘／前臂旋後（外）
肱肌／深層肌肉 brachialis	肱骨前面	尺骨喙狀突	屈肘
肱三頭肌／長頭 tricep bracii	肩胛骨盂下結節	尺骨鷹嘴頭	手肘伸展
肱三頭肌／內側頭 tricep bracii	肱骨	尺骨鷹嘴頭	手肘伸展
肱三頭肌／外側頭 tricep bracii	肱骨	尺骨鷹嘴頭	手肘伸展
肱橈肌 brachi oradialis	肱骨	橈骨	屈肘／前臂旋後（外）

4. 下肢肌群按所在部位分為大腿肌群、小腿肌群和足肌，均比上肢肌粗壯，這與支撐體重、維持直立及行走有關。

大腿肌（muscles of thigh）

肌肉名稱	起端	止端	功能
臀大肌 gluteus maximus	髂脊／薦骨／尾骨	股骨外側	伸髖／外旋／骨盤後傾
臀中肌／臀小肌 gluteus medius gluteus minimus	髂骨	股骨大轉子	股骨外展／內旋
闊筋膜張肌 tensor fasciae latae	髂骨棘	脛骨外髁	屈髖／外展／內旋

髂腰肌 illopsoas	1~5腰椎／髂骨窩	股骨小轉子	屈髖／外旋／骨盤前傾
縫匠肌 sartorius	髂骨棘	脛骨粗隆內側	屈髖／外展／外旋／屈膝
股直肌 rectus femoris	髂骨前下棘	脛骨粗隆	屈髖／伸展膝蓋
股內側肌 vastus medialis 股外側肌 vastus lateralis 中間肌 vastus intermedius	股骨	脛骨粗隆	伸展膝蓋
內收肌群adductor	恥骨	股骨	髖部內收／內旋
股二頭肌 biceps femoris	坐骨結節／股骨	腓骨兩側	伸髖／屈膝／外旋
半腱肌／半膜肌 semitendinosus semitendinosus medial	坐骨結節	脛骨	伸髖／屈膝／內旋
深層外轉肌 deep lateral rotators	恥骨／薦骨後面	股骨大轉子	髖關節外旋

小腿肌（muscles of leg）

肌肉名稱	起端	止端	功能
脛骨前肌 tibialis anterior	脛骨外側上髁	蹠骨	屈足背（踝部彎曲）／足部內翻
腓長肌／腓短肌 peroneus longus peroneus brevis	腓骨	蹠骨	屈蹠（踝部伸展）／足部外翻

腓腸肌 gastrocnemius	股骨內外上髁	跟骨	屈蹠（踝部伸展）／屈膝
比目魚肌 soleus	腓骨與脛骨	跟骨	屈蹠（踝部伸展）
脛後肌 tibialis posterior	脛骨	蹠骨	屈蹠（踝部伸展）／足部內翻

❀ 肌肉系統常用精油作用

1. 抗肌肉痙攣作用：尤其針對非隨意肌發作性收縮有緩和作用。
2. 抗痙攣作用：針對全身或局部肌肉群，特別是呼吸系統非隨意肌的發作性收縮有緩和效果。
3. 止痛作用：緩和局部肌肉疼痛。
4. 肌肉鬆弛作用：緩和緊繃的肌肉。
5. 消除肌肉疲勞作用。
6. 抗關節炎作用。

四、常見生理疾病及芳香養護法

（一）肌肉酸痛

因流感、風濕、腹瀉、生病、久站、久坐、運動過多或不足，導致乳酸堆積在隨意肌、骨骼肌、橫紋肌，所發生的酸痛、疲乏無力現象。

❀ 芳香護理

目的	鎮痛、鬆弛、鎮痙攣、排除乳酸、消除疲勞、強化肌肉力量及活動力
止痛（運動過度）	羅馬洋甘菊、真正薰衣草、馬喬蘭、迷迭香、甜橙等

放鬆肌肉	快樂鼠尾草、茉莉、葡萄柚、迷迭香等
增加肌力	如運動員、舞蹈家……過度使用肌肉者 黑胡椒、杜松、迷迭香等
運動後鎮靜噴劑	杜松8滴＋檸檬草8滴＋迷迭香12滴＋薄荷8滴
肩頸酸痛	馬喬蘭4滴＋薰衣草5滴＋檸檬草4滴 加入無香乳液、雪亞脂或基底油中，按摩肩頸關節、手肘關節、鎖骨

（二）雙腳疲倦浮腫

時常以坐姿工作的族群，到了下午就會小腿浮腫、脹痛，甚至感覺鞋子變窄了；特別是女性上班族。這是地心引力的關係，使血液、淋巴液蓄積在下半身。

運動不足、血液循環不佳、怕冷體質的人，下肢靜脈、淋巴液回流速度差，還會引起血液滯留，容易引起靜脈曲張及橘皮組織等問題。

● 芳香護理

1. 下半身按摩

以從腳底向大腿鼠蹊部進行的按摩手法為主，一天使用 2 次，使用量一般為10～15滴，最長療程為3個月；若需延長，間隔兩週，並更換處方為佳。

建議例1	絲柏15滴＋迷迭香15滴＋檸檬10滴＋茴香10滴＋100ml基底油
建議例2	絲柏15滴＋苦橙15滴＋薄荷10滴＋廣藿香10滴＋100ml基底油

2. 沐浴

長期疲倦浮腫者，可執行一週 1 ～ 2 次的全身沐浴，取 6 ～ 9 滴精油，混合後徐徐倒入浴缸中，輕輕攪拌後先吸聞、再浸泡。建議精油：

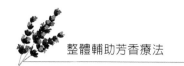

高音調	甜橙
中音調	薰衣草、迷迭香、羅馬洋甘菊、杜松、松、黑胡椒、香蜂草

3. 足浴

浸泡超過腳踝的足浴，可每晚睡前執行，取 3、4 滴精油（與沐浴用精油相同），浸泡 15 分鐘左右；水若冷需加溫，一開始不要在盆中放太滿，過足踝即可，水溫不足時再慢慢加入熱水。適用精油同沐浴。

（三）關節炎

關節炎是全世界最常見的慢性疾病，只要是關節的軟骨退化或者結締組織發炎，導致關節疼痛，從而干擾關節的正常運動就叫關節炎，總共有 100 多個種類。導致關節炎的原因很多，引起關節損傷的原因也各有不同。

根據病徵與患病時間可分成急性與慢性，急性關節炎為突發疾病，病患的關節會發紅、變腫且痛熱，並會發生功能障礙與全身發熱；若超過 4 ～ 6 週為慢性發炎。慢性關節炎則是顯示出關節腫痛和畸形、不同程度的功能障礙，早期關節炎病變只侵擾關節滑膜，如果到了晚期關節軟骨和骨質都可能會出現變化甚至被破壞。

常見的關節炎：

骨性關節炎、類風濕性、風濕性、化膿性關節炎、外傷性骨性關節炎、自身免疫性關節炎，僵直性關節炎等。

1. 骨關節炎

發生在背、頸、膝蓋、肩關節、手、髖關節、足踝等部位，原因常歸類為老化、負重、受傷。很多關節炎和人體老化有關，60 歲以上人群容易有退化性關節炎、風濕性關節炎；但年輕人一樣會患關節炎。

2. 風濕性關節炎

風濕性疾病的簡稱，泛指影響骨、關節、肌肉及其周圍軟組織，如滑囊、肌腱、筋膜、血管、神經等一大組疾病。以累及骨、關節等結締組織為主的

疾病總稱。

3. 類風濕性關節炎

是一種廣泛且頑固的慢性疾病，屬全身免疫性疾病。最常侵犯的部位是四肢小關節，其次是肌肉、肺、皮膚、血管、神經、眼睛等。

❀ 芳香護理

- 目的：減輕疼痛，緩和發炎和腫脹，保持關節的活動能力。
- 急性發炎期：以精油冷敷，鎮痛及減少發炎反應、有助活動後的關節冷卻；以期癒後減少關節炎復發的機會。
- 保養性治療：
  - 溫熱水浴，水溫約 38 ～ 40 度，混和 2 ～ 4 種，共 8 ～ 10 滴精油，全身浴約 10 ～ 15 分鐘。
  - 早晚各一次熱敷、按摩，並穿戴護膝，以支撐膝蓋、保溫。

關節炎、關節痛	尤加利、真正薰衣草、馬喬蘭、百里香、永久花、薑
極度疼痛	尤加利、薄荷各2滴稀釋使用或熱敷使用
寒冷季節	薑2滴稀釋使用或熱敷使用
關節僵硬、促進循環	薑、黑胡椒、馬喬蘭、絲柏、茴香、杜松、百里香熱敷或足浴
坐骨神經痛、風濕痛、腱鞘炎	同上述方式

（四）內臟肌肉緊張

1. 因壓力、緊張等因素，造成消化不良、經痛、腹瀉等現象，可使用具有抗痙攣作用精油，使平滑肌放鬆，緩解上述現象。護理方式：按摩、泡澡。

高音調	佛手柑、薄荷

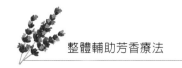
中音調	黑胡椒、羅馬洋甘菊、快樂鼠尾草、絲柏、茴香、杜松、薰衣草、馬喬蘭、橙花、香蜂草

2. 作用於心臟平滑肌，協調心肌活動的精油：以基底油稀釋，於患部熱敷。

高音調	橙花、薄荷
中音調	薰衣草、馬喬蘭、迷迭香
低音調	依蘭、玫瑰

3. 痙攣：痙攣是指一束肌肉或一組肌肉群不自主突發性收縮，引起疼痛的現象。發生於腿部時，可以按摩或彎膝、收縮、站立等改變動作的方式舒緩。發生腸胃痙攣時，精油稀釋後熱敷。平日也應注意飲食清淡、避免刺激物、細嚼慢嚥。適用精油：鎮痛、鬆弛、鎮痙攣。

（五）背痛

引起背痛的原因複雜，腰痛、長時間站立、高跟鞋、懷孕、扁平足、流感……等等皆可能使肌肉承受過多壓力而引發背痛。護理方式：溫熱水浴、溫敷、按摩。

止痛、活絡血液循環	薰衣草、杜松、肉豆蔻、黑胡椒、松、迷迭香
放鬆、抒壓	甜橙、橙花、苦橙葉、迷迭香、百里香

（六）骨折

因外傷造成的骨頭斷裂，分為有開放性傷口及無開放性傷口兩類。不論是哪一種骨頭斷裂都會有疼痛、淤傷、腫脹、變形等現象。芳香療法對於骨折患者，只能在石膏拆除、傷口癒合後予以輔助治療。

精油作用	促進血液循環、止痛、傷口護理、肌肉重建、抒壓、止癢
骨骼及肌肉膠原蛋白重建	甜橙
復健期按摩	甜橙4滴＋廣藿香2滴＋羅馬洋甘菊2滴＋眞正薰衣草2滴，稀釋於10ml基底油
韌帶受傷、肌肉裂傷	杜松4滴＋尤加利3滴＋迷迭香4滴＋眞正薰衣草4滴，稀釋於30ml基底油中，於傷口外緣部位，輕輕塗覆

（七）扭傷、跌打損傷

　　剛受傷時，先鎭靜冷敷發炎部位。反覆執行冷敷或冰敷、噴霧；如果患部痛的無法觸碰時，可用基底油稀釋，塗於患部。

塗覆	薄荷4滴＋眞正薰衣草2滴＋冬青樹4滴，稀釋使用
礦物泥濕敷	薄荷2滴＋迷迭香2滴＋薰衣草2滴，混合40g礦物泥，礦物泥調成0.7～0.8厚度，塗於紗布上再敷於患部

　　急性發炎症狀緩和後，改以溫敷或按摩方式處理患部。

溫敷或按摩	薰衣草3滴＋西洋耆草3滴＋甜橙3滴＋薑1滴，加入10ml基底油

（八）坐骨神經痛

　　坐骨神經是人體最粗大的神經，從腰骶部的脊髓骨盆處的坐骨大孔穿出沿著臀部、大腿後面下行至足部。坐骨神經因椅子不當、坐姿不良、椎間盤壓力及其他原因，造成承受壓迫引發神經循行部位的刺痛感；也是腰椎間盤突出症的主要症狀。

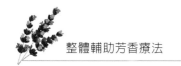

✿ 芳香護理

精油：促進血液循環、止痛、抒壓		
高音調	檸檬香茅、薄荷、薑	
中音調	薰衣草、迷迭香、杜松、黑胡椒、馬喬蘭	
低音調	乳香、玫瑰、廣藿香、丁香、沒藥、依蘭、檀香	
急性期	冷敷	薰衣草、羅馬洋甘菊、德國洋甘菊、薄荷、丁香
慢性期	按摩＋熱敷	乳香、玫瑰、廣藿香、迷迭香、杜松、薑、黑胡椒、沒藥、依蘭、馬喬蘭、檀香

（九）腕隧道症候群

腕隧道症候群（carpal tunnel syndrome），又稱為腕道症候群、腕綜合症，俗稱滑鼠手、鋼琴家手，是一種常見的職業病，多發於電腦使用者、職業鋼琴師、木匠、裝配員等需要做重複性腕部活動的職業。

女性發生此疾病的比例為男性的 3 ～ 10 倍，以中年婦女最常見。病患時常夜間時痛醒，初期醒後隨著活動就可以減輕症狀，多數人以為是睡姿不良壓迫手腕所致，故而延誤就醫。其他如懷孕後期的女性因浮腫、風濕性關節炎、糖尿病、內分泌異常、多發性神經炎、腫瘤及手腕骨折或脫位等，都可能造成腕隧道症候群。

手部的正中神經在手腕處，會穿過由腕骨與韌帶圍成的「腕隧道」，當遭受到外來的壓迫時，就可能出現腕隧道症候群。可能原因包含：腕骨骨折、退化、變形與關節炎可能導致腕隧道狹窄造成壓迫正中神經。

腕隧道症候群主要表現是橈側（拇指側）三個半手指麻木、脹痛，多發生在習慣用力的那隻手，雙手同時發生較少，多因使力不當，且重複相同的動作過於頻繁所致。

● 芳香護理

　　熱敷及按摩：岡上肌、大小圓肌、二頭肌、三頭肌及尺、橈側屈腕肌上的筋結點，每天 3～5 次，每次約 10 分鐘。

精油作用：活血、止痛、緩和神經痛	
高音調	尤加利、佛手柑、薄荷、白千層、檸檬、肉荳蔻、羅勒
中音調	杜松、薑、松、黑胡椒、羅馬洋甘菊、天竺葵、馬喬蘭、薰衣草、迷迭香、花梨木
低音調	丁香

➢ 生活建議：應減少雙手的工作量，充分休息及睡眠，讓肌肉確實放鬆。

貳、神經系統解剖生理學、常見生理疾病及芳香養護法

一、神經系統的組成

　　神經系統主要由神經細胞（never cell）構成，神經細胞又稱為神經元（neuron）具有感受刺激和傳導衝動的功能。每個神經元都由胞體和突起兩個部分組成，胞體供給神經元營養，位於中樞神經和周圍神經節內，也是接受刺激的主要部分；突起分為樹突（dendrite）和軸突（axon）。每個神經元有數個或一個樹突，負責接受刺激，將衝動傳入細胞；每個神經元有一個軸突，負責將衝動傳出細胞。神經元彼此之間由神經鏈（synapses）結合。根據神經元的功能，可將神經細胞分為感覺神經元（sensory neuron）、運動神經元（motor neuron）、聯絡神經元（association neuron）。人體的神經系統包括中樞神經系統（Central Nervous System, CNS）、周圍神經系統（Peripheral Nervous System, PNS）和自律神經系統（Autonomic Nervous System, ANS）。

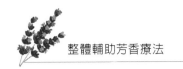

（一）中樞神經系統

中樞神經系統由腦和脊髓組成，腦位於顱腔內，脊髓位於脊柱內；是控制身體各部位活動中心，由腦和脊髓發出許多神經，分布全身各處，構成周圍神經及自律神經的一部分。

腦神經

人體的腦神經共有 12 對，分別源自腦的不同部位，其末梢主要分布於頭部的感覺器官、肌肉或腺體。依其功能可大分為 3 類：1. 感覺型；僅具有感覺神經纖維。2. 運動型；僅含有運動纖維神經。3. 混和型；兼具感覺和運動兩種神經。12 對腦神經依次為：

⑴ 嗅神經（olfactory nerves）：感覺型。

⑵ 視神經（optic nerves）：感覺型。

⑶ 動眼神經（oculomotor nerves）：運動型。

⑷ 滑車神經（trochlear nerves）：運動型。

⑸ 三叉神經（trigeminal nerves）：混合型。

⑹ 外旋神經（abducent nerves）：運動型。

⑺ 顏面神經（facial nerves）：混合型。

⑻ 聽神經（auditory nerves）：感覺型；亦即前庭耳蝸神經。

⑼ 舌咽神經（glossopharyngeal）：混合型。

⑽ 迷走神經（vagus nerves）：混合型。

⑾ 副神經（accessory nerves）：運動型。

⑿ 舌下神經（hypoglossal nerves）：運動型。

脊神經

31 對脊神經均由前根和後根在椎間孔處合併而成，前根屬運動性，後根屬感覺性，有 4 種不同纖維。分別為：軀體感覺神經、內臟感覺神經、軀體運動纖維、內臟運動纖維。

（二）周圍神經系統

周圍神經系統包括與腦連結的 12 對腦神經和脊髓相連的 31 對脊神經，由各種感覺器官構成，包括眼、耳、鼻、舌、皮膚，各自有感覺受器，以神經纖維彼此連結，聯絡感覺器官、肌肉和身體其他構造。

周圍神經將外界環境訊息傳至中樞神經，並將中樞神經整理後的指令訊息，傳至相對應的肌肉和腺體，以便應付外界改變，並維持體內恆定性。周圍神經依其功能又分為：體神經（somatic nervous）及自律神經。

體神經是接受及反應外界環境改變訊息的神經，自律神經是調節內在環境的神經；兩者皆有傳入神經（afferent nerve）及傳出神經（efferent nervou）。傳入神經又稱為感覺神經，負責將感覺受器所接收到的訊息傳至中樞神經系統。傳出神經又稱運動神經，負責將中樞神經系統的訊息傳至適當的運動器（efferent organ）肌肉或腺體，以便做出適當反應以應付外界環境的改變及維持體內恆定性。

（三）自律神經系統

人體的心、肺、腸、胃以及其他內臟器官是受另一組神經支配，這些神經合稱自律神經系統。包含兩個主要部分：交感神經系統（sympathetic system）及副交感神經系統（parasympathetic system），兩者同時分布於內臟器官中的平滑肌、心肌、腺體，組成內臟輸出系統（visceral efferent system）及內臟輸入系統（visceral afferent system）。

由脊髓發出的神經纖維連結到交感神經節，再由此發出纖維分布到內臟、心血管和腺體。交感神經的主要功能是為了應付緊急需要而動員體內能量，以便完成戰鬥或逃走（fight or flight）的突發狀況；例如：使瞳孔放大、心跳加快、皮膚及內臟血管收縮、冠狀動脈擴張、血壓上升、小支氣管舒張、胃腸蠕動減弱、膀胱壁肌肉鬆弛、唾液分泌減少、汗腺分泌汗液、立毛肌收縮等。交感神經作用活躍於白天人體處於緊張活動狀態時，又名活動神經。

副交感神經系統的作用與交感神經作用相反，執行保護和貯藏身體的能量；四肢沒有纖維分布，局限於某些器官上，如：汗腺豎直肌、腎上腺、甲

狀腺、子宮等。副交感神經系統可保持身體在安靜狀態下的生理平衡，其作用有三個面：⑴增進胃腸的活動，消化腺的分泌，促進大小便的排出，保持身體的能量；⑵瞳孔縮小以減少刺激，促進肝糖原的生成，以儲蓄能源；⑶心跳減慢，血壓降低，支氣管縮小，以節省不必要的消耗，協助生殖活動，如使生殖血管擴張，性器官分泌液增加。副交感神經作用活躍於夜晚，主修復組織細胞，故又名休息神經。

人體在正常情況下，功能相反的交感和副交感神經處於相互平衡制約中。

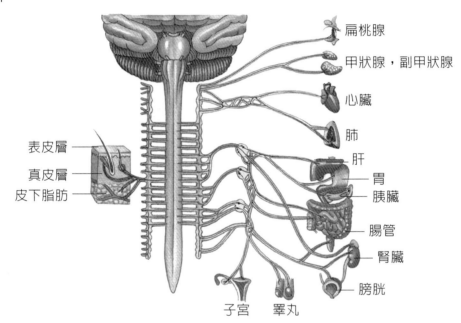

扁桃腺
甲狀腺，副甲狀腺
心臟
肺
肝
胃
胰臟
腸管
腎臟
膀胱

表皮層
真皮層
皮下脂肪

子宮　睪丸

圖9　人體神經與內臟圖

二、大腦生理學

從進化論角度而言，在人類進化的 200 多萬年歷史中，可謂因著大腦的進化而成為萬物之王。古早人類相信「心」的宿主是心臟或肝臟；希臘的現代醫學之父希波克拉底（Hippocrates）則早早宣稱，喜怒哀樂憂悲恐，以及思考都受大腦控制，大腦才是精神的宿主。

　　文藝復興時代之後，解剖學愈發進步，對於大腦精密構造的解明與時俱增。對心與腦的功能，隨著精密解剖、科學性的論證，在 19 世紀後半至 20 世紀前半開花結果，有了專屬的大腦解剖生理學。

（一）大腦的結構

　　人類的生存是基於由腦和脊髓組成的中樞神經活動功能，從構造來看，與身體其他器官、組織有著不同型態、性質的細胞。腦是人類最大的器官之一，佔成人體重的 1/50，分為 6 個部分：

1. 大腦（cerebrum）：由大腦縱裂（longitudinal fissure）將大腦分為左右兩個半球，大腦皮質呈現許多皺折，凹陷的稱為腦溝（fissures or sulci），突出的稱為腦回（gyri or convolution）。

　　　兩個大腦由含有胼胝體（corpus callosum）連結；中央腦溝（central sulcus）分開頂葉和額葉；側腦溝（lateral sulcus）將額葉、頂葉與顳葉分開；頂枕溝（parieto-occippital）把頂葉和枕葉分開。

　　　大腦半球分為 5 葉：⑴額葉（frontal lobe）；⑵頂葉（parietal lobe）；⑶顳葉（temporal lobe）；⑷枕葉（occipital lobe）；⑸島葉（insula）。

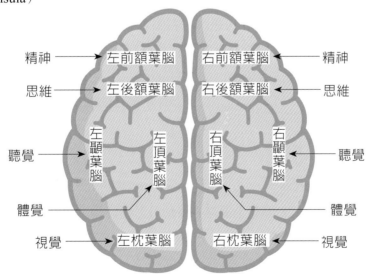

圖10　大腦左右半球與腦葉圖

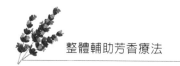

2. 間腦（diencephalon）：人類的視丘（thalamus）和下視丘（hypothalmus）位於此；是身體各種感覺傳送到大腦皮質路徑的訊息交換站，精密的感覺分析與綜合鑑定是發生於大腦皮質區。

　　　除了嗅覺神經之外，所有內臟和四肢的感覺神經都會在視丘發生突觸，再連結於大腦皮質。

　　　下視丘位於第三腦室底及其兩側，其功能為：⑴表現情緒與該情緒行為；⑵攝食；⑶調節體內水分；⑷刺激胃腸；⑸調節體溫；⑹調節腦下腺激素的分泌。

3. 中腦（midbrain）：中腦位於大腦與橋腦間，主要由白質和位於中腦導水管周圍的灰質所組成。包含有四個圓形隆起物──四疊體（corpora quadrigemina），兩個視覺反射中樞所在的上丘（superior colliculi）和兩個聽覺中樞所在的下丘（inferior colliculi）。

4. 橋腦（pons）：呼吸調節中樞（pneumotaxic），位於網狀核中，控制呼吸。

5. 延腦（medulla oblongata）：網狀組織的神經核內有呼吸中樞和血管運動中樞（vasomotor center）、心臟中樞，所以延腦亦被稱為生命中樞。嘔吐、咳嗽、打噴嚏、嗝逆等動作也受延腦控制。

　　　所有在腦和脊髓間的投射神經路徑都必須經過延腦，因此延腦在感覺和運動機轉上佔有重要角色。左右腦可相互交叉控制對側身體活動，即是因為大腦脊髓神經幹在延腦椎體處交叉至對側。

　　　中腦、橋腦和延腦稱為腦幹（brain stem），全體均含有灰質（gray matter）與白質（white matter）；灰質組成神經核和神經中樞，白質組成神經幹。

6. 小腦（cerebellum）：位於大腦後方，部分為大腦所覆蓋；兩側有小腦半球，中間是蚓部（vermis）。在小腦半球各有一個齒狀核，有神經路徑連結於大腦皮質的運動區，因此小腦神經衝動可影響運動區，反之亦然。

　　　小腦的內部結構有兩種：皮質與髓質。小腦的纖維聯繫和功能可分為 3 類：

　⑴前庭小腦：調整肌肉緊張，維持身體平衡。（病變引起平衡失調）

⑵脊髓小腦：控制肌肉的張力和協調。（病變引起共濟失調）

⑶大腦小腦：影響運動的起始、計劃和協調，包括確定運動的力量、方向和範圍。

（二）小腦的分葉

1. 按形態結構和進化可分為：絨球小結葉（flocculonodular lobe）（原小腦或古小腦），小腦前葉 anterior lobe（舊小腦），小腦後葉（posterior lobe）（新小腦）。

2. 按機能可分為：前庭小腦（原小腦或古小腦 archicerebellum），脊髓小腦（舊小腦（paleocerebellum）），大腦小腦（新小腦（neocerebellum））。

（三）小腦的功能

1. 控制肌肉的緊張性（muscle tone）及姿勢的維持。
2. 精細運動的協調作用。
3. 維持身體的平衡。

（四）大腦皮質

　　大腦皮質（cerebral cortex）是大腦的表層，由灰質構成，其厚度約為 2～4mm，皮質雖薄但包括 6 層，每一層是由數百萬個軸突末梢，和其他神經元的樹突及細胞體相突觸所構成的緻密網絡；其下方大部分由白質構成。大腦皮質的神經元都是多極神經元，按其細胞的形態分為三大類：

1. 錐體細胞（pyramidal cell）：是大腦皮質的主要投射（傳出）神經元。
2. 顆粒細胞（granular cell）：是大腦皮質區的局部（中間）神經元，構成皮質內信息傳遞的複雜微環路。
3. 梭形細胞（fusiform cell）：大梭形細胞也屬投射神經元，主要分布在皮質深層，胞體梭形，樹突自細胞的上、下兩端發出，上端樹突多達皮質表面。軸突自下端樹突的主幹發出，進入髓質，組成投射纖維或聯合纖維。

（五）大腦皮質的主要功能

　　人腦最上部的大腦半球，職司運動和感覺的分類、分析與訊息傳遞。不論身體任一部分發生的感覺、指揮任一部位的運動，在大腦皮質都有特定、相對應的區域捕捉該訊息。例如：手指的活動是十分纖細、複雜的一連串訊息傳遞結果，所以大腦皮質的接收區分布最廣；相反的如腳趾就很少。

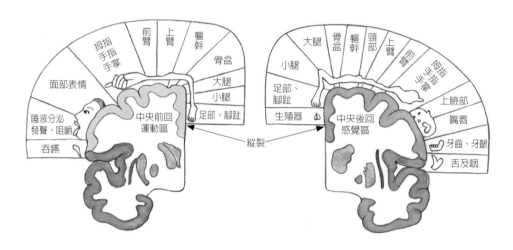

圖11　感覺區和運動區的大腦皮質定位圖

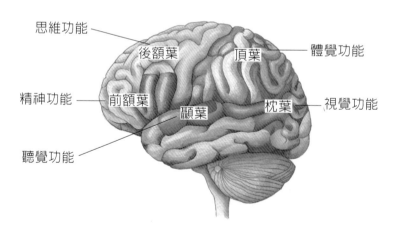

圖12　大腦皮質功能

從系統發生和個體發生上看，大腦皮質可分為舊皮質（paleocortex）、古皮質（archicortex）和新皮質（neocor-tex），在細胞結構方面也有差別。高等動物新皮質發達，被覆於大腦表面，而前二者只見於大腦底面及內部。舊皮質從系統發生上看是最古老的，相當於梨狀葉部分。舊皮質和古皮質（海馬）綜合稱為邊緣皮質（limbic cortex），及與其有密切關係的扁桃核、中隔核和丘腦下部合起來稱為大腦邊緣系統。

丘腦下部是已知的飲食及性等本能行為、情緒表現、自主神經機能及激素分泌等中樞；但在大腦邊緣系統的其他部位受到破壞或刺激時，這些機能或記憶也有顯著變化。

（六）邊緣系統

邊緣系統（limbic system）是指高等脊椎動物中樞神經系統中由古皮層、舊皮層演化成的大腦組織，以及和這些組織有密切聯繫的神經結構和核團的總稱。

邊緣系統指包含海馬體及杏仁體在內，支援多種功能如情緒、行為及長期記憶的大腦結構。這種被描述為邊緣系統的腦部結構與嗅覺結構相近，「limbic」源自拉丁文「limbus」，意指「邊界」或「邊緣」。

構造

邊緣系統包括無數在大腦皮質及皮質下區域的結構。

1. 杏仁體（amygdaloid nuclens）：涉及指令刺激性的重要皮質刺激（stimuli）。

2. 海馬體（hippocampus）：是形成長期記憶的必要部分。

3. 旁海馬回（parahippocampal gyrus）：以形成空間記憶為主，並為海馬體的一部分。

4. 扣帶回（cingulate）：調整心跳、血壓，以及處理認知及注意力的自律功能。

5. 穹隆（fornix）：把訊號由海馬體傳至乳頭狀體（mammillary bodies）及間隔核（septal nuclei）。

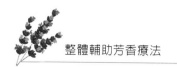
邊緣系統的主要功能

1. 調節內臟活動。
2. 調節中樞神經系統內的感覺信息。
3. 引起睡眠活動。
4. 參與學習和記憶活動。

三、感覺器官

人體有多種感覺器官，可分為兩類：一般感覺器官（general sense）和特殊感覺器官（special sense organs）。眼、耳、鼻、舌、皮膚等五官是屬於特殊感覺器官。

身體對外來的刺激能產生反應，是因身體上分布著數百萬個感覺器，簡稱受器（receptor）。人的感覺器構造包括感受器（receptor）及其附屬器，如傳導器（transmitter）及動器（effector），需要三者聯合作用。

感受器一般功能即是將刺激轉換成神經衝動來反應刺激，廣泛地分布於人體各部，構造不同，有的感受器結構簡單，如皮膚內與痛覺有關的遊離神經末梢，即僅為感受神經的簡單末梢；有的則較複雜，除感覺神經末梢外，還有一些細胞或數層結構共同形成的一個末梢器官，如：接受觸、壓等刺激的觸覺小體、環層小體；有的則更加複雜，除末梢器官外，還有很多附屬器，如：視器，除眼球外還有淚腺、眼球外肌等，最後這一種通稱特殊感覺器，或稱感覺器。

感覺器種類繁多，形態功能各異。一般感覺是指接觸外界環境的皮膚內觸覺、痛覺、溫度覺和壓覺等感受和引發維持均衡所必要的各種反射；也有位於身體內部的內臟、血管壁內的感受器。特殊感覺則是接受物理刺激，如：光波、聲波等的視覺、聽覺感受器，也有接受化學刺激的嗅覺、味覺等感受器，同時也能引發維持均衡所必要的各種反射。

一般根據感受器所在部位和所接受刺激的來源把感受器分為三類：

1. 外感受器：分布在皮膚、黏膜、視器及聽器等處，接受來自外界環境的刺激，如：觸、壓、切割、溫度、光、聲等物理刺激和化學刺激。
2. 內感受器：分布在內臟和血管等處，接受加諸於這些器官的物理或化學刺激，如：震動、壓力、滲透壓、溫度、離子和化合物濃度等刺激。
3. 本體感受器：分布在肌、肌腱、關節和內耳位感覺器等處，接受機體運動和平衡時產生的刺激等。

五官與五感

　　眼、耳、鼻、舌屬於特屬感覺器官，反應視覺、聽覺、嗅覺、味覺四種特殊感官刺激；皮膚的感覺器是一般感受器，產生觸覺。

1. 視覺：光線在眼睛視網膜細胞上產生刺激、經過 4 個步驟聚焦後才能形成清晰的影像，由神經元將衝動轉換為神經活動訊息，傳至大腦枕葉上的大腦皮質視覺區處理。
2. 聽覺：人的耳朵是接受聲音與聲波的器官，由外耳、中耳和內耳組成。聽覺是位於大腦顳葉皮質的聽覺區，經過空氣、骨、液體的傳播以刺激神經末梢，並建立神經纖維的衝動傳導而產生。

　　嗅覺和味覺通常被分類為內臟感覺，因為他們與腸胃道功能有極密切的關係。並且在生理上，也相互產生關係。食物的味道是嗅覺和味覺的組合，味覺和嗅覺都是化學受器，分別接受鼻、口中的液態分子的刺激。不過因構造不同，嗅覺受器是遠距離受器嗅覺路徑，在視丘沒有轉接站，在新皮質也沒有對應區；而味覺循腦幹上行至視丘，再與口中的觸覺及壓覺受器一起將訊息投射到中央後區。

1. 嗅覺：嗅覺是第一對腦神經神經纖維的受器，位於鼻腔上部嗅覺區，包括鼻腔頂部、鼻中膈與上鼻甲。嗅覺上皮會分泌特殊的黏液與漿液；嗅覺受器只對溶解在嗅黏液中的物質起反應。
2. 味覺：味覺神經的纖維受器是味蕾（taste buds），大多位於舌頭和口腔頂部上面，味蕾是一種外受器，接受刺激後只會產生四種味覺——酸、甜、苦、鹹；其他要靠嗅覺的輔助才能分辨。味覺的傳導路線有 3 條，

舌前 2/3 的味蕾，其感覺神經纖維經過顏面神經（facial nerve）的分支進入腦幹；舌後 1/3 的味蕾的感覺神經經過舌咽神經（glossopharyngeal never）進入腦幹。

3. 觸覺：皮膚的感受器屬於外感覺器，亦即位於身體淺層，皮下有無數末梢神經接受外來刺激。分為兩類；無包膜的神經末梢是沒有結締組織圍住，又稱為裸神經末梢（naked）和有包膜的神經末梢（encapsulated）。若依刺激分類，包括：⑴機械感受器（mechanoreceptors），是由觸摸或壓力活化的機械性刺激；⑵因冷熱活化的溫覺感受器（thermoreceptors）；⑶由各種化學物質所活化的化學感受器（chemoreceptors）；⑷由強烈刺激所活化的稱為傷害、痛覺感受器（nociceptors）。

人類五感中的觸覺是胎兒期最早與腦神經一起發生的系統，能分辨觸、壓、溫、冷、痛等複雜多樣的刺激；而且這些感覺並不單單只是發生在皮膚表面而已，也包含關節、深層內臟的感覺，例如，皮膚被蟲咬及大腸蠕動都會發生觸覺反應。觸覺相關的受器、感覺路徑、在大腦皮質皆有相對應的感覺區，因此任何良性或相反的感覺對大腦生理均會產生影響，帶來與其他感覺區的互動、聯合的反應。

✿ 常用精油作用

1. 對中樞神經系統有興奮、覺醒、強壯作用，並影響交感神經活性化
2. 對中樞神經系統有鎮靜、抑制作用，並影響副交感神經活性化
3. 平衡神經作用
4. 抗壓力作用
5. 影響神經機能
6. 具麻醉、幻覺作用；可能導致意識混亂或運動障礙
7. 抑制Ach-E活性作用，以阻礙分解乙醯膽鹼（游離於神經脈衝的化學傳導物質）酵素活動方式達到抑制疼痛

四、常見生理疾病及芳香養護法

（一）壓力

壓力是當遇上真正、或自以為是具威脅性的事件時，所激發的一種身心不安、緊張、焦慮、苦惱和逼迫的感受狀態。適當的壓力能提高人的警覺性，使我們更小心思考，謹慎行事，從而發揮更理想的表現。過度的壓力則會使人困擾、沮喪和氣餒，並會引致腎上腺素增多，令我們失去自控能力，影響身體健康。

腦部的下視丘、腦下垂體對壓力、緊張、不安等負面情緒會產生敏銳的反應，指揮副腎釋放腎上腺素以應付過激的情況；但是過度、長期的壓力會引起下列某些不良情況出現：

情緒性的

焦慮、恐懼、憤怒、抑鬱、充滿失望、心力交瘁等自律神經失調現象。

生理性的

頭痛、失眠、易疲倦、力不從心、腸胃不適、消化不良、容易氣喘、抵抗力弱、容易感冒、賀爾蒙失調，女性經期紊亂等。

壓力最佳釋放法有：每日以食物、飲水、運動、嗜好、泡澡、薰香、按摩等方式淨化，其中又以按摩方式最佳。定時按摩鬆弛肌肉與神經、活化循環，有累積效果可長期抗壓。

❀ 芳香護理及適用精油

溫水浴	薰衣草、甜橙、馬喬蘭、香蜂草、橙花、苦橙葉、快樂鼠尾草、依蘭
按摩	佛手柑、洋甘菊、快樂鼠尾草、茉莉、薰衣草、馬喬蘭、橙花、玫瑰、檀香、岩蘭草
增強副腎機能	天竺葵、迷迭香、黑胡椒、百里香、薄荷

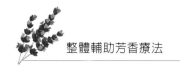

強大壓力	選擇自己喜好的精油，裝在聞香瓶中懸掛於胸前；並加以稀釋5%局部按摩用，塗抹於手肘內側、膻中穴、中脘穴、肚臍、腳底湧泉等穴，連續兩週 ➤精油建議：橙花、乳香、甜橙
嚴重抑鬱症狀（頭痛、頭暈、落淚、迷惘不安）	聞香瓶、局部按摩，並配合沐浴 ➤精油建議：香蜂草、羅勒、快樂鼠尾草、永久花／聖約翰草基底油 ➤稀釋比例5%局部按摩塗抹於肩頸、膻中穴、中脘穴、肚臍、腳底湧泉等穴，一天3次

（二）憂鬱症

造成憂鬱症的原因，可分為生理因素及精神因素，如：遺傳、腦中化學物質不平衡、缺乏血清素或腎上腺素等神經傳導素。在產後、月經前、更年期等賀爾蒙不穩定時期或甲狀腺機能低下等因素下產生的荷爾蒙失調。此外，因季節改變而導致的賀爾蒙不穩定及情緒低落也可能促使憂鬱症發生。

● 芳香護理

效果：平衡神經系統、放鬆、調和內心使其平穩、提高自信。

精油：柑橘類精油、羅勒、馬喬蘭、香蜂草、百里香、乳香、依蘭、廣藿香、薰衣草、玫瑰等。

同時對抑鬱與不安有效的精油：羅馬洋甘菊、佛手柑、真正薰衣草、馬喬蘭、天竺葵。

芳香護理及適用精油。

溫水浴	混和2把天然海鹽及6～9滴精油，倒入38～40℃的溫水中，浸泡15分鐘，可卸下沉重的心情 花梨木1滴＋紅橙3滴＋真正薰衣草2滴

局部按摩	奧圖玫瑰3滴＋佛手柑4滴＋茉莉3滴＋20ml基底油 隨時塗抹於臉部、胸前；配合深呼吸有溫暖心胸、釋放鑽心重擔的效果 若沒有奧圖玫瑰，可以3滴天竺葵＋3滴花梨木代替；沒有茉莉，可以依蘭代替

（三）焦慮症

或稱焦慮性神經病，具有持久性焦慮、恐懼、緊張情緒和神經活動障礙的腦機能失調等症狀。廣義上也包含情感性精神病、精神分裂症、強迫性神經症、癔症、器質性意識模糊狀態、甲狀腺機能亢進等。

症狀上有難以控制擔心、容易激怒、注意力無法集中、入睡困難、睡眠不穩或不踏實，因擔憂嚴重失眠、肌肉緊張、易疲勞等等。

長期處於過分緊張或擔心影響了正常的學習、工作和生活等等焦慮情緒下，會伴隨肌肉緊繃、消化問題、偏頭痛、過敏、失眠、心臟病……等現象。

❀ 芳香護理

效果	鎮定、減輕焦慮
護理方式	按摩、泡澡、聞香瓶
高音調	佛手柑、甜橙、檸檬、苦橙葉
中音調	羅馬洋甘菊、雪松、快樂鼠尾草、絲柏、乳香、天竺葵、牛膝草、杜松、薰衣草、馬喬蘭、香蜂草、橙花
低音調	安息香、玫瑰、檀香、依蘭、茉莉、廣藿香

（四）失眠

引起失眠的原因很多，包含身體、生理、心理、精神疾病、藥物；還有緊張、焦慮、缺乏運動、刺激物，或是過飽的晚餐、宵夜等。安眠藥、鎮定

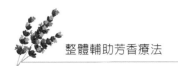

劑等藥劑或酒精是以麻痺大腦、抑制大腦活動來解除失眠，長期使用容易上癮，或是引起其他疾病，如：便秘、阿茲海默氏症。

❀ 芳香護理及適用精油

一般性失眠	睡前溫水澡或手足部分浴，可使鬱滯於頭部的血液流向四肢，有助入睡及熟睡。晚餐後喝鎮定作用的花茶，就寢時模擬睡眠時的呼吸模式—腹式呼吸，有助快速入眠 按摩（肩頸、手臂、背部、手指） 精油建議：薰衣草、橙花、檀香、香蜂草、苦橙葉……
體內原因	因疾病、緊張、焦慮、自律神經失調或經前症候群、更年期、老人……等臟腑機能退化或失調引起失眠，需仔細瞭解原因，分別開方處理。 花草茶、花草枕、溫水浴、薰香及長期、定期按摩。下午5點之後的生活不宜過長或在喧鬧環境中／需注意晚上10點是生理時鐘交會點，應及早就寢，睡前30分鐘頭肩頸局部按摩，並使用薰香助眠。
精油建議	歡樂鼠尾草、羅馬洋甘菊、真正薰衣草、馬喬蘭、依蘭、苦橙葉、橙花、紅橙、甜橙

針對已經服用安眠藥或鎮靜劑入睡的患者，仍可同時執行芳香療法，可助其減少對藥物的依賴，逐步達到完全戒除。

（五）頭痛

造成頭痛的原因很多，不單是頭部問題引起。神經緊張、口腔疾病、蛀牙、鼻炎、中耳炎等都可能經由神經傳導至頭部，引起頭痛現象。

一般性頭痛可以芳香療法處理，但是伴隨著激烈疼痛、高熱、頭暈目眩、嘔吐、連續性胸痛、視力模糊等症狀，則要考慮有腦部腫瘤、腦出血、腦膜炎等疾病的可能性，應就醫瞭解狀況後再進行輔助治療。

✿ 芳香護理及適用精油

《芳香療法》一書的作者蓋特佛斯（Gatefosse）表示多數的精油都有止痛作用，如：檸檬草、迷迭香、薰衣草、依蘭、乳香、天竺葵、玫瑰、艾草、丁香、冬青……等。在藥理學的研究上，有些精油的止痛作用類似嗎啡的麻醉效果，例如：丁香、艾草、依蘭等，應避免長期使用，可用於強烈而突如其來的疼痛。

一般疼痛	薄荷或薰衣草一滴，不稀釋抹於太陽穴。必要時，一天可使用5～6次
肩頸按摩	入浴後或先熱敷5分鐘提高血液循環效果更佳，沿著肩、頸、背部按摩，可消除因緊張或辦公室作業太長而引起之頭痛，每兩週更換精油處方
純露	250cc.的溫水中加入薰衣草純露與羅馬洋甘菊純露各2.5cc，或薄荷純露及羅馬洋甘菊純露各2.5cc
冷敷	合併有眼睛痛、肩頸痛或發燒引起的頭痛，以10%薄荷精油塗於額頭、肩頸，並用冷毛巾交替冷敷

（六）偏頭痛

偏頭痛的發作症狀，是流向頭部的動脈血管突然強烈收縮、擴張，而造成強烈的疼痛。主要原因多半是壓力、緊張、焦慮等；需從身心兩方進行護理。

✿ 護理方式

按摩（太陽穴、痛側頸部、肩背、上腹部）、薰香、蒸汽吸入、深呼吸（選用高音調及中音調精油；低音調芳香分子不易揮發）。

高音調	檸檬香茅、薄荷、羅勒
中音調	真正薰衣草、醒目薰衣草、羅馬洋甘菊、茴香、薑、艾草、黑胡椒、迷迭香、馬喬蘭

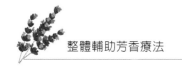

（七）神經痛

神經痛的常見原因有因疾病、發炎、壓力，使神經受刺激或壓迫引起疼痛。

❀ 芳香護理：非發炎性熱敷／發炎性冷敷

高音調	白千層、檸檬、羅勒
中音調	羅馬洋甘菊、馬喬蘭、眞正薰衣草、迷迭香、快樂鼠尾草
低音調	丁香

風濕性神經痛	尤加利、羅馬洋甘菊、牛膝草、馬喬蘭、眞正薰衣草、醒目薰衣草
顏面神經痛	尤加利、羅馬洋甘菊、德國洋甘菊、天竺葵、歐薄荷

（八）多發性硬化症

「多發性硬化症」（Multiple Sclerosis, MS）是一種在中樞神經系統慢性進行的疾病，屬於自體免疫的疾病；因某種不明原因，免疫系統攻擊自己體內正常組織的疾病，導致異常激活的白血球通過血腦障蔽進入中樞神經系統，進而破壞腦白質與脊髓部位的外皮髓鞘。

該病特徵爲大腦與脊髓發生多處的髓鞘剝落，剝落的髓鞘被新生的疤痕組織取代，成爲許多硬癖，因發生部位不定且爲多處，所以稱爲「多發性硬化症」。這些疤痕組織會阻礙神經傳導的訊號，因而產生傳導障礙，甚至停止傳導。所以病人往往是急速發病，治療過程時好時壞，同時，治癒某種現象後，或再度復發其他神經性症狀；MS 是神經系統難以治癒的疾病，爲進行性疾病。好發於 20 ～ 30 歲的年輕人，且男多於女。

常見症狀：肢體、軀幹、或一側面部感覺異常、手或足軟弱無力、視力障礙、大小便失調，後期甚至有下肢癱瘓明顯、不能行走、麻痺感、感覺神

經失能、不易言語與吞嚥、排尿障礙等等的症狀出現。

配合食物療法與藥物療法，可期待患者有症狀緩和、放鬆的改善。基底油採用可軟化皮膚的月見草油和琉璃苣油，精油選擇黑胡椒、眞正薰衣草混合成爲按摩油；再配合羅馬洋甘菊、依蘭、香蜂草香燻可得放鬆及鎮靜效果。（Barker, 1994）

中醫針灸治療，以頭皮針刺激腦神經、提高副腎機能，對初期患者有治癒案例。

● 芳香護理

以按摩、香燻、部分浴緩和神經障礙症狀、強化肌肉、緩和精神壓力	
高音調	羅勒、檸檬、薄荷、甜橙、胡荽、佛手柑、茶樹、肉荳蔻
中音調	羅馬洋甘菊、黑胡椒、杜松子、迷迭香、馬喬蘭、眞正薰衣草、醒目薰衣草、快樂鼠尾草、牛膝草、香蜂草、乳香、天竺葵
低音調	岩蘭草、依蘭

（九）帕金森氏症

帕金森氏症（PD）是因腦中多巴胺（dopamine）不足所致，多巴胺又爲腎上腺素前驅物質，當腎上腺素不足時，可能會導致腦細胞之基底神經結（將有意識之訊息傳遞給神經與肌肉）病變，而使得受意識支配之行動受牽制。發病初期常見症狀爲：身體單側肌肉不自主抽動、肌肉僵硬、行動吃力、筋萎縮、手足振顫等；在臨床上還常伴隨有自律神經障礙、睡眠障礙、嗅覺障礙、精神症狀（呆滯、憂鬱）、便秘、低血壓及各種非運動症狀。屬於進行性惡化疾病，後期身體兩側都會有上述現象出現；好發於 50 歲以上。

芳香療法以放鬆爲目的的按摩護理，可以百分之百達到使患者放鬆緊繃的肌肉、緩和肌肉的僵硬現象。Price（2001）在其爲患者持續進行按摩護理的 9 個月中，每日以等量的快樂鼠尾草、馬喬蘭、薰衣草（lavandula angustifolia），以基底油稀釋至 1%（Price, 1993）。

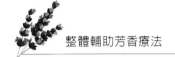

✿ 芳香護理

精油作用	刺激中樞神經、嗅覺神經、防止肌肉僵硬、抗痙攣
高音調	檸檬、羅勒、甜橙、佛手柑、肉豆蔻、白千層、茴香、尤加利
中音調	迷迭香、馬喬蘭、眞正薰衣草、天竺葵、百里香、牛膝草、快樂鼠尾草、乳香
低音調	沒藥、胡蘿蔔籽、花梨木
沐浴配方	甜橙2滴＋佛手柑2滴＋薰衣草4滴
按摩部位	四肢、關節、側臥位背腰部、加強副腎區
按摩配方	肉豆蔻2滴＋天竺葵3滴＋迷迭香5滴→30ml基底油
肌肉僵硬按摩	馬喬蘭3滴＋羅勒2滴＋迷迭香3滴＋檸檬2滴→30ml基底油

（十）阿茲海默氏症

　　阿茲海默氏症（Alzheimer's disease）是一種大腦疾病，1906年由德國的阿茲海默醫師發現首位病例，故依其姓氏命名。病患爲51歲的婦人，患有進行性妄想症，在其大腦皮質發現大範圍的病變現象；此症好發於初老期，年齡愈大發病比例愈高，是老人認知失調症中比例最高的疾病，約佔50～60%（小阪憲司　橫浜和洋醫院院長）。

　　阿茲海默氏症是一種不正常的老化現象，也非精神疾病，是最常見的失智症形式。阿茲海默氏症會導致記憶、思考和行爲問題，起因被認爲是大腦中的傳導物質乙醯膽鹼不足所致，在日本使用donepezil抑制乙醯膽鹼的分解，有不錯的成效。

　　失智症是有關記憶喪失以及嚴重程度足以干擾日常生活的其他智力問題的一般用詞。美國有超過500萬人患有阿茲海默氏症，佔失智症病例的60%至80%；隨著65歲以上的美國人口的比例不斷增加。

　　受影響的不僅僅是阿茲海默氏症患者，照護阿茲海默氏症患者通常非常困難，照護他們的許多家人或朋友最終會出現高度的情緒緊張和憂鬱症。

阿茲海默氏症會隨時間而惡化，最終會臥床及至死亡，通常從發病至死亡為 5～10 年。儘管症狀會大不相同，但許多人注意到的第一個問題是嚴重的健忘，這使他們在家庭生活或工作中，以及在參加一向愛好的活動時感到力不從心。

其他症狀包括精神錯亂，在熟悉的地方迷路，將東西放錯地方，以及說話和書寫問題。

阿茲海默氏症也被稱為老年失智症或是老年癡呆症。常見症狀為：

記憶力喪失、語言問題、判斷力異常、東西放錯位置、人格特質改變、無法操作熟悉的事物、時間及空間定向力異常、無法抽象思考、情緒及行為改變、對事物喪失興趣或原動力。

阿茲海默氏症是後天性腦部器質性病變引起，表現為認知機能障礙、社會性退化、自我生活機能低下，導致許多行為、個性上的改變，伴隨著阿茲海默氏症會出現憂鬱、偏執狂和妄想等等情緒障礙。

芳療師在為阿茲海默氏症患者進行護理前，應充分理解此症病人的狀況。

1. 高齡病患的社會性、思維異於一般人，很難充分溝通；所以必須請醫護人員或家屬協助在旁理解為病患所執行護理的目的與方法。

2. 高齡病患對於不喜歡的香味或護理方式，不喜歡也不會立即反應，並且不清楚自己喜好為何。

3. 高齡患者對自己說過的話立即忘記是家常便飯的事。

4. 護理方式改變時，不要一次大幅改變，要漸進式；護理的場所、時間要固定為佳。

❀ 芳香護理

- 患病初期，或有人陪同協助者，可給予較完整、各種使用方法的配方或建議。後期，或是無人陪同照料的患者：僅給予較安全的配方，例如純露

- 按摩視病狀可改為聞香及輕撫按摩

精油作用	利神經、促進神經傳導、刺激中樞神經、放鬆
高音調	甜橙、檸檬、萊姆、羅勒
中音調	乳香、杜松、絲柏、葡萄柚、眞正薰衣草、迷迭香
薰香	選1～3種共計3～5滴，加入薰香器
泡澡	取1～3種共計3～8滴，加入浴缸中；或取3～5滴加入泡腳盆中；或取50ml迷迭香純露加入浴缸或泡腳盆中泡澡或泡腳
泡手	兩個小水盆中裝入溫水，各滴入2滴薰衣草與馬喬蘭，將患者雙手浸入水中，施以放鬆的輕撫按摩，使其手指徐徐打開，以預防手指肌肉萎縮
按摩	取精油1～3種共計3～5滴，加入5ml基底油，塗擦按摩脊椎二側，腳底，皮膚柔軟利於吸收處如大腿內側、手臂內側

（十一） 癲癇

癲癇（epilepsy）是一種長期性大腦神經系統疾患，以反覆癲癇抽搐發作爲特徵，患者發作癲癇前僅有幾分鐘或幾秒鐘的預兆；癲癇抽搐發作是由於大腦皮質神經細胞活動過度或異常的結果。癲癇不是一種單一疾病，一次性的、車禍後遺症等的抽搐不屬於癲癇症；而是可能由多種疾病引起的症狀。

癲癇的根本病因可能是遺傳性的，或者是源自器質性或代謝問題及腦部受傷後遺症，但是在 60% 的病例中，病因皆爲未知。

由於癲癇的主要症狀是突然發生顫抖、痙攣等現象，所以禁用含酮類成分之精油，以免引發癲癇症。

➤ 禁用的精油：快樂鼠尾草、茴香、牛膝草、鼠尾草、百里香、迷迭香

❀ 芳香護理

平日選擇抗痙攣作用的精油，稀釋爲低濃度按摩於背脊椎神經、肩頸。

精油	薰衣草、羅勒、佛手柑、洋甘菊、橙花、甜橙等
按摩配方	杜松3滴＋檸檬3滴 ＋ 30ml基底油

（十二）顏面神經麻痺

顏面神經麻痺（facial palsy）為常見的神經麻痺現象，與顏面神經有關的結構在出現問題後，都可能發生。顏面神經的路徑相當長且相對地迂迴，所以有相當多的原因會造成顏面神經麻痺。

因為數不少的顏面神經麻痺罹患者在發病前曾有感冒或傷風的病症，因此有人認為顏面神經麻痺與病毒感染有關。

主要的致病機轉被認為是顏面神經管骨膜發生水腫以及供應顏面神經營養的血管發生痙攣的緣故。

● 芳香護理

德國洋甘菊具有鎮痛、神經痛、抽搐（驚厥）、歇斯底里（精神障礙性疾病）、神經激勵與鎮定劑等作用，最常用於顏面神經麻痺及硬化症的芳療護理上。

精油配方	按摩部位
杜松3滴＋檸檬3滴＋德甘4滴＋迷迭香2滴，調入60ml基底油	前額、耳後、頸部、肩膀

（十三）中風

中風是由於腦部供血系統受阻而迅速發展的腦功能損失。這可因血栓或栓塞造成的缺血（缺乏血液供應），或出血。

中風屬於急症，可造成永久性神經損害，如果不及時診斷和治療可造成併發症和死亡。在美國，中風是第三大死因，在美國和歐洲它是導致成人殘

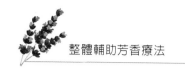

疾的首因。在世界各地中風是第二大死因，並可能很快成為死亡的首要原因。

中風的危險因素包括高齡、高血壓、前中風史或短暫性腦缺血發作（TIA）、糖尿病、高膽固醇、抽菸、心房顫動。高血壓是中風最重要的危險因素。

缺血性和出血性中風的區別，缺血是由於血液供應中斷，而腦出血是由於腦血管破裂或不正常的血管結構。80%的中風是由於腦缺血，其餘的是由於出血。

❀ 中風護理預防

護理目的	精油配方	按摩部位
控制血壓	馬喬蘭5滴＋依蘭5滴＋檸檬5滴＋基底油30ml	太陽神經叢（胃區）、胸骨肋間
	佛手柑10滴＋薰衣草20滴＋基底油60ml	太陽神經叢、胸骨肋間、尾骨及背部、頸部
舒緩壓力	將羅馬洋甘菊＋薰衣草滴入隨身瓶	
恢復期	利神經類精油（迷迭香除外）6滴＋30ml基底油	太陽神經叢、枕骨下、前額、肩頸

參、循環系統解剖生理學、常見生理疾病及芳香養護法

一、循環系統概論

循環系統（circulatory system）是封閉的管道系統，它包括心血管系統（cardiovascular system）和淋巴管系統（lymphatic system）兩部分；主要功能是對組織送出氧氣、營養及賀爾蒙，並將組織產生的代謝廢物送出體外。

心血管系統是一個完整的循環管道，以心臟爲中心，藉由血管（動脈、微血管、靜脈）與全身各器官、組織相連，血液在血管中循環流動；淋巴管系統則是一個單向的迴流管道（毛細淋巴管、淋巴管、淋巴結），它以毛細淋巴管盲端起源於組織細胞間隙，吸收組織液形成淋巴液，淋巴液在淋巴管內以向心方式流動，經過若干淋巴結，便吸收淋巴球和漿細胞，最後匯集成左、右淋巴導管開口於靜脈。

全身循環可區分爲兩大部分，心肺循環（puulmonary），是途徑短、僅限於心肺之間的循環；體循環（systemic circulation circuit）是途徑長、遍及全身的循環。

在體循環中，動脈管的血液含氧量較高，稱爲充氧血（oxygenated blood）；而靜脈內的血液含氧量甚低，稱爲缺氧血（deoxygenated blood）。

（一）心血管系統的構造

1. 心臟（Heart）

驅動血液的幫浦，以便血液輸送至全身。外有心包膜包覆，位於胸骨左後方，橫隔膜之上，拳頭大小。心臟的上方稱爲心尖，下方稱爲心底。

心臟主要由心肌構成，有左心房（left atrium）、左心室（left ventricular）、右心房（right atrium）、右心室（right ventricular）四個腔。

心包（pericardium）是包覆心臟外面的一層薄膜，心包和心臟壁的中間有漿液，能潤滑心肌，使心臟活動時不會與胸腔摩擦而受傷。可分爲漿膜心包和纖維心包。

左右心房之間和左右心室之間均由中膈隔開，互不相通，心房與心室之間有瓣膜（valvaes），這些瓣膜使血液只能由心房流入心室，不能逆流；心臟共有 8 個瓣膜。

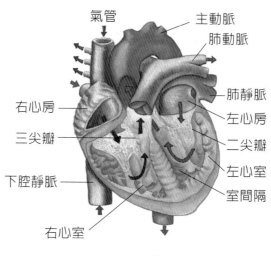

氣管

主動脈

肺動脈

右心房

肺靜脈

三尖瓣

左心房

下腔靜脈

二尖瓣

左心室

室間隔

右心室

圖13　心肺構造圖

2. 血管（Blood vessels）

　　動脈、靜脈、微血管、淋巴管等，通達全身各器官與組織間，輸送氧氣及廢物。

　　血管是指血液流過的一系列脈管系統。按血管的構造功能不同，分為動脈（aetery）、靜脈（vein）和毛細血管（capillary）三種。

　　動脈通常沒有瓣膜，直徑比靜脈小，皮下位置比靜脈深。起自心臟，一再地分支，口徑漸細，管壁漸厚，最後分成大量的微血管，微血管是分支眾多，管徑最細的血管，並交纏成網狀，稱為微血管網（capillary network），分布到全身各組織和細胞間。微血管再不斷由細至粗合併，逐漸形成靜脈，連結回心臟。

　　主動脈和大動脈的管壁較厚，含有豐富的彈性纖維，具有可擴張性和彈性。隨著動脈分支變細，管壁逐漸變薄，彈性纖維逐漸減少，而平滑肌的成分逐漸增多。小動脈和微動脈管徑較小，管壁有豐富的平滑肌，透過平滑肌的舒張、收縮活動很容易使血管管徑發生改變，從而改變血流的阻力。血液在血管系統中流動時所受到的阻力，大部分發生在小動脈，特別是微動脈。小動脈和微動脈收縮和舒張，可顯著地影響器官和組織中的血流量。正常血

壓的維持主要取決於外周血管小動脈和微動脈對血流產生的阻力。

靜脈是把血液送回心臟的血管，起始於毛細血管，末端終止於心房。小靜脈起於微血管，在回心臟過程中逐漸匯合成中靜脈、大靜脈，最後注入心房。靜脈壁上有靜脈瓣（venous valve），下肢靜脈中分布較多而發達，它能防止血液倒流，使血液向心臟流動。

體靜脈中的血液含有較多的二氧化碳，血色暗紅。肺靜脈中的血液含有較多的氧，血色鮮紅。肺靜脈左、右各一對，分別為左上、左下肺靜脈和右上、右下肺靜脈。這些靜脈均起自肺門，向內行注入左心房後部。肺靜脈將含氧量高的動脈血輸送到心。體循環的靜脈數量多、行程長、分布廣，主要包括上腔靜脈系、下腔靜脈系（包括肝門靜脈系）和心靜脈系。

微血管是血液與組織進行物質交換的場所，管徑最小、數量最多、面積最大、管壁最薄、血流速度最慢，僅由單層內皮細胞和基膜組成，血液通透性良好，有利於血液與組織進行物質交換。

3. 血液

血液是一種特殊形態的結締組織，含有黏稠的鹽液體，主要成分為血漿、血球；血漿是液體，浮游於液體中的物質為血球。血液中含有各種營養成分，如無機鹽、氧，以及細胞代謝產物、賀爾蒙、酶和抗體等，有營養組織、調節器官活動和防禦有害物質的作用。約佔人體體重的 1/20，其中的 1/5 供應大腦活動。

血球包括紅血球、白血球及血小板三類。新血球形成的過程稱為造血，造血組織主要是未分化的幹細胞（stem cells）。

紅血球主要成分為血紅素（hemoglobin），是一種與色素結合的蛋白質，為肺和組織間氣體交換的重要物質；人體血液內需要一定比例的血紅素，如含量太低，即為貧血。

白血球有數種不同的類型，有些可做變形運動，且有吞噬微生物的功能。當身體感染受到攻擊時，此類白血球數目會增加，聚集至發炎部位，將入侵的細菌吞噬，以保護人體。另有稱為淋巴球的白血球，針對外來微生物或特

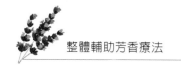

異物質與之抗原，產生相對的抗體。白血球的功能並不是在血管中進行，而是在身體遭受攻擊時，由血管滲出在組織液間進行。

血小板是細胞的碎片，由紅骨髓形成，可協助血液凝固機轉的進行。

4. 淋巴球

淋巴球於骨髓和胸腺產生，多數棲居於淋巴組織，如：淋巴結、脾臟、扁桃腺，上述組織由血液中過濾出淋巴球，熟成其免疫功能。因此淋巴組織液是淋巴球的生成場所，成為身體對抗感染的免疫機能之一。

淋巴球分兩類：形成敏感化淋巴球，供細胞免疫之用；另一類能製造抗體，成為體液性免疫淋巴球。這些起於胚胎期淋巴幹細胞或母細胞的原始淋巴球，在胸腺轉化成具有成熟免疫活性的是 T 淋巴球（T-lymphocyte），然後再隨血循環到周圍淋巴器官，在各自既定的區域定居、繁殖。受抗原激活即分化增殖，產生效應細胞，行使其免疫功能。

T 淋巴細胞的免疫功能，主要是抗胞內感染、瘤細胞與異體細胞等。在特定條件下，T 細胞可產生遲緩型過敏反應。T 淋巴細胞產生的這種特異性免疫反應，叫做細胞性免疫。

另一類在骨髓中成熟，擔任體液性免疫，產生抗體的細胞是 B 淋巴球（B-lymphocyte）。當遇到抗原時，會分化成核比例較大的大淋巴球，叫漿細胞。漿細胞的細胞質中且會出現一些顆粒，同時會出現抗體，表現在細胞膜或釋放出去。另一部分 B 細胞經過抗原激活後並不成為漿細胞，而是成為記憶 B 細胞。當再次遇到相同抗原時，記憶 B 細胞能迅速做出反應，大量分化增殖。

血液的生理功能（function of blood）：

運輸是血液的基本功能，共有四項：(1)自肺吸入的氧氣以及由消化道吸收的營養物質，都依靠血液運輸才能到達全身各組織；(2)組織代謝產生的二氧化碳與其他廢物也賴血液運輸到肺、腎等處排泄；(3)將內分泌物質運送到作用器官或組織；(4)將食物中的營養由消化系統運到組織細胞。

調節體內恆定性，由於血液不斷循環及其與各部分體液之間廣泛溝通，

故對體內水和電解質的平衡、酸鹼度平衡及體溫的恆定等都有決定性的作用。

防禦功能，血液中有抗體和吞噬細胞可抵抗病菌的感染，血小板使傷口血液凝固，避免血液過度流失。

淋巴系統的生理作用：

⑴ 維持正常的組織間隙滲透壓。在正常的狀況下肝臟和小腸有爲數眾多的蛋白質進入組織液中，其他組織也有少量的蛋白質由血液進入組織液中，均需藉由淋巴管送回血液，以維持正常的組織液滲透壓。

⑵ 消化後的脂肪及膽固醇，經由小腸絨毛內的淋巴管（乳糜管）運送。

⑶ 某些較大的酶，如胰島素分解酶和脂肪酶，由細胞分泌進入組織液，大部分均藉著毛細淋巴管再吸收，並將之送回心臟血管系統的血液中，再送至各組織器官行使功能。

⑷ 製造淋巴球，產生抗體，濾出病原體，對於液體和養分在體內的分配也有重要作用。

⑸ 經由淋巴結內的巨噬細胞，將外來的病菌及異物吞噬及消滅。

二、常見生理疾病及芳香養護法

（一）動脈粥樣硬化

動脈粥樣硬化是動脈硬化症之一，是由高血壓或高血糖等因素傷害了血管內壁；白血球巨噬細胞從其縫隙侵入到血管內膜中，捕食膽固醇留下的死骸，這些死骸殘留、堆積形成粥狀團塊，使血管失去柔軟與彈性。

動脈週樣硬化症患者初期沒有自覺狀態，但會漸進式成爲腦阻塞、心肌梗塞等重大疾病。

預防動脈硬化，必須先調整生活飲食習慣、消除壓力，若有高血壓、高血糖症、糖尿病等問題的患者應予以治療。

精油中所含的成分是極具親脂性、抗氧化等特質，在血漿內加入各式各樣的萜烯類精油，能立即分離低密度脂蛋白（LDL），尤其是檸檬中的 γ 萜

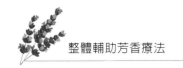

烯能有效延緩低密度脂蛋白的氧化；利用 γ 萜烯抗氧化性強及能作用於血管、促進血液循環的特點，可預防血管硬化（PUBMED; Arzneimittelforschung. 2001 Oct; 51）。

1. γ 萜烯的作用：抗病毒（抑制病毒細菌繁殖）、抗念珠菌活動、分解脂肪、強化靜脈、散瘀去橘皮組織（皮膚內部滯留之水分、代謝廢物、淋巴液等結合而成）

2. 含 γ 萜烯的精油：茶樹、馬喬蘭、檸檬、萊姆、紅橙、酸橙（Citrus depressa）、芫荽、白千層等。

3. 上述精油混合 3 ～ 4 種，取 2 滴加入 10ml 的基底油（濃度 1%）稀釋；塗在腳掌、腳背、關節、肌肉（特別是肌腱）處，並加以按摩使其充分吸收。

（二）高血壓

醫學界對於高血壓的定義愈來愈謹慎，以下是 1999 年 2 月世界衛生組織新公布「高血壓定義與分類」。

成年人之血壓分期

正常血壓		
血壓分類	收縮壓（毫米汞柱）	舒張壓（毫米汞柱）
理想血壓	正常血壓	正常但偏高
＜120毫米汞柱	＜130毫米汞柱	130～139毫米汞柱
及＜80毫米汞柱	及＜85毫米汞柱	或85～89毫米汞柱
高　血　壓		
血壓分期	收縮壓（毫米汞柱）	舒張壓（毫米汞柱）
第一期	第二期	第三期
140～159毫米汞柱	160～179毫米汞柱	＞=180毫米汞柱
或90～99毫米汞柱	或100～109毫米汞柱	或＞=110毫米汞柱

血液由心臟送出血流的壓力高於血管所能承受的壓力時，就會發生兩種結果：一種是高壓導致血管壁受損，表面脫落的碎屑阻塞血管；另一種是高壓導致血管破裂，造成溢血的現象。這就是高血壓損害血管及體內器官的原因，這些作用被稱為「阻塞作用」及「破裂效應」。

高血壓又分為：

1. 繼發性高血壓

主要是由腎臟病所造成，但偶爾也出現因為主動脈狹窄、某些荷爾蒙分泌過多，以及與腦垂體腎上腺、腎臟腫瘤，腦部或血流壓縮有關的病症所引起。

2. 原發性高血壓

原因不明，不過已經知道很多引起原發性高血壓的重要病因，只要及早排除這些原因也能有效降低血壓。

影響血壓升高的主因為：精神緊張、內臟異常、動脈硬化、激烈運動、肥胖、遺傳、高鹽食物等。預防高血壓及動脈粥樣硬化，宜每日按摩肩頸背，經常沐浴舒緩神經緊張。

具有降低血壓作用的精油有迷迭香、鼠尾草、百里香、牛膝草、樟樹等；鼠尾草及牛膝草含有少量的側柏酮，複方使用為佳，濃度不宜超過 2%。體質寒冷者可再加入黑胡椒、大蒜、茴香、肉桂等熱性精油，以刺激微血管擴張、促進血液循環。

按摩配方	薑3滴＋迷迭香4滴＋檸檬4滴＋百里香1滴＋30ml基底油
沐浴配方	黑胡椒2滴＋檸檬4滴＋百里香2滴

＊其他精油請參考「預防心臟病篇」

（三）低血壓

低血壓的定義是，無法達到或不能維持正常的生理需求的血壓。當血壓低到 90mmHg、60mmHg 以下時，因為流到腦部的血液不足，導致腦氧缺乏，

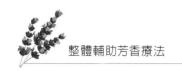

就可能會頭暈眼花、全身無力，甚至失去知覺而昏倒。年輕女生通常血壓偏低，但無低血壓症狀如：頭暈、嗜睡、臉色蒼白、心跳慢、虛弱無力，不能判定為低血壓，只能說血壓正常值低於常人。

老年人也常容易低血壓，常見的原因有脫水、急性失血、心臟衰竭、心律不整、電解質不平衡；但大部分具有低血壓的老年人，都是因為缺乏運動或長期臥床，甚至營養不良造成貧血而產生低血壓的徵象。這些老年人因為長期接受某些藥物治療，如降血壓藥物或鎮靜劑，也會伴隨產生低血壓的合併症。

事實上，低血壓只不過是一種臨床表徵，對於一些沒有任何原因而無症狀的低血壓則不需要刻意進一步去治療。

絕大部分的低血壓症是沒有症狀的。因此，只要個體能夠保持適度的運動，並鼓勵長期臥床的老年病患盡可能多起床活動，能夠穩定血壓。此外，攝取均衡的營養，對於器官的運動及體力的恢復，也有很大的幫助。至於少數因為身體某些病變而導致的低血壓，則需進一步接受檢查及治療，以免造成健康及性命的危險。

❀ 芳香護理

精油具有升高或降低血壓的作用，但是沒有血壓問題者，不會因使用精油而使血壓產生變化。

升高血壓用油	
吸入與按摩	依蘭、真正薰衣草、快樂鼠尾草、馬喬蘭、香蜂草、檸檬、艾草、黑雲杉、土木香

（四）血栓／栓塞

血栓與栓塞不同。血塊指的是當血液凝結時，所形成的塊狀物，這些塊狀物依據所在位置及形成方式的不同，也有不同的名稱。形成於血管內或心

臟內，且沒有移動到身體其他區域的血塊稱為血栓（thrombus）；如果形成於血管內或心臟內的血塊，移動到身體其他部位則稱為栓塞（embolus）。

大部分的血栓會被分解，而使血管再次暢通。但在血栓形成而阻塞血管的過程中，血塊若附著在血管壁上，大到足以阻礙血液流量，便會造成組織缺氧。在缺氧的環境下，組織會釋出乳酸等代謝廢物並且累積，甚至造成組織壞死。當血管受損時，血小板及纖維蛋白組成血塊以止血，使血塊更大，可能導致嚴重的併發症。

栓塞主要可分為兩種，動脈栓塞以及靜脈栓塞。而此兩者又可再分為數種細項。

1. 靜脈栓塞

⑴深靜脈血栓（Deep Vein Thrombosis, DVT）

深靜脈栓塞是深靜脈所產生的栓塞。主要影響腿部的靜脈，例如：股靜脈。造成深靜脈栓塞主要原因有血流過慢、血液過稠、管壁粗糙；深靜脈栓塞的症狀主要是組織腫脹，導致局部紅腫。

⑵肝門靜脈血栓（portal vein thrombosis）

肝門靜脈栓塞通常導因於胰臟炎、肝硬化、憩室炎或膽管癌。肝門靜脈栓塞可能導致高血壓和阻滯輸往肝臟的血流。

⑶腎靜脈血栓（renal vein thrombosis）

腎靜脈栓塞會導致濾液減少，可用抗凝血療法治療。

⑷頸靜脈血栓（jugular vein thrombosis）

頸靜脈血栓形成可能肇因於惡性腫瘤、使用靜脈內藥物或是感染。並會導致多種併發症，例如全身性敗血症、肺栓塞，以及視神經乳頭水腫（papilloedema）。

2. 動脈栓塞

動脈栓塞大部分起因於粥狀動脈血栓生成（atherothrombosis），另一個常見的原因是心房纖顫（atrial fibrillation），心房纖顫造成血液流動阻滯。

3. 腦靜脈竇栓塞

腦靜脈竇栓塞（CVST）是一種罕見的中風，症狀包括頭痛、不正常的

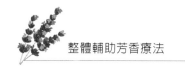

視幻覺，以及中風的所有症狀，例如半邊麻痺等。

⑴中風

中風是腦部血流供應減少所導致的結果，可能肇因於局部缺血、栓塞、血栓或出血。

⑵心肌梗塞

心肌梗塞肇因於冠狀動脈阻塞，導致心肌缺氧而壞死。如果沒有及時搶救可能會導致猝死。

⑶肝動脈栓塞

肝臟移植造成。

⑷四肢動脈栓塞

細菌感染血栓形成的部位，血栓可能會自行分解。碎片會隨著循環系統（膿血症、膿毒性血栓）轉移到全身各個部位。而未被感染過的栓塞也可能脫落而進入循環，最後完全阻塞血管，可能導致組織壞死，即為梗塞。

精油所含的香豆素（Coumarins）、抗維生素 K 劑為可有效避免血栓形成的抗凝血劑。

⑴ 香豆素是植物中常見的分子大類，其化合物及延伸物種類繁多，在許多精油中都以少量存在；零陵香豆（Tonka Been，學名：Dipteryx odorata），最高約含 50% 以上的香豆素。香豆素是一種抗凝血劑主要的成分，在醫藥上許多抗凝血劑多半都是香豆素類所製造而成。用來對抗血液中血小板凝固，所以高劑量的香豆素與抗凝血劑一併服用時，會有內出血的疑慮。

⑵ 常見含香豆素的精油：零陵香豆、真正薰衣草、芫荽、歐白芷、土木香、茴香、圓葉當歸、甜橙、苦橙、紅橙、柑橘（小橘子）、肉桂、德國洋甘菊、胡椒薄荷、芹菜等。

在學術研究期刊中曾有以薰衣草（Lavandula angustifolia×latifolia）用於抗血小板（antiplatelet）及抗血栓（antithrombotic）的實驗，薰衣草對中樞神經及其周邊末梢組織具有平衡作用是眾所周知的。在本研究中是在豚鼠血漿中施打花生四烯酸、二磷酸腺苷誘發血小板聚集過多現象，以及施以凝血酶

在大鼠身上誘發血塊退縮現象。使用薰衣草萃取物進行實驗，得知該萃取物有抗血小板作用及抗血栓作用。此外，還在小鼠身上進行了膠原腎上腺素混合靜脈注射誘發肺血栓栓塞症，以薰衣草進行體內實驗其抗血栓作用。薰衣草精油是以 5 天爲期，劑量爲 100 毫克／公斤／天，血栓有顯著下降現象。

（五）心絞痛／心悸

心絞痛的直接發病原因是心肌供血不足。而心肌供血不足主要緣於冠心病。有時候，其他類型的心臟病或者失控的高血壓也可能引起心絞痛。

心悸（palpitation）是病人本身感覺到心臟有不正常活動。心悸可以反映出心臟跳動改變的狀況，例如：心臟收縮力或心跳快慢的改變。非心臟方面的疾病也可能會被認爲是心臟的不正常活動，而使病人誤認是心悸。心悸的原因包括：

1. 心律不整。
2. 非心律不整性之心臟異常，包括：心臟衰竭及瓣膜性心臟病。
3. 非心臟性的疾病。

最常見的原因包括：發燒、甲狀腺機能亢進、藥物影響及心理方面的問題。例如焦慮、緊張及心身病，都與心臟性或非心臟性心悸的發生有關。因焦慮和緊張而造成過多的茶兒酚鹼（catecholamine）分泌也會增加心跳速律及收縮力。

❁ 預防心臟病之芳香護理

預防心臟疾病以減少壓力、改善血液循環、神經系統、降低高血壓爲護理方向。

護理目標	精油	護理方式
預防心臟病	荳蔻2滴＋天竺葵1滴＋快樂鼠尾草2滴＋佛手柑1滴	沐浴、按摩需先稀釋，下半身向心式按摩，並按摩肩頸、背部、手臂

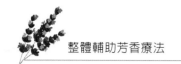

❀ 對預防心臟病有助益的精油

促進血液循環	天竺葵、迷迭香、玫瑰、黑胡椒、荳蔻、薑、尤加利、杜松、松、馬喬蘭
舒緩緊張壓力	佛手柑、快樂鼠尾草、絲柏、羅勒
強化心臟	安息香、肉桂、百里香、肉豆蔻、橙花、茶樹、牛膝草、黑胡椒、薄荷、佛手柑、馬喬蘭、香蜂草、薰衣草、迷迭香
降低血壓	依蘭、快樂鼠尾草、馬喬蘭、香蜂草、薰衣草、檸檬、菩提花、大蒜、歐芹
升高血壓	鼠尾草、百里香、牛膝草、迷迭香、樟樹
收縮血管	絲柏、天竺葵、薄荷
擴張血管	大蒜、薑、黑胡椒

(六) 靜脈曲張／靜脈炎

發生主因為下肢淺層或深層靜脈阻塞或靜脈瓣膜閉鎖不全。下肢靜脈血管內含有靜脈瓣膜，靜脈血液迴流心臟的過程中必須依靠完整的瓣膜閉合。一旦靜脈發生瓣膜病變（閉鎖不全），血液（因地心引力）逆流而形成血管膨脹。外觀上便產生看似扭曲鼓起的血管，此乃肇因於靜脈功能不全（Chronic Venous Insufficiency, CVI）。

第四期靜脈曲張患者會發生靜脈皮膚炎，也叫做鬱血性皮膚炎。

1. 常見的症狀
⑴ 嚴重靜脈曲張。
⑵ 皮膚乾燥。
⑶ 掉屑、癢。
⑷ 皮膚隨著程度越嚴重、顏色越深。

2. 靜脈皮膚炎特徵
⑴ 靜脈曲張患者出現靜脈皮膚炎比率約為 8%。
⑵ 好發於小腿腳踝處。

⑶ 嚴重時會擴及至小腿肚。

⑷ 患處長時間血液回流不佳。

⑸ 會有點狀或區域性的變色。

⑹ 皮膚則嚴重缺乏養分供給。

　　靜脈曲張至第三期重度時，易在短時間內變化成第四期靜脈皮膚炎，此時應及早進行治療，避免惡化嚴重至第五期潰瘍。

❀ 芳香護理

　　以緩和瓣膜壓力、修復血管、促進循環為目的，以減緩、改善靜脈曲張現象。

精油處方	護理方式
⑴天竺葵4滴＋絲柏5滴＋牛膝草2滴 ⑵天竺葵6滴＋絲柏6滴 　　以上加入30ml基底油	向心性輕撫按摩或淋巴引流
天竺葵2滴＋薰衣草2滴＋10ml基底油	⑴冷熱交替的足浴 ⑵由腳掌小腿至大腿輕撫按摩 ⑶抬高足部15分鐘

（七）水腫

　　身體中水分儲存過多，發生停滯現象，造成浮腫的症狀。身體儲存需要值以外的體液本是免疫反應，若是身體某部位有過多代謝廢物聚集，免疫反應便會增加此處的體液，試圖稀釋毒素的濃度。多餘水分會破壞從動脈微血管濾出與靜脈微血管及淋巴管排出三者間動態平衡，使得滯留於細胞間隙與體腔之內。

　　滯留於皮下組織的稱為浮腫，滯留於體腔內的稱為腹水（ascites）、胸水（pleural effusion）；若滯留於心臟中的稱為心包囊積液（effusion pericardial sac）。未伴隨熱感的是冷性浮腫（cold edema），常成為其他疾病

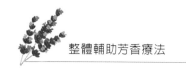

發生的原因，例如：充血性心臟衰竭、腎功能衰竭、肺水腫等。

　　配合精油的按摩可消除一般性的腳部水腫，如：運動不足、妊娠水腫等具有很好的效果；嚴重的長期慢性浮腫者，第一週每天一次，之後一週三次，三個月可獲得完全的改善。

❀ 按摩方式

　　採俯臥位，從右腳底湧泉穴開始進行腳掌按摩，按壓湧泉穴 3 次，每次各 3 秒，再沿著腳跟、小腿腹；膝窩浮腫者，加長按摩時間並配合指壓，再輕推至大腿、臀部；然後換左腳。翻至正面，從右腳的腳趾開始、腳背、腳踝、小腿、膝關節、至大腿與鼠蹊部，並按壓鼠蹊部 30 秒後放開。對於浮腫者，按摩手法不宜重壓，輕擦或輕按可促進淋巴液回流效果較好；膝關節處的淋巴結輕揉鬆開，由下往上按摩，還可預防膝關節水腫。

　　因右腳離開心臟最遠，多數人的浮腫右腳比左腳嚴重，原因與此有關。自右腳底開始，朝著心臟方向按摩的手法，屬於向心式按摩，極適合作為消除下半身浮腫之用。

症狀	精油	基底油	護理方式
一般性水腫 （短暫、局部）	絲柏2滴＋天竺葵2滴＋檸檬1滴	10ml荷荷芭油	下半身按摩、足浴
沉重無力感	絲柏2滴＋天竺葵2滴＋檸檬1滴＋歐薄荷1滴＋羅勒1滴＋尤加利1滴	20ml荷荷芭油	全身按摩沐浴
冷性浮腫	天竺葵2滴＋黑胡椒1滴＋葡萄柚1滴	10ml荷荷芭油	下半身按摩沐浴
肌膚敏感的浮腫者	絲柏2滴＋天竺葵1滴	10ml甜杏仁油	下半身按摩
經前症候群	天竺葵5滴＋杜松2滴＋迷迭香3滴	20ml甜杏仁油	全身按摩

症狀	精油	基底油	護理方式
長時間站立	檸檬3滴＋薰衣草2滴＋黑胡椒1滴	10ml甜杏仁油	下半身按摩足浴
長途飛行	天竺葵3滴＋松2滴＋茴香1滴	10ml甜杏仁油	按摩小腿及足部或足浴

（八）毛細血管擴張症

透過較薄的皮膚，肉眼可見真皮層中的血管；唇部是由極微薄的表皮被覆的黏膜組織所構成，因此可明顯看見毛細血管中的血液。臉部的皮膚密布微血管，臉頰的微血管是腹部的 5 倍；因而顯露真實的膚色，蒼白的肌膚是因微血管血液不足所致，而紅潤的膚色說明微血管中的血液營養與氧氣量十足。

人體依賴自律神經作用而產生微血管擴張、收縮來調整血液量及血流速度；並將營養、血紅素、氧氣與溫度送至體內，同時帶走老謝廢物排出體外。當自律神經失調導致微血管收縮、擴張不正常時，常使微血管失去彈性，處於鬆弛擴張的狀態，使微血管浮現、臉頰發紅、發熱，甚至出現紫色、點狀、線狀或星狀的斑點，俗稱為血紅絲。

這不僅影響美觀，還會嚴重影響健康及皮膚吸收營養，導致皮膚出現粗糙、乾燥和早衰，以及其他病理性疾病的症狀。中醫理論中稱之為「紅赤面」，其原因歸結為心經鬱熱、血行不暢。

● 芳香護理

建議每日按摩，以徹底恢復微血管彈性、消除發紅現象。杜松、迷迭香、黑胡椒、檸檬、薑等精油都有一定的效果；玫瑰對於合併修復微血管及解決粗糙、乾燥和早衰更是有絕佳的妙效。

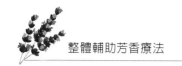
> **精油處方**
>
> 羅馬洋甘菊3滴＋德國洋甘菊2滴＋玫瑰5滴＋30ml基底油

基底油選用玫瑰果油，並以玫瑰純露作為化妝水，效果更佳，收效更快。此外，基於維持自律神經作用平衡，日常生活應注意避免刺激性飲食、極端的氣溫及保持心情平穩。

（九）貧血

在一定容積的循環血液內紅血球計數、血紅蛋白量及紅血球壓積均低於正常標準者稱為貧血。貧血者血液中的血紅素不足，無法結合血氧，常有腦部缺氧現象而有昏眩、疲倦、皮膚蒼白、虛弱、指甲脆弱、食慾不振、腹痛……等等症狀。

● 芳香護理

芳香療法針對貧血的改善與預防，是從促進血液循環、增加紅血球活動及提高消化作用著手。

適用精油	護理方式
迷迭香、薰衣草、羅馬洋甘菊、檸檬、歐薄荷、香蜂草等	每日按摩以恢復身體活力，並加強腳心的湧泉穴及手心勞宮穴

此外，並應依體質攝取鐵質、維生素C、紅葡萄酒，增加鐵質、強化血液營養。

肆、呼吸系統解剖生理學、常見生理疾病及芳香養護法

一、呼吸系統（Respiratory System）概論

人體活動所需要的能量來自氧化作用（oxidation）。碳水化合物、脂肪、蛋白質等與氧結合，產生二氧化碳和水，並釋放出能量。人體自外界獲得氧氣、排出二氧化碳的過程就是呼吸作用（respiration）。

（一）呼吸系統結構

吸呼系統可分為導氣部和呼吸部。導氣部從鼻腔開始直至肺內的終末細支氣管，無氣體交換功能，但具有保持氣道暢通和淨化吸入空氣的重要作用。

呼吸系統包括呼吸道（respiratory duct）：鼻腔、咽、喉、氣管、支氣管和肺；從氣管至肺內的肺泡，是連續而反覆分支的管道系統，鼻、咽、喉稱上呼吸道，氣管和各級支氣管稱下呼吸道。

氣體交換處有兩個，一為外呼吸（external respiratory）：外界與呼吸器官的氣體交換，亦稱為肺呼吸（pulmonary respiratory）；一為內呼吸（internal respiratory）：由血液和組織液與機體組織、細胞之間進行氣體交換。細胞與血液之間的氣體交換亦稱為細胞呼吸（cellular respiratory）。

呼吸器官的共同特點是壁薄、面積大、濕潤、有豐富的毛細血管分布。進入呼吸器官的血管含靜脈血，離開呼吸器官的血管含動脈血。

1. 鼻（Nose）

鼻子有許多不同的形狀與大小差異，功能均為呼吸道入口，是特殊的嗅覺器官。結構上分為外鼻部及鼻腔：

⑴ 外鼻部：分為鼻根、鼻背、鼻尖和鼻翼，以骨和軟骨為支架，被覆著皮膚，內有黏膜組織。黏膜組織一天分泌大量黏液，黏住塵埃、粉末及其他細小顆粒，然後經由鼻纖毛不斷擺動向下送至咽部。

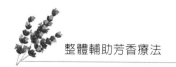

⑵ 鼻腔：以鼻中膈（nasal septum）分爲兩個楔狀腔，經由卵圓形的鼻孔開口於外部。

⑶ 鼻毛：由鼻孔向外突出的短而硬的毛，形成呼吸系統第一道防禦線，能過濾進入鼻腔的大顆粒或小昆蟲。

2. 咽部（Pharynx）

咽部位於顱底部延伸至食道，分爲：⑴位於鼻後的鼻咽（nasopharynx）；⑵位於口後的口咽（oropharynx）；⑶位於舌骨下、咽後部的喉咽（laryngopharynx）。鼻腔與口腔均通於咽部，咽部則通過耳咽管與中耳道相通。咽部除了是空氣、水、食物及空氣進入體內的通道之外，還是發聲的共鳴器。咽部一通氣管進入肺部，一接食道下達胃部。

3. 喉（Larynx）

喉部上接咽部，下接氣管，是氣體通道的一部分，也是發聲的重要器官。喉的形狀像一三角形的箱子，上寬下窄。由 9 塊喉軟骨和喉肌（muscles of larynx）緊緊相連，組成喉腔（the cavity of the larynx），內面爲黏膜組織，有纖毛，能規律地拍動將異物移動至咽部，以利排出體外。

4. 氣管（Trachea）

位於頸部前正中，食道前方，由喉部延伸，分爲左右氣管下行入胸腔，上接環狀軟骨；由 16~20 個 C 形透明軟骨環和由平滑肌與彈性纖維構成的膜壁。

主支氣管（main bronchi）分支爲左主支氣管（left principal），進入左肺；右主支氣管（right principal），進入右肺。進入肺時，主支氣管會分枝成次級（secondary）或葉間（interlobar）支氣管。肺臟的每一葉，皆分布有一初級（primary bronchi）支氣管。

5. 肺臟（Lungs）

肺主要由支氣管反覆分支及其末端形成的肺泡共同構成，氣體進入肺泡內，在此與肺泡周圍的毛細血管內的血液進行氣體交換。吸入空氣中的氧氣，透過肺泡進入毛細血管，通過血液循環，輸送到全身各個器官組織，供給各器官氧化過程的所需，各器官組織產生的代謝產物，如二氧化碳再經過血液循環運送到肺，然後經呼吸道排出體外。

肺位於胸腔內，是兩側成對呈圓錐形的器官，因心臟位置偏左，故左肺狹長，有兩葉；右肺略寬短，有三葉。胸腔壁由肋骨和肋間肌構成，下側是以肌肉為主的橫膈（diaphragmatic）將胸腔與腹腔隔開，左右兩側是胸膜腔（pleural cavities），內為兩個肺臟；中央是圍心腔（pericardial cavity），內有心臟。吸入（unspiration）時肋間肌與橫膈膜收縮，肋骨與肋骨則往上、往外移動。呼出（expiration）時，肋間肌與橫膈膜放鬆，肋骨與胸骨往下、往內移動。

肺臟除了支氣管外，還有密布的血管，其中肺動脈分支最終在細支氣管和肺泡周圍形成微血管網，肺泡壁非常薄，利於氧氣和二氧化碳進行交換，微血管再匯集血液進入肺靜脈，含有氧氣的血液便由肺靜脈帶回左心室。

（二）呼吸系統的功能

提供氧氣、排除二氧化碳、調節血液氫離子濃度、對抗微生物、經肺部移除或增生某物質並改變該物質在血液的濃度，以及捕捉並分解血栓塊。

（三）呼吸的控制

呼吸的控制大致分為神經控制（nervous control）與化學控制（chemical control）。

1. 神經控制

胸廓的大小是受呼吸肌肉動作的影響，這些肌肉的收縮與鬆弛受神經衝

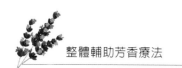

動控制，神經衝動則來自腦幹的網狀結構兩旁之呼吸中樞。呼吸中樞功能是由一群分枝散葉的神經元所組成。

   ⑴   呼吸節律區 —— 位於延腦。

   ⑵   呼吸調節區 —— 位於橋腦。

   ⑶   吸氣痙攣區 —— 位於橋腦。

2. 化學控制

在頸動脈竇及主動脈弓的附近各有一個化學感受器，即頸動脈體及主動脈體，血液中的化學變化會刺激其末梢神經，傳導至呼吸中樞、刺激其活動產生變化。位在腦幹腹側呼吸中樞附近的組織中，頸動脈體的傳入神經如被切斷後，可刺激而引起總通氣量增加，例如：動脈血液中的二氧化碳濃度增加。

⑴ 二氧化碳 —— 呼吸中樞對二氧化碳的濃度極為敏感，當腦部血液中的二氧化碳濃度提高時，呼吸速率會加快。

⑵ 氧氣 —— 血液中氧氣濃度減少也會造成呼吸加速，但不如二氧化碳濃度增加所產生的提高速率快。

其他控制呼吸速度的因素：

⑴ 體溫增加則呼吸速率加快，體溫降低則呼吸速率變慢，突如其來的冰冷會造成呼吸暫停。

⑵ 突然的嚴重疼痛會造成呼吸暫停，長期的疼痛使呼吸加速。

⑶ 肛門括約肌的伸張會使呼吸速率增加。

⑷ 咽喉部若受觸摸或化學物質的刺激，呼吸會立即停止，接下來會咳嗽。

⑸ 血壓突然上升，會作用於頸動脈與主動脈的壓力接受器，產生反射性的呼吸減慢；血壓下降則造成呼吸速率增加。

二、常見生理疾病及芳香養護法

● 精油對呼吸系統的作用

祛痰作用	羅勒、安息香、佛手柑、白千層、雪松、松、尤加利、沒藥、茴香、檀香、香蜂草、乳香、薑、牛膝草、馬喬蘭、薄荷、茶樹、百里香、西洋耆草
鎮痙攣作用	絲柏、佛手柑、洋甘菊、牛膝草、安息香、尤加利、茶樹、豆蔻、丁香、薰衣草
消炎殺菌作用	鼠尾草、尤加利、茶樹、安息香、薑、牛膝草、檸檬、萊姆、沒藥、白千層、綠花白千層、茶樹、薰衣草

（一）流行性感冒（Influenza）

　　由流行性病毒引起的急性感冒，亦簡稱為流感。多數是伴隨上呼吸道發炎、呼吸器官感冒症狀。病毒的主要傳染途徑有三種：

1. 咳嗽、打噴嚏等引起飛沫傳染，經由空氣自口鼻侵入呼吸系統。
2. 患者的飛沫所含病毒，經由握手等直接接觸傳染。
3. 手上的病毒再經口傳染。

　　在污染的空氣中，從 0.5～5 微米（micrometer）的飛沫，人類僅僅吸入一個也會遭受感染，一個噴嚏能製造 4,000 個之多的飛沫。大部分的飛沫直徑都很大，在空氣中多數的都被快速去除。飛沫中的病毒在感染作用仍具威力時，也會因濕度、紫外線強弱等因素發生變化；濕度低、日光弱，病毒的生命力得以延續較久。

　　病毒進入人體，潛伏期約 1～2 日，最長為 7 天。感染者散播病毒傳染給他人的時期，大約是在發病前 1 天至症狀消失後 2 天為止。

　　流行性感冒和一般風寒感冒症狀不同，會急速出現畏寒、發燒、頭痛、全身倦怠、肌肉酸痛等特徵，其他伴隨症狀還有咽喉痛、流鼻涕、鼻塞、咳嗽、痰等，或是腹痛、嘔吐、腹瀉等腸胃型病毒感染現象；嚴重時合併有肺炎、流感腦病（influenza encephalopathy）。

1. 精油中的萜烯類分子有高度消炎、殺菌、鎮定作用，對預防病毒及消除感冒症狀有效。如：丁香烯、松烯、檸檬烯、樟腦烯。針對神經氨酸酶（neuraminidase）具有一定程度的有效性（川口健夫 / 香りで難病対策）。
2. 神經氨酸酶又稱唾液酸酶，是分布於流感病毒被膜上的一種醣蛋白，它具有抗原性，可以催化唾液酸水解，協助成熟的流感病毒脫離宿主細胞感染新的細胞。

❀ 經哺乳類細胞實驗對抗病毒有效之精油

精油名稱	病毒名稱
茶樹	單純性疱疹、腸病毒（輪狀病毒、杯狀病毒、腺病毒等）
綠花白千層	流感病毒、肝炎病毒、單純性疱疹 I 型及 II 型、腸病毒（輪狀病毒、杯狀病毒、腺病毒等）
肉桂	病毒性疣（乳頭狀瘤病毒類）
花梨木	流感病毒
天竺葵	帶狀疱疹（水痘）、單純性疱疹
檸檬	流感病毒、單純性疱疹、病毒性疣（乳頭狀瘤病毒類）
尤加利	流感病毒、單純性疱疹
永久花	流感病毒
牛膝草	單純性疱疹
貓薄荷	單純性疱疹
香蜂草	單純性疱疹、帶狀疱疹
丁香	流感病毒、單純性疱疹、腸病毒（輪狀病毒、杯狀病毒、腺病毒等）
羅文莎葉	流感病毒、單純性疱疹、帶狀疱疹、腸病毒（輪狀病毒、杯狀病毒、腺病毒等）
月桂	流感病毒、SARS病毒

（川口健夫 / 香りで難病対策）

對抗流感採用芳香療法以初期吸入、泡澡、漱口方式消滅病毒或降低其活動力，並可運用精油成分提高免疫力、祛痰、解熱等，縮短病程與減輕症狀，並可預防二度感染。

精油	護理方式
薰衣草、茉莉、百里香、花梨木、安息香	蒸汽吸入或稀釋後塗於喉嚨，緩解喉嚨疼痛
羅勒、洋甘菊、絲柏、杜松、薰衣草、迷迭香、茶樹等	複方泡澡或按摩增加發汗

* 其餘症狀別芳香護理方式，請見支氣管炎

（二）氣喘

發生在上呼吸道的一種病症，起因於肺部支氣管平滑肌痙攣收縮，導致支氣管狹窄，引發呼吸困難、哮喘、窒息、咳嗽等現象。

患者的氣管黏膜上附著有嗜酸性粒細胞（嗜酸性粒細胞）、T 淋巴細胞、肥大細胞，形成發炎。長期慢性患者的氣管壁會逐漸變厚，腔道空間縮小，且常有黏著性很強的痰，強烈咳嗽時也不易吐出。喘息症狀會因發炎、吸菸、冷氣等刺激，引起過敏反應而使氣管強烈收縮，產生哮喘。呼吸時伴隨有咻咻的喘聲稱為「哮喘」，沒有的則稱為「氣喘」。

氣喘可分為過敏性與非過敏性。過敏性是 IgE 抗體與肥大細胞結合，只要有塵蟎等過敏原從鼻腔吸入，就會引發肥大細胞上的 I 型抗體反應，釋放出化學物質，引發氣喘。

非過敏性的氣喘，無過敏原存在。但是發作時，慢性或是過敏性的氣管收縮強烈程度兩者並無差別。

病毒、氣溫劇烈變化、季節交替、神經系統失調、花粉症的過敏原、神經質、香菸、線香、吃太飽、女性的月經及懷孕都可能導致氣喘發作。

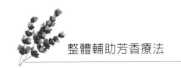

氣喘屬於難治病，要根治很困難；需從生活飲食中著手改善體質來降低發作率。

1. 找出過敏原、保持環境清潔，避免灰塵、掉落的毛髮、羽毛、動物毛屑等。
2. 避免刺激性食物；如：茶、咖啡、巧克力、辣椒、胡椒……等。
3. 避免熱刺激，使用薰香時不宜有高溫，水氧機可直接吸入氣道。
4. 適度運動、保持心情愉快。

● 芳香護理

每日應用吸入、按摩法長期調理。精油的效果有鎮靜平滑肌痙攣、提高免疫力、淨化室內空氣，也可達到預防呼吸道感染及訓練深而平穩的呼吸方式。例如：乳香常用於支氣管炎、鼻喉黏膜炎及延長、加深呼吸度、鎮定精神與情緒；尤加利對呼吸系統具有整體療效，常用於氣喘患者的處方中。

另外有壓力、憂鬱症狀的患者可選擇抗憂鬱作用的精油調和使用。例如：佛手柑、洋甘菊、快樂鼠尾草、薰衣草、橙花、玫瑰。

症狀別	精油
一般性氣喘	鼠尾草、百里香、羅勒、檸檬、絲柏、牛膝草、黑胡椒、薰衣草、迷迭香、安息香、雪松、茉莉、沒藥
胸腔感染	佛手柑、薰衣草
呼吸道過敏	羅馬洋甘菊、歐薄荷、絲柏、苦橙、尤加利、馬喬蘭、羅勒、牛膝草、多青、紅橙

（三）哮喘

哮喘（asthma）發作時有呼吸困難、咻咻聲的喘鳴、咳嗽等現象反覆發生。原因是氣管有慢性發炎、氣管過敏性亢進，以及吸入過敏原物質、運動、感染、壓力等因素。哮喘的過敏原：

1. 室內塵蟎、毛髮、黴菌、衣物、食物的細小殘屑、寵物的毛與分泌物、

植物花粉、昆蟲等等。

2. 動物飼料、雛雞羽毛、蠶絲與繭蛹、蘑菇孢子的分泌物。此外，枕頭中的蕎麥殼、稻殼、羽絨寢具也有可能是過敏原。

3. 食物類：雞蛋、牛奶、巧克力、花生、海產品（沙丁魚、鯖魚、帶魚、魷魚、蝦）和蔬菜（竹筍、菠菜、山藥、茄子）、麵粉類（大麥、小麥、蕎麥）、辛香料等。

哮喘發生時空氣的通道氣管、支氣管會突然快速地收縮，並發出咻咻或嘎嘎的聲音；嚴重時甚至無法平躺必須起身坐立才能呼吸，也必須用力咳嗽才能排出濃痰。重症者一旦發作會連續數日，發作前往往並無徵兆。

哮喘病早期患者發病前常出現胸悶、咳嗽、過敏性鼻炎或傷風感冒症狀等先兆症狀，通常可持續數小時或數天，但大多被患者忽視，或者當做普通咳嗽感冒自行治療。

隨著病情發展，哮喘患者進入病情發展期，此時患者可出現高調喘鳴聲、呼吸頻度加快、呼吸困難，可表現為張口呼吸、鼻翼煽動、乾咳，咳出白痰。嚴重發作時可表現為煩燥不安、紫紺、面色蒼白、出冷汗。

病情加重期除了會出現哮喘症狀反覆突然發作外，還會出現一系列的併發症，以併發症的危害最大。患者大都呼吸系統嚴重受傷，出現慢性支氣管炎，炎症蔓延至肺部，誘發肺氣腫等疾病。

哮喘症者的氣管屬於長期慢性發炎症狀，對吸菸、冷氣等刺激會有過敏性反應，引發氣管收縮痙攣；長期處於發炎現象，氣管壁會漸趨肥厚、通道變狹窄，一旦如此任何藥物或治療都難以控制，平日的保養重於發作時的治療。

西醫通常投予類固醇、抑制氣管或擴張氣管藥物，以及注射減少過敏原的過敏免疫療法；中醫認為哮喘是肺、脾、腎三虛之症，常以具有宣降肺氣、祛痰平咳作用藥物治療。但仍以正常生活作息、忌菸酒及辛辣、生冷、油膩食物等作為預防療法。

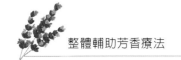

❀ 芳香護理

症狀	常用精油
止咳、化痰	沒藥、薄荷、茶樹、香茅、檸檬草、絲柏、乳香、綠花白千層、尤加利、佛手柑、白千層、杜松
鎮靜、安眠	薰衣草、羅馬洋甘菊
冷咳	茴香、當歸、丁香、肉桂、生薑、荳蔻
乾咳	白松香、檀香、雪松、乳香，安息香、馬鬱蘭、沒藥
頑痰	松、牛膝草、薄荷、桃金孃、薰衣草、迷迭香
使用方式	
沐浴、蒸氣浴、擴香儀、精油瓶項鍊、衛生紙吸入、按摩（全身或前胸後背＋頸部）	

（四）支氣管炎

　　支氣管是通往肺部的較大氣管，由生有纖毛的上皮細胞與分泌黏膜的黏膜細胞所組成；當呼吸時，夾帶著灰塵、微生物的空氣會流經此處，黏膜組織便會分泌黏液抓住異物形成痰，再利用纖毛運動以咳嗽方式排除異物。

　　支氣管炎有急性、慢性之分。受到微生物、感冒病毒感染，伴有痰、咳嗽等現象是急性支氣管炎；老人與小孩因此罹患肺炎的機率較高。

　　肺炎是肺泡充滿黏液與膿，造成呼吸困難、降低進入血液之氧氣，病菌藉由積水、痰液造成傳染，常見胸部劇痛、發冷、發熱、呼吸急促、喀血、持續乾咳等症狀。感染肺炎應即刻就醫，芳療護理於症狀緩和時予以輔助治療。

　　支氣管內壁若長期受刺激，例如：吸菸、潮濕、煙霧、灰塵、沙塵暴；會成為慢性支氣管炎，長期有痰、咳嗽，甚至氣喘現象；當受到感染時，也會發生急速發燒、痰多而濃及呈現黃綠色。過敏性支氣管炎患者在春秋之際好發病，平日宜持續運動、避免神經緊張。

❀ 芳香護理

　　精油可對抗感染、退燒、舒緩咳嗽、排除黏液；根據病程與症狀使用不同精油與護理方式。

症別	目的	精油	護理方式
感冒初中期	減緩乾咳	安息香、佛手柑、尤加利、薰衣草、檀香等	吸入法（蒸汽、擴香器⋯⋯）
	退燒	佛手柑、尤加利、檸檬等	濕敷、擦拭
	殺菌、增強免疫力		
感冒中後期	祛痰以避免併發症	安息香、佛手柑、羅勒、馬喬蘭、沒藥、百里香、檀香等	吸入法（蒸汽、擴香器）或泡澡、局部按摩
	減輕黏液	雪松、乳香、杜松、沒藥、迷迭香、薑等	泡澡、吸入、蒸汽、按摩
肺炎	緩和症狀	松、絲柏、雪松、白千層、綠花白千層、尤加利、茶樹、薰衣草⋯⋯	蒸汽吸入
		上述精油擇2～3種加入馬喬蘭、基底油	按摩胸腔（發燒除外）
			症狀緩和時可泡澡

（五）花粉症

　　花粉症是季節性疾病，好發於春秋，因植物花粉散播在空氣中形成過敏性鼻炎、眼睛過敏及喉嚨敏感；症狀有流淚、鼻塞、流鼻水、打噴嚏、頭痛、皮膚炎等。但近年有長年花粉症現象患者，可因動物皮毛屑、灰塵等原因引發花粉症現象。因為與吸入性過敏原為原因的 I 型過敏有關，傳統療法都是

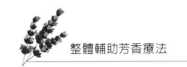

投予抗組織胺藥物及類固醇，會導致患者整日昏昏欲睡。

空氣中的塵蟎、細懸浮微粒（PM2.5）超標的空氣品質都是導致長年性花粉症的原因，此外，自律神經與免疫系統失調，以致全身黏膜發炎；甚至引發氣喘、支氣管炎。花粉因分子大，難以達到下呼吸道，季節性花粉症以流鼻水、打噴嚏及I型過敏原為 3 個主要特徵。

● 芳香護理

日常就需進行健康管理，常保持身心協調為首。精油具有增強免疫機能的作用：

精油	作用
茶樹	增強免疫機能、促使白血球免疫細胞活性化、提高自我療癒力、杜絕過敏原、預防各種過敏反應及感染
真正薰衣草	鎮定交感神經亢奮、鎮靜過敏狀態的黏膜、不易受組織胺游離等過敏原因影響
薄荷	祛痰作用、排出鼻黏液及減緩鼻塞等作用
尤加利、綠花白千層	緩和鼻腔及氣管發炎、提高腦血氧使精神振作
羅馬洋甘菊、香蜂草	調理過敏體質、止癢、消炎
百里香、安息香、尤加利、薰衣草、馬喬蘭、檀香	稀釋於基底油按摩喉嚨、胸部或夜晚薰香、噴霧，可止咳、軟化痰液

● 日常護理法

芳香浴、芳香蒸氣吸入、專業定期按摩、居家按摩等為主，也可利用口罩、手帕、衛生紙等滴上精油吸入使用及製作成噴霧隨身攜帶使用。

精油處方	護理方式
茶樹4滴＋眞正薰衣草4滴＋尤加利3滴＋薄荷1滴＋20ml基底油	一日2次及就寢前塗於喉嚨、前胸、後背／全身按摩
茶樹4滴＋眞正薰衣草4滴＋尤加利3滴＋薄荷1滴稀釋於3ml乙醇中，再加入30ml蒸餾水	裝入噴瓶，隨時噴嗅
茶樹4滴＋眞正薰衣草4滴＋尤加利3滴＋薄荷1滴	不稀釋，1滴滴於口罩、衛生紙、手帕使用；或滴入熱空氣中吸入 使用於擴香儀，視房間大小5～9滴 水氧機5～6滴鼻子直接就著水霧出口吸嗅
玫瑰純露、洋甘菊純露	冷敷緩解眼睛紅痛
茶樹	一滴加入溫水中漱口緩解喉嚨痛
薰衣草、茉莉、百里香、花梨木、安息香	蒸汽吸入或稀釋後塗於喉籠，緩解喉嚨疼痛、聲音沙啞

（六）聲音沙啞

聲音是肺部流出空氣、振動聲帶所形成的；聲帶位於喉嚨中器官喉頭的兩側，吸氣時聲帶打開讓空氣流入，吐氣時再閉鎖聲帶、產生壓力振動聲帶而形成聲音。當聲帶發生異常時，有聲音嘶啞、聲音撥浪鼓，聲音嘶啞、模糊而微弱等等不同於平常的聲音。

引起聲音沙啞的原因有：急性喉炎（感冒）、鼻竇炎（鼻涕黏著於聲帶上）、聲帶息肉、聲帶小結、神經麻痺、老化萎縮。

急性喉炎會導致聲帶發炎，閉口不說話，等到發炎現象減緩，便可恢復。但是沒有感冒發炎，數週都聲音沙啞時應赴醫就診；特別是長期吸菸者、每日長時間說話者因摩擦等機械性壓力而造成聲帶磨損。

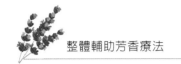

● 芳香護理

精油	護理方式
茉莉、絲柏、沒藥、乳香、德國洋甘菊	熱敷喉部、按摩

（七）肺血栓栓塞症

肺血栓栓塞症（pulmonary thromboembolism）症狀是靜脈流出的血栓乘著血流，堵塞肺動脈的疾病。血栓幾乎是產生自下肢靜脈深處，也是經濟艙症候群（Economy syndrome）症狀之一。

世界衛生組織的 WRIGHT（World Health Organisation Research Into Global Hazards of Travel）專案研究了旅行和靜脈血栓（包括深靜脈血栓和 / 或肺栓塞）的關係。旅行者形成血栓可能是缺乏活動、脫水和隱藏因素的共同作用。在飛行途中的環境因素也可能與此有關。乘坐長程巴士、火車和汽車的旅行者也有同樣的風險。據該專案報告，形成靜脈血栓的風險在乘坐長程航班（大於 4 小時）後翻倍。

乘坐飛機近期接受外科手術、住院、長期缺乏活動（例如在長程航班中）、吸菸、肥胖、年長、服用特定藥物（例如雌性激素或促紅血球生成素），以及先天的血栓形成傾向等因素會提高形成深靜脈血栓的風險。服用複合口服避孕藥，或處於產後護理期的婦女，由於雌性激素分泌量上升而有更高的風險形成深靜脈血栓。

深靜脈血栓出現時可能沒有症狀，但多數情況下四肢會疼痛、腫大、發紅、發熱，可能使淺靜脈脹大。深靜脈血栓可能引起的最嚴重的併發症是血栓分裂流入肺部引發的肺栓塞。未經治療的下肢深靜脈血栓引發肺栓塞而導致的死亡率是 3%。由上肢深靜脈血栓導致的死亡非常罕見。

此病嚴禁按摩，建議以月桂、芹菜、真正薰衣草、永久花、檸檬、苦橙葉精油泡澡或濕敷舒緩症狀及預防。

(八)慢性阻塞性肺炎

慢性阻塞性肺炎（Chronic Obstructive Pulmonary Disease, COPD），就是慢性支氣管炎合併肺氣腫的合稱。病因是長期吸入如香菸、廢氣等有害物質導致肺部發炎，好發於中年之後。

最主要的因素是抽菸，據統計癮君子中 15～20% 會發生 COPD 的症狀。香菸中的尼古丁等物質引發肺氣泡與支氣管發炎，導致咳嗽、痰，使支氣管通道逐漸變的狹窄，流經的空氣變少，破壞肺泡呈現肺氣腫現象，影響氧氣的吸入與二氧化碳的排出功能低下。COPD 的患者上下樓梯或一般性活動會有呼吸急促，較劇烈的活動則有呼吸困難的症狀，有些患者還會合併哮喘、氣喘等現象。

慢性阻塞性肺炎會進一步造成骨骼肌肉的功能障礙、營養吸收不足、骨質疏鬆等除了肺部之外的全身性病理現象。COPD 屬於進行性疾病，藥物治療並不能使病情減緩或痊癒。預防性的措施第一為戒菸，而後是進行持續性的體適能運動，提高肺活量，第三則是使用具有清肺作用的精油，平日及時性保養與防護。

❁ 芳香護理

藥理作用	精油
祛痰作用	尤加利、綠花白千層、迷迭香、羅勒、佛手柑、白千層、雪松、松、沒藥、薄荷、西洋蓍草
止咳作用	絲柏、薑、尤加利、牛膝草、檀香、百里香

尤加利、迷迭香有戒菸成功的案例，佐以快樂鼠尾草可協助戒癮期的焦慮感。使用案例：

尤加利 20 滴＋迷迭香 10 滴＋絲柏 10 滴＋松 10 滴，混合後加入藥用酒精或伏特加 20ml 充分稀釋混勻，再以 30ml 蒸餾水稀釋，裝入噴霧瓶。睡醒

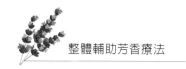

時噴在空中，並常以此法噴灑在所處的空間。當有咳嗽和痰時，直接噴灑在臉部吸入。

上述精油配方，也可放置擴香儀及沐浴使用。

伍、消化系統解剖生理學、常見生理疾病及芳香養護法

一、消化系統（Digestive System）概論

人體的消化系統主要由消化管（digestive canal）和消化腺（digestive gland）兩部分所組成長約 30 呎的消化道。消化器官的主要生理功能是對食物進行消化和吸收，對人體新陳代謝提供了不可或缺的物質和能量來源。

人類所需營養分爲醣類、脂質、蛋白質、水、無機元素、維生素等六大類；前三類提供維持生命活動所需能量，並作爲細胞生長或修補的原料。後三類則用於調節生理機能，使各種化學反應得以順利進行。醣類、脂類和蛋白質，通常都是很複雜的大分子，必須先經消化作用，將大分子分解成小分子後，才能被細胞吸收、利用；消化就是食物在消化道內被分解爲小分子的過程。

消化的方式有兩種。一種是通過消化道肌肉的舒縮活動，將食物磨碎，並使之與消化液充分混合，以及將食物不斷地向消化道的遠端推送；這種方式稱爲機械性消化。另一種消化方式是通過消化腺分泌的消化液完成的。消化液中含在各種消化酶，能分別分解蛋白質、脂肪和糖類等物質，使之成爲小分子物質；這種消化方式稱爲化學性消化。

正常情況下，這兩種方式的消化作用是同時進行，互相配合的。食物經過消化後，透過消化道的粘膜，進入血液和淋巴循環的過程，稱爲吸收。消化和吸收是兩者相輔相成、緊密聯繫的過程。不能被消化和吸收的食物殘渣，最後以糞的形式排出體外。

消化道是一管狀物，其壁有 4 層組織，由內而外爲：黏膜層（mucosa）、黏膜下層（submucosa）、肌肉層（muscular layers）、漿膜層（serosa）。

在整個消化道中，除口、咽、食管上端和肛門外括約肌是骨骼肌外，其餘都是由平滑肌組成的。透過這些肌肉的收縮活動，形成對食物的機械性消化，並推動食物的前進；消化道的運動對於食物的化學性消化和吸收，也有促進作用。

(一) 消化道構造

1. 口腔（Mouth）

由黏膜組織附著而成，牙齒和唾液腺爲其附屬器官。口腔內的舌（tongue）和牙齒（teeth）以及臉頰、嘴唇、下顎，共同進行咀嚼功能。

舌頭是肌性器官，表面爲黏膜組織，前端的舌尖游離於口腔內，後端舌根附著於舌骨，兩端之間爲舌體。舌表面上有許多突起之乳頭（papillae），內有司味覺的味蕾（taste buds）。

2. 咽（Pharynx）

亦爲呼吸系統器官之一。

3. 食道（Esophagus）

位於心臟與氣管之後、脊椎之前，爲一具有肌肉伸縮的管子，約 25 公分長，穿過橫膈膜至腹腔，是消化道最窄的一段。功能是分泌黏液，以利食物送至胃部。

4. 胃（Stomach）

由平滑肌構成，位於上腹腔之內，分爲胃底部（fundus）爲與胸肋之界以及胃體部（body）、幽門部（pylorus）。

胃的功能：⑴食物的暫存處；⑵分泌胃液、消化蛋白質；⑶胃壁能少量吸收水分、酒精、藥物；⑷以攪拌和蠕動方式，使消化液和食物充分混合，再進行排空作用，將食物推入十二指腸進行消化作用。

5. 小腸（Smaill intestine）

消化管中最長的器官，約長 6 公尺，有許多迂迴之處，起始端呈 C 字形。分爲十二指腸（duodenum）、空腸（jejunum）、迴腸（ileum）。

小腸的主要功能：⑴藉由小腸液內含有的黏液與消化酶完成消化作用；

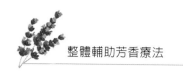

⑵吸收消化後的營養進入血液與淋巴液；⑶分泌激素，促進胰液、膽汁和腸液的分泌。

6. 大腸（Large intestine）

從構造上分為盲腸（cecum）、結腸（colon）、直腸（rectum；肛門），主要功能是吸收水分和排除消化廢物。

消化道的器官組織及功能

口腔	利用牙齒、舌頭、臉頰、嘴唇、下顎進行咀嚼		
咽喉	長12cm，最大直徑3.8cm		吞嚥
食道	肌肉管狀物	長25cm	食物輸送
胃	連結食道與十二指腸、賁門→幽門	分泌酶與消化液分解蛋白質	
小腸	十二指腸（25cm）、空腸（2.4m）、迴腸（3.6m）	完成消化作用、吸收營養、分泌激素	
大腸	盲腸、結腸（升、橫、降、乙狀）	長約12～15cm、直徑2.5cm	吸收水與鹽分
直腸(肛門)	將糞便排出		

（二） 消化腺

消化腺包括分布於消化管壁內的小消化腺（如口腔黏膜小唾液腺、胃腺、腸腺等）和構成器官的大消化腺，有三對唾液腺（腮腺、下頜下腺、舌下腺）和胰腺及肝。

大消化腺是實質性器官，外包以結締組織被膜，被膜的結締組織伸入腺內，將腺分隔為若干葉和（或）小葉，血管、淋巴管和神經也隨同進入腺體內。腺分實質和間質兩部分。由腺細胞組成的腺泡以及腺的導管為實質；被膜和葉間與小葉間結締組織為間質。大小消化腺均藉助導管，將分泌物排入消化管內。

5 大消化腺

1. 唾液腺：分泌唾液、將澱粉初步分解成麥芽糖。

2. 胃腺：分泌胃液、將蛋白質初步分解成小分子多肽。

3. 肝臟：分泌膽汁，將大分子的脂肪初步分解成小分子的脂肪，稱為物理消化，也稱作「乳化」。

4. 胰臟：分泌胰液，胰液是對糖類、脂肪、蛋白質都有消化作用的消化液。

5. 腸腺：分泌腸液，將麥芽糖分解成葡萄糖，將多肽分解成胺基酸，將小分子的脂肪分解成甘油和脂肪酸，也是對糖類、脂肪、蛋白質有消化作用的消化液。

（三） 肝臟（Liver）

　　肝臟是全身最大的腺體，位於腹腔上部橫膈之下，佔右季肋的大部分和腹上部一部分，且延伸至左季肋部。肝的結構和功能與其他消化腺有很大不同，例如：肝細胞的排列分布特殊，不形成類似胰腺和唾液腺的腺泡；肝內有豐富的血竇，肝動脈血以及由胃腸、胰、脾的靜脈匯合而成的門靜脈血均輸入肝血竇內；肝細胞既產生膽汁排入膽管，又合成多種蛋白質和脂類物質直接分泌進入血液；由胃腸吸收的物質除脂質外全部經門靜脈輸入肝內，在肝細胞內進行合成、分解、轉化、貯存。因此，肝又是進行物質代謝的重要器官。此外，肝內還有大量巨噬細胞，它能清除從胃腸進入人體的微生物等有害物質。

肝臟的主要功能

1. 分泌膽汁、乳化脂肪。

2. 在蛋白質、脂肪、醣類代謝作用中扮有重要角色。

3. 解毒作用。

4. 貯藏作用，如：鐵和維生素 A、B_{12}、D。

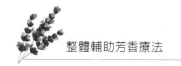
（四）膽囊（Gallbladder）

　　膽囊爲一梨型囊，位於肝臟下方，有泡狀組織將之附著在肝臟上。膽囊上覆蓋有腹膜，腹膜下爲肌層和纖維組織，內層爲黏膜。

　　膽囊的主要作用是濃縮並儲存膽汁；肝產生的膽汁經肝管排出，一般先在膽囊內貯存。上皮細胞吸收膽汁中的水和無機鹽，通過基膜進入固有層的血管和淋巴管內。膽囊的收縮排空受激素的調節，進食後尤其在高脂肪食物後，小腸內分泌細胞分泌膽囊收縮素，經血流至膽囊，刺激膽囊肌層收縮，排出膽汁送入十二指腸。

（五）胰臟（Pancreas）

　　胰臟位於腹腔內的左季肋部和腹上部。胰腺表面覆以薄層結締組織被膜，結締組織伸入腺內將實質分隔爲許多小葉。腺實質由外分泌部和內分泌部兩部分組成。外分泌部分泌胰液，含有多種消化酶，經導管排入十二指腸，在食物消化中發揮重要作用。內分泌部是散在於外分泌部之間的細胞團，稱爲蘭氏小島（islet of Langerhans），其所分泌的激素進入血液或淋巴，主要參與調節碳水化合物的代謝。

胰臟的功能

1. 胰臟內的消化酶可協助消化作用的進行，例如：胰澱粉酶可將澱粉變爲麥芽醣。

2. 胰臟的內分泌腺可分泌升糖激素（glucagon）和胰島素（insulin），對血糖的恆定性維持有著極大的影響。例如：用來控制體內血糖濃度的胰島素。胰島素是蛋白質，能把血液中的糖分轉化爲肝糖，爲了把血糖濃度調整到正常的水平，胰島素便發揮作用，把多餘的血糖轉化爲肝糖，儲存在體內，以備日後所需。胰島素的濃度愈高，血糖的濃度便愈低，反之亦然。

3. 胰臟外分泌腺與脂肪吸收率有關，胰脂肪酶可吸收食物中 95% 的脂肪，缺乏時只能吸收 70%，蛋白質的吸收與消化也會受干擾。

胰島素與糖尿病

胰島素如同一把可以開啟和關閉體內細胞的鑰匙，使葡萄糖（血糖）能進入細胞並作為能量來源使用。胰島素可幫助葡萄糖進入體內細胞，如果葡萄糖無法進入細胞內，會導致血液中的含量增加。若不加以處理，高血糖將導致長期的併發症。

此外，血糖達到一定的濃度時，腎臟會頻繁排尿減輕負擔，頻繁如廁會令人疲倦、口渴或飢餓。體重會隨之減輕。若體內的胰島素量足夠，肌肉可以利用肝醣作為能量，但不會直接將肝醣釋放至血液中。

第 II 型糖尿病是肝臟在夜間釋放過多的葡萄糖，結果造成清晨的血糖濃度偏高。胰島素注射針劑有助於減少肝臟在夜間的葡萄糖釋放量，使清晨的血糖濃度回復正常。碳水化合物會裂解成葡萄糖，可作為身體所需能量的「燃料」。

胰島素與肌肉

生病、受傷，或在術後康復期間，胰島素可攜帶肌肉蛋白的組成分胺基酸至肌肉，進而幫助身體痊癒。胺基酸可以修復肌肉的損傷，並幫助肌肉恢復原來的大小和強度。肌肉受傷時若體內的胰島素不足，胺基酸便無法發揮作用，肌肉也會因此變得相當虛弱。

二、消化系統常見疾病及芳香療法

食物在胃中被胃酸溶解為食糜狀後，便被送入十二指腸與膽汁及胰臟分泌的消化酵素混合分解營養。

膽汁在胃部蠕動活潑的狀況下，會從膽囊中釋放，鹼性的膽汁負責分解脂肪及中和酸性；消化酵素分解蛋白質與醣類，分解後的營養被小腸吸收再送入肝臟進行更微細的分解，糟渣與水分進入大腸。9 公升的食糜進入小腸，約有 7 公升的營養被吸收，2 公升進入大腸。

大腸會吸收水分與電解質，使糟渣成為軟硬適中的糞便排出。當糟渣中

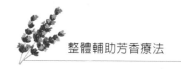

的食物纖維不足，會使通過腸道速度變慢，導致大腸吸收過多水分，糞便乾硬、不易排出，造成便秘。

若糟渣通過腸道速度變快，大腸沒有時間吸收水分，糞便含水量過高，便易形成腹瀉。另外病毒、細菌、刺激性藥物、中毒、過敏等原因導致腸管發炎，使食糜快速通過腸管，造成腹瀉。

（一）便秘

便秘是發生在降結腸排便延遲的現象；糞便因堅硬而排出困難、次數少，長期便秘可能有腹痛、疲倦、肌膚晦暗油膩、橘皮組織及痔瘡等症狀。若每2～3日才排便一次為習慣性便秘；原因可能是腹部肌肉無力、久坐、缺乏運動、攝食精緻食物過多、飲食習慣不佳、經前症候群、藥物過量、懷孕。若直腸排泄水樣物質，屬假性腹瀉；原因多為壓力、焦慮、意外打擊、情緒不穩定等。

長期便秘會導致自體中毒現象，停留在大腸中過久的糞便所產生的毒素會被大腸吸收，再進入體液循環中，日久可能產生慢性中毒、提早衰老等問題。

中國古代養生家對保持大便通暢極為重視，老人每天規律排便兩次被視為是長壽的象徵。漢代醫家王充在其著作《論衡》中說：「欲得長生，腸中常清，欲得不死，腸中無滓。」金元著名醫家朱丹溪則說：「五味入口，即入於胃，留毒不散，積聚既久，致傷沖和，諸病生焉。」

所以中醫固有預防便秘的養生調理六大要訣，即⑴定時排便；⑵肛門衛生；⑶便後調理（提肛）；⑷運動、按摩；⑸精神調理；⑹飲食調理。

❀ 適用精油

選擇有淨化腸道黏膜、排毒作用，如：杜松／可增加腸胃蠕動；淨化體液、清腸作用的，如：茴香／可淨化、輕瀉、抑制體液酸性的檸檬。其他：廣藿香、迷迭香、檀香、黑胡椒、薑、豆蔻。

處方	護理方式
2茶匙蜂蜜＋薑1滴＋茴香1滴加入溫開水服下	以肚臍順時針深度按摩下腹、刺激硬塊，並按摩臀部、背部下方
迷迭香5滴＋10ml基底油	清晨順時針按摩20分鐘，並配合腹式呼吸
廣藿香15滴＋黑胡椒5滴＋荳蔻5滴＋30ml基底油	從右下腹升結腸開始處，沿著骨盆腔向上至橫結腸，再左下降結腸至鼠蹊部按摩

（二）腹瀉

腹瀉的定義是在一天之內有數次軟便或水便，症狀常持續好幾天。又可分爲：

1. 經常性腹瀉：經常性排出水樣糞便，病因可能爲細菌、病毒感染及嚴重疾病。
2. 假性腹瀉：因壓力、恐懼情緒緊張與服用瀉藥造成。
3. 集體腹瀉：沙門桿菌引起之食物中毒。

若依症狀持續時間可分爲急性腹瀉（小於兩週）、持續性腹瀉（二至四週）、慢性腹瀉（大於四週）。

● 芳香護理

精油針對腹瀉可發揮安撫、鎮定腸管內膜減輕腸道肌肉痙攣、收斂、鎮定神經系統等作用。

藥理作用	精油
抗痙攣	羅馬洋甘菊、絲柏、尤加利、薰衣草、橙花、薄荷
抗病毒感染	尤加利、羅馬洋甘菊（過敏）、茶樹、玫瑰草、百里香、薰衣草、萊姆

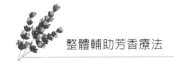

藥理作用	精油
腹痛	尤加利、羅馬洋甘菊、羅勒、佛手柑、薰衣草、安息香、薑、茴香、黑胡椒
壓力	薰衣草、羅馬洋甘菊、橙花、佛手柑

1. 上述精油可用於按摩、泡澡、熱敷。
2. 若腹瀉不止時，可直接將一滴羅馬洋甘菊滴在肚臍；肚臍在中醫稱爲神闕穴，是急救要穴之一，可立即止瀉與止痛；肌膚敏感者不適常用此法。
3. 腹痛嚴重時以百里香 1 滴＋馬喬蘭 3 滴，滴於溫熱水中熱敷腹部。

（三）消化不良

引起消化不良的原因很多，其中以吃太飽、高脂肪食物、肉食過多等爲主要原因。消化不良除了與腸胃機能衰弱有關之外，與肝膽功能亦有關連。消化不良的症狀主要爲腸胃消化機能衰弱，使得患者爲經常性的胃灼熱、胸悶、噯氣、吐酸、嘔吐、脹氣、胃痛等症狀所苦。

另外，情緒性的憂慮、緊張，生理期前的經前症候群與胃炎、吃太快都會引起消化不良症狀。

脹氣

引起脹氣的常見原因爲胃腸道中的細菌與食物中的澱粉質，混合後在胃中發酵，導致胃腸中有過多氣體；嚴重的脹氣可能是膽結石、膽囊疾病、食物過敏、吞嚥空氣過快而引起。精油對脹氣可起驅風排氣與止痛的作用。

避免易產生氣體的食品，如：甘藍菜、花椰菜、蘿蔔、大頭菜、汽水、豆類製品等。

（四）激躁性腸道症候群

腸噪症是因情緒緊張、壓力而造成的胃腸機能失調，腸噪症患者會有不等程度的不舒服；但往往找不到器官實質性病變，它也不會變成其他嚴重的

疾病。在症狀上主要表現為腹部不舒服時伴隨著排便習慣改變。據估計成年人口中約有 10 ～ 15% 的人患有此病。

依症狀可分為四種類型：⑴便秘與腹瀉交叉現象；⑵一緊張就想拉肚子；⑶強烈腹痛後，立即排泄；⑷常常排氣。患者還會常感頭痛、心悸、睡眠障礙、憂鬱症、焦慮症等自律神經失調症症候群；消除壓力是治療首要目標。

1. 食道裂孔疝

胃透過橫隔膜往上形成疝氣，90% 為滑動性食道裂孔疝（食道下端賁門處胃囊通過食管裂孔而滑入），常見主要症狀就是食道逆流。多發生於 40 歲以上，女性（尤其是肥胖的經產婦）多於男性。

妊娠後期、肥胖症、便秘、腹水、腹內巨大腫瘤，劇烈的咳嗽、嘔吐，頻繁的呃逆，均可使腹腔壓大於胸腔壓力，導致腹腔裡的胃囊通過食道裂孔向上凸入胸腔而形成食道裂孔疝。

食道裂孔疝患者因食道逆流而伴有胃濁熱（胸骨下後方的劇烈濁熱疼痛、心口濁熱）、反胃。便秘、過飽也會使腹壓增高，加重食道逆流現象。患者應注意晚餐勿過食、睡前宵夜習慣應戒除，餐後不要立即躺平，忌菸戒酒，睡眠時應把頭部抬高。

2. 胃酸逆流（食道逆流）

胃中的食物被胃酸溶解後，應被運送至小腸吸收，進一步消化；卻往反方向逆流，造成食道黏膜因強酸而發炎，引起胃部灼熱、胃酸逆流、嘔吐等不適現象。

3. 消化性潰瘍

胃壁、幽門或十二指腸發生潰瘍病變。輕微者有反胃、嘔吐、疼痛等症狀，嚴重者可因消化道大量出血（嘔血或便血）導致休克。

消化性潰瘍患者佔全世界人口的 10%；以前被誤為是胃、十二指腸等黏膜因胃酸過多而受到侵蝕，形成表面組織損傷，故誤稱為消化性潰瘍（Peptic ulcer）。近年發現幽門螺旋菌才是最主要的致病原因，發現者因此獲諾貝爾醫學獎。

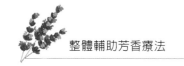

4. 十二指腸潰瘍

　　患者常有饑餓感，上腹疼痛感，經進食後，疼痛消失。致病主因常是胃酸分泌太多引起，至於幽門螺旋菌感染亦是重要的因素。

5. 食慾不振

　　是指不願進食或無法進食的現象或是厭食症及其他疾病引起的。可能性的疾病有神經性、壓力、感染疾病（胃腸炎、感冒等）。

6. 胃炎

　　胃壁黏膜發炎的現象，有急性胃炎與慢性胃炎之分。急性胃炎常因飲食、飲酒過量，造成胃部發炎、疼痛、胃部壓迫感、膨脹感、口渴、噁心、嘔吐；慢性胃炎則有胃部悶痛、胃灼熱、食慾不振、胃脹氣等現象。

　　慢性胃炎與生活飲食習慣有最大關係；長期服用阿斯匹靈，會刺激胃酸過多，成為慢性胃炎的原因之一。胃發炎時黏膜呈現浮腫、多處局部點狀出血，造成淺層傷害、形成潰瘍，癒後結痂終生不會消失，急性胃炎每發作一次，留下一次後遺症，年老時胃壁嚴重受損，容易造成胃下垂、慢性胃炎及其他重大胃部疾病。

❀ 芳香護理

適用精油	羅勒、月桂、薑、薄荷、茴香、芫荽、荳蔻、鼠尾草、百里香、佛手柑、檸檬香茅、羅馬洋甘菊、杜松、牛膝草、黑胡椒、歐薄荷、香蜂草、薰衣草、迷迭香、甜橙、紅橙
處方例	➤芫荽5滴 ＋薑5滴 ＋ 10ml基底油，熱敷於胃部與腹部 ➤歐薄荷1滴 ＋1茶匙蜂蜜充分稀釋後，用100cc.溫開水攪拌均勻後服下 ➤腸胃機能恢復：（神經性胃炎） ➤茴香10滴＋羅勒10滴＋苦橙葉5滴＋紅橙5滴＋馬喬蘭5滴＋月桂5滴＋基底油80ml/一個月一日數次，取8滴按摩胃部。

症狀	精油	用法
胃機能衰弱	薰衣草、荳蔻、絲柏、茴香、迷迭香、薄荷、芫荽、甜橙、紅橙	10滴精油＋ 10ml基底油，按摩後熱敷於患部
緊張	薄荷、薑、岩蘭草、薰衣草、羅馬洋甘菊	沐浴、按摩或滴於肚臍1滴
脹氣	安息香、甜橙、羅馬洋甘菊、胡蘿蔔籽、快樂鼠尾草、檀香、肉桂、杜松、薑、百里香、荳蔻、牛膝草、羅勒、乳香、橙花、茴香、黑胡椒、薄荷、佛手柑、馬喬蘭、香蜂草、沒藥、薰衣草、檸檬、檸檬香茅、迷迭香	混合5滴精油，將複方精油滴於肚臍、中脘穴各1滴，再加入5ml基底油於患部按摩及熱敷 例如：豆蔻2滴＋薄荷3滴
食慾不振	甜橙、葡萄柚、薑、鼠尾草、百里香、茴香、萊姆	飯前30分鐘塗抹胃部、按摩、沐浴、噴霧
食道裂孔疝	佛手柑、杜松、黑胡椒、歐薄荷、薰衣草	全身及局部按摩、飯前按摩胃部
潰瘍	檸檬、羅馬洋甘菊、薰衣草、天竺葵、玫瑰	按摩、熱敷
胃痛	佛手柑、羅馬洋甘菊、茴香、歐薄荷、薰衣草、迷迭香	按摩、熱敷
嘔吐	檸檬、茴香、歐薄荷、薰衣草、玫瑰	吸入、輕塗於胃部
便秘	茴香、黑胡椒、牛膝草、歐薄荷、馬喬蘭、迷迭香、樟腦	按摩、熱敷

症狀	精油	用法
胃灼熱	甜橙、葡萄柚、檸檬、茴香、黑胡椒、紅橙、歐薄荷	吸入、按摩胃部、腹部
胃炎	歐薄荷、羅勒、蒔蘿、檸檬	取3滴精油，混合基底油10ml稀釋後，順時針方向輕輕按摩胃部
神經性胃炎（壓力）	羅勒、苦橙葉、月桂、茴香、紅橙、馬喬蘭	吸入、按摩、沐浴

（五）痔瘡

　　痔瘡的形成與靜脈長時期受壓力影響有關，導致肛門附近的血液循環受到阻礙或使周圍的組織變弱，引起血管腫脹及血管組織突出。

　　形成痔瘡的原因很多，多與生活習慣、飲食習慣有關。職業（久坐不動）、排便習慣、感染、疾病（肝硬化、肝硬化變腹水、心臟病、發炎性腸疾、外傷性動脈瘻管、盆腔腫瘤、靜脈栓塞、慢性咳嗽、攝護腺肥大及長期不當使用肛門軟便劑）、懷孕、遺傳（先天性的靜脈瓣膜不全），以及其他因素：年長、體質差、久病不癒、過度肥胖等等都可能引起痔瘡。

　　痔瘡有內外之分，外痔為核狀物外凸，內痔形成於肛門內，伴有靜脈血栓。內痔、外痔均有搔癢感、灼熱感，患部及腹部出血時，應就醫檢查。

● 芳香護理

	內痔常因肛門發炎，放置不理而導致形成內痔核；精油選擇具有化瘀活血作用、消炎作用、促進血液循環與淋巴循環、強化靜脈等作用
處方例	➤絲柏2滴＋杜松2滴＋永久花2滴＋基底油10ml，混合後於每次大小便清潔後，適量塗於外痔，內痔者塗於恥骨與尾骨處 ➤天竺葵15滴＋絲柏5滴＋30ml基底油（用法同上） ➤外痔：廣藿香2滴＋沒藥10滴＋絲柏5滴，充分混合後，取2滴盆浴；或稀釋於溫水中，置入洗淨瓶中沖洗患部

（六）肝臟疾病

1. 肝硬化

　　肝細胞纖維化，演進至硬化、壓迫血管，造成肝臟無法進行功能。原因有病毒性（B 型及 C 型肝炎病毒）、酒精性、藥物性、遺傳性……等。

　　由於肝臟內沒有神經組織，所以此病變幾乎沒有感覺，也易有併發症；如：食道靜脈曲張、肝昏迷、腹水（有時併發腹膜炎），同時肝硬化繼續惡化會轉變成為肝癌。

● 芳香護理

	芳香療法先著手於肝臟排毒，以沐浴、蒸汽浴、淋巴排毒手法按摩等方式進行
適用精油	➤羅馬洋甘菊、德國洋甘菊、胡蘿蔔籽、薰衣草、天竺葵、沒藥、乳香、橙花、玫瑰、杜松、大蒜、檸檬、迷迭香 ➤德國洋甘菊2滴＋薰衣草2滴＋乳香1滴＋玫瑰2滴＋胡蘿蔔籽3滴＋30ml基底油，每日3次，塗於肝臟區前後，熱敷；每3週停一週，然後換為下列處方 ➤羅勒2滴＋羅馬洋甘菊5滴＋百里香2滴＋醒目薰衣草1滴＋30ml基底油（用法同上）

2. 肝炎

⑴ 病毒性肝炎：分為 A 型、E 型，屬於「病從口入」型，也就是食物傳染；B 型、C 型、D 型為血液體液傳染。

⑵ 非病毒性肝炎：酒精性肝炎、藥物性肝炎。

⑶ 自體免疫性肝炎、代謝性肝炎（威爾森氏症）、膽汁滯留型肝炎、巨細胞病毒、疱疹病毒、黃熱病毒、EB 病毒……等等。

⑷ 猛爆性肝炎：70% 的肝炎沒有症狀，嚴重時會有極度疲倦、食慾不振、噁心、嘔吐、上腹部不適或腹漲、黃疸、茶色尿等。

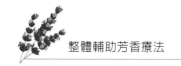
● 芳香護理

適用精油	德國洋甘菊、羅馬洋甘菊、西洋蓍草、絲柏、肉桂、茶樹、尤加利、百里香、廣藿香、杜松
處方例	急性發炎時以沐浴、濕敷為主；病情緩和及長期保養宜每週沐浴及全身按摩
前兩週按摩處方	德國洋甘菊10滴＋百里香5滴＋肉桂2滴＋茶樹10滴＋廣藿香3滴＋90ml基底油
後兩週按摩處方	德國洋甘菊10滴＋尤加利10滴＋茶樹10滴＋杜松5滴＋90ml基底油

（七）黃膽

　　血液中的膽紅素濃度增高所引起的皮膚、黏膜和眼球鞏膜等部分發黃的症狀。原因為肝臟病、膽囊病和血液病、長期過勞等疾病，所需復原期長。

● 芳香護理

　　以減輕不適為主。

作用	精油
止噁、止吐	薑、羅馬洋甘菊、薄荷、肉桂、黑胡椒
強化肝臟	檸檬、尤加利、天竺葵、胡蘿蔔籽、絲柏、鼠尾草、馬鞭草、玫瑰、歐薄荷、迷迭香、月桂

1. 按摩時，重點為肝、胃、腹部。
2. 腫大不適按摩時：以洋甘菊、百里香、迷迭香滴於冷水中濕敷；狀況改善時：洋甘菊＋迷迭香取 6 ～ 8 滴沐浴。
3. 恢復期時，處方中加入佛手柑，以減輕病患焦慮感。

（八）膽結石

　　大多數的膽結石是膽囊中的膽汁堵塞，無法順利排出所造成的結石物質。隨著年齡增長或肥胖而發生，特別是肥胖的中年女性身上。膽結石主要形成物質就是膽固醇，膽固醇依賴膽汁中的膽汁酸及卵磷脂溶解成膽固醇的形態；但是高脂肪、高熱量飲食，使膽汁中的膽固醇增加，成為難以溶解的結晶狀，過剩的膽固醇是 70% 以上的膽結石的原因。

　　膽結石的症狀為由右腹部至背部中央有鈍痛感及疝氣痛，常會突然發生，有時還伴隨發燒及黃膽現象。常在大吃大喝 30 分鐘後發作，從右肋骨下至肚臍發生嚴重絞痛，疼痛會持續數小時。若有發燒，是膽囊或膽管發炎，需緊急就醫。

● 芳香護理

適用精油	檸檬、尤加利、佛手柑、松、歐薄荷、迷迭香等精油，具有促進膽汁分泌、強壯膽管、促進膽管排汁、溶解膽石、消炎及鎮痙攣作用，經常用於預防膽結石及緩解結石造成的不適感
處方例	檸檬5滴＋佛手柑5滴＋尤加利5滴＋基底油25ml，晚間塗於腰部、胸下肋骨處，輕加按摩使其吸收

陸、內分泌系統解剖生理學、常見生理疾病及芳香養護法

一、內分泌系統（Endocrine System）概論

　　內分泌系統是人體兩大協調系統之一。全身活動由各部位的單一活動在神經系統的指導下完成協調合作，而各種內分泌腺（endocrine glands）也是參與其中的重要角色，偵測生物體內與外在環境的變化，並指揮身體做必要的調整，與神經系統有著密切關係，且受其控制。

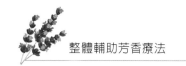
（一）內分泌腺的作用

參與調節人體各器官的新陳代謝、生長發育和生殖等活動，保持人體內環境的平衡和穩定。內分泌腺素非獨立單一的器官，而是一個整體系統，從對人體發生作用至代謝過程不能各自爲政，否則對人體的恆定性會造成威脅。一般而言，內分泌系統被認爲是一種較原始的協調組織，在進化過程中，一部分的機能被神經系統取代，但仍相互影響。

內分泌器官所分泌的物質稱爲內分泌素（endocrine）或激素（hormone）；激素是由希臘字 hormonein 衍化而來，原意爲激勵和興奮。但事實上內分泌素有激勵作用，也有抑制作用。特定器官分泌的特定物質，直接進入血液循環後，將此特殊物質運送至其他相應部位產生作用，藉以調節某種特殊化學反應步驟的速率，但其本身並不參與組織能量及物質的代謝過程。又因內分泌素是經由細胞間隙直接進入血液，故內分泌腺又被稱爲無管腺（ductless gland）。

（二）內分泌器官分泌物

1. 直接進入血液，由血液運送至作用器官，此爲內分泌素或激素。
2. 經由導管運輸至作用器官，此爲消化酶或酵素（enzymes），例如：胰臟是具有分泌兩類分泌物的器官。而卵巢、睪丸是除了分泌激素外，卵巢、睪丸還可產生生殖細胞，是由導管帶離腺本體。

（三）內分泌素的化學成分

蛋白質、胜肽、氨基酸及其衍生物或脂肪酸、類固醇等。具有三大特質：

1. 不會引起一個完整的反應，只增加或改變細胞內化學反應的速度。
2. 分泌速度非一成不變。
3. 以代謝去活性作用（metabolic inactivation）方式或排泄方式不斷在體內消失。

（四）主要的內分泌腺體

1. 下視丘（Hypothalamus）

下視丘與腦下垂體共同作用，調節生長、泌乳及甲狀腺、腎上腺機能以及身體的水分。下視丘位於腦底部、視神經交叉的上後方、腦下垂體的上方。

2. 腦下垂體（Hypophysis）

又稱為腦下腺（pituitary），位於腦底部蝶鞍（sella turcica），分為前中後三葉；後葉就是由下視丘腹部向下突出而成。腦下垂體前葉（anterior lobe）所合成的前葉賀爾蒙，受下視丘產生的化學物質控制來調節賀爾蒙的分泌。

3. 甲狀腺（Thyroid）

有左右二葉，以甲狀腺峽（isthmus）部相連，橫過氣管上端的前面，位於頸部的咽部下方。甲狀腺組織含有許多小腺泡（follicles），其內大量的膠質部分是含碘的蛋白質，當甲狀腺活躍時，會消耗膠質。甲狀腺可分泌甲狀腺激素（thyroid hormones）和甲狀腺降血鈣激素（calcitonin）；甲狀腺素是由胺基酸和碘組合而成，其功用有：

⑴調節新陳代謝速率和生長，以及組織分化過程。

⑵促進身心健全發展。

⑶維持皮膚和毛髮健康。

⑷維持神經系統穩定性。

甲狀腺降血鈣激素的作用：降低血鈣的濃度。

4. 副甲狀腺素（Parathyroid hormone）

副甲狀腺或甲狀旁腺（parathyroid gland）：位於甲狀腺後的 4 個棕色小腺體，分泌副甲狀腺素（parathyroid hormone），具有 84 個胺基酸的多肽類激素。主要作用在骨骼、腎臟，增加血液中的鈣離子濃度；在維生素 D 存在

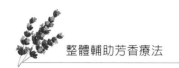

條件下增加血中鈣的濃度且加速尿中排磷，使血中磷的濃度下降。分泌太少，血液含鈣量過低，動物會抽搐甚至死亡。

⑴分泌缺乏：血鈣降低導致肌肉痙攣稱為強直性痙攣。

⑵分泌過多：血鈣濃度高、肌肉鬆弛，骨骼疏鬆且會造成腎結石。

5. 胸腺（Thymus）

位於胸腔前縱隔，分泌胸腺激素及激素類物質，具內分泌機能的器官。胸腺上皮細胞分泌的胸腺素（thymosin）和胸腺生成素（thymopoietin）均能促進胸腺細胞的分化，巨噬細胞和交錯突細胞也參與胸腺內微環境的形成。

6. 胰臟（Pancreas）

分泌功能為蘭氏小體（islet of Langerhans）所負責，分泌以下 3 種消化腺素：

⑴ α 細胞：分泌血糖升高素（glucagon）。

⑵ β 細胞：分泌胰島素（insulin）。

⑶ δ 細胞：分泌體制素（somatostatin）。

胰島素由蘭氏小體中的 s 細胞分泌，可加速葡萄糖轉變成肝糖或促進細胞吸收葡萄糖，使血液中血糖降低。無法分泌胰島素會導致糖尿病，分泌過多會導致低血糖。

7. 腎上腺（Adrenal gland）

位於腎臟前端的脂肪組織中，分為皮質和髓質兩部分

⑴皮質分泌 40 ～ 50 種類固醇賀爾蒙（steroid hormone），分為三類：

　①糖皮質類固醇（glucocorticoids）。

　②礦物性皮質賀爾蒙 mineralocorticoids）。

　③性激素（sex hormones）。

⑵髓質分泌

①腎上腺素（epinephrine），又稱緊急激素、逃跑激素：生物在發怒或恐懼時，腎上腺素的分泌量便大增，使儲藏在肝臟中的肝糖轉變爲葡萄糖而釋放到血液中，以增加血液中的糖分。腎上腺素同時也可促使心搏加快，腸胃運動減慢，並使肌肉的血管擴張，增加血液量，以作有力持久收縮，有助面臨危險時做出重要反應。

②去甲腎上腺素（Noradrenaline）：在哺乳動物中，是作用於交感神經末端傳導物質，具有收縮血管和賦予肌肉張力的作用。作爲藥物使用，可以調節心臟排血量。

③多巴胺（Dopamine）：體內合成去甲腎上腺素的前驅賀爾蒙體。

8. 睪丸（Testis）

由細精管的間質細胞分泌睪固酮（testosterone）。睪固酮的功能有 4 種：

(1)促進男性化，以及成年男性生殖器的發育和性行爲維持。

(2)可刺激蛋白質同化作用，因而促進骨骼與骨骼肌生長。

(3)促進腎小管鈉和水的再吸收，以維持血壓穩定。

(4)可回饋抑制腦下腺分泌促生殖腺激素，以控制血液中睪固酮濃度。

9. 卵巢（Ovary hormone）

分泌動情激素（estrogen）即雌激素，促進子宮內膜增厚；子宮內膜在黃體期受動情激素及黃體分泌的黃體素（progestrone）刺激，繼續增厚，以備受精卵在子宮內著床；如未受精，子宮壁黏膜會剝落，形成經血排出體外。

二、內分泌系統常見疾病及芳香療法

（一）甲狀腺機能亢進症（Hyperthyroidism）

甲狀腺機能亢進是指甲狀腺分泌過多，簡稱甲亢，是一種由於體內過量的三碘甲腺原氨酸（T3）和 四碘甲腺原氨酸（T4，即甲狀腺素）造成的臨床

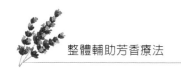
症狀。患者會有基礎代謝增加造成內分泌旺盛，使組織活動增多，交感神經特別興奮，心跳及呼吸加速、血壓上升、神經質；雖然吃的很多，但身體消瘦，且大部分的患者有眼球突出的症狀。另外還有頭痛、神經緊張、失眠、手抖、多汗、怕熱、疲倦、凸眼、消化不良、腹瀉等問題，需要減少對甲狀腺素主要物質碘（鹽及海帶等）的攝取量。

甲亢患者女多於男，約為 4：1；患者從年輕女性到懷孕、中年女性都有，特別是懷孕時甲亢會變嚴重。

通常甲狀腺素的分泌量是由下視丘、腦下垂體所控制，甲亢是在不明原因下甲狀腺素突然分泌過多；有每分鐘心跳 150 的案例，快速消耗體內電離子，導致肌肉無力、頻拍過高，需送醫急救。

西醫治療甲亢的藥物，原理是阻礙活性強的 T4 轉換為 T3，及加入減輕交感神經亢奮的藥物。

❀ 芳香護理

能將 T4 活性化降低轉為 T3 的賀爾蒙是副腎所分泌的副腎皮質賀爾蒙；精油中能強化副腎分泌作用的代表性精油有黑雲杉、歐洲赤松，這兩者也有抗敏作用，所以也可用於橋本氏甲狀腺炎。馬喬蘭中所含的松油烯 -4 醇有強化副交感神經作用，可藉以抑制交感神經亢奮。沒藥中的烏藥烯（lindestrene）、異冰喃吉馬烯（isofurano-germacrene），對甲狀腺有促其分泌正常化的作用。

處方例	沒藥4滴＋歐薄荷4滴＋歐洲赤松4滴＋黑雲杉4滴＋馬喬蘭4滴＋10g天然凝膠或無香乳液，一天兩次塗於副腎及甲狀腺周圍（勿於晚間塗抹，恐影響睡眠，早上及下午為佳）

（二）甲狀腺機能低下症（Hypothyroidism）

甲狀腺機能低下症，又稱作甲狀腺功能減退（簡稱甲減），是一種常見

的由甲狀腺分泌的甲狀腺素不足導致的內分泌疾病。甲狀腺低能症症狀：

1. 耳鼻喉：聲音沙啞、聽力變差、耳鳴等。

2. 皮膚：乾燥、粗厚、無彈性、脫屑，黏液性水腫（無指壓性凹陷），後期因營養不良而出現凹性水腫；另有指甲生長緩慢、頭髮稀疏、眉毛薄且易脫毛等症狀。

3. 神經系統：智力減退、記憶力差、感覺遲鈍、反應緩慢、嗜睡、頭暈、表情冷漠呆板、臉浮腫、鼻唇增厚、少流汗、面無表情。

4. 新陳代謝：代謝緩慢，引起血中膽固醇濃度升高。

5. 心血管系統：心跳緩慢，由於心肌也可發生黏液性水腫，久病者易併發動脈粥狀硬化，發生心絞痛和心律不整。

6. 消化系統：腸胃蠕動無力，有消化不良、厭食、腹脹、食慾不振、便秘、肥胖。

7. 生殖系統：男性性慾減退、陽萎；女性因黃體素、動情激素缺乏之故，有性冷感、月經失調、月經量多，久病易流產、不孕。

8. 肌肉骨骼：肌肉鬆弛無力，握拳後無法迅速放開，關節常疼痛。

9. 黏液水腫：昏迷是最嚴重表現，多見於 60 歲以上長期未接受治療的老年人。寒冷是最大誘因，故常在冬季發病。

10. 其他誘因：如感冒、創傷、手術、麻醉、服用鎮靜劑等。由於毛細血管脆性增加，可引起呼吸、消化道等部位出血，併發心、腎功能衰竭，而危及生命。

在兒童身上甲減可造成兒童的身體和智力的發育遲緩，在某些情況下發展成侏儒症。

食物缺少碘元素被視為是造成甲減的最主要原因。而在一些食物中並不缺碘的國家，甲減主要是由於一種叫做橋本氏甲狀腺炎自身免疫疾病造成的。還有少量的甲減是由於接受過放射性碘元素治療，甲狀腺損傷、腦下垂體前葉損傷，或服用某些藥物，先天性甲狀腺機能低下，或甲狀腺手術創傷引起的。

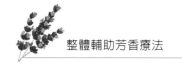
❋ 芳香護理

適用精油	小茴香：改善甲減；也有刺激消化液分泌，使食慾變佳；對皮膚有刺激性，需稀釋使用 沒　藥：對甲狀腺有刺激作用，能強化甲狀腺機能、調整甲狀腺分泌正常化 桃金孃：改善甲減 檸檬馬鞭草：類甲狀腺作用 其　他：用於甲亢的馬喬蘭，有調整甲狀腺分泌正常化功能，亦可使用
處方例	沒藥5滴＋檸檬馬鞭草5滴＋馬喬蘭10滴10g天然凝膠或無香乳液，一天兩次塗於甲狀腺周圍 芸香科精油的柑桔與檸檬，及絲柏、杜松、天竺葵對甲亢或甲減都有預防作用

（三）糖尿病（Diabetes mellitus）

　　是以糖代謝紊亂爲主要特徵的綜合病症，中醫稱爲「消渴症」，但症狀不盡相同，而以三多一少（吃多、喝多、尿多、體重減少），以及血糖高、尿液中含有葡萄糖等爲共同辨證指標。正常血糖飯前 80 ～ 120mg/dl 飯後 2 小時不超過 180mg/dl 爲準。

　　世界衛生組織將糖尿病分爲四種類型：1 型糖尿病（type 1 diabetes）；2 型糖尿病（type 2 diabetes）；續發糖尿病；妊娠期糖尿病（gestational diabetes）。雖然每種類型的糖尿病的症狀都是相似甚至相同的，但是導致疾病的原因和它們在不同人群中的分布卻不同。

　　糖尿病患者通常是呈現高血糖值，原因是細胞無法吸收糖分，而使血液中血糖增高。但下降時若是速度快，降到 50mg/dl 以下時會降低中樞神經作用，低於 30mg/dl 以下時則會出現意識昏迷，甚至死亡。

● 芳香護理

適用精油	天竺葵、大蒜、尤加利、檸檬有降低血糖的作用，可作為維持血糖穩定之用
處方例	天竺葵2滴＋尤加利2滴＋檸檬2滴＋基底油30ml，每日兩次按摩肩頸、腿部、腹部；或定期全身按摩

柒、生殖系統解剖生理學、常見生理疾病及芳香養護法

一、人體生殖系統（The Reproductive）

人體內和生殖密切相關的器官及腺體，如：男性的睪丸、女性的卵巢合稱為生殖系統。生殖系統綜合的功能是產生生殖細胞，繁殖新個體，分泌性激素和維持副性徵。

生殖系統分類為男性和女性兩類；按生殖器所在部位，又分為內生殖器和外生殖器兩部分。

男性內生殖器：睪丸、附睪、輸精管、射精管、精囊腺、前列腺等；外生殖器有陰莖和陰囊。

女性內生殖器：卵巢、輸卵管、子宮和陰道。外生殖器有陰蒂、大小陰唇、前庭、處女膜和大前庭腺等。

（一）男性生殖系統（Male genital system）

包括能產生成熟精子的器官，以及運送精子到女性生殖管道內，藉以完成受精作用的器官和腺體。

1. 腺體

⑴ 一對睪丸（testis）：睪丸能分泌男性賀爾蒙，並產生精子（spermatogenesis）。

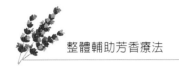

⑵ 一對儲精囊（seminal vesicles）：分泌精液的黏稠液體部分和前列腺素
（prostaglandins）。

⑶ 一個前列腺（prostate gland）：管泡狀複腺體，分泌酸性物質，含特殊蛋
白酶及酸性磷酸酶（acid phosphatase），有助於精子運動，爲精液成分之
一。

⑷ 一對尿道球腺（bulbourethral glands）。

2. 管道

⑴ 一對副睪丸（epididymides）：是精子從睪丸被運送到外面的管道，在射
精前儲存少量精子，也可分泌一小部分精液。

⑵ 一對輸精管（seminaldusts）：輸精管是連結副睪丸與射精管的管道。

⑶ 一對射精管（ejaculatory ducts）：通過前列腺而終止於尿道的管道。

⑷ 一個尿道（urethra）。

3. 支持機構

⑴ 陰囊（scrotum）：位於會陰部，其內中隔爲二，每一囊內含有一睪丸、
副睪丸和精索的下半部。

⑵ 陰莖（penis）：是三個圓柱狀的海綿體，分別包在纖維層內，外再覆蓋
皮膚而構成。內有尿道，爲泌尿、生殖管道的最終器官。

⑶ 一對精索（spermatic cord）：位於陰囊和腹股溝管內，每一睪丸接一條精
索，精索內有動脈、靜脈、淋巴管、神經及輸精管。

4. 男性賀爾蒙

男性所分泌的賀爾蒙主要爲雄激素（androgen），是由膽固醇製造而來
的賀爾蒙。男性的雄激素 95% 在睪丸、5% 在副腎合成。雄激素是由 4 種不
同成分合成：

⑴ 睪酮（testosterone）

睪丸中約有 90% 的睪酮，是男性賀爾蒙中最具生理活性，也是雄激素最

重要的成分。主要作用：增加體毛、強壯肌肉、增大生殖器、形成精子、增加性慾。

⑵ 二氫睪酮（dihydrotestosterone, DHT）

由頭皮毛囊中的 5α 還原酶合成，能使體毛、鬍鬚增加；卻會使頭髮變少、性慾減低（前列腺肥大）的賀爾蒙。

⑶ 脫氫表雄酮（dehydroepiandrosterone, DHEA）

主要存在於前列腺中，約佔 40%；有青春賀爾蒙之稱，能增加細胞再生作用，隨著年齡漸增而分泌減少，帶來老化現象。

⑷ 雄甾酮（androsterone）

可活化男性賀爾蒙，功能約只有睪酮的 10%；男性的雄甾酮由睪丸和副腎合成分泌，女性與孩童僅能由副腎生成。女性的副腎若產生太多雄甾酮，會有多毛症、青春痘、無月經、多囊性卵巢等問題發生。

⑸ 雄烯二酮（androstenedione）

在副腎、睪丸及卵巢都可合成、分泌；在卵巢合成為雌激素，在睪丸則合成為雄激素。

（二）女性生殖系統（Female genital system）

女性生殖系統包括內、外生殖器官及其相關組織。

1. 內生殖器（Internal genitalia）

⑴ 一對卵巢（ovary）：產生女性生殖細胞的器官。形狀大小猶如一粒杏仁，位於子宮兩側，輸卵管的下後方。功能有二：排卵與釋放女性賀爾蒙動情激素與黃體素。

⑵ 一對輸卵管（uterine tubes）：卵子由卵巢輸送至子宮的管道，同時也是發生受精作用及胚胎首次細胞分裂的地方。固定於子宮闊韌帶的皺折之間，外端和卵巢相接，內側端通向子宮底。

⑶ 子宮（uterus）：位於骨盆腔、膀胱和直腸之間，方向前傾和前屈，狀如倒置的、扁平的西洋梨。上部是子宮體、下為狹長的子宮頸（cervix），

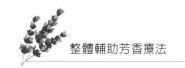

子宮上面圓形的部分稱為子宮底（fundus）；子宮下方有輸卵管的開口。

子宮體的內腔，即為子宮腔，呈倒三角形。子宮壁有三層：

①子宮內膜（endometrium），為黏膜組織構成。

②子宮肌層（myometrium），由三層平滑肌交織組成的中央厚壁組織。

③子宮外膜（perimetrium），是一種漿膜狀的外膜，也是壁層腹膜（parietal peritoneum）。

子宮三大功能即完成月經、懷孕和分娩的過程，在人類生命延續上扮演重要角色。

⑷ 陰道（vagina）：位於直腸、尿道和膀胱之間，直腸在後、尿道和膀胱在前。主要由平滑肌以及皺壁的管道組成，有很大的彈性，上襯有黏膜。陰道是接受精液的器官、產道的一部分，且是月經、子宮分泌物排泄的管道。

2. 女性性週期（Female sexual cycles）

女性生殖系統和男性的差異，除了構造不同之外，女性的子宮內膜有週期性的變化，稱為月經週期（menstrual cycle）。成年女性在生育期內，每 28 天左右會有一次週期性的子宮出血，稱為月經（menses）。月經是由混合著剝落的子宮內膜碎片、血液組成，經由陰道排出。

月經週期有 4 個階段：

⑴ 月經期或行經期：是月經來潮至結束的期間，約 4～5 天。

⑵ 月經後期或濾泡期（postmenstrual phase）：是月經結束至排卵前，約 10～11 天。此時一個成熟的卵子會開始分泌動情激素，子宮內膜會開始增厚，故稱為濾泡期（pollicular phase）。

⑶ 排卵期（ovulation）：即卵巢排放卵子的時期，約在月經後 14、15 天時。

⑷ 排卵後期（postovulatory phase）：月經來前時期，亦稱月經前期（premenstrual phase）。濾泡因排卵而破裂，剩餘的細胞會迅速增生分裂，形成略帶黃色的細胞團，稱為黃體（corpus luteum），分泌黃體素（progestrone）能使子宮內膜、子宮內血管及腺體繼續發育，使子宮內膜成為胚胎發育地，以供受精卵著床。此時亦稱黃體期（luteal phase），從

排卵後開始，持續約 10 天。

若未受精，卵子會萎縮，雌激素及黃體素的分泌會減少，已增厚的子宮內膜會自行毀解，微血管破裂、經血排出，此即為月經。

3. 激素與女性生殖系統（Hormones and female reproduction system）

女性生殖作用受激素影響，如：排卵、泌乳等受卵巢激素、腦下垂體、下視丘控制而發生。

除了月經之外，女性的初經、懷孕、停經也與激素運作有關。

⑴ 初經（menarche）：女性平均 12 歲時有第一次月經，稱為初經。不過每位女性初經發生的年齡差異很大，從 10 歲到 16 歲都有。月經初始週期都不正常，這與激素系統的協調尚不穩定有關，要等到卵巢功能完全成熟，才有正常月經週期。

⑵ 停經（menopause）：月經停止不再來潮的現象稱為停經。約發生在 45 ～ 50 歲之間，代表卵巢內的卵母細胞已經用盡，卵巢萎縮，不再分泌動情激素，子宮、輸卵管亦隨之變小；陰道變窄、變短，失去部分彈性，此過程稱為更年期（female climacteric）。

⑶ 懷孕（pregnancy）：母體內有受精卵形成胚胎，著床於子宮開始至胎兒分娩出子宮為止，稱為懷孕期。人類懷孕期約 280 天，常見的生理改變有月經停止、噁心、嘔吐、乳房增大、乳頭有色素沉澱、腹部持續澎大至胸腔下等現象；這些變化都受激素變化而產生。

⑷ 分娩（parturition）：嬰兒出生的整個過程稱為分娩。懷孕末期子宮會在激素控制下開始有規律地收縮，當子宮收縮時胎兒頭部就將子宮頸擴張，反射地引起催產素繼續分泌，催產素會使子宮收縮更有力。分娩的全過程共分為 3 期，也稱為 3 個產程。第一產程，即宮口擴張期。第二產程，即胎兒娩出期。第三產程，胎盤娩出期，指胎兒娩出到胎盤排出的過程。

4. 女性賀爾蒙

女性卵巢會分泌兩種主要的賀爾蒙，雌激素與黃體素。前者是由卵子製

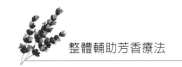

造，具有發情（故又稱爲動情激素）、增厚子宮內膜、增生子宮頸黏液使精子容易進入，並使第二性徵發育成熟。後者是由黃體及胎盤分泌，與雌激素共同作用，產生月經、受孕等可能性，在與受精卵結合後使妊娠持續進行。

雌激素與黃體素之外，與女性賀爾蒙生成有關的還有卵子刺激生成賀爾蒙（FSH）和黃體生成刺激賀爾蒙（LH），這兩者都由腦下垂體分泌，進入血液中，傳達至卵巢發生作用。

雌激素除了發揮女性生理現象之外，在受孕後會增加分泌，使胎兒快速成長，並使孕婦身心產生極大變化，以迎合懷孕所需。

二、男性生殖系統常見疾病及芳香療法

男性更年期被稱爲 LOH 症候群（late onset hypogonadism），原因是年紀增長伴隨血中男性賀爾蒙低下，引起自律神經與精神症狀失調。因爲不會急遽發生，從 40 ～ 50 歲開始漸漸減少，60 歲時的血中濃度與 40 歲相比，平均減少 25%；且與與女性更年期相比，屬於遲發性，常見症狀是賀爾蒙失調與自律神經失調症狀重疊，代表性的症狀是性慾低落，不能勃起。

1. 神經症狀：憂鬱、疲憊、睡眠障礙、不安、脾氣暴躁、體力衰弱、認知機能低落、記憶力減退、發呆。
2. 肌肉骨骼系統：肌肉量及肌力減少（非骨質疏鬆症）。
3. 脂質代謝降低、脂肪增加，心血管疾病機率增加。
4. 性機能、性慾減退。

男性更年期障礙症狀雖與女性更年期障礙相似，但不如女性明顯。

過去鮮少有男性更年期的臨床研究，目前雖有每 2 ～ 4 週注射一次，補充人工合成雄激素的 HRT（賀爾蒙補充療法）治療方式，但是作爲整體輔助的芳香療法，在改善男性賀爾蒙低落的症狀上效果更爲快速（鳥居伸一郎，Aromatopia no.106，2011）。

針對男性賀爾蒙減少，精油可直接作用於腦下垂體、自律神經，並可發

揮補充賀爾蒙作用。透過諮詢，所得綜合症狀，不論是身體的、心理的、性障礙等都可以調製適用個人化的處方。

● 誰容易得到男性更年期障礙

工作狂、有潔癖、堅強能忍的人、不訴苦的人、正直而責任感強的人。

● 男性更年期適用精油

增進男性性功能	黑胡椒、鼠尾草、橙花、茉莉、玫瑰、檀香、依蘭
增加精子數及活力	茉莉、玫瑰
調節賀爾蒙平衡	快樂鼠尾草、天竺葵

生理

精油	作用	適用症狀
乳香	免疫機能活性化	全身性不適綜合症狀
羅馬洋甘菊	鎮痙攣作用	關節、肌肉疼痛
馬喬蘭	調節自律神經	汗大出
苦橙	安眠	睡眠障礙
檸檬	鎮靜作用	安眠、長期疲倦
苦橙葉	抗憂鬱、恢復自律神經平衡	身體疲憊、行動力不足
廣藿香	增加體溫、提高活力、強壯體力	肌肉無力

心理、情緒

精油	作用	適用症狀
絲柏	鎮靜、抑制憤怒	焦慮、暴躁
苦橙	鎮靜、賦予安心感	神經質、不安
奧圖玫瑰	鎮靜	恐懼不安

精油	作用	適用症狀
橙花	抗憂鬱、強化神經、調節雄激素、類雄激素作用	憂鬱、情緒低落

性障礙

精油	作用	適用症狀
奧圖玫瑰	催情	陰莖收縮緩慢
佛手柑	鎮靜	絕望感
花梨木	全身強壯作用	性能力衰退
馬喬蘭	微血管擴張作用	早期勃起次數減少
依蘭	性慾低落	催情作用

處方簽例

症狀	精油處方	用法
陽痿	⑴廣藿香3滴＋檀香3滴 ⑵鼠尾草10滴＋依蘭5滴＋30ml基底油 ⑶葡萄柚2滴＋肉桂1滴＋30ml基底油	⑴薰香 ⑵每晚按摩脊椎兩側及逆時針按摩太陽神經叢 ⑶每週或兩週1次全身按摩
性慾低落	鼠尾草2滴＋依蘭2滴＋天竺葵2滴＋ 30ml基底油	每天按摩背部、腹部、鼠蹊部

男性更年期症候群（睡眠障礙）

精油	基底油	用法
依蘭1滴、馬喬蘭3滴	聖約翰草油20ml	⑴每晚睡前使用，按摩肩頸、後髮際線指壓完骨、風池、啞門穴 ⑵每週60分鐘全身鬆弛按摩

精油	基底油	用法
薰衣草3～4滴	不稀釋	每晚睡前足浴
薰衣草2滴、依蘭2滴、馬喬蘭1滴	不稀釋	足浴後在腳底、手臂內側塗抹上項複方精油

前列腺炎

　　前列腺炎有急慢性之分；急性是出於細菌感染，感染導致前列腺腫大、發燒（38～40℃），並有排尿困難、殘尿感、頻尿、排尿疼痛等現象。若是腫大的前列腺壓住尿道，可能出現閉尿，完全無法排尿。

精油	基底油	用法
尤加利2滴＋絲柏2滴＋綠花白千層2滴	30ml基底油	塗於腹部、1日1次、慢性者持續3個月

　　非細菌感染的前列腺炎，多數起因於骨盆腔底部肌肉長期過度緊張、骨盆瘀血、免疫失調等身心狀態；有會陰部疼痛、殘尿感、排尿疼痛、尿道及陰莖疼痛等症狀。也可能是更年期男性賀爾蒙減少，造成一連串身心、內分泌失調，形成免疫失調現象之一。上述精油亦可用於非細菌性前列腺炎患者。

三、女性生殖系統常見疾病及芳香療法

　　女性荷爾蒙的分泌從青春期至 25 歲達到高峰，27 歲分泌開始減少，35 歲卵巢功能開始退化，賀爾蒙分泌量與濃度大幅減少。此時期有些女性會感覺到經前症候群的現象逐漸明顯、症狀增加。45 歲以後受孕功能衰退、賀爾蒙分泌逐漸降至谷底，走入停經，進入更年期。

　　女性賀爾蒙與肌膚的細緻度有關，也會刺激膠原蛋白增生，所以隨著雌激素分泌減少，皮膚會漸次發生乾燥、皺紋、黑色素、面疱、敏感等現象。

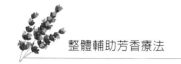

雌激素也影響著骨骼，對骨骼細胞有再生之效；年齡漸長造骨作用漸低、蝕骨作用相對地漸高，所以隨著雌激素減少，骨質疏鬆症就容易找上門了！

雌激素也是大腦進行功能的生化活性物質之一，對情緒也有平穩之功；所以當逐步邁入更年期時，生理、心理、情緒都會受到影響。停經後，女性發生阿茲海默症、骨質疏鬆症、冠狀動脈心臟病、躁鬱症與憂鬱症的比例比男性高。

（一）更年期症候群與經前症候群

女性賀爾蒙能平衡身心各種功能，當分泌一旦遽減，身體各部調整功能會自發性啓動，以使身體適應改變。調整順利，可安然度過更年期；調整趕不上變化速度，發生更年期障礙現象，稱爲「更年期症候群」。

而經前症候群也是雌激素與黃體素功能不平衡所導致一連串自律神經失調的現象。更年期症狀可謂是女性賀爾蒙減少造成問題重疊的「自律神經失調症」。

1. 常見之更年期症候群

熱潮紅、盜汗、手腳腰背腹寒症、心悸、頻拍、耳鳴、耳痛、頭暈、目眩、頻尿、殘尿感、麻木感、蟻走感、肩頸酸痛、皮膚搔癢、乾燥、陰道搔癢、性交疼痛等等不適現象。

● 誰容易出現「更年期障礙」？

⑴自律神經失調者／月經障礙者／經前症候群患者。

⑵低血壓、早上爬不起來者／個性鬱悶、神經質、壓力不易排除者。

⑶經歷重大事故打擊者／家庭關係不良者。

2. 認識經前症候群

有 80% 的女性在月經前經歷過身體與情緒不適的經驗，這些綜合現象統稱爲經前症候群。抗壓力差的女性往往更形嚴重，而經前症後群也會反過來使壓力增加而陷入惡性循環之中。許多女性發生時，體內黃體素比正常值低。

因而在後半期服用黃體素，將濃度提高至正常值，以緩解經前症候群。

3. 常見經前症候群症狀

⑴ 下腹部：下腹痛、腰痛、下腹腫脹感等。

⑵ 血管神經：頭痛、頭重、肩酸、暈眩、耳鳴、身軀與四肢顫抖、手腳僵硬等。

⑶ 精神：焦躁、憂鬱、易怒、有敵意、緊張、情緒不安定、鬱悶、疲倦、嗜睡、失眠、介意小事、無自信、思路紊亂。

⑷ 消化系統：食慾減退、食慾亢進、胃痛、想吐、嘔吐、腹瀉、便秘、嗜甜食、嗜食重口味等。

⑸ 水分代謝：浮腫、足踝腫脹、體重增加、口渴、尿量減少或頻尿、易流汗、膀胱及尿道炎。

⑹ 乳房：乳房痛、乳房脹痛、乳房硬結。

⑺ 皮膚：過敏、面疱、粉刺、黑斑較深、粗糙、容易脫妝。

⑻ 其他：肌肉與關節酸痛、心悸、白帶、喉嚨痛、聲音沙啞、特別愛穿寬鬆衣服等。

（二）認識自律神經失調症候群

當自律神經承受來自外界的壓力時，交感及副交感神經就會失去平衡，使體內的內臟器官失去調控能力、破壞生理運作的韻律感。

❀ 芳香療法對女性生殖功能的作用

增進女性性功能	植物本身含有雌激素、黃體素、睪固酮，可調整生殖週期、增加乳汁分泌、增大乳房組織
對應人體賀爾蒙	強化、代替人體賀爾蒙產生作用
調節賀爾蒙平衡	羅勒、天竺葵、迷迭香會刺激副腎賀爾蒙的分泌，加強副腎的分泌功能

精油	作用
天竺葵	高度平衡賀爾蒙
快樂鼠尾草、絲柏、茉莉、薰衣草	直接作用於女性生殖器、調理月經週期、更年期障礙

1. 盜汗、自汗

葡萄柚、檸檬、鼠尾草、百里香等精油調配為濃度 2.5% 按摩油、香水或薰香，長期使用，可以大幅消除。

2. 閉經

青春期初經之後，突然停止正常月經的現象，稱為閉經。原因有賀爾蒙失調、避孕藥、神經性厭食症、疾病、壓力、長途飛行等。

● 芳香護理

適用精油	羅勒、月桂、胡蘿蔔籽、羅馬洋甘菊、德國洋甘菊、快樂鼠尾草、茴香、天竺葵、牛膝草、茉莉、杜松、薰衣草、馬喬蘭、沒藥、肉荳蔻、薄荷、玫瑰、迷迭香、鼠尾草、百里香、西洋蓍草
護理方式	按摩：腹部、下背部、全身 沐浴：熱水10分鐘→冷水5分鐘→熱水10分鐘 薰香

3. 痛經

即是經痛，因引起的原因與疼痛的方式不同，分為原發性經痛、器質性經痛、充血性經痛、痙攣性經痛。

● 芳香護理

適用精油	羅馬洋甘菊、絲柏、天竺葵、薰衣草、鼠尾草、百里香、肉荳蔻、薄荷等

症狀	精油	用法
充血性經痛	羅馬洋甘菊、快樂鼠尾草、百里香	(1)按摩：稀釋為10％、塗於腹部、背部、兩肩，每天早晚兩次。 (2)薰香：天竺葵、橙花、玫瑰、快樂鼠尾草
痙攣性經痛	薰衣草、肉荳蔻、絲柏	

4. 月經過多

當經血過多、血流結塊、下體不定期出血，都屬於月經過多症。子宮肌瘤、子宮癌、纖維組織病變等疾病也會導致月經過多。芳香療法對於此可發揮舒緩症狀，達到輔助治療的效果。絲柏、天竺葵、檸檬、羅馬洋甘菊等精油調製成濃度 2.5% 的複方按摩油，每日塗於下腹部及臀部脊椎兩側八髎區。

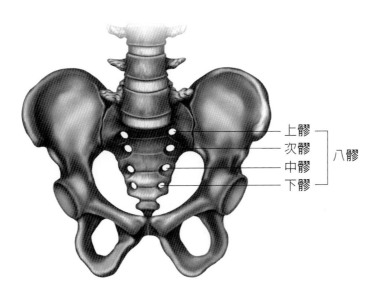

上髎
次髎
中髎
下髎
八髎

圖14　八髎區

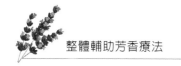

5. 經前症候群

經前症候群就是賀爾蒙與自律神經失調，且行經期缺乏黃體素所導致。常見症狀有水腫、頭痛、體重增加、易怒、失眠……等現象；而水腫會引起其他症狀及加重上述症狀，所以消除水腫是芳香療法首要的處理方向。

● 芳香護理

適用精油	羅馬洋甘菊、玫瑰、快樂鼠尾草、天竺葵、肉荳蔻、佛手柑、葡萄柚、茉莉、茴香……等 ⑴舒緩情緒適用精油：佛手柑、天竺葵、玫瑰、快樂鼠尾草、羅馬洋甘菊等 ⑵排除水腫：葡萄柚、茴香、天竺葵、迷迭香、檸檬等
護理方式	長期按摩、沐浴、薰香會有效解決經前症候群，使賀爾蒙功能恢復正常

6. 白帶

「十個女人九個帶」，在中醫有此一說，認為稀白、透明的白帶不是病。白帶是由陰道正常剝落的黏膜細胞及陰道黏液所組合。但受念珠菌感染，會使陰道發炎分泌不透明、異味重、白色或黃色的黏液，有時甚至帶血。陰道炎常因服用過多抗生素、避孕藥導致白帶增加。

● 芳香護理

盆浴	薰衣草1滴＋杜松1滴，加入8公升溫水
衛生棉護墊	薰衣草、杜松、茶樹、檸檬任一種1滴

7. 子宮內膜異位症（Endometriosis）

子宮外可見子宮內黏膜組織的疾病，與內膜組織會同時增生、剝落；但是無法和月經一樣，能經由子宮頸、陰道排出體外，因為沒有排出的通道，

因此黏著於腹部黏膜或臟器成為瘢痕組織；在子宮、卵巢、膀胱、腸管、子宮頸、骨盆腔周圍處處可見其蹤跡。

宮骶韌帶、直腸子宮陷窩、子宮後壁下段，可有散在紫褐色出血點或顆粒狀散在結節，病變發展使子宮後壁與直腸前壁粘連。症狀有痛經、月經過多、不孕、性交疼痛、經前或經後腹部有大便墜脹感；膀胱症狀有週期性尿頻、尿痛症狀；若侵犯膀胱粘膜時，則可發生週期性血尿。腹壁瘢痕及臍部的子宮內膜異位症則出現週期性局部腫塊及疼痛。

子宮內膜異位症患者隨著月經週期，反覆發生嚴重經痛等現象；長期有致癌的可能性。

✿ 芳香護理

精油	作用效果
天竺葵	止痛、消炎、抗凝血、鎮靜交感與副交感神經
薰衣草	活化肝臟血液、止痛、鎮靜神經
永久花	活化肝臟血液、化瘀血、止痛
羅馬洋甘菊	止痛、消炎、抗神經痛
德國洋甘菊	止痛、消炎、抗神經痛
尤加利	止痛、消炎
馬喬蘭	鎮痙攣、止痛
快樂鼠尾草	鎮痙攣、止痛
玫瑰	鎮痙攣、止痛
花梨木	鎮痙攣、止痛
杜松	促進淋巴液、體液流動
絲柏	緩和淋巴管及血管中之瘀血
橙花	提升情緒、止痛
佛手柑	放鬆心情、抗憂鬱

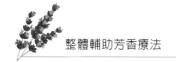
◎ 護理方式

下半身浴	取5～7滴至於溫熱水中，經前兩週每日進行水深及於腰部的下半身浴
每天兩次	天竺葵10滴＋薰衣草8滴＋快樂鼠尾草8滴＋杜松4滴＋基底油30ml，按摩腰部周圍及下腹部、臀部八髎區
每週一次全身浴	以放鬆緊繃的身心促進血液循環；精油建議選擇天竺葵、玫瑰、橙花、薰衣草、佛手柑等

四、孕期不適現象及芳香養護法

　　孕產期由於賀爾蒙急速增加，胎兒生長快速，孕婦的身體也會發生局部性的變化及全身性的變化；因而造成前、中、後三孕期各種不適現象及重大疾病。

	局部性的變化		全身性變化
子宮	因肌纖維、肌肉組織、彈性纖維增加，造成子宮肥大、肌肉壁更有彈性；子宮內膜腺體增生肥厚，血管與淋巴管數目增加；所以大小的改變、容量的加大、重量的增加及子宮血液循環流量增加，但子宮本身厚度會隨著懷孕週數變薄	心血管系統	(1)心臟負荷增加使心臟向上、向左移動，心尖向左側移動，以及心音變化 (2)心臟生理可能有心悸、心跳加速、血壓、心血輸出量的改變 (3)心臟循環方面有血容量與血流量增加、妊娠生理性貧血、靜脈曲張等變化的發生 (4)血液組成變化以供應母體及胎兒所需，以及保護胎兒機制

	局部性的變化		全身性變化
子宮頸	血液中雌激素增加，帶來顏色、硬度、充血、腫脹、腺體增生、黏液分泌增多、子宮頸變軟等改變	呼吸系統	受肺功能變化及賀爾蒙、子宮擴大等變化而造成影響
陰道	生產時支持性結締組織鬆弛、血管增生、上皮細胞肥大及分泌物增加	腸胃系統	噁心、嘔吐、味覺與嗅覺改變、牙齦充血腫脹、胃液減少、胃上移、肝功能變化、膽囊功能改變、大腸受壓迫
卵巢	停止排卵、第8週前仍會分泌黃體素	泌尿系統	腎臟代謝量增加、體積亦增加。出現頻尿、尿蛋白、水腫
輸卵管	子宮底高度增加之故，輸卵管位置亦上升。受賀爾蒙及骨盆腔充血影響，血管及血量增加	骨骼肌肉系統	腹部增大、子宮前傾、脊椎腰背向前彎；出現肩頸背腰等部位酸痛、不適、疼痛等現象
乳房	大小、外觀、乳暈腺體均會改變	內分泌系統	腦下垂體、甲狀腺、副甲狀腺、腎上腺、胰臟賀爾蒙均有強烈分泌變化
皮膚	色素沉澱、妊娠紋、血管蜘蛛痣、汗腺及皮脂腺活動增加	體重	平均增加12～16公斤

（一）懷孕期不適現象

1. 孕吐

出現時間約在懷孕第 5 ～ 6 週後。懷孕後人類絨毛促性腺激素會急速上升，胃的分泌物減少，胃部肌肉蠕動也緩慢，容易引起脹氣、反胃和嘔吐。

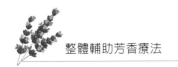

2. 頻尿

出現時間約在懷孕初期及後期。膀胱空間因受到子宮擠壓而縮小,因此次數增多且尿量減少。第二期因子宮已脫出骨盆腔,壓力暫時緩解,頻尿現象趨緩。由於黃體素有弛緩肌肉作用,所以孕期經常發生壓力性尿失禁或因緊張而尿失禁的現象。

黃體素的增加,尿管膨脹、尿液瀦留;容易引起細菌性感染,以及無症狀的細菌性感染,造成陰道、尿道、膀胱發炎。泌尿症狀感染狀況嚴重時應就醫、接受治療,以免相關器官,負責過濾體液作用的腎臟受到波及。

3. 分泌物增多

出現時間,第 5 ～ 6 週以後。懷孕後由於荷爾蒙改變,雌激素、黃體素分泌增加,刺激陰道黏膜增生及黏液分泌增加;還有骨盆壓力加大,也使得陰道內的分泌物增多。

4. 乳房脹痛

出現時間約在第 5 週以後。除了乳房變大、出現微痛,偶而會摸到腫塊,乳暈顏色變深。

5. 便秘

出現時間約在 5 週後。懷孕所分泌的賀爾蒙會使平滑肌鬆弛、腸子活動降低,若體內纖維質、水分不足,再加上變大的子宮壓迫,愈到懷孕後期便秘愈嚴重。

6. 頭髮

出現變化時間約在 5 週後開始。懷孕期間,頭髮的直徑變粗,髮量變多,也變得更厚實了。

7. 嗜睡及疲倦

出現時間約在懷孕初期。孕婦基礎新陳代謝率增加 25%，使體內熱量消耗快、血糖不足，使許多孕婦發生疲倦及嗜睡的問題。

8. 容易流汗、體味加重

出現時間約在懷孕初期。懷孕會使孕婦體溫升高，以提供血液及養分給胎兒，新陳代謝速度增加，相對體溫會升高，以致容易流汗。

9. 牙齦發炎

出現時間約在懷孕初期。孕婦的牙肉會對牙菌斑分泌出的毒素產生過度反應，因而出現牙齦腫大、容易流血的情況。

10. 青春痘

出現時間約在懷孕初期。懷孕後大量分泌的黃體素會使皮膚分泌較多油脂，因而造成青春痘。

11. 鼻塞或流鼻血

由於雌激素升高，導致鼻黏膜水腫，使發生鼻充血或鼻塞現象。

12. 昏暈及低血壓

賀爾蒙的改變，容易引起血管收縮不穩定或姿勢性低血壓，而使孕婦暈眩或昏倒。

13. 頭痛

懷孕前 3 個月的頭痛是由於血液量增大及雌激素對腦血管壁產生壓力所致，此為普遍現象。懷孕後期的頭痛，是由於乳房增大使得壓力變大及姿勢改變所致。懷孕後期的頭痛還常伴隨前頭部疼痛所引起的浮腫、噁心、視覺

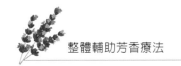

障礙、右側上腹部疼痛；若有上述現象，則可能是妊娠高血壓。

14. 黑色素沉澱

出現時間約在第 12 週後。雌激素和黃體素大量上升，會使黑色素細胞活化，因而造成黑色素細胞沉澱，大部分會出現在乳頭、外陰部、腋下、腹股溝、大腿上方內側，恥骨到肚臍中央則會出現腹中線。

臉頰上出現不規則的棕色斑塊，也就是俗稱的孕斑，孕斑主要是因孕婦體內動情激素、黃體酯酮或黑色素刺激荷爾蒙濃度上升而造成；此外，原本就存在的痣、雀斑、胎記等顏色也可能加深，大概 50% 的孕婦有孕斑的困擾。

15. 妊娠紋

出現時間約在第 13 週後。腹部最為明顯，其次是大腿內側、臀部兩側；妊娠紋大多是以肚臍為中心，然後呈環型分布。剛開始生成時，會呈現紫紅色不規則的條狀，隨著結締組織的修復會轉為銀白色的疤痕。

16. 肩膀痠痛

出現時間約在第 20 週後。懷孕中期後出現的肩膀痠痛多是因為血液循環不佳所造成。懷孕後的血液量會增加，到了懷孕中後期，擴大的子宮會壓迫靜脈，影響血液回流，造成血液循環不佳，末梢循環也會受到明顯的影響，再加上活動不便，運動量減少，更可能惡化血液循環不佳的情況。

17. 腰痠背痛

比懷孕初期腰痠背痛加重的現象，出現時間約在第 20 週後。

18. 抽筋

起因於體重增加、變大而重的腹部，使腿部肌肉負擔加重、壓迫下半身血液循環。此外，體內鈣離子含量不足也使得小腿肌肉發生抽筋現象。

19. 感染

某些孕婦會發生無症狀的細菌尿路感染、陰道感染；幾乎所有精油都具有抗菌作用，對於治療泌尿系統感染很有效果。

（二）芳香養護法

1. 妊娠遏阻症

懷孕及產後食慾都會發生變化，初期因噁心、嘔吐等狀況導致食慾下降；或因賀爾蒙增加反而使食慾大增，以及產生對某些沒有營養的物品特別渴求的食癖症。佛手柑在懷孕初期最適宜用在調整食慾。吸入或溫水浴皆可，新鮮的檸檬汁能除去口中的酸味，對嘔吐嚴重的孕婦有效。吸入萊姆精油可促進食慾，也可緩和唾液過多的流涎症現象。

90% 以上的孕婦會經歷噁心、嘔吐的妊娠遏阻症，不處理也會漸漸減緩；症狀持續 60 天以上時應就醫。以芳香療法適度護理，可收身心兩方面效果。

⑴ 吸入法

歐薄荷1～2滴滴於衛生紙上
苦橙葉、甜橙、檸檬，各1滴，加入聞香壺中懸掛胸前
預防嘔吐：甜橙或柑桔（紅桔）、薑各1滴，睡前使用於擴香儀 若無擴香儀，將上述精油放入裝有溫水的碗中，睡前置於床腳下

①其他對妊娠遏阻症有效的精油，臨床使用上還有：香蜂草、德國洋甘菊、歐薄荷、苦橙、葡萄柚及薑。

②薑在中藥學中被譽為「止嘔聖家」，對任何原因引起的噁心、嘔吐皆有效。現代臨床統計學上也證實薑精油對懷孕初期的妊娠遏阻症有效（Bartram, 1995），對妊娠遏阻引起的胃酸逆流也有抑制效果（Arfeen et al., 1995）。不過薑精油的氣味對大多數懷孕女性而言是氣味不佳的精油，可添加甜橙、柑桔、紅桔、檸檬等芸香科精油改變氣味印象。

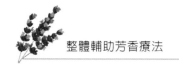
(2) 入浴

> 採用全身沐浴或半身浴，可以利用水溫舒緩肌肉，精油可消除壓力緊張及防止孕吐等效果
>
> 將5滴精油加入5ml基底油中攪拌稀釋後置入水中，基底油還可產生潤膚的效果
>
> 水溫約38℃，全身浴浸泡15～20分鐘；半身浴浸泡15分鐘以上，浸泡時肩上搭條毛巾，以防出汗毛細孔張開，寒氣入侵

❖ 花草茶

對消化系統有益的花草茶也可舒緩妊娠遏阻症及改善食慾不佳、幫助消化。例如：薄荷茶、羅馬洋甘菊茶、薰衣草茶、橘茶。

2. 腰痛

> 懷孕初期基底油按摩加入柑桔、苦橙葉、橙花各1滴，輕抹於肌肉或坐骨神經疼痛處，並加以溫敷，舒緩肌肉緊繃與疼痛
>
> 懷孕初期其他可用於濕敷的精油，選擇有止痛作用、消炎作用的精油。例如：乳香，還可發揮激勵情緒的效果

3. 中後期的腰痛、背痛、坐骨神經痛

上述症狀皆起因於隨著懷孕的體重增加、腹部變大，使身體重心向前移、姿勢改變，產生腰椎前傾而造成。鼠蹊部和腰部周圍的肌肉漸次產生無力感，坐骨神經痛患者疼痛部位可能延伸至腳底；並隨著懷孕週數增加，狀況益發嚴重。

⑴背部按摩及側身的專業孕婦按摩，可有效緩解上述症狀；背部按摩不僅舒緩緊張的神經與肌肉，還可放鬆神經，間接緩解腰部疼痛。（參考禁忌症狀與特殊安全考量之孕婦按摩）

⑵如果痛覺延伸至腳底，是坐骨神經痛的症狀，若無法找到專業芳療師按摩時，以濕敷、沐浴也可舒緩以上症狀。對孕婦的坐骨神經痛有效之精油以具鎮痛及抗發炎及提升情緒的為主：如乳香、芫荽、檸檬尤

加利、甜羅勒、天竺葵。

☆中後期有相乘作用的複方精油

精油	入浴	按摩	濕敷
薰衣草、薑、羅馬洋甘菊	☆	☆	
羅馬洋甘菊、薰衣草、迷迭香	☆		☆
馬喬蘭、迷迭香	☆		☆
黑胡椒、馬喬蘭、羅馬洋甘菊	☆	☆	
羅馬或德國洋甘菊、迷迭香	☆	☆	
薰衣草、羅馬或德國洋甘菊、乳香、尤加利	☆		☆
薰衣草1滴、羅馬洋甘菊1滴＋甜杏仁油、荷荷芭油 10ml	強烈疼痛時用於按摩		

4. 細菌感染

⑴陰道炎、尿道炎

若陰道有灼熱感、混濁的分泌物、明確的不適感是嚴重的陰道炎現象，一定要求醫治療，否則生產時胎兒通過產道會受感染；輕微的陰道炎可以精油治療。

1960 年之前在臨床上茶樹家族桃金孃科被認爲是最具抗菌效果的；白千層被用於治療黃色葡萄球菌引起的感染，茶樹也曾被用於抑制口腔病原體增加的放線菌（Actinomyces）、擬桿菌（Bacteroides）等的變種病原體上（Walsh & Wagstaff, 1987）。其他孕婦可安全使用的抗菌作用精油還有：羅馬洋甘菊、檀香、乳香、絲柏、杜松。

● 孕期的精油護理

精油可發揮預防細菌感染作用上

在浴缸或陰道洗淨瓶中裝入溫水，再加入以基底油稀釋過的1滴精油，充分搖勻沖洗外陰部

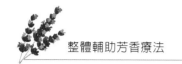
| 或加入濕敷於恥骨上也可發揮抗菌作用 |
| 臀部周圍及骶骨的濕敷則可緩解腎臟的疼痛感 |
| 5ml的茶樹、尤加利、羅馬洋甘菊純露中加入250ml的溫水，沖洗陰部 |

⑵頻尿與漏尿

　　若有頻尿現象，而且總覺得有殘尿感，要預防尿液瀦留可能引起的細菌感染問題，需採預防感染為目的的精油護理。

　　如果是因產後、老化、停經等因素造成的應力性尿失禁，則可訓練骨盆底肌肉運動（又稱為提肛運動）獲得改善。

⑶閉尿

　　生產後的閉尿現象，可能是產道傷口浮腫導致。排尿量與次數變少，則可能是神經元受傷。懷孕時後屈的子宮，沒有自然傾向前方，當時間長達16～20週時，有發生閉尿現象的案例。審慎辨明閉尿原因後，可以輕度腳底按摩，在泌尿反射區將精油稀釋按摩。適宜的利尿作用精油有很多種，但以羅馬洋甘菊（Stanic & Samarzija, 1993）最佳。

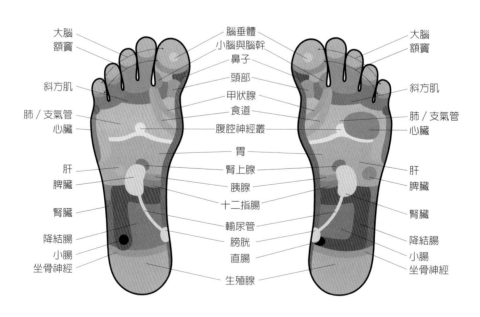

圖15　泌尿反射區

5. 血壓

懷孕初期因為賀爾蒙的改變，心搏數會增加 50%，血漿量會增加 40%；血壓會稍稍下降。此時期的姿勢性低血壓與噁心、頭暈可能與血壓有關。精油雖有緩解作用，但使用上應十分慎重。

有些女性因為體重增加快速及賀爾蒙影響所致，會導致妊娠高血壓；嚴重的案例會引發子癲癇症，此為高危險妊娠症，若非本身是擁有芳療師資格的職業醫師、助產師，不可進行精油治療。

在孕婦血壓上上下下不穩定的狀況下，一般芳療師也需在醫師同意下，為顧客進行精油治療。在臨床上有醫師以花梨木治療妊娠高血壓成功的案例（McArdle, 1992），也有原本就患有高血壓的孕婦，以花梨木降低血壓的成功案例（Waymouth, 1992）。

(1)降血壓作用的精油，如：薰衣草、快樂鼠尾草、香蜂草、馬喬蘭，在懷孕初期大部分都不能使用；但是在生產時，可以用於安產。檸檬、馬喬蘭、橙花、柑桔、依蘭等用於按摩則是安全的。

(2)在因為緊張而使孕婦血壓升高的狀況時，可使用具有緩和緊張及提振情緒的精油採取孕婦按摩手法，或者其他局部按摩，可以消除噁心、嘔吐、浮腫、腰痛的手法；並可使用基底油在肚子上輕輕按摩安撫胎兒。

週別適用降血壓精油
36週以前：花梨木、檀香、依蘭
36週以後：薰衣草、馬喬蘭、依蘭

6. 抽筋

(1)採取有促進血液循環作用的按摩、足浴、熱敷皆有效緩解抽筋。

(2)選擇鎮靜作用的真正薰衣草 2 滴＋歐薄荷 1 滴＋消除疲勞的迷迭香 1 滴，以 50ml 甜杏仁油稀釋至 1% 按摩使用。

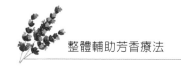
⑶用毛巾包覆腳掌熱敷後，以雙手按摩整個腳底。

⑷其他可用精油：馬喬蘭、絲柏。

7. 壓力與不安

孕婦時時呈現易怒、焦慮、緊張、疲倦等壓力症候群多起因於懷孕時賀爾蒙的鉅變，初產婦還有對未知經驗的恐懼、擔心胎兒出生後狀況、對自己既將成爲母親的不安感等等，使身心承受前所未有的負擔。

專業芳療師的孕婦身心狀況諮詢，是幫助客戶度過此人生重要時期不可缺少的護理流程之一；特別是壓力與不安等情緒心理問題，可視孕婦的懷孕週數調理有鎮靜作用的精油爲客戶按摩，以期達到放鬆肌肉、提振精神、釋放緊張。若有使用禁忌，僅僅以用基底油進行肩頸、背部、足部護理都能大大緩和壓力與不安。

沐浴和擴香儀吸入精油，是最快速的放鬆方式；透過呼吸系統對大腦邊緣系統掌管情緒的區域可直接發揮作用（Bachbauer et al., 1991, 1993）。但應避免連續 3 週以上都使用相同精油配方，會產生嗅覺疲倦，失去效果，處方內容視症狀可不停做小幅度改變。例如：肌肉緊繃加入佛手柑或馬喬蘭；胃部不適加入馬喬蘭、橙花；血壓上升加入依蘭、眞正薰衣草。

英國的 Ethel Burbs 等人在約 500 名產婦生產時使用芳香療法來放鬆產婦情緒，證實其有效性；（Ethel Burbs & Caroline Blamey: Using Aromatherapy in Childbirth.Nursing Times, 90: 54,1994）以及日本的斉藤いずみ在懷孕末期使用眞正薰衣草、檸檬（妊婦のためのアロマテラピーとその效果，Aromatopia No6：52,1994）；勝俣知香子使用眞正薰衣草在分娩時（分娩におけるラベンダーオイルのの效用，Aromatopia No10：34, 1995）等多起臨床案例，都證實生產時精油對產婦的放鬆有其效果。

8. 便秘

懷孕期適用的精油	安息香、佛手柑、乳香、天竺葵、柑桔、橙花、苦橙葉、檀香、依蘭、苦橙、羅馬洋甘菊等
產前與分娩、產後適用的精油	羅馬洋甘菊、依蘭、茉莉、絲柏、天竺葵、杜松、真正薰衣草、馬喬蘭、香蜂草、廣藿香、玫瑰等

⑴懷孕初期的孕婦選擇具消化作用的精油甜橙或柑桔，促進血液循環的黑胡椒各 1 滴，加入約 42 ～ 44℃的溫水中，以毛巾浸濕後，裝在保潔袋中，置放於肚臍處，配合深呼吸，吸入精油氣味緩和胃部肌肉。

⑵懷孕中期的孕婦可用按摩方式，以 3 滴歐薄荷稀釋 30ml 基底油，在肚臍周圍畫圓輕柔進行；同時配合深呼吸。懷孕後期可用馬喬蘭、天竺葵以及上述精油共 7 滴加入 50ml 基底油按摩腰部、背部、側腹部，並沿著骨盆腔周圍由升結腸上行至橫結腸，再沿著降結腸輕輕刺激。

9. 頭痛

⑴懷孕初期最常見的頭痛原因是腦血管擴張，加上緊張和睡眠不足所導致，孕吐太嚴重，造成電解質不平衡時，也會引發頭痛。懷孕早期最常見的則是偏頭痛，特徵是單側頭痛、一陣陣的痛，會因為勞累而更加疼痛；但隨著懷孕週數增加，到了中後期反而會改善。較嚴重的會合併噁心、嘔吐、畏光、怕吵等症狀。

⑵壓力性頭痛，兩側都痛，頭部受擠壓的感覺、持續性的痛，不因體力勞動而惡化；適度運動反而會改善，放鬆壓力也會改善，不限懷孕早期或晚期，都有可能發生。

⑶妊娠毒血症

懷孕後期又再度出現頭痛情形，就要懷疑是否有妊娠高血壓或妊

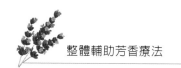

娠毒血症等疾病問題。子癇前症最主要的症狀就是頭痛，特徵是頭部兩側都痛、一陣一陣的痛、疲累時更痛、休息後減輕。可能會合併視力模糊、上腹痛、小便量減少、胎動減少等症狀。極少數嚴重的孕婦會癲癇發作，全身抽筋、口吐白沫、失去意識、甚至死亡。

臨床上尚未發生孕婦因使用精油按摩而導致子癇癇症的案例；但是癲癇症者禁用精油，如孕婦本人、家族有罹患此症的也應列為禁用精油之列。

➢ 迷迭香、茴香、牛膝草、鼠尾草（Steinmetz et al,1987）。

⑷其他頭痛原因

還有許多原因可能引起孕婦頭痛，例如：頭部撞擊、腦部發炎、腦內腫瘤、腦壓升高、腦中風、服用刺激性藥物或食物等等。

❀ 頭痛適用的芳香護理

按摩	止痛、鎮痙攣作用的薰衣草1滴（懷孕中後期），直接按摩太陽穴輕加按摩
	薰衣草、依蘭、檀香、歐薄荷、尤加利等調製成1%的基底油，定期按摩可緩和一般性頭痛
	歐薄荷和薰衣草、羅馬洋甘菊等具有化瘀、鬆弛、緩和作用的精油，適度稀釋後，沿著太陽穴、耳後、前耳邊緣至後頭部按摩

10. 消化不良

懷孕第二期後，體重增加引起更多生理壓力，同時黃體素的持續作用，使胃部賁門括約肌鬆弛，造成消化不良、胃灼熱感。

⑴伴有胃酸者，使用檸檬精油稀釋後，按摩背部與塗抹腹部。

⑵羅馬洋甘菊、柑桔、甜橙、歐薄荷、苦橙葉、檀香、薑、芫荽、茴香等，稀釋後塗抹腹部使用。

⑶接近預產期時，可用薰衣草加羅馬洋甘菊以基底油稀釋後，按摩腹部。

也可使用橙花精油，促進膽汁分泌（Rangelov et al., 1988）。

11. 失眠

孕期白日的倦怠感常伴隨夜晚的睡眠不足，特別是職業婦女，在懷孕前中期倦怠感特別強烈；後期則愈發強烈，夜間睡不著或是睡著立刻又清醒，在嬰兒出生後這種狀況會持續一段日子。

⑴助眠有效果的精油可舉薰衣草為例，薰衣草對睡眠導入與延長睡眠時間均有效（Hardy,1991; Henry et al., 1994; Hudson, 1996）。

⑵羅馬洋甘菊、橙花、甜橙、玫瑰等精油有放鬆的作用；不論是按摩、足浴、滴在面紙上、擴香儀中，於睡前吸入都有效果。

⑶將 2 滴薰衣草、1 滴快樂鼠尾草、1 滴羅馬洋甘菊加入 10ml 的基底油中，睡前輕輕塗抹胸口。

⑷薰衣草、佛手柑、檸檬各 1 滴，滴在面紙上，塞在枕頭下。

12. 浮腫

孕期的浮腫是基於血液回流不佳、代謝變慢、體液滯留在皮下組織與細胞間組織所致。隨著變大的子宮壓迫血管，手腳末端的血液、體液難以流回心臟，在四肢引起嚴重的浮腫。50% 的孕婦在近預產期前會經歷嚴重的浮腫現象，尤其是在隔夜之後，早上發現浮腫；產後數日還會有更加嚴重的現象。這是因為生產後部分子宮組織自行溶解、排尿量增加，腎臟負擔加重之故。

⑴絲柏、杜松、天竺葵、檸檬、迷迭香、廣藿香、薰衣草、薑等精油均有刺激血液循環及利尿、解毒的效果；用於按摩、足浴。

⑵按摩應選擇向心式的手法，自離開心臟最遠的右腳底開始，沿著足踝、小腿、膝蓋、大腿到鼠蹊部，進行向心臟方向的按摩方式。

13. 腕隧道症候群

有 1/3 的女性，在懷孕第 7 個月至第 9 個月時，會出現腕隧道症候群。手上的正中神經在經過手腕處，會穿過由腕骨與韌帶圍成的「腕隧道」，當

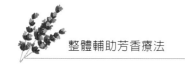

受到位於神經上方的韌帶壓迫，感覺神經分布區域會出現麻木、疼痛、浮腫等症狀，有時會累及肩膀，此為腕隧道症候群。（請參考神經系統常見疾病）

可選用薰衣草、乳香、羅馬洋甘菊等精油，稀釋至 1% 濃度，按摩頭部、頸肩、手腕、手部及上背部。

14. 皮膚護理

(1) 面皰

懷孕時，體內有高濃度賀爾蒙循環之故，皮膚皮脂腺受刺激分泌旺盛，容易長粉刺、青春痘。有收斂及抗菌作用的純露以紙面膜濕敷，並改用純露作為化妝水。若有含膿疱的面皰，可用 1 滴茶樹或尤加利直接抹於患處。

(2) 妊娠皮疹

妊娠期間出現的一種瘙癢性皮疹，多見於經產婦，其發病率為 0.5 ～ 2.0%，是最常見的妊娠皮疹。癢疹（prurigo）是一組伴有劇烈瘙癢的小風團樣斑丘疹及慢性疱疹樣皮膚損害的總稱，皮疹於分娩後 1 個月內自行消退，瘙癢也隨之消失。有些孕婦會同時患蕁麻疹、哮喘等過敏性疾病。

妊娠皮疹可能與自體免疫力有關，發疹時應保持患部清潔，可以薰衣草或羅馬洋甘菊等有止癢作用的純露濕敷患部。

(3) 妊娠紋

多發生在懷孕後 5、6 個月時，醫學名稱是「皮膚擴張紋」；是指懷孕期間因荷爾蒙變化、影響體質所引起的皮下彈性組織被撐開而斷裂。發生部位多在腹部兩側、大腿內側、屁股和胸部。呈現紫紅色不規則條狀，生產後顏色漸褪為銀白色萎縮性疤痕。

① 為預防妊娠紋產生，可從懷孕第 4 個月直到產後 6 ～ 7 週、每天早晚用於胸部、腹部、臀部塗抹精油，依照不同膚質選擇 30ml 基底油，加入甜橙、柑桔、茉莉、薰衣草、橙花、花梨木、天竺葵等精油共 3 滴；輕輕塗抹至吸收。

② 護理妊娠紋有效之基底油：橄欖角鯊烷油、葡萄籽油、甜杏仁油、荷荷巴油、澳洲堅果油，可單方或混合使用；特別乾燥者可加入酪梨油。

15. 靜脈曲張

妊娠期發生的靜脈曲張現象多半是暫時性的，起因於黃體素使血管平滑肌鬆弛、血液滯留的結果，會隨著腹部變大血液循環變差而惡化，並伴有疼痛現象。產後靜脈彈性會隨之恢復，經產婦的靜脈曲張會較嚴重；應在懷孕期予以預防。

(1)按摩選用促進血液循環的佛手柑及收斂、化瘀的絲柏各 1 滴，加入 10ml 的甜杏仁油，沿著靜脈曲張的部位輕輕按摩，上方不可施壓，每日按摩。

(2)靜脈曲張伴隨疼痛時，在上述精油中再加入眞正薰衣草 1 滴，由小腿下方向上方，避開靜脈曲張部位，輕撫按摩。

(3)也有靜脈曲張發生在外陰部的案例，選擇眞正薰衣草、絲柏或杜松其中一種 1 滴，加入裝有溫水的陰道洗淨瓶中，充分搖勻沖洗外陰部。

16. 痔瘡

懷孕中後期隆起的子宮壓迫到腸子、肛門周圍的靜脈，形成瘀血，靜脈失去彈性，向外突出的結果就是痔瘡；有些則是在生產時用力擠壓造成靜脈血管外突形成痔瘡。

採用和靜脈曲張相同的處方，每週按摩下半身一兩次，可以同時預防靜脈曲張與痔瘡。變硬的糞便，可能會撐裂肛門，造成撕裂傷及污染肛門口，而形成水泡狀痔瘡，患部應予以殺菌、消炎。便後應用溫水沖洗，不可使用衛生紙。

(1)杜松或是絲柏、茶樹，各 1 滴，加入 50g 的蜜蠟與 30ml 的荷荷芭油製成油膏，以清潔的手指取適量塗於肛門口，一日 4～5 次。

(2)針對外痔可以採用沐浴、坐浴、濕敷、噴劑等形態；精油選擇具有良好收斂、鎮痛、消炎作用的絲柏及天竺葵、薰衣草。

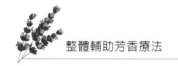

17. 產前護理

⑴ 乳房護理

　　乳房在懷孕中會發生許多變化，產前為授乳之故，乳房會發育成熟。充滿了分枝散葉狀、分泌乳汁的乳腺細胞，合流至乳頭後膨脹起來形成乳管洞，儲存從血液變成的乳汁，以備嬰兒出生後能立即授乳。乳頭是勃起性的敏感器官，乳暈上則布滿皮脂腺出口，以利分泌皮脂滋潤乳房周圍皮膚。懷孕 16 週之後，流入乳房的血流量增加、乳房相對腫脹、甚至疼痛，累及背部；乳頭會滲出透明的初乳。

　　為了產後授乳的順利，產前進行乳房按摩，使乳管順暢、易於泌乳。預產期前 4 週開始，每天用拇指、食指挾著乳頭輕輕轉動 5 分鐘，兩個乳房要分別進行，以免刺激子宮收縮。並從腋下向乳頭方向進行按摩。這可促使催產素（oxytocin）分泌、刺激子宮頸管成熟，使產道軟柔；並使乳頭慣於刺激，能充分泌乳。

　　①乳頭陷沒：乳頭中央產生溝狀凹陷。

　　②乳頭扁平：乳頭與乳暈處於同一平面上。

　　③乳頭龜裂：乳頭有裂縫、疼痛；授乳時狀況加重。

　　在產前若已發生上述三種乳頭異常現象，自 28 週起就要進行乳房護理，以免產後乳汁鬱結不出，強行擠奶或使用吸奶器，會使乳頭龜裂現象更形嚴重；有乳頭龜裂現象，可在基底油中加入薰衣草、柑桔、橙花等精油混合為 0.5～1% 的濃度，在洗澡後塗覆乳頭，使其軟化、修復傷口。

❀ 待產護理

護理時間	方式	效果
預產期前2週	每日以1ml甜杏仁油加1滴玫瑰，塗於恥骨上	柔軟會陰
	玫瑰、橙花、薰衣草、肉荳蔻、快樂鼠尾草、天竺葵等精油，混合喜好的氣味，放入聞香壺或擴香儀，吸入使用	放鬆緊張、安撫神經

護理時間	方式	效果
	混合茉莉、薰衣草，加入基底油調成1%濃度，按摩腰部、鼠蹊部	
分娩前1週	以6滴加入溫水中每日沐浴。	促進分娩
前2～3天	混合茉莉、薰衣草，加入基底油調成1%濃度，按摩腹部、下背部或溫敷	
待產	薰衣草以水稀釋、沾濕擦拭臉和身體	緩和緊張、壓力、緩和陣痛
	歐薄荷、檸檬、甜橙、薰衣草等精油，以1小時10分鐘的間隔吸入	
	玫瑰純露噴臉、輕拍臉部	

⑵ 帝王切開術

選擇剖腹產的產婦仍會懷抱緊張、不安感；手術前後都可使用使其放鬆的精油以吸入法護理。若因胎位不正而要採取剖腹手術，以基底油順時針方向在腹部上方按摩，有機會使胎位回正（Tiran & Mack, 2000）。

手術後的疼痛，可以芳香療法護理，按摩部位除了傷口所在的腹部外，背部、足部、腿部、肩頸都可選擇止痛作用的精油；並可將精油滴在溫水中擦拭全身。

⑶ 會陰護理

會陰位於肛門與陰道間數公分之處，缺乏彈性，往往在嬰兒娩出時，造成撕裂傷、血腫現象。消除血腫、傷口復原最有效果的是真正薰衣草，將薰衣草 3 滴加絲柏 2 滴混入 8 公升溫水中。

18. 恥骨聯合（Pubic symphysis）分離

由兩側的恥骨聯合面，藉纖維軟骨連接而成的半關節組織稱為恥骨聯合。女性的恥骨聯合具相當程度的可動性，在妊娠或分娩過程中，恥骨聯合關節及韌帶鬆弛，會出現輕度的分離，使骨盆發生暫時性的擴大及疼痛。疼痛嚴重者，兩下肢外展與起坐也發生困難，甚至不能行走。

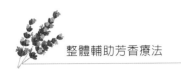

此症不可按摩，只可濕敷護理。精油選用乳香、檸檬尤加利、綠花白千層、甜羅勒等。

19. 授乳期

⑴ 乳頭龜裂

授乳期乳房龜裂，除了上述的精油塗覆外，可用依蘭、快樂鼠尾草、茉莉等有促進泌乳作用的精油混合薰衣草、橙花等止痛作用精油，稀釋成 2 ～ 3% 濃度的按摩油，熱敷乳房後按摩，並徹底以溫水洗淨後哺乳。

⑵ 乳汁分泌

胎兒分娩後，胎盤脫出，母體內的雌激素與黃體素濃度急速下降，腦下垂體變大量分泌催乳素（prolactin），刺激乳腺製造乳汁，當嬰兒吸吮乳房引起神經反射，腦下垂體再分泌催產素（催產素在生產時大量釋放，擴張子宮頸和收縮子宮，促進分娩。分娩後催產素也會刺激乳頭，促進乳汁產生），使乳汁從乳頭排出。所以當嬰兒吸吮乳房時，催產素也同時促進子宮收縮，修復子宮。

適用精油：大茴香、茴香、蒔蘿、葛縷子。

⑶ 抑制乳汁

以歐薄荷加入冷水中，濕敷乳房有抑制乳汁分泌的效果。

⑷ 乳腺炎

產褥期的乳腺炎 90% 是由於乳汁鬱滯所引起，鬱滯的部分會發生紅、腫脹、疼痛、硬結等現象，有時伴有微熱。

乳腺炎會惡化為化膿性的急性乳腺炎，冷敷是快速、方便的緩和方式。若有發燒現象，應內服消炎及解熱劑，且膿瘍有穿刺、切開的必要，應送醫診治。

捌、泌尿排泄系統解剖生理學、常見生理疾病及芳香養護法

一、泌尿系統（The Urinary System）概論

泌尿系統主要功能是將代謝廢物由體內移除，這個過程稱為排泄（excretion）。排泄是指人體代謝過程中所產生的各種無用或者有害的物質向體外輸送的生理過程，從而維持血液成分及體內環境的恆定性。被排出的物質一部分是營養物質的代謝產物；另一部分是衰老細胞死亡時所形成的產物。此外，排泄物中還包括一些隨食物攝入的多餘物質，如多餘的水和熱，無機鹽類；這些物質若堆積體內會形成健康威脅。

（一）人體參與排泄的器官組織

1. 由呼吸器官排出，主要是二氧化碳和一定量的水，水以水蒸氣形式隨呼氣排出。
2. 由皮膚排泄，主要是以汗的形式由汗腺分泌排出體外，其中除水外，還含有氯化鈉和尿素等。
3. 以尿的形式由腎臟排出。尿中所含的排泄物為水溶性並具有非揮發性的物質和異物，種類最多，量也很大，因而腎臟是排泄的主要器官。

還有些是經由消化道排出，如：肝中的血紅素分解釋放膽紅素進入小腸，過多的鈣、鐵、鹽被分泌入大腸，再與糞便一起排出體外。大腸排出的物質是未進入細胞的物質，與代謝廢物不同，故不屬排泄系統，稱為排糞（defecation）。

（二）泌尿系統的構造

1. 一對腎（Kidneys）

外型如扁豆，左腎大於右腎，因右腎位於肝臟後方，所以位置也較左腎

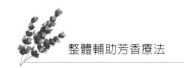

低。腎臟有內外兩層；外面爲皮質（cortex），內面爲髓質（medulla）。

　　每個腎臟約有 25 萬個腎元（nophron），組成腎臟實質；腎元又由腎小體（renal corpucle）和腎小管（renal tubule）組成，他們共同行使 3 個步驟形成尿液，即濾過（filtration）、再吸收（reabsorption）、分泌（secretion）。

　　腎臟具有下列三項功能：

⑴ 過濾進入腎臟的水分，將可利用物質重新吸收，使淨化後的水分流回身體；含代謝廢物的形成尿液排出體外。尿液中有蛋白質代謝含氮廢物，特別是尿素（urea）。

⑵ 藉著血液進入尿液中的水分及電解質的量，維持體內水分、電解質及酸鹼平衡。

⑶ 影響激素 ADH（抗利尿激素）及醛固醇（aldosterone）的分泌，同時也能合成激素，如：紅血球生成激素（erythropoietin）及前列腺激素（prostaglandin）E 系列。

2. 兩條輸尿管（Ureters）

　　連結腎盂和膀胱的導管，輸尿管的蠕動波（每分鐘約 1～5 次），可將尿液推送至膀胱。

3. 一個膀胱（Bladder）

　　爲一中空的囊狀器官，主要由平滑肌（逼尿肌）組成。膀胱的作用有二：作爲尿液暫存之處，當膀胱收縮時，可藉尿道將尿液排出體外。

4. 一條尿道（Urethra）

　　從膀胱底通到外部的小管。女性的尿道在恥骨聯合之後、陰道之前；男性的尿道長約 20 公分，位於膀胱之下。尿道是泌尿道的最終部分，是尿液排出體外的通道。男性的尿道也是生殖器最終部分，作爲精液的出口。

（三）泌尿系統的功能

綜合整個泌尿系統的綜合功能為：

1. 過濾體液（水分、血液）。
2. 製造尿液。
3. 排出多餘水分。
4. 協助維持水分、電解質及酸鹼平衡。
5. 重新吸收重要養分。

（四）腎臟與精油

精油藉由血液循環，每 30 分鐘進出腎臟一次。過多精油會增加腎臟過濾功能負擔。使用精油嚴守安全劑量是最基本的認知；羅馬洋甘菊、雪松、杜松等精油都有親腎、調整腎臟功能作用，但杜松會加快腎臟過濾速度，不宜單方、長期大量使用。

有利尿作用的精油長期過量使用，都會破壞體液及鈉鉀離子平衡。

二、泌尿系統常見疾病與芳香護理

泌尿系統的常見疾病有許多種和腎臟有關的疾病，其中許多種會影響尿液的製造。

（一）腎衰竭

嚴重的腎功能不足，可分為急性和慢性，除了藥物治療外還可能需要透析以幫助排除體內的廢物。

（二）腎結石

尿液中的礦物質結晶沉積在腎臟裡，有時會移動到輸尿管。除了發作時帶來的劇痛外，也可能對腎臟造成長期的損害。

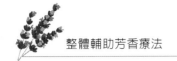
（三）蛋白尿

一般正常健康的人每天會排泄微量的蛋白到尿中，若一天排出超過 150 毫克（mg）以上就稱爲有「蛋白尿」。大多沒有症狀，頂多只是尿液中出現許多泡沫，但常是腎臟病的徵兆。

（四）尿流阻塞

因輸尿管或尿道狹窄造成，膀胱與輸尿管間的逆流則因膀胱壓力大時尿液逆流到腎臟，會增加腎臟感染的風險，也可能損害腎功能。

（五）泌尿道感染、間質性膀胱炎、尿失禁、良性前列腺增生症、前列腺炎和尿潴留

都是常見的泌尿系統疾病或症狀。

（六）膀胱炎

膀胱炎是成年女性常見疾病，婦女罹患膀胱炎時，大多是膀胱和尿道皆有發炎造成的症狀，有排尿疼痛、頻尿、尿急，每次的尿量減少，以及下腹疼痛，且會有血尿或異味尿液的出現。引起婦女膀胱炎的病菌，80% 是大腸桿菌，造成上皮紅腫的發炎現象，使膀胱承載尿量減少，因而會頻尿及每次尿量減少，又因發生腫脹，導致排尿疼痛。膀胱炎可分爲以下幾類：

1. 細菌性膀胱炎是最常見的一種膀胱炎，發病原因是身體表面的細菌從尿道口入侵，在膀胱內增殖，常併有頻尿、尿急、排尿灼熱感或疼痛、血尿等症狀。
2. 慢性膀胱炎是細菌性膀胱炎經過治療但未痊癒，排尿不適症狀會一再復發。憋尿和過勞使免疫低下，是引發膀胱炎的因素。
3. 間質性膀胱炎的患者身上沒有細菌孳生的跡象，患者的膀胱容量小，一漲尿就會劇痛，較難治療。

✿ 芳香護理

預防膀胱炎，需從釋放壓力和消除疲勞，以避免免疫力下降。常見的治療方法很簡單，攝入足夠的水分以增加尿量，再採取有效的抗菌精油。精油的選擇著眼於能消滅大腸桿菌的作用，並增加泌尿系統與免疫力的影響。頻尿、排尿疼痛除了是膀胱炎的症狀外，也可能是淋病；應區別後就醫診治。

適用精油	佛手柑、茶樹、檀香、安息香、白千層、綠花白千層、松、乳香、尤加利、薰衣草、雪松、洋甘菊、杜松、花梨木、迷迭香、薄荷、玫瑰草、依蘭、檸檬、丁香

膀胱炎、淋病初期護理	
排尿後清洗患部	佛手柑3～4滴＋酒精＋500cc.冷開水
每日兩次盆浴	佛手柑3～4滴＋8公升溫開水
按摩 濕敷下腹部	花梨木10滴＋茶樹10滴＋薄荷10滴＋玫瑰草10滴＋基底油100ml，每日4次
	按摩下腹部可減輕疼痛；全身按摩則可發揮抗感染、抒壓的效果

（七）腎臟炎

腎臟炎有分急性（感染）與慢性（非感染）。若尿液帶血或膿，並有高燒現象，可能是腎臟炎，應即刻就醫、接受抗生素治療。症狀有：尿黃濁有泡、水腫、高血壓、蛋白尿、血尿、腰痛、下背部疼痛、發燒、膿尿等。

腎臟炎是會危及生命的疾病，應配合傳統醫療、減少水分與鹽分攝取。可利用芳香療法來淨化解毒。

泌尿道的任一部位感染，治療不完全，都會潛伏有細菌，於身體免疫力降低、過勞時再度活躍起來，發作成腎臟炎、腎盂炎等。

腎盂是尿液進入輸尿管的部分，當上泌尿道感染、腎臟實質及腎盂因細

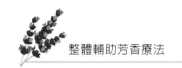
菌感染而產生的急性發炎即為腎盂炎，有時伴同膀胱炎一起感染。症狀有：發燒、畏寒、腰部疼痛、膿尿、頻尿、急尿、血尿、小便疼痛、排尿困難、尿液混濁、惡臭；或伴隨有腹部陣痛、噁心或嘔吐，可能會導致急性腎衰竭，應立即就醫。

1. 精油具有抗感染、殺菌、利尿等作用，可促進腎臟排水、強化腎臟功能效果。如：茶樹、玫瑰草、白荳蔻、尤加利、薰衣草、歐薄荷、醒目薰衣草、歐洲赤松、檸檬、檀香、羅馬洋甘菊、百里香等。

2. 少量的精油用於泡澡、輕度按摩、溫敷都是輔助減少不適感、促進痊癒、提升免疫力的有效護理方法。

（八）腎結石

　　結石主要是食物中的草酸鈣沉澱產生結晶物、水分不足等原因導致的。體質、人種、性別、環境及季節都是引發結石的因素。

　　當結石阻塞住尿路時，就會發生疼痛，疼痛的程度因位置、大小而不同，若有血尿、發燒畏寒等現象，不及時救治，可能引發腎衰竭。

　　泌尿系統疾病患者的水分攝取量關乎健康，一般人 2500c.c／日、結石者 3000c.c／日以上，水可降低礦物質濃度、促進結石排出、預防結石沉澱。

❀ 芳香護理

精油護理	羅馬洋甘菊、天竺葵、牛膝草、檸檬、杜松等按摩、溫敷、泡澡
含大量萜烯醛的精油	檸檬草、檸檬尤加利、檸檬馬鞭草、香蜂草、香茅等
溶解結石作用	尤加利、檸檬
處方例	檸檬10滴＋尤加利10滴＋檸檬草10滴＋天然凝膠10ml，敷於腎臟及周邊，1天6～8次，持續使用2週；亦可加入歐薄荷，迅速止痛

（九）痛風

痛風屬於嘌呤代謝紊亂，異常代謝成為尿酸和尿酸鹽的結晶，屬高尿酸血症。痛風常為尿酸沉澱，急性發作在關節處，手腳掌指（趾），手肘關節引起劇烈疼痛和腫脹，會反覆發作。當痛風石沉積會形成痛風石性慢性關節炎和關節畸形，逐漸造成慢性間質性腎炎和尿酸腎結石。

尿酸難以溶解在體溫低及體質偏酸者身上，好發於肥胖的中年男性及更年期女性身上。男性多於女性，男女之比約為 20:1；而男性患者 95% 以上是嗜食肉類的男性。

● 芳香護理

治療主要是避免患部增加的瘀血，可用有鎮痛、消炎、化瘀的精油執行冷敷，例如：永久花。另外選用有鎮痛、消炎作用的歐薄荷、鹿蹄草（冬青）、檸檬尤加利一起冷敷。由於永久花價格昂貴，下列的處方也可有效消炎止痛。

1. 薄荷 10 滴＋冬青 10 滴＋檸檬尤加利 10 滴＋基底油 100ml。
2. 其他適用精油：迷迭香、杜松、白千層、綠花白千層、茶樹……等。

玖、淋巴免疫系統解剖生理學、常見生理疾病及芳香養護法

淋巴系統是人體的重要防衛體系，它與心血管系統密切相關，共同維持身體組織液的恆定性。淋巴系統也是一個網狀的液體系統，流通其中的淋巴液是由血漿吸收蛋白質而成，但比血漿清，含水量高，可從微血管壁滲入組織空間，成為細胞間質液；供給細胞維持生命必要物質。對高等脊椎動物而言，淋巴系統即是第二個循環作用，協助體液由組織間隙流回血液的輔助路線，將無法被微血管吸收的蛋白質和比蛋白質更大的顆粒及脂肪由組織間隙排出體外。淋巴系統沒有一個像心臟那樣的幫浦來壓送淋巴液；細胞間質液會利用管壁的滲透壓擠入淋巴管。動脈和肌肉的收縮擴張也對淋巴液施加向

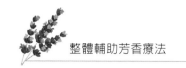
前的壓力；呼吸作用則在胸導管內造成負壓，使淋巴液向上流而回到血液中。

一、淋巴系統的主要功能

1. 疏導由微血管流出至組織間隙的多餘含蛋白質的體液，並將之送回血液中，以免引起水腫（edema）。人受傷以後組織會腫脹，要靠淋巴系統來排除積聚的液體，恢復正常的液體循環。
2. 除了保持體液的恆定性之外，淋巴也提供營養；特別是皮膚組織，70%的毛細淋巴管位於皮膚內及其下的組織中，和微血管一樣形成一定的厚度，支撐結締組織，使細胞固定於正確位置。
3. 蒐集死亡細胞、代謝廢物、細菌、病毒、無機物、水分、脂肪等排出體外，預防水腫與橘皮組織形成。

　　淋巴系統（lymphatic system）也稱免疫系統（immune system），功能上可分為兩大部分；即免疫功能與周邊組織液再回收功能，分別由淋巴組織（lymphatic tissues）及淋巴管道（lymphatic vessle）負責。其中淋巴管負責將周邊組織液回收並送至淋巴器官（lymphatic organs）中過濾，而淋巴器官及分散於全身各處之淋巴組織則根據所接觸非個體所有之抗原（antigens）製造相對應之抗體（antibodies）或直接攻擊外來物達成免疫功能。

（一）淋巴系統的構造

　　淋巴系統有許多管道和淋巴結，毛細淋巴管遍布全身，蒐集多餘的液體，輸入兩條總導管：一條是淋巴系統的主幹胸導管，與脊柱互相平行，通向左邊近心臟的一條大靜脈；另一條是右淋巴導管，通向右邊的靜脈。淋巴系統包括：毛細淋巴管、淋巴結及淋巴器官。

（二）淋巴管道

1. 淋巴管道可分為毛細淋巴管（lymphatic capillary）、淋巴管、淋巴幹

（lymphatic trunk）和淋巴導管（lymphatic duct）四種。

2. 淋巴結（lymph nodes）：為淋巴管向心臟迴流途中的必經器官，為灰紅色橢圓形或圓形小體，大小不等。淋巴結一側隆凸，一側凹陷，凹陷處稱為淋巴結門，是淋巴結的血管神經出入之處。

   局部淋巴結（regional lymph nodes）是指引流入某個器官或某個部位淋巴的第一級淋巴結。

3. 淋巴器官（lymph organ）：包括淋巴小結、扁桃體（tonsils）、脾（spleen）和胸腺（thymus gland）。

（三）扁桃體

又稱扁桃腺，是人體近喉部兩側的多個腺體組織，因為外形像扁桃一樣而得名。一般來說，扁桃腺通常都指肉眼可見、在喉嚨背部的顎扁桃腺（palatine tonsils）。扁桃腺是人體免疫系統的一部分，主要的作用是幫助身體對抗感染。扁桃體可產生淋巴細胞和抗體，故具有抗細菌、抗病毒的防禦功能。

咽部是飲食和呼吸氣的必經之路，經常接觸較易隱藏的病菌和異物。咽部豐富的淋巴組織和扁桃體執行人體此區域的防禦保護任務；不過此處也易遭受溶血性鏈球菌、葡萄球菌和肺炎球菌等病菌侵襲而發炎。這些細菌通常存在於人的咽部和扁桃體隱窩內。正常情況下，由於扁桃體表面上皮完整和粘液腺不斷分泌，可將細菌隨同脫落的上皮細胞從隱窩口排出，因此保持著人體的健康。當人體因過度疲勞、受涼等原因而使抵抗力下降，上皮防禦機能減弱，腺體分泌機能降低時，扁桃體就會遭受細菌感染而發炎。

（四）胸腺

為人體的重要淋巴器官，其功能與免疫緊密相關，分泌胸腺激素及激素類物質，具內分泌機能的器官，位於胸腔前縱隔。胚胎後期及出生時，人體的胸腺約重 10 ～ 15 克，是一生中重量相對最大的時期。隨年齡增長，胸腺繼續發育，到青春期約 30 ～ 40 克。此後胸腺逐漸退化，淋巴細胞減少，脂

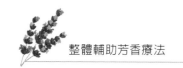

肪組織增多，至老年僅 15 克。

胸腺製造 T 淋巴細胞，當造血幹細胞經血流進入胸腺後，先在皮質增殖分化成淋巴細胞。其中大部分淋巴細胞死亡，小部分繼續發育進入髓質，成為近於成熟的 T 淋巴細胞。這些細胞穿過毛細血管後微靜脈的管壁，循血流再遷移至周圍淋巴結的瀰散淋巴組織中，此處稱為胸腺依賴區。整個淋巴器官的發育和人體免疫力都必須有 T 淋巴細胞，胸腺為周圍淋巴器官正常發育和人體免疫所必需。當 T 淋巴細胞充分發育，遷移到周圍淋巴器官後，胸腺重要性即逐漸減低。

（五）脾臟

脾臟位於左季肋區後外方肋弓深處，是人體中最大的淋巴器官，位於左上腹部。脾的主要功能是過濾和儲存血液，在過濾血液時除去衰老的紅血球，平時作為一個血庫儲存血液以備不時之需。

脾的組織中有許多稱為「血竇」的結構，平時一部分血液儲留在血竇中，當人體失血時，血竇收縮，釋放血液到體內以補充血容量。血竇的壁上附著大量巨噬細胞，可以吞噬衰老的紅血球、病原體和異物。

β 淋巴細胞約佔脾內淋巴細胞總數的 55%，在腫瘤抗原刺激下轉化為漿細胞，繼而分泌特異性抗腫瘤的免疫球蛋白 IgG。

25% 的 T 淋巴細胞儲存於脾臟，直接參與細胞免疫，並對體內血中 T 細胞亞群的分布有重要調節作用；脾臟對 T 淋巴細胞免疫的調節作用是腫瘤免疫的一個重要環節。

二、免疫系統的組成

免疫系統是人體執行免疫功能的器官、組織、細胞和分子的總稱。其中，免疫器官包括胸腺、淋巴結、脾臟、扁桃體。免疫組織指人體內——特別是消化道、呼吸道粘膜內存在的許多無被膜淋巴組織；細胞主要指淋巴細胞、單核吞噬細胞、粒細胞。免疫系統各司其職分功合作，維持人體正常是免疫

功能相對穩定的表徵，任何部分的缺陷或功能的亢進都會給人體帶來損害。

免疫系統隨著淋巴系統錯綜複雜地分布全身，特別是免疫細胞和免疫分子在人體內不斷地產生、循環和更新。免疫系統具有高度的辨別力，能精確識別自己和非己物質，以維持人體的相對穩定性。同時還能接受、傳遞、擴大、儲存和記憶有關免疫的資訊，針對免疫資訊發生正和負的回應，並不斷調整其應答性。因此，免疫系統在功能上與神經系統和內分泌系統有許多相似之處，並互相發生影響。

然而，這種應答機制也會對人體極為不利，當人體的識別能力異常（壓力、疾病），容易導致過敏現象的發生（對某種食物、注射藥物出現過敏反應，甚至導致休克），反之則會引起反覆感染。免疫系統對人體的健康有舉足輕重的地位，如果它的功能不穩定，人體很有可能會被病毒、細菌這些病原體侵害、折磨。

中樞免疫器官	胸腺、脾、扁桃腺	骨髓	造血幹細胞
外圍免疫器官	淋巴結	淋巴細胞、單核吞噬細胞、粒細胞	黏膜免疫系統

自體免疫性疾病（autoimmune disease），是免疫系統功能的失調，導致人體內的免疫系統攻擊自己身體正常細胞的疾病，也就是人體的自我穩定能力異常，使免疫系統對自身的細胞作出反應，引發自身免疫疾病。

所謂異常的免疫能力，就是認友為敵，把自己身體裡本來不是病毒或細菌的東西，當成病毒或細菌攻擊，欲將之驅出體外。人體內免疫系統的抗體，原本是針對外來的抗原或體內不正常的細胞進行攻擊與清除，是保護身體的一種生理機制。但在一些情形下，免疫系統可能會產生出對抗自己身體內正常細胞的抗體，造成不正常的過度發炎反應或是組織傷害，進而影響身體健康造成疾病。這些認友為敵、攻擊不該攻擊對象的抗體，便稱為自體免疫抗體（autoantibody，亦作自體抗體）。

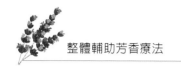

三、常見生理疾病及芳香養護法

1. 過敏性疾病：異位性皮膚炎、蕁麻疹、過敏性結膜炎、過敏性鼻炎、氣喘、腸胃炎。

2. 自體免疫系統疾病：紅斑性狼瘡、愛滋病、風濕性關節炎、多發性硬化症、綜合性乾燥症。

3. 蛋白質異常反應過敏：花粉熱、食物過敏、蕁麻疹、氣喘……等。

　　針對這些異常的免疫疾病，芳香療法在總則上，會先使用鎮定、安撫作用的精油；如：洋甘菊、薰衣草、香蜂草來緩和過度反應的防禦系統。使用方式從泡澡、濕敷、吸入、塗抹、按摩，整體緩和緊張的身心。對於誘發壓力的因子，則常採用佛手柑、快樂鼠尾草、橙花、玫瑰、茉莉、檀香、依蘭……等精油。

（一）花粉熱（Pollen allergy/ pollen disease）

　　見呼吸系統常見疾病 5。

（二）花粉熱蕁麻疹

　　花粉熱的症狀之一就是皮膚上發生蕁麻反應，這是感染花粉熱之後，組織胺自經由皮下微血管的過敏性擴張反應，從體液滲透至皮膚組織，產生的灼熱、發癢、紅腫等類蕁麻疹現象。其他的過敏原如：食物、清潔劑、塵土、化妝品……等也會引發蕁麻疹。當處於壓力下的身體，無法處理平時對身體無害的刺激物，就會在此時一起發作，成為嚴重的蕁麻疹。

● 芳香護理

症狀	精油	用法
打噴嚏、流鼻水	薰衣草、尤加利等	蒸汽、吸入、按摩
過敏	羅馬洋甘菊、香蜂草	蒸汽、吸入、按摩

症狀	精油	用法
眼睛紅痛	玫瑰純露、羅馬洋甘菊純露	冷敷、滴入
喉嚨痛	茶樹精油1滴、茶樹純露	漱口
花粉熱蕁麻疹	洋甘菊、香蜂草同時具有生理、心理情緒療效	
	大範圍時洋甘菊4滴＋香蜂草2滴	溫水浸泡
	小範圍時洋甘菊1滴＋100cc純露或冷開水	濕敷

（三）愛滋病

愛滋病是由愛滋病毒所引起的疾病。愛滋病毒會破壞人體原本的免疫系統，使病患的身體抵抗力降低，當免疫系統遭到破壞後，原本不會造成生病的病菌，變得有機會感染人體，嚴重時會導致病患死亡。

愛滋病是後天免疫缺乏症候群（Acquired Immunodeficiency Syndrome, AIDS）的簡稱，指因為病患身體抵抗力降低，導致得到各種疾病的症狀。

愛滋病毒為人類免疫缺乏病毒（Human Immunodeficiency Virus, HIV）的簡稱，是一種破壞免疫系統的病毒。

愛滋病的「潛伏期」是指「感染愛滋病毒後，到發病的時間」。典型愛滋病的潛伏期，從感染到發展成為愛滋病患，快者半年至 5 年，慢者 7 年至 10 年或更久。如果使用藥物控制治療，可以延緩發病，延長潛伏期。

愛滋病的發病症狀變化極大，隨著依病患感染者的免疫力好壞、感染細菌的種類及感染部位的不同，會有不同的發病症狀。譬如，感染肺囊蟲就會引起肺炎症狀，感染肺結核菌就會引起肺結核症狀，感染口腔念珠菌就會引起念珠菌症狀。

● 芳香護理

選擇可增強免疫力對脾、肝、腎上腺、淋巴系統有助益的精油來鞏固患者的免疫能力，以降低感染機率及提振精神。

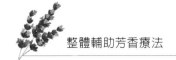

增強免疫力	綠花白千層、茶樹、尤加利、百里香
振奮精神 提高鬥志	佛手柑、洋甘菊、快樂鼠尾草、乳香、天竺葵、葡萄柚、 茉莉、馬喬蘭、橙花、玫瑰、花梨木、檀香、紫羅蘭

（四）淋巴結腫大（Lymph node enlargement）

人體約有 600 個淋巴結，其中只有少數位於表淺處可觸摸得到，最容易用手觸摸到的淋巴結，是位於耳朵前後、頸部、腋下、鼠蹊部的淋巴結。大多數的淋巴結腫大為良性疾病引起，尤其是兒童及年輕人。但若有持續變大、直徑逾 2 公分的要就醫檢查，是否為嚴重感染症（如：愛滋病）或癌症。

（五）惡性肉芽腫（霍奇金氏病，Hodgkin's disease）

霍奇金氏病，為惡性淋巴瘤類型之一。是以 1832 年首先發現此病症的英國醫師 Thomas Hodgkin 而命名。臨床常有頸肩部位、腋下、腳踝等表淺部淋巴結腫大、發熱、盜汗、皮膚搔癢、體重減輕（6 個月內減少 10% 以上）等表現，確診必須依靠病理檢查，本病以青、中年較多見。

纖維化和血管內皮腫脹是霍奇金氏病的另外兩個病理特點。常以無痛性腫物（淋巴結腫大）起病，頸部淋巴結腫大最常見，左側多於右側，偶可在腋窩或腹股溝區。腫大淋巴結的特點是：大小不等，早期不粘連，會移動，有橡皮樣無壓痛反應，常呈現進行性腫大。

皮膚廣泛及嚴重的搔癢是霍奇金氏病的另一特異性全身症狀，多見於女性病人，搔癢可以是唯一的全身症狀，開始較輕且局限於某部位，日漸加重。自 1960 年代，本病已成為惡性腫瘤中少數可望治愈的腫瘤之一。

前述第四、五兩項疾病使用精油時需注意病患有無服用提高免疫力藥物，以免與藥物發生拮抗作用。

（六） 蜂窩性組織炎（Cellulitis）

皮膚傷口受細菌感染，主要細菌爲黃色葡萄球菌、化膿性鏈球菌，從毛細孔、小傷口侵入眞皮和皮下組織，釋放毒素，而在組織空隙內滋長，引起局部組織化膿發炎性反應，有時也會造成淋巴鬱滯、浮腫的現象。

顏面與四肢的大範圍受感染部位，會因淋巴液滯留而有紅腫、發熱、脹痛感、僵硬感；身體會發熱、畏寒、頭痛、關節痛等現象。

隨著時間變化，僵硬浮腫會緩和些；但是皮膚會產生傷口、流出組織液，成爲嚴重的潰瘍。應及早就醫，請皮膚科醫師開消炎、殺菌作用的藥物，嚴重時還需要注射點滴。

細菌帶來的中性粒細胞浸潤現象不僅止於局部組織內，會向其他組織進行瀰漫性擴展，使大範圍內的細胞間質溶解、導致細胞質分解壞死，屬於進展性的化膿性發炎。由於受感染的組織在顯微鏡下，浮游其中的中性粒細胞像是蜜蜂的幼蟲，而被溶解崩毀殘留的細胞如同蜂窩，因而被稱爲蜂窩性組織炎。

（七）. 橘皮組織（Cellulite）

Cellulite 是 1973 年紐約的美容業者 Nicole Ronsado 寫了一本書，是關於人體脂肪與其他代謝物堆積在皮下，突出成爲形同橘皮的凹凸組織，Ronsado 將細胞 cell 與 ite（礦物）兩個字結合起來，創造出橘皮組織這個字；非屬醫學名詞。

橘皮組織是「非凝固的淋巴液」，當身體有了過多代謝不出去的物質時，身體的免疫機制會在此處聚集水分，試圖稀釋體液的毒素濃度，因而會和油脂等物質結合成爲凝膠狀積存在皮下組織中或發生水腫現象。橘皮組織以肉眼觀察也像蜂窩，所以常被誤以爲是「蜂窩性組織炎」，但兩者是截然不同的。

橘皮組織是以非均勻和塊狀，存在於以腹部、臀部、大腿爲主的皮下脂肪組織。從外觀或生理角度而言，都是有礙觀瞻與健康，因此「消脂」就成

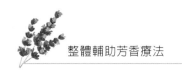

為美容業瘦身、雕塑體型的代名詞。橘皮組織若不在早期處理，會突出表皮影響美觀，還會與纖維組織糾纏，變成難以處理的硬結。

　　無論如何，橘皮組織就是代謝不良的症候群之一；在中醫將這種組織視為是病理產物，稱為「痰結」。痰結不一定發生在皮下組織，肉眼看不見的體內也會產生痰結組織。氣滯過甚為形成主因，初期會使體液（血液）變為較濃稠，稱為痰引，發展至後期會變硬、變大，成為瘀（血拴）、痰結（脂肪瘤），當其質變使細胞內物質不能新陳代謝時，便成為腫瘤。

　　西醫認為橘皮組織的形成與女性賀爾蒙（雌激素會製造與儲存少許脂肪，因此好發於女性）、淋巴排毒緩慢等問題有關；使代謝廢物、脂肪、水分堆積為果凍狀組織，自脂肪細胞分化出來的成纖維性細胞，向表皮方向發展，因此凸出表皮、呈現橘皮樣貌。多數醫生認為此非病理現象，也屬於健康組織。

● 芳香護理

　　選擇具有解毒、刺激淋巴循環、平衡賀爾蒙、利尿作用的精油，以淋巴排毒按摩、抒壓按摩、泡澡等方式護理。

　　精油可以天竺葵、迷迭香、黑胡椒、薑、葡萄柚、杜松為代表；其中天竺葵與迷迭香效果特別好。為了淨化體液與血液，要同時配合清淡，但能溫暖身體的食物。

（八）帶狀疱疹病毒（HHV）

　　由病毒感染引起的疱疹，常見的有3種：單純疱疹病毒Ⅰ型（口角疱疹）、Ⅱ型疱疹（生殖器疱疹）、Ⅲ型疱疹（帶狀疱疹）。

　　感染Ⅲ型病毒初期出現水痘（Varicella）或帶狀疱疹（Zoster），治療後病毒會潛伏於神經周圍細胞的套細胞中，當免疫力下降時，病毒便會再度肆虐，反覆引發帶狀疱疹。病毒侵襲感覺神經，產生極大痛覺，治療期從數週至數月，病人會感覺疲倦虛弱。

❀ 芳香護理

1. 芳香療法的對應上，選用抗病毒及止痛作用來緩和疼痛、消滅病毒、抑制病毒活性及促使疱疹乾燥；選用佛手柑與茶樹，不稀釋，以1:1混合後直接塗抹在患部。佛手柑不僅可以有效緩和疱疹疼痛，在心理上也能發揮緩和病痛帶來的焦慮情緒；被譽為是治療疱疹的最佳精油。

2. 精油成分中的單萜類（monoterpene）對帶狀疱疹、單純性疱疹、腸病毒有抗病毒作用，用以預防感染及治療，如：茶樹、綠花白千層、花梨木、肉桂、天竺葵、檸檬、尤加利、永久花、牛膝草、貓薄荷（Catnip）、香蜂草、丁香、羅文沙葉（Rabensara）、月桂（川口健夫，2011）。

3. 具有鎮痛、消炎、提高免疫力的精油，如：佛手柑、尤加利、茶樹、檸檬、薰衣草等。為紓緩疼痛感帶來的壓力，可以加入佛手柑、薰衣草等具抒壓作用的精油。

4. 其他適用精油：香茅、香蜂草、檸檬、茶樹、尤加利、天竺葵、牛膝草、茴香。其用法為：小範圍以酒精稍許稀釋直接點敷，大範圍以蒸餾水稀釋或純露濕敷，一日與精油交換濕敷數次。小範圍的患部將佛手柑與檸檬以1:1混合後直接塗抹；大面積則以少許酒精稀釋後塗抹或用於泡澡。

拾、皮膚及其附屬物、常見生理疾病及芳香養護法

一、皮膚系統概論（The Integument）

　　皮膚覆蓋全身，是人體最大的器官，包含覆蓋在體表的皮膚及某些特殊的皮膚衍生物，例如：指甲、毛髮及腺體。職司保護身體、排汗、感覺冷熱和壓力的功能。皮膚使體內各種組織和器官免受物理性、機械性、化學性和病原微生物的侵襲。

　　皮膚由表皮、真皮、皮下組織三層組成，並含有附屬器官（汗腺、皮脂腺、指甲、趾甲）以及血管、淋巴管、神經和肌肉等。皮膚總重量佔體重的5～

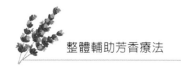

15%，總面積爲 1.5～2 平方米，厚度因人或部位而異，大致爲 0.5～4 毫米。

（一）表皮（Epidermis）

表皮是皮膚最外面的一層，平均厚度爲 0.2 毫米，比眞皮層薄，由上皮細胞組成（epithilial），由內向外可分爲 5 層。位於基底層的細胞會不斷分裂，向上產生新細胞層，細胞中的水分依次減少，推移至表層後會自行脫落，然後由下層新細胞取代，最後完全失去水分成爲鱗狀屑片；頭皮屑就是頭部外皮細胞剝落的死細胞。

表皮的角質層上還覆有皮脂膜，這是由皮脂腺分泌出來的皮脂，以及角質細胞產生的脂質及從汗腺分泌出來的汗液形成的保護膜。皮脂膜 pH 值應維持在 4.5～6.5 呈弱酸性的狀態，可抑制細菌增生，以保持皮膚的健康。

表皮外觀是無數不規則的圖形，突出部分稱爲皮丘或皮峰，細紋是皮溝，皮溝深淺不一，將皮膚劃分爲許多三角形，菱形或多角形皮野；組成的圖形稱爲肌理，即皮膚的紋理。皮丘部位常見許多凹陷小孔，稱爲汗孔，是汗腺導管開口部位。

1. 基底層（Stratum germinativum）

由一層排列爲圓柱狀的細胞組成，每一細胞底面都有短而細的細胞質突出，下與眞皮層相連，接觸部分形成波浪狀的乳頭層（papillary layer），有大量的結締組織可承受外力撞擊，形成保護層。基底層細胞不斷分裂（經常有 3～5% 的細胞進行分裂），逐漸向上推移、角化、變形，形成表皮其他各層，最後角化脫落。基底細胞分裂後至脫落的時間，一般爲 28 日，稱爲皮膚生理週期，其中自基底細胞分裂後到顆粒層最上層爲 14 日，形成角質層到最後脫落爲 14 日。

基底細胞和棘狀細胞的深層之中，夾雜一種來源於神經嵴（neural crest）的黑色素細胞（melanosomes），能產生黑色素（色素顆粒），決定著皮膚顏色的深淺，並吸收光線中的有害物質，例如：紫外線，保護皮膚不受傷害。大部分的黑色素會隨著細胞（角化作用），徐徐退去顏色向表皮移動，

最後成為無色的屑片脫落。

2. 棘狀層（Stratum spinosum）

由數層至 10 束層不規則的多角形棘細胞組成，佔表皮的大多數，由下向上漸趨扁平，細胞間借橋粒細胞互相連接，形成細胞間橋，內有大量淋巴液流動，負責運送營養。基底層和棘狀層合稱萌芽層（stratum malpighii），負責增生和引發角質化。

3. 顆粒層（Stratum granulosum）

由 3 ～ 5 層扁平梭形細胞組成，含有大量嗜鹼性透明角質顆粒。其細胞核中的角質透明顆粒的形狀變大或增加時，細胞核表現出蒼白、不明顯及退化現象，相對地有明顯的透明層發生。

4. 透明層（Stratum lucidum）

由 2 ～ 3 層溶解成油狀的角質顆粒呈現扁平透明的細胞組成，含有角母蛋白。能防止水分、電解質和化學物質的通過，故又稱屏障帶；此層於手掌、腳掌部位最為明顯。

5. 角質層（Stratum corneum）

由 10 數層細胞核死亡的扁平角化細胞組成，含有角蛋白，較其他的表皮細胞層厚。它能抵抗摩擦，防止體液外滲和化學物質內侵，對於寒熱等刺激也在防護上提供重要的作用。角蛋白吸水力較強，會隨著外界環境條件而改變含水量，正常含水量約 15%，以維持皮膚的柔潤，如低於此值，皮膚則乾燥，出現鱗屑或皸裂。

（二）真皮（Dermis）

胚胎期時自中胚葉而生，由纖維、基質和細胞構成，比表皮層厚數倍。

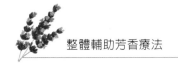
接近於表皮之眞皮乳頭稱爲乳頭層，又稱眞皮淺層；其下稱爲網狀層（reticular layer），又稱眞皮深層，兩者無明顯界限。眞皮層含有血管、脂肪細胞、皮脂腺、汗腺、淋巴管、神經，具有營養補給、新陳代謝、分泌、保持水分等重要機能。

1. 纖維：有膠原纖維（collagen fibers）、彈力纖維（elastic fibers）和網狀纖維（reticular fibers）三種。

    ⑴膠原纖維：爲眞皮的主要成分，組成束狀。在乳頭層纖維束較細，排列緊密，走向不一，亦不互相交織。在網狀層纖維束較粗，排列較疏鬆，交織成網狀，與皮膚表面平行者較多。由於纖維束呈螺旋狀，故有一定伸縮性；提供皮膚彈性、力量、形狀。

    ⑵彈力纖維：在網狀層下部較多，多盤繞在膠原纖維束下及皮膚附屬器官周圍。除賦予皮膚彈性外，也構成皮膚及其附屬器的支架。

    ⑶網狀纖維：由膠原纖維、彈力纖維及富含水分的蛋白質成分爲主的玻尿酸（hyaluronic acid）所組成，是構成皮膚彈性很重要的組織結構。

2. 基質：位於細胞與纖維間，是一種無定形的、均匀的膠樣物質，主要爲水分，還含有蛋白質、醣類、粘多醣類、無機鹽類，爲皮膚提供代謝、水分及營養等必要物質，並爲代謝進行的場所。

3. 細胞，主要有以下幾種：

    ⑴成纖維細胞（fibroblast）：能產生膠原纖維，彈力纖維和基質。

    ⑵巨噬細胞（macrophage）：是網狀內皮系統的一個組成部分，具有吞噬微生物、代謝產物、色素顆粒和異物的能力，還具有效的清除作用。

    ⑶肥大細胞（mast cells）：存在於眞皮和皮下組織中，以眞皮乳頭層爲最多。其胞漿內的顆粒，能貯存和釋放組織胺及肝素等。

（三）皮下組織（Subcutaneous）

胚胎時期發生於中胚葉，位於眞皮下部，由疏鬆結締組織和大量的脂肪小葉組成，其下緊鄰肌膜。皮下組織的厚薄依年齡、性別、部位、氣候、人種及營養狀態而異。皮下脂肪有防止體溫過度散熱、儲備能量和抵禦外來機

械性衝擊，以保護血管、神經、汗腺等。

（四）附屬器官

1. 汗腺（Sudoriferous gland）

⑴小汗腺（sweat gland）：即一般所說的汗腺。位於皮下組織的真皮網狀層。汗腺分泌汗液，經導管部排泄到皮膚表面，能濕潤皮膚，排出部分水和離子，有助於調節體溫和水鹽平衡。此外，也排泄少量含氮代謝產物。汗液中的乳酸有抑制細菌生長的作用。

⑵大汗腺（large sudoriferous gland）：主要位於腋窩、乳暈、臍窩、肛周和外生殖器等部位。分泌的汗液是白色粘稠無臭的液體，經過細菌分解後則產生特殊的臭味，稱為腋臭或孤臭。

2. 皮脂腺（Sebaceous gland）

皮脂腺是附屬於皮膚的一個重要腺體，位於真皮內，靠近毛囊，為泡狀腺，由一個或幾個囊狀的腺泡與一個共同的短導管構成。分布很廣、除手掌、腳掌外遍布全身，以頭面、胸骨附近及肩胛間最多。皮脂腺的分泌受雄性激素和腎上腺皮質激素的控制，在幼兒時皮脂分泌量較少，青春發育期分泌活動旺盛，35 歲以後分泌量逐漸減少，皮膚會變得比較乾燥，開始粗糙出現皺紋。皮脂腺可分泌皮脂，有柔潤皮膚和殺菌作用；皮脂經導管進入毛囊，再經毛孔排到皮膚表面，以維持毛髮的營養和生成。

（五）血管，淋巴管

1. 血管：表皮無血管。動脈進入皮下組織後分支，上行至皮下組織與真皮交界處形成深部血管網，給毛乳頭、汗腺、神經和肌肉供給營養。
2. 淋巴管：起於真皮乳頭層內的毛細淋巴管盲端，沿血管行走，在淺部和深部血管網處形成淋巴管網，逐漸匯合成較粗的淋巴管，流入所屬的淋巴結。淋巴管是輔助循環系統，可阻止微生物和異物的入侵。

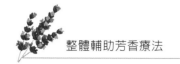

（六）皮膚的生理作用

皮膚以其精密的構造與功能形成十大生理作用，分別為：外分泌作用、免疫作用、吸收作用、保護作用、維生素 D 形成作用、呼吸作用、角化作用、調節體溫作用、知覺作用、表情作用。

（七）芳香療法的皮膚生理應用

多數的芳香植物使用於皮膚上的歷史，均有好幾千年以上。這不僅是因為植物的香味可以怡情養性，或是驅蟲、避蟲，更因其有滋潤保護肌膚、治療皮膚疾患的功效。

精油的分子極為細小，易於被皮膚吸收。且吸收的同時，還可經由呼吸器官進入體內，發揮雙管齊下的作用。被表皮吸收的精油則會進入淋巴與血液循環系統，深入組織細胞之中，例如：消除贅肉組織的精油，不僅是將形成主因的毒素排出體外，也會刺激有關的器官，提高其效率，使其代謝加速進行。同時精油還可加強免疫機能防禦力，受容於身體，融合於體內生理，不會發生排斥作用。

至於被呼吸器官吸收的精油，則會進入肺泡，隨著血液藉由循環系統到達全身。而一部分經由嗅覺細胞傳達的精油分子，則會影響腦部中樞神經，對氣氛與情緒產生作用。不論精油以何種方式進入體內，都會改變肌膚的生理狀態。

所有的精油，都具有淨化作用與殺菌消毒作用，可以清潔、保護肌膚。有些精油則可以保持肌膚的水分，加強乾性肌膚的保濕功能，例如：玫瑰。而薰衣草等的精油，則可以促進皮膚細胞的更新，補充修復皮膚細胞使肌膚常保青春。檸檬、橙、佛手柑，這一類芸香科的精油，則有加速排出毒素，使膚色紅潤、強化張力的特性。更有許多精油的收斂作用，可以抑制皮脂分泌，徹底調理油性肌膚，使免於面皰之苦，例如：乳香。

精油不僅改變肌膚的外觀，對肉眼不可見的精神狀態、神經系統，也有調節、平衡的作用。使過度疲勞、緊張、煩惱造成的壓力一併獲得紓解，避

免壓力對生理組織所造成的迫害，阻礙了肌膚生理機能的循序漸進。是忙碌的現代人，由外在的保養與內在調理，可同時進行的最佳雙向美容之道。

(八) 皮膚類型

皮膚的分類主要是根據皮脂腺分泌的油脂和汗腺分泌的汗液多寡及比例分成四大類：中性皮膚、乾性皮膚、油性皮膚和混合性皮膚。

1. 中性皮膚

中性皮膚是比較理想而健康的一種皮膚，油脂與水分分泌均衡，在皮膚表層形成水油比例理想、pH 值維持在 5.6 左右，足以抵抗細菌滋生的環境、肌膚狀況安定。特徵為：

⑴皮溝稍深，皮丘細小且排列整齊。

⑵毛孔細小，紋理細膩，皮膚光滑滋潤有彈性，表面不粗糙、泛油光。

⑶化妝後不易脫妝。

⑷皮膚易隨季節和健康狀態的變化，局部性地調節油脂及水分分泌量，維持中性的健康狀況。

2. 乾性皮膚

油脂分泌量少，角質層細胞間脂質與天然保溼因子（NMF）內蘊藏的水分均少，整體皮膚也因為發汗、無感蒸發、水分的含量不足 15%。尤其是兩頰，換季時易脫皮，形成隱形性傷口，容易受刺激，進而造成皮膚敏感。特徵為：

⑴皮溝淺，大部分單側皮溝消失不見，皮丘隆起不明顯。

⑵毛孔小、幾乎看不見，皮膚乾燥無光澤，較粗糙，缺乏柔軟、滋潤感。

⑶洗臉後皮膚有緊繃感，易老化，容易長黑斑及細小皺紋，但不易生長粉刺及面皰。

⑷附著力強，化妝後不易脫妝。

⑸皮膚對外界刺激缺乏抵抗力，夏日曬後皮膚往往發紅易起皮屑，多天

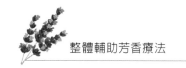

容易乾裂、脫皮。

肌膚乾燥與年齡、體質、氣候、環境、生活型態都有關係；特別是嚴重的全身性乾燥肌膚，可能涉及疾病，如：腎機能不全、黏液水腫、吸收營養障礙、缺乏維生素 A 等。有些乾燥肌膚則是因為遺傳性，角質細胞間脂質中保溼分子神經醯胺（ceramide）數量不足，使皮膚呈現鱗屑狀剝落、角化異常的魚鱗癬或異位性皮膚炎。

適用精油	依蘭、羅馬洋甘菊、胡蘿蔔籽、檀香、天竺葵、橙花、玫瑰草、乳香、甜橙、茉莉、廣藿香、薰衣草、玫瑰、花梨木、迷迭香等

3. 油性皮膚

油性皮膚就是油脂分泌過度旺盛的皮膚型態；相對於皮脂高，表皮水分卻不足，而形成表皮乾燥的油性肌膚。整體而言（油性肌）的特徵為：

(1)皮溝較深，皮丘的形狀較大且排列不整齊。

(2)毛孔粗大明顯，皮膚紋理粗糙，表面肥厚，油光滿面，易生粉刺及面疱，但不易起皺。

(3)附著力差，化妝後易脫妝。

油性肌在保養方面需注意，不要清潔過度、洗臉要輕柔、保溼要確實。為了保護皮膚，過度清潔會帶走過多油脂，不能形成皮脂與水分平衡的皮脂膜。洗臉後的保養以保溼為主，再選擇其他的必要成分；油性肌保養錯誤，也會招致發炎、過敏、乾燥等問題。

適用精油	薰衣草、歐薄荷、尤加利、佛手柑、橙花、檀香、依蘭、檸檬、絲柏、杜松、花梨木、羅勒、天竺葵、快樂鼠尾草、乳香、茴香、牛膝草、香茅、香蜂草、玫瑰等

4. 敏感性皮膚

肌膚位於人體的最外層，擔任防禦外來刺激、傷害的重要任務。為了行使「生體防衛機能」，肌膚具有絕妙的構造，當外物入侵時會產生抗體予以抵禦，稱之為免疫作用；當免疫失常、抵抗力下降時，除了容易感染疾病外，還會發生「過敏現象」。

醫學上並沒有敏感肌的定義，通常會將因為強力洗潔劑、使用化妝品後發生紅腫刺痛的狀況、或因為摩擦產生紅疹不適的現象統稱為過敏。最近幾年因精神壓力、神經緊張、飲食生活不健康及居住環境中隱藏的過敏原等原因引起的皮膚敏感案例愈發增多。

在皮膚生理學的角度來看，皮膚太薄、太乾燥、存在有隱形性傷口等原因，都可能引起皮膚受刺激而有紅、癢、腫、痛等過敏現象發生；卻不一定存在有過敏原。皮膚易於過敏的人，即是對於環境變化容易產生過度反應的過敏體質。

從外觀觀察，敏感肌和乾燥肌很像，皮膚都是呈現乾燥狀況，皮膚的保護層受損，所以絲毫的外來刺激就會引起敏感反應。如：化妝品的人工合成香料及酒精、毛髮刺激等。

適用精油	薰衣草、甜橙、檀香、花梨木、羅馬甘菊、茴香、茉莉、橙花、玫瑰

5. 成熟皮膚

成熟肌膚是針對 35 歲以後的女性皮膚統稱，由於賀爾蒙分泌大幅減少，影響生理與外觀至鉅，因此從保養的角度區分出來的一種肌膚型態。

過了 25 歲後發現皮膚狀態一年不如一年，成熟肌首先會出現的現象之一就是乾燥，與年輕時相比化妝水與具有保濕作用的保養品雖然用量增加，卻總覺得皮膚不夠滋潤，時有乾燥、緊繃感。會感覺皮膚紋理變粗糙了，化

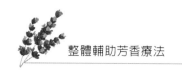

妝不容易上妝，又容易脫妝。沒有改變洗臉的用品與方法，卻覺得洗完後皮膚有緊繃感、眼角浮現小細紋、臉上有浮腫感。

　　一直以來使用的保養品品牌並沒有更改，但是卻覺得保濕力、滋潤度不足。接著發現皮膚生理週期變慢了，角質浮起、影響上妝的均勻感。彈性變差、也容易因季節等因素而有敏感現象發生。臉上常有疲倦感，幾經休息也很難回復有精神的表情。如果有了上述現象，卻沒有改變保養方式，肌膚的狀況會愈發嚴重，朝向老化邁進。

適用精油	依蘭、胡蘿蔔籽、絲柏、檀香、茉莉、天竺葵、橙花、玫瑰草、苦橙葉、乳香、桃金孃、紅橙、薰衣草、玫瑰、花梨木、迷迭香等

使用精油保養皮膚的注意事項

精油是高濃度、成分濃縮的物質，比100%濃度的保養品成分原液，還具刺激性，作為保養品使用於皮膚上，一定要先用基底油稀釋

針對皮膚特別敏感者，應先做貼附試驗，將稀釋過的精油或基底油塗在兩手腕內側放置24～48小時，查看是否有發癢、腫痛等過敏現象

若有異常現象，應清洗乾淨，並停止使用該項精油

用於臉上，應視肌膚性質選擇適用的精油，並應分辨該精油對皮膚的刺激程度，即使是最安全的精油用於全臉，也不可超過6滴

（九）常見的問題皮膚

1. 面皰肌

　　面皰肌形成的原因可分為內在與外在；內在是皮脂分泌過剩，或油性物質堵塞毛細孔形成粉刺，進而感染細菌造成發炎、紅腫的現象稱之為面皰。面皰俗稱為青春痘，醫學上則稱之為尋常性痤瘡。

⑴ 皮脂分泌過剩

原因可能來自自律神經緊張（壓力）、缺乏 B_6、B_2、醣類代謝異常，胃腸、肝臟機能失常、長期使用副腎皮質賀爾蒙、便秘、遺傳體質、性賀爾蒙失調、不重養生之道等等。

外在刺激的原因則可能是外來油性物質（油性化妝品）、污垢堵塞毛孔、洗臉未徹底、紫外線、不乾淨的手指等。

⑵ 面皰的分類

①第一期——毛孔角化期：過多的皮脂堆積在毛細孔，使角質增厚。

②第二期——粉刺形成期（非炎症期）：有白粉刺、黑粉刺之分；黑粉刺是堆積的油脂與空氣接觸氧化為黑頭粉刺。

③第三期——痤瘡形成期（炎症期）：發炎後依次惡化為丘疹、膿疱，發炎過後結痂，順利的話真皮層修復完整，結痂自行脫落。若發炎傷及真皮層，造成黑色素沉澱、真皮層凹陷，成為瘢痕。

⑶ 面皰肌的護理要點

基本護膚保養要做到徹底的清潔，定期去角質、使用低油脂或無油脂的保養品；內外一起保養，以降低油脂分泌量，精油有調節皮脂分泌及殺菌的成分，可用於預防與治療面皰。

面皰肌適用精油	依蘭、絲柏、杜松、天竺葵、茶樹、玫瑰草、廣藿香、苦橙葉、佛手柑、紅橙、沒藥、尤加利、薰衣草、檸檬、檸檬香茅、花梨木、迷迭香等
面皰化膿肌	尤加利、茶樹、快樂鼠尾草、安息香、廣藿香

2. 黑色素沉澱

當黑色素細胞受到連續性、一次性的光線照射，分泌過多黑色素，來不及隨著角質脫落或隨代謝作用被微血管吸收的話，會在皮膚表層、真皮層沉澱，形成黑斑或使雀斑加深、面積擴大。

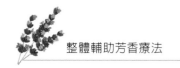

⑴ 色素沉澱形成的原因

　　首要是紫外線刺激，紫外線的種類依波長長短可分為 UVA、UVB、UVC。UVA 是波長 400～315nm 的紫外線，會造成晒黑（sun-tan）及黑色素沉澱。UVB 是波長 315～280nm 的紫外線，會造成晒傷（sun-burn），形成發炎性的紅斑。UVC 是 280～180nm 的紫外線，原本會被大氣層阻擋，不會照射到地面；但隨著大氣層逐漸出現破洞，使 UVC 長驅直入，達到地表成為皮膚癌的元兇。

　　身體內在的精神壓力、內臟機能失調（副腎機能不全、肝臟機能衰弱、癌、結核）、內分泌失調（妊娠、婦女病）、刺激性及酸性飲食，以及原本為酸性體質的人，在不照射紫外線的狀況下，也容易發生黑色素沉澱現象。

⑵ 紫外線的傷害

　　①傷害表皮細胞

　　　照射過量的紫外線，皮膚會變紅、變黑，即是表皮細胞受傷害之證明。結果使基底細胞無法充分分化，導致保濕力下降，形成乾荒的皮膚表面。

　　②色素細胞活性化

　　　少數的紫外線也會促使黑色素細胞活性化，分泌較多的黑色素；而紫外線有累積作用，每日少量曝晒亦會產生黑色素沉澱，致使外觀膚色變黑。

　　③破壞真皮層彈性纖維

　　　過量的紫外線，會使彈性纖維變短、變粗，使彈性喪失，造成永久性皺紋。

　　④引起晒傷，UVA、UVB、紅外線都會引起肌膚晒傷，進而疼痛、老化。

　　⑤導致皮膚癌，UVC 會使色素細胞異常分裂，此狀態向內移轉即可能導致皮膚癌。

⑶ 色素沉澱的分類

　　①晒斑。

　　②黑斑。

③發疹後遺症。

④顏面黑皮症。

⑤金屬過敏後遺症。

⑥雀斑。

適用精油	甜橙、胡蘿蔔籽、羅馬洋甘菊、德國洋甘菊、葡萄柚、絲柏、雪松、檀香、天竺葵、橙花、廣藿香、乳香、薰衣草、檸檬、歐薄荷、玫瑰、迷迭香等

3. 老化、皺紋

⑴ 老化的基本原因

①年齡與老化

人體的老化與年齡的增長成正比，人體的發育在 25 歲左右即完全停止，但是肌膚則在 20 歲左右就開始走下坡。嬰兒期的皮膚組織與成年之後有絕大的差異；除了皮膚面積、細胞數目增加之外，皮膚結構亦發生變化。尤其是隨著年齡的增加，彈性纖維變性、新陳代謝低落、肌膚保水能力衰退，便逐漸形成皺紋。

②水分與皺紋

肌膚潤澤的外觀取決於兩者，此即角質層中的天然保濕因子及真皮層網狀纖維組織確實發揮保水能力所致。也就是說，當角質層中含有 10 ～ 20% 的水分，真皮網狀組織亦含有足量的水分時，肌膚的表面看來光滑、滋潤。而水分不足的肌膚，猶如脫水的蔬果，表面會形成皺紋及粗糙的肌膚紋理與顆粒。

⑵ 老化的過程

①表皮的老化

因細胞再生速度衰退，所以新生細胞數目不及老化細胞，角質層因而變厚；職司排泄和滲透調節主要作用的馬氏細胞以及表皮細胞減少，介於真皮層與表皮層之間，負責運送養分的乳頭層細胞扁平化，導致表皮逐漸變薄、

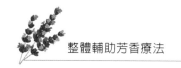

形成淺溝紋路。

②真皮組織的老化

真皮層中的水溶性膠原蛋白減少、非水溶性膠原蛋白增加,使得結合組織失去彈性而萎縮、變性,形成深刻、永久性的皺紋。若要預防肌膚老化,護理上需注意:促進血液循環、提高肌膚水分、促進新陳代謝、細胞活性化及強化真皮組織功能等 5 個重點。

適用精油	依蘭、胡蘿蔔籽、絲柏、檀香、茉莉、天竺葵、橙花、玫瑰草、苦橙葉、乳香、桃金孃、紅橙、薰衣草、玫瑰、花梨木、迷迭香等
代謝不良肌膚	杜松、天竺葵、羅勒、桃金孃
皴裂肌膚	安息香、甘菊、廣藿香
代謝不良肌膚	杜松、天竺葵、羅勒、桃金孃
老化缺水肌膚	檀香、花梨木

4. 敏感肌膚

⑴ 敏感肌膚的定義與形成原因

不論是從肌膚型態或從皮膚問題型態來看,敏感與過敏都是不同定義的皮膚問題;敏感指的是皮膚免疫力失調,或是過度反應接收刺激的程度,使皮膚發生紅腫熱痛的發炎現象。而過敏則是存在有導致皮膚過敏原,當過敏原出現,皮膚產生抗原、抗體,引起紅腫熱痛的發炎等過敏現象。一般在肉眼上,難以分辨。

皮膚是人體與外界的交接處,承受與抵禦外來刺激。除了上述精神緊張形成的敏感因素外;四季季節的交換,造成空氣濕度、溫度、大氣壓力的變動,自律神經與內分泌系統會自動發生變化以因應環境的改變,使皮膚的免疫力維持恆定性。

腦神經與皮膚在胎兒期同時從外胚葉開始發展,兩者之間有著微妙聯

繫，皮膚及其附屬組織都受自律神經管轄，而大部分的皮膚敏感問題都與情緒有關。興奮、緊張、恐怖、不安、憤怒、羞恥等情緒都會影響微血管擴張與收縮，以及汗毛豎立；表現於皮膚上則產生發紅、蒼白、發汗、發疹等反應。這是一時性的自律神經緊張引起的反應。

有些人容易神經緊張，是屬於神經質的敏感體質，若自律神經長期處於不安定的狀況下，持續下去便會成為微血管亢進體質，皮膚會經常性發生微血管擴張及紅腫等發炎現象。

(2) 肌膚敏感的醫學角度分類

①接觸性皮膚炎：大部分案例是強烈或不適的藥物與毒物，或是有害光線所引起，也有少數案例是因為藥膏與化妝品的成分，造成嚴重的接觸性皮膚炎。

②過敏性皮膚炎：過敏原來自體外侵入皮膚，與蛋白質結合形成抗原抗體反應的接觸性皮膚炎；過敏原可能是藥物、化妝品中的香料或酒精。

③中毒疹：侵入體內的物質、體內新陳代謝或病變造成病理性分解物質，造成皮膚上的中毒斑疹；藥疹即是代表性的中毒疹。

(3) 敏感肌的護理重點

慢性敏感肌是一種難以痊癒與治療的皮膚問題，產生的原因從生理、心理、情緒、環境、飲食……不一而足；而壓力往往是導致發作的主要原因。皮膚會出現紅腫熱痛及搔癢感等現象，症狀名稱為痤瘡、濕疹、蕁麻疹、異位性皮膚炎、接觸性皮膚炎……。搔癢，是使狀況更惡化的直接因素，故而止癢是首要護理手段。

精油選擇具有抑制中樞神經作用的精油濕敷，也可以用純露安撫鎮靜正在敏感狀態的皮膚。

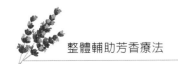

敏感肌適用精油	●止癢作用：羅馬洋甘菊、香蜂草、眞正薰衣草、檀香、茉莉、檸檬 ●一般保養：薰衣草、甜橙、檀香、花梨木、羅馬洋甘菊、茴香、茉莉、橙花、玫瑰、佛手柑 ●皮膚炎、濕疹：歐薄荷、尤加利、茶樹、橙、杜松、檀香、快樂鼠尾草、安息香、羅馬洋甘菊、德國洋甘菊、牛膝草、香茅、香蜂草、沒藥、桃金孃、廣藿香、玫瑰、松 ●消腫作用：眞正薰衣草、羅馬洋甘菊、德國洋甘菊、香蜂草、歐薄荷
注意事項	以下精油具刺激作用，用量宜減，不可長期使用，或使用於敏感部位：歐薄荷、茶樹、杜松、橙、天竺葵、羅勒、茴香、牛膝草、香茅、桃金孃、廣藿香 發炎時的稀釋濃度爲1%，一日數回塗於患部 配合純露濕敷患部，可一日數回

二、皮膚系統常見疾病及芳香護理

（一）細菌性皮膚炎

在健康狀況下的人類皮膚上，亦生存有常在細菌；葡萄球菌及鏈球菌的感染是引起紅疹、膿疱、癤、術後感染的常見細菌。同一細菌會出現在不同的感染症、不同的皮膚層。例如，化膿性的鏈球菌會造成傳染性膿痂疹與蜂窩性組織炎。葡萄球菌與鏈球菌也會在濕疹、乾癬、腳部潰瘍上造成發炎感染；而痤瘡丙酸桿菌（Propionibacterium acnes）則是造成面疱主要的常在菌。

1. 足蹠蠹蝕症（Pitted keratolysis）

發生於腳底，是角質層不斷剝落的細菌感染症，與穿鞋密不通風，使細菌在溫暖、潮濕的環境下得以快速增殖。

> ➢ 精油治療在抑制出汗過度的條件下，可以預防此症再度發作
>
> ➢ 有效精油及純露：絲柏、苦橙葉、蘇格蘭松、香茅等，可以作為制汗劑、殺菌劑、除臭劑使用

2. 蜂窩組織炎與丹毒

蜂窩組織炎是發生在真皮與皮下組織的細菌感染症，通常是急性，且快速蔓延。病原菌為多數異種細菌，鏈球菌是其中一種致病細菌。

丹毒則是由鏈球菌感染，發生於較淺層的皮膚炎；兩種感染症若是惡化，會發生淋巴管炎、敗血症、菌血症、皮膚化膿等合併症。

> ➢ 狹葉薰衣草、真正薰衣草、白千層、白玉蘭、百里香對鏈球菌造成的化膿性感染有輔助殺菌、止痛作用，可用濕敷法敷於患部、減少疼痛

3. 毛囊炎

刮鬍子或衣物不潔，造成毛細孔堵塞，進而發生細菌感染，擴及毛囊。黃色葡萄菌和綠膿菌是表皮細菌毛囊炎的兩種主要細菌，毛囊發炎的同時有膿包、搔癢症狀。

> ➢ 狹葉薰衣草、真正薰衣草、白千層、白玉蘭、黑胡椒、檀香、百里香等精油或純露，以冷敷法1天3～6次敷於患部，可抑制膿疱、止癢

（二）禿頭

禿頭的基本原因是毛囊內抑制毛髮增生的物質增加，或是毛囊發炎，還有毛髮生長週期變短、成長途中毛髮斷落等等。

毛髮成長期變短是老化的現象之一，但若是年紀輕輕就開始有成長期逐

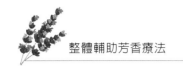

漸縮短的情形，可能就是雄性禿（AGA）了；雄性禿是雄激素在毛囊中發生抑制毛髮增生作用，使得毛髮生長的速度變慢或者完全不生長。雄激素原本有使毛髮、鬍鬚濃密的作用，卻在毛囊中起了反作用，而造成頭髮稀少，甚或光頭的現象。

除了雄性禿之外，禿頭還有圓頂禿頭、脂溢性禿頭、休止期禿頭。

1. 圓頂禿的原因是免疫細胞的一種淋巴球堵塞住毛囊，引起發炎、破壞毛囊；輕者會自然痊癒，嚴重的很難根治。有人會一覺醒來，發現頭頂或腦後的頭髮掉落一大片，甚至全部掉落的情況。

2. 脂溢性禿頭顧名思義為頭皮油脂分泌過多，造成毛囊長期發炎而使得毛髮無法生長；皮脂過多與雄激素也有關連。

3. 因疾病、壓力、用藥等等原因會使毛髮短暫停止生長，稱為休止期禿頭；頭髮休止期延長及脫落嚴重，也有可能成為全禿頭。

4. 內分泌失調與免疫失調症候群互為身心失調的因果，所以患者本身的心理、情緒狀況需作為評估重點。

✿ 芳香護理

症狀	精油處方	用法
圓頂禿、脂溢性禿頭、雄性禿、休止期禿頭	雪松3滴＋迷迭香3滴＋30ml基底油	按摩頭髮後洗頭
	檸檬香茅10滴＋迷迭香5滴＋歐薄荷5滴＋無香洗髮精100ml	洗髮用
	雪松1滴＋迷迭香1滴	加水稀釋，每天早晨按摩頭皮

（三）嬰幼兒皮膚疾病

嬰幼兒比起成人更容易罹患皮膚疾病。剛出生的嬰兒皮膚保護、自我防禦機能不全、皮膚也比較薄，外界刺激如毒性物質及刺激因子很容易造成傷害；且因新陳代謝旺盛，體溫調節能力未發展完成，對熱調節能力不佳，體

溫較高。許多昆蟲有驅熱反應，嬰幼兒也比較容易遭受叮咬，引發的反應也較嚴重。

嬰幼兒對病毒、細菌、真菌的抵抗力差，易罹患傳染性皮膚炎、異位性皮膚炎、接觸性皮膚炎，也常有不明原因的紅斑、過敏發生。

1. 新生兒胎脂（Vernix caseosa）

新生兒有著一層厚厚的脂肪膜保護，因此出生時皮膚 pH 質偏酸性，可免於細菌感染；但一個月內隨著胎脂脫落，會直接改變至與成人相同。因此，鹼性的洗潔劑會破壞皮膚的安定性，使皮膚的酸性膜受到破壞。為了讓胎脂徐徐脫落，最理想的新生兒清潔劑就是純露了。在洗澡盆中滴入 3 ～ 5cc. 的純露，用柔軟的脫脂棉巾，沾著水自頭部、臉部、身體輕輕擦拭、浸泡即可，不需使用任何皂劑。

2. 新生兒常見皮膚病

⑴ 毒性紅斑：出生後 2 ～ 3 天，出現斑點、丘疹、水疱、膿疱，1 ～ 3 週後會逐漸消失。

⑵ 新生兒膿疱性黑皮病：出生～ 24 小時內全身有水疱或膿疱，邊緣帶鱗屑，並有黑色素沉著現象。水疱或膿疱在 3 天內會消失；色素沉著可持續 3 個月。

⑶ 粟粒疹：40% 的出生嬰兒，臉部都有有針頭大小、白點狀的小丘疹，內含表皮角化物質，1 週內會消失。

⑷ 痱子及結晶性汗疹：因調節體溫能力不全、排汗不良會出現結晶性汗疹，是無症狀的易破小水疱。痱子是具有搔癢感的紅色丘疹。只要調節改善周遭的溫度，除去過多的衣物，可以避免痱子的發生機率。

⑸ 新生兒粉刺：受到母體荷爾蒙殘存影響，無法完全代謝皮脂所致；出生後至 3 個月應每日清潔。

⑹ 尿布疹：局部皮膚的刺激性皮膚炎，廣泛性紅斑、表面粗糙如牛皮紙、水疱或膿疱等。常會合併鏈球菌或念珠菌的感染，使小屁股發炎紅腫癢痛。

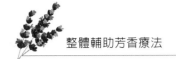

● 芳香護理

適用精油	羅馬洋甘菊（首推）、天竺葵、絲柏、檀香、薑、馬喬蘭、雪松、尤加利、花梨木、茶樹、玫瑰、乳香、甜橙、迷迭香、佛手柑、檸檬
適用稀釋物質	甜杏仁油、全脂牛奶或奶粉、蜂蜜、無香乳液。種子類的基底油，容易引起過敏反應，對嬰幼兒而言，冷壓榨取的甜杏仁油有滋潤與抗敏作用，是最理想的植物油
沐浴（泡澡）	15cc.牛奶＋3滴精油，充分稀釋後再加入洗澡水
濕敷	柔軟的紗布或手帕、毛巾，稀釋1～2滴精油，再加入溫開水或冷開水。尿布疹可用羅馬洋甘菊純露沾濕化妝棉，貼在發炎部位，包上尿布，15分鐘後取出化妝棉，若未褪紅，繼續濕敷持續至尿布疹消失

泡澡

15cc.牛奶＋3滴精油，充分稀釋均勻後放入洗澡水 / 5ml純露加入洗澡水

濕敷

1～2滴精油加入溫開水或冷開水，以柔軟的紗布、手帕、毛巾浸濕後敷於患部。如：發燒的額頭、疼痛的部位

吸入

1～2滴加入擴香儀、水氧機、廚房紙巾、枕頭、玩偶等

按摩

使用甜杏仁油為基底油，稀釋比例為1%

（四）其他皮膚疾患

1. 乾癬

　　乾癬是一種慢性反覆發作的皮膚疾病，並不會傳染，具有特色而一般由臨床上即容易診斷。典型的皮膚表現為紅斑（erythema）及脫屑（scaling）

分別代表血管及表皮被侵犯的反應，又稱爲銀屑病。乾癬成因不明，但與免疫反應失調，引起自體發炎徵狀有關。除遺傳外，其他都只能算是乾癬的誘發或是惡化因素。如：外傷感染、壓力、藥物、內分泌。青春期及更年期女性發生率較高，而女性懷孕時常會改善，因此賀爾蒙對乾癬有一定影響。

適用精油	薰衣草、乳香、佛手柑、安息香、羅馬洋甘菊、天竺葵、沒藥、松
處方例	安息香5滴＋乳香5滴＋沒藥5滴＋玫瑰果油10ml＋荷荷巴油40ml，患部一日塗抹多次，感覺癢時也可塗抹

2. 口內潰瘍、鵝口瘡

鵝口瘡和口腔潰瘍都屬於口腔疾病中比較常見的症狀之一。而且鵝口瘡和口腔潰瘍從表面上看還有一些相似之處，但症狀、病因都不同。

鵝口瘡是由白色念珠菌感染所引起，通常是口腔衛生不足或者接觸被感染物交叉感染；長期食用抗生素，造成體內菌群失調，也容易感染白色念球菌。而口腔潰瘍的發病因素很多，比如內分泌失調、自身免疫力降低、熬夜、壓力大、上火、失眠、遺傳、挑食偏食、營養缺乏等等，都可能導致出現口腔潰瘍。

適用精油		
百里香、檸檬、天竺葵、沒藥（需以酒精稀釋）、茶樹		
護理方式		
吸嗅	水150ml＋精油3～5滴	以口吸入水氧機出口之霧氣
油漱	精油1～2滴、5ml葡萄籽油	油漱法20分鐘（見基底油篇）
漱口	一杯水中加入1～2滴精油	充分搖勻後漱口
口腔護理	小於1%的水溶液的稀釋茶樹精油，浸漬於紗布	以乾淨的食指，在口腔內進行擦拭

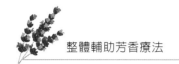
3. 昆蟲咬傷與刺傷

昆蟲叮咬後發癢、腫痛，也可能會導致發炎。所以咬傷後立即使用殺菌作用和止癢、消炎的精油平息炎症。

適用精油	百里香、鼠尾草、羅勒、檸檬、香蜂草、薰衣草、薄荷等
咬傷後止癢、消腫	無水乙醇5cc.加入純淨水5cc.，攪拌後加入精油，薄荷2滴＋檸檬1滴＋尤加利2滴＋薰衣草4滴＋綠花白千層1滴＋丁香1滴＋茶樹2滴；均勻攪拌後放入滾珠瓶中使用
環境預防	薄荷5滴＋檸檬草3滴＋伏特加50cc.，置放2小時後噴於室內

4. 挫傷

擦傷和扭傷造成腫脹和疼痛，若不及時處理患處，會引起發炎或發燒，使用精油冷敷是一個簡單的辦法，不需要使用鎮痛藥，消炎劑。

放盆冷水，攪拌 1～3 滴精油，攪拌均勻後以毛巾或手絹浸濕，冷敷於患處。若狀況嚴重，可加入冰塊，或冰水，冰敷能更快達到消腫、止痛的效果，但時間不宜太常。

適用精油	鼠尾草、牛膝草、茴香、馬喬蘭、羅馬洋甘菊、薄荷、薰衣草、迷迭香、雪松、松樹、絲柏、尤加利
扭傷的最佳治療方法	首要是休息不動；按摩要避開痛苦的部分，從患處四周向外輕撫，以利淋巴液的流動。疼痛感消失後的瘀血，可以按摩、熱敷加速痊癒 ➢ 檸檬1滴＋德國洋甘菊2滴＋薰衣草3滴＋基礎油30ml

5. 濕疹

濕疹是一種常見的過敏性皮膚病，發病部位多於臉部、頸部、關節內側、

腋下等；以紅腫、癢和乾燥爲表徵，患處會擴散，亦會有顯著角質皮屑剝落，皮膚起疱、龜裂、出血或滲血。

　　濕疹並沒有特定的成因，常是濕疹患者的身體或皮膚因某類物質產生過敏反應，加上免疫力下降等多種條件，甚至由一些小傷口感染開始誘發。是屬於難治的皮膚病；和缺乏充足營養、免疫系統、抗敏能力同時降低，加上沒有找出過敏原及生活上持續的壓力和不當的作息規律，導致病情反覆出現。

適用精油	芳香療法必須患者配合生活起居、飲食控制；精油護理則依症狀來解決。適用精油分爲三類： ⑴一般性：百里香、羅馬洋甘菊、薰衣草、牛膝草 ⑵乾燥性：天竺葵、薰衣草、絲柏 ⑶膿液滲出型：佛手柑、杜松
止癢	薰衣草1滴＋德國洋甘菊1滴＋荷荷巴精油10ml，每天塗抹在瘙癢的患部；若不喜歡德國洋甘菊的氣味，可以羅馬洋甘菊替代
補充滋潤水分與油脂	羅馬洋甘菊3滴＋薰衣草5滴＋荷荷巴精油10ml，攪拌均勻後加入200ml羅馬洋甘菊純露，製作全身保濕乳
乾燥皮膚	多餘的皮下水分乾燥後，粗糙的表皮和濕疹就可以消失了，精油採取抗炎作用和水分平衡作用，並使用蘆薈凝膠。 ➤ 茶樹5滴＋薰衣草5滴＋天竺葵3滴＋蘆薈凝膠50克

6. 皺裂

　　由於冬季寒冷出汗少，經常摩擦，皮膚失潤乾燥而形成皺裂。多見於掌面、十指尖、手側、足側、足跟、兒童的面部等處，可見長短不一，深淺不等的裂隙，深者可有出血，疼痛較劇。手足乾裂在醫學上被稱爲手足皺裂，治宜滋養肌膚潤燥。

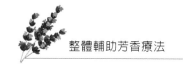
芳香護理適用精油	羅馬洋甘菊、天竺葵、安息香、廣藿香、檀香、玫瑰、沒藥
	安息香、廣藿香、沒藥是治療嚴重手足皸裂最好的精油；由於都是低揮發度精油，以1:1:1加入10g雪亞脂中攪拌均勻，洗澡後塗於皸裂處，並穿上襪子

7. 晒傷

　　晒傷後需先冰敷，可在出門前預先製作冷敷布置於冰箱；將數片化妝棉置於密封盒中，倒入可蓋住化妝棉程度的羅馬洋甘菊或薰衣草純露。嚴重晒傷，在純露中加入薰衣草、薄荷精油，並且冰敷。

出版聲明

　　本書中所載之精油相關療效內容，僅供參考。本書內容不可作為人體疾病診斷及治療之依據，芳香療法為整體輔助治療範疇，不可取代正式醫療，任何重大疾病之諮詢及治療途徑，應先尋求專業正式醫療人員，在其同意下，以減輕病患精神、肉體疼痛、緩解症狀為前提，發揮輔助醫療功效。出版商及作者不能為本書所提供之資訊因讀者誤判、誤用所發生之問題負任何責任。

附　錄

精油生理作用一覽表

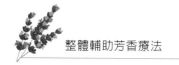

骨骼系統

Top	玫瑰草、穗花薰衣草、芫荽、尤加利、歐薄荷、薑、茴香
Middle	茴香、牛膝草、羅文沙葉—桉葉醇、真正薰衣草、黑胡椒、馬喬蘭、百里香、絲柏、杜松、胡蘿蔔籽
Base	檀香

肌肉系統

Top	薑、肉荳蔻、檸檬、白千層、冬青、檸檬草、羅勒、快樂鼠尾草、鼠尾草、月桂、羅文沙葉、紅橙（蜜柑）、甜橙、苦橙葉、芫荽、馬鞭草、西洋蓍草、佛手柑、歐薄荷、尤加利
Middle	羅馬洋甘菊、德國洋甘菊、杜松、迷迭香、真正薰衣草、醒目薰衣草、香蜂草、牛膝草、羅文沙葉—桉葉醇、松、黑胡椒、紅橙（蜜柑）、馬喬蘭、絲柏、百里香、胡蘿蔔籽
Base	岩蘭草、丁香、茉莉、安息香、橙花、依蘭、玫瑰、廣藿香、乳香、沒藥、檀香

神經系統

Top	香茅、檸檬草、穗花薰衣草、月桂、檸檬、甜橙、苦橙葉、佛手柑、真正薰衣草、香蜂草、快樂鼠尾草、肉荳蔻、歐薄荷、羅勒、紅橙、冬青、茴香、白千層、芫荽、苦橙花、尤加利
Middle	迷迭香、羅文沙葉—桉葉醇、真正薰衣草、醒目薰衣草、香蜂草、醒目薰衣草、德國洋甘菊、羅馬洋甘菊、馬喬蘭、天竺葵、百里香、絲柏、艾草、牛膝草、杜松
Base	雪松、岩蘭草、丁香、橙花、檀香、依蘭、茉莉、玫瑰、永久花、乳香、廣藿香、雪松、胡蘿蔔籽

循環系統

Top	冬青、黑雲杉、香茅、玫瑰草、羅勒、快樂鼠尾草、鼠尾草、百里香、月桂、山雞椒、肉荳蔻、綠花白千層、茶樹、檸檬、萊姆、苦橙、苦橙葉、薑、馬鞭草、荳蔻、尤加利、佛手柑、歐薄荷
Middle	土木香、艾草、杜松、絲柏、迷迭香、真正薰衣草、醒目薰衣草、馬喬蘭、百里香、香蜂草、牛膝草、歐薄荷、松、黑胡椒、胡蘿蔔籽、天竺葵
Base	依蘭、雪松、岩蘭草、廣藿香、肉桂、玫瑰、橙花、安息香、歐白芷、永久花

呼吸系統

Top	黑雲杉、玫瑰草、檸檬草、羅勒、快樂鼠尾草、鼠尾草、穗花薰衣草、綠薄荷、百里香、歐薄荷、月桂、山雞椒、羅文沙葉、啤酒花（蛇麻草）、肉荳蔻、綠花白千層、白千層、茶樹、由加利、佛手柑、檸檬、萊姆、甜橙、苦橙葉、茴香、芫荽、薑、馬鞭草、西洋蓍草、冬青、紅橙、荳蔻、丁香、苦橙
Middle	羅馬洋甘菊、德國洋甘菊、土木香、艾草、杜松、絲柏、天竺葵、迷迭香、真正薰衣草、醒目薰衣草、馬喬蘭、百里香、香蜂草、花梨木、羅文沙葉－桉葉醇、香桃木、松、黑胡椒、牛至、紫羅蘭、茴香、胡蘿蔔籽、牛膝草
Base	乳香、沒藥、雪松、肉桂、茉莉、玫瑰、橙花、檀香、安息香、紫羅蘭、歐白芷、永久花

消化系統

Top	西洋蓍草、冬青、香茅、玫瑰草、檸檬草、羅勒、快樂鼠尾草、鼠尾草、穗花薰衣草、歐薄荷、綠薄荷、百里香、月桂、山雞椒、啤酒花（蛇麻草）、肉荳蔻、綠花白千層、白千層、茶樹、佛手柑、葡萄柚、檸檬、萊姆、柑桔、紅橙（蜜柑）、甜橙、苦橙、苦橙葉、茴香、芫荽、荳蔻、薑、馬鞭草、尤加利、羅文沙葉－桉葉醇

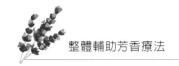

Middle	羅馬洋甘菊、德國洋甘菊、土木香、艾草、杜松、天竺葵、迷迭香、眞正薰衣草、醒目薰衣草、馬喬蘭、百里香、香蜂草、牛膝草、歐薄荷、香桃木、松、黑胡椒、牛至、紅橙（蜜柑）、紫羅蘭、茴香、胡蘿蔔籽、丁香、絲柏、乳香
Base	乳香、沒藥、岩蘭草、廣藿香、肉桂、玫瑰、橙花、檀香、安息香、紫羅蘭、歐白芷、永久花

內分泌系統

Top	檸檬草、快樂鼠尾草、鼠尾草、尤加利、歐薄荷、黑雲杉、茴香、馬鞭草、柑桔、檸檬、羅勒
Middle	天竺葵、迷迭香、馬喬蘭、香桃木、杜松、絲柏
Base	玫瑰、檀香、安息香、歐白芷、沒藥、橙花、茉莉

生殖系統

Top	西洋耆草、香茅、玫瑰草、檸檬草、羅勒、快樂鼠尾草、鼠尾草、綠薄荷、歐薄荷、百里香、月桂、啤酒花（蛇麻草）、肉荳蔻、綠花白千層、白千層、茶樹、佛手柑、葡萄柚、柑桔、甜橙、苦橙、茴香、芫荽、荳蔻、薑、檸檬、苦橙葉、尤加利
Middle	羅馬洋甘菊、德國洋甘菊、土木香、艾草、杜松、絲柏、天竺葵、迷迭香、眞正薰衣草、醒目薰衣草、馬喬蘭、百里香、香蜂草、牛膝草、歐薄荷、花梨木、香桃木、松、紫羅蘭、茴香、胡蘿蔔籽、黑胡椒
Base	依蘭、乳香、沒藥、岩蘭草、肉桂、丁香、茉莉、玫瑰、橙花、檀香、安息香、紫羅蘭、歐白芷、廣藿香、永久花

泌尿系統

Top	玫瑰草、快樂鼠尾草、歐薄荷、百里香、月桂、啤酒花（蛇麻草）、綠花白千層、茶樹、佛手柑、葡萄柚、檸檬、茴香、冬青、尤加利、丁香、白千層
Middle	土木香、艾草、杜松、絲柏、天竺葵、眞正薰衣草、醒目薰衣草、百里香、牛膝草、香桃木、松、紫羅蘭、茴香、胡蘿蔔籽、羅馬洋甘菊、花梨木、迷迭香、牛膝草、羅馬洋甘菊
Base	乳香、雪松、廣藿香、肉桂、檀香、安息香、紫羅蘭、歐白芷、依蘭、永久花

淋巴免疫系統

Top	鼠尾草、穗花薰衣草、百里香、啤酒花（蛇麻草）、綠花白千層、白千層、茶樹、佛手柑、檸檬、萊姆、柑桔、甜橙、苦橙、苦橙葉、香茅、天竺葵、杜松、牛膝草、香蜂草、尤加利、薑、葡萄柚
Middle	羅馬洋甘菊、艾草、絲柏、迷迭香、馬喬蘭、百里香、花梨木、羅文沙葉─桉葉醇、黑胡椒、紫羅蘭、眞正薰衣草、羅馬洋甘菊、牛膝草
Base	沒藥、肉桂、丁香、檀香、紫羅蘭、歐白芷、永久花、茉莉、橙花、玫瑰、依蘭

疼痛

Top	西洋耆草、冬青、香茅、羅勒、快樂鼠尾草、穗花薰衣草、綠薄荷、月桂、羅文沙葉、肉荳蔻、白千層、由加利、葡萄柚、檸檬、甜橙、芫荽、荳蔻、薑
Middle	羅馬洋甘菊、德國洋甘菊、艾草、絲柏、眞正薰衣草、醒目薰衣草、馬喬蘭、歐薄荷、花梨木、香桃木、松、黑胡椒、牛至、紫羅蘭

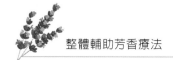

Base	雪松、肉桂、丁香、茉莉、橙花、檀香、安息香、紫羅蘭、歐白芷、永久花

血液系統

Top	西洋蓍草、檸檬
Middle	無
Base	無

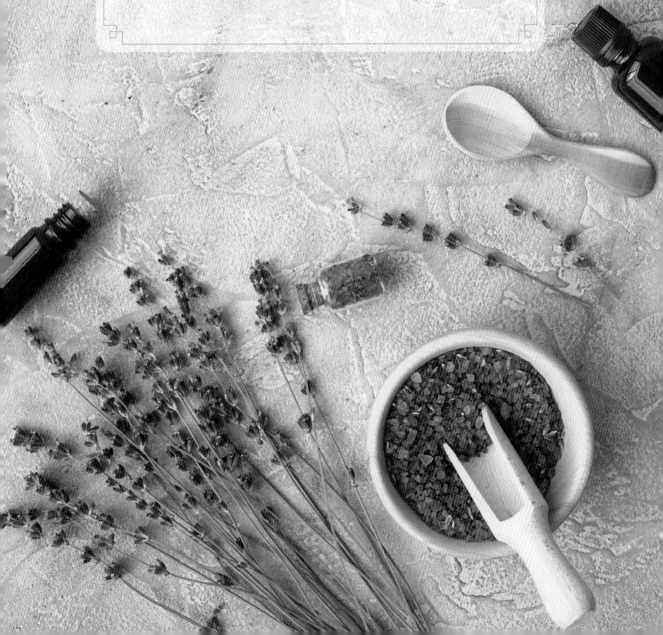

精油的情緒心理作用

情緒	精油
提高警覺	羅勒、杜松、尤加利、歐薄荷、迷迭香、檸檬尤加利、佛手柑、黑胡椒、荳蔻、芫荽、肉桂、苦橙葉、百里香、松樹、葡萄柚、萊姆
發揮主見	茴香、羅勒、茉莉、絲柏、乳香、廣藿香、依蘭、佛手柑、雪松、薑、黑胡椒、芫荽、康乃馨、萊姆、荳蔻、山雞椒
有助專心	檸檬香茅、山雞椒、荳蔻、雪松、檸檬、羅勒、佛手柑、甜橙、迷迭香、尤加利、歐薄荷
增強信心	絲柏、茴香、佛手柑、茉莉、迷迭香、甜橙、雪松、荳蔻、薑、葡萄柚、松、芫荽
有助滿足	玫瑰、丁香、絲柏、薰衣草、橙花、佛手柑、檀香、甜橙、廣藿香、依蘭、羅馬洋甘菊、安息香
創造力	佛手柑、檸檬、乳香、天竺葵、橙花、茉莉、檀香、絲柏、杜松、玫瑰、丁香、月桂、山雞椒
快樂	甜橙、茉莉、安息香、天竺葵、玫瑰、芫荽、薑、丁香、肉桂
喜悅	檀香、檸檬、佛手柑、甜橙、橙花、依蘭、乳香、羅馬洋甘菊、玫瑰、苦橙葉
增強記憶	羅勒、檸檬、迷迭香、薑、葡萄柚、沉香醇百里香、荳蔻、黑胡椒、芫荽
平靜	羅馬洋甘菊、橙花、杜松、乳香、香蜂草、茉莉、玫瑰、西洋蓍草、歐白芷
盡情表演	檸檬、佛手柑、薰衣草、茉莉、天竺葵、乳香、絲柏、葡萄柚、玫瑰、永久花、檸檬尤加利、月桂
積極	羅勒、檸檬、檀香、廣藿香、杜松、絲柏、天竺葵、乳香、迷迭香、葡萄柚、松樹、岩蘭草、荳蔻、苦橙葉、月桂
徹底休息	真正薰衣草、天竺葵、橙花、檀香、花梨木、玫瑰、快樂鼠尾草、馬喬蘭、苦橙葉

情緒	精油
自覺	依蘭、絲柏、天竺葵、檀香、茉莉、鼠尾草、快樂鼠尾草、松、月桂、丁香、柑桔、芫荽、歐白芷、桃金孃
自尊	檀香、依蘭、茉莉、佛手柑、天竺葵、巖蘭草、玫瑰、雪松
自我形象	甜橙、薰衣草、香蜂草、羅馬洋甘菊、依蘭、茉莉、檀香、絲柏、杜松、玫瑰、雪松、松、黑胡椒、柑桔、肉荳蔻、桃金孃、月桂
情感自虐	羅馬洋甘菊、香蜂草、橙花、安息香、玫瑰、柑桔
受虐情緒	羅馬洋甘菊、橙花、柑桔、天竺葵、玫瑰
對抗上癮	羅勒、乳香、安息香、岩蘭草、永久花、玫瑰、羅馬洋甘菊
戒安眠藥	玫瑰、蛇麻草、佛手柑、羅馬洋甘菊、杜松、廣藿香
戒除藥物	馬喬蘭、月桂、快樂鼠尾草、肉荳蔻、杜松、佛手柑、羅勒、天竺葵、岩蘭草、永久花
戒酒	杜松、檸檬、佛手柑、永久花、馬喬蘭、快樂鼠尾草、檸檬尤加利
降低攻擊性	天竺葵、乳香、檀香、葡萄柚、雪松、岩蘭草、橙花、薰衣草、羅馬洋甘菊、安息香
紓解怒氣	廣藿香、黑胡椒、薑、雪松、丁香
紓解焦慮	佛手柑、薰衣草、檀香、羅馬洋甘菊、橙花、香蜂草、天竺葵、杜松、乳香、廣藿香、柑桔、岩蘭草、雪松、玫瑰、快樂鼠尾草
緊張性焦慮	檀香、薰衣草、羅馬洋甘菊、廣藿香、快樂鼠尾草
不安性焦慮	杜松、羅馬洋甘菊、乳香、岩蘭草、雪松
擔憂性焦慮	佛手柑、薰衣草、橙花、香蜂草、天竺葵、玫瑰
壓抑性焦慮	佛手柑、香蜂草、橙花、檀香、玫瑰、岩蘭草、雪松、廣藿香、黑胡椒、薑、丁香
冷漠	檸檬、佛手柑、柑桔、甜橙、茉莉、羅勒、歐薄荷、荳蔻、薑、黑胡椒、玫瑰

情緒	精油
死別	安息香、乳香、橙花、薰衣草、香蜂草、羅馬洋甘菊、廣藿香、絲柏、天竺葵、玫瑰、柑桔、岩蘭草、千葉玫瑰
崩潰	薰衣草、檸檬、柑桔、羅馬洋甘菊、橙花、快樂鼠尾草、天竺葵、永久花
情感崩潰	薰衣草、絲柏、天竺葵、檀香、安息香、橙花、羅馬洋甘菊、玫瑰、柑桔
減輕過愛效應	橙花、香蜂草、廣藿香、檀香、薰衣草、安息香、檸檬、乳香、羅馬洋甘菊、茉莉、岩蘭草、玫瑰、馬喬蘭、快樂鼠尾草、永久花、苦橙葉、薑
混淆不清	佛手柑、天竺葵、羅勒、迷迭香、歐薄荷、絲柏、杜松、薰衣草、荳蔻、薑、黑胡椒、苦橙葉、永久花、葡萄柚、松、百里香
頹喪感	佛手柑、乳香、天竺葵、橙、茉莉、橙花、依蘭、葡萄柚柑桔、肉荳蔻、玫瑰、苦橙葉
譫妄	薄荷、薰衣草、尤加利、馬喬蘭
震顫性譫妄	薰衣草、檸檬、羅馬洋甘菊、 天竺葵、苦橙葉、馬喬蘭、岩蘭草
癡呆症	羅勒、迷迭香、荳蔻、薑、黑胡椒、玫瑰
促進食慾及誘發記憶	檸檬、橙、萊姆、葡萄柚、肉荳蔻、肉桂、丁香、薑、芫荽、荳蔻、黑胡椒
誘發記憶、恢復嗅覺	羅勒、迷迭香
抑鬱	羅馬洋甘菊、檸檬、佛手柑、甜橙、茉莉、依蘭、橙花、天竺葵、檀香、薰衣草、乳香、柑桔、葡萄柚、玫瑰、苦橙葉、永久花、檸檬尤加利、快樂鼠尾草、馬喬蘭
歇斯底里	羅馬洋甘菊、佛手柑、橙花、薰衣草、柑桔、岩蘭草、馬喬蘭

情緒	精油
躁鬱症	羅馬洋甘菊、乳香、天竺葵、薰衣草、檸檬、橙花、廣藿香、檀香、德國洋甘菊、葡萄柚、柑桔、玫瑰
面對死亡	茉莉、乳香、橙花、羅馬洋甘菊、天竺葵、安息香、檀香、佛手柑、杜松、玫瑰、月桂、雪松
筋疲力竭	羅馬洋甘菊、絲柏、佛手柑、迷迭香、乳香、檸檬、馬喬蘭、尤加利、山雞椒、黑胡椒、荳蔻、薑、松、葡萄柚
精神衰竭	迷迭香、杜松、橙花、薰衣草、羅馬洋甘菊、甜橙、苦橙葉、馬喬蘭、快樂鼠尾草
情緒易怒	薰衣草、羅馬洋甘菊、馬喬蘭、檸檬尤加利、山雞椒、橙花
排遣悲傷	玫瑰、永久花、肉荳蔻、乳香、佛手柑、迷迭香、檸檬、羅勒、歐薄荷
妄想症	迷迭香、羅勒、歐薄荷、茶樹、馬喬蘭、蛇麻草、百里香、野馬喬蘭
寂寞	佛手柑、羅馬洋甘菊、橙花、安息香、永久花、甜橙、茉莉、香蜂草、乳香、玫瑰
情緒低落	檸檬、天竺葵、 橙花、薰衣草、依蘭
固執	檀香、甜橙、檸檬、岩蘭草、雪松、快樂鼠尾草
驚恐症	永久花、馬喬蘭、薰衣草、乳香
鎮定放鬆	薰衣草、橙花、依蘭、羅馬洋甘菊、檀香、快樂鼠尾草、馬喬蘭
感覺被拒絕	絲柏、檀香、安息香、羅馬洋甘菊、橙花、依蘭、松、玫瑰
壓抑	茉莉、乳香、依蘭、杜松、廣藿香、 雪松、松、岩蘭草
精神分裂	薰衣草、天竺葵、羅馬洋甘菊、檸檬、柑桔、玫瑰
自卑感	玫瑰、乳香、檀香、橙花、杜松、羅馬洋甘菊、天竺葵、雪松、丁香

專有名詞釋義

藥理作用	釋義	精油
紅皮作用	增加局部血流量，使皮膚變紅	杜松、薑、松、黑胡椒、尤加利、艾草、荳蔻、黑雲杉
輕瀉作用	促進糞便自腸道緩慢、少量排出	薑、肉荳蔻、玫瑰、茴香、黑胡椒、馬喬蘭、檸檬、荳蔻
強肝作用	刺激肝臟與膽囊、促進機能	歐白芷、永久花、野馬喬蘭、羅馬洋甘菊、胡蘿蔔籽、絲柏、鼠尾草、馬鞭草、玫瑰、歐薄荷、檸檬迷迭香、月桂、玫瑰、荳蔻
強心作用	刺激心臟、賦予活力	安息香、肉桂、百里香、茶樹、肉荳蔻、橙花、牛膝草、黑胡椒、歐薄荷（不宜過量）、佛手柑、馬喬蘭、香蜂草、薰衣草、迷迭香、土木香
強壯作用	激勵身體各種機能與能力，使體能提升	歐白芷、甜橙、羅馬洋甘菊、胡蘿蔔籽、快樂鼠尾草、葡萄柚、絲柏、檀香、雪松、香茅、杜松、薑、鼠尾草、天竺葵、百里香、肉荳蔻、乳香、橙花、松、羅勒、廣藿香、馬鞭草、玫瑰、牛膝草、茴香、黑胡椒、柑桔、佛手柑、馬喬蘭、紅橙、香蜂草、沒藥、西洋蓍草、萊姆、檸檬、花梨木、迷迭香、月桂、艾草、黑雲杉
強脾作用	補養脾臟	歐白芷、永久花、羅馬洋甘菊、丁香、玫瑰、茴香、薰衣草、玫瑰、荳蔻
袪痰作用	將支氣管中多餘的痰液排除	歐白芷、安息香、永久花、白千層、檀香、雪松、薑、百里香、茶樹、松、羅勒、牛膝草、茴香、歐薄荷、佛手柑、馬喬蘭、香桃木、沒藥、尤加利、醒目薰衣草、荳蔻、黑雲杉、土木香

藥理作用	釋義	精油
驅蟲作用	驅除腸內寄生蟲	羅馬洋甘菊、白千層、胡蘿蔔籽、丁香、肉桂、百里香、綠花白千層、羅勒、牛膝草、茴香、歐薄荷、佛手柑、尤加利、檸檬、艾草、土木香
祛風作用	排出積存在腸內的空氣	歐白芷、安息香、甜橙、羅馬洋甘菊、胡蘿蔔籽、快樂鼠尾草、芫荽、丁香、檀香、肉桂、杜松、薑、綠薄荷、百里香、肉荳蔻、乳香、橙花、羅勒、牛膝草、茴香、黑胡椒、歐薄荷、佛手柑、馬喬蘭、香蜂草、沒藥、薰衣草、檸檬、檸檬草、迷迭香、荳蔻
降血壓作用	使血壓下降	依蘭、快樂鼠尾草、馬喬蘭、香蜂草、眞正薰衣草、檸檬、艾草、黑雲杉、土木香
升血壓作用	使血壓上升	鼠尾草、百里香、牛膝草、迷迭香
血管擴張作用	使血管壁擴張	大蒜、黑胡椒
血管收縮作用	使血管壁收縮	絲柏、天竺葵、歐薄荷
降血醣作用	使血醣值下降	天竺葵、尤加利、檸檬
解毒作用	中和毒性	杜松、茴香、黑胡椒、薰衣草、絲柏、檸檬、百里香、羅勒
解熱作用	使身體冷卻、高溫下降	甜橙、羅馬洋甘菊、白千層、絲柏、薑、肉荳蔻、羅勒、玫瑰、冬青、檸檬、薰衣草
健胃作用	療癒各種胃機能不調現象、使其強壯	歐白芷、甜橙、羅馬洋甘菊、芫荽、肉桂、杜松、薑、肉荳蔻、羅勒、馬鞭草、玫瑰、牛膝草、茴香、黑胡椒、歐薄荷、佛手柑、香蜂草、沒藥、檸檬、迷迭香、月桂、荳蔻
健康恢復作用	喚醒身體機能、使其康復	綠薄荷、松、羅勒、馬喬蘭、萊姆、薰衣草、花梨木

藥理作用	釋義	精油
抗敏作用	減緩過敏症狀、減少發作率	羅馬洋甘菊、香蜂草
抗病毒作用	抑制病毒活動	永久花、醒目薰衣草、茶樹、玫瑰草、尤加利、萊姆、薰衣草、黑雲杉
抗憂鬱作用	提高抑鬱的情緒，使其開朗、活潑	依蘭、甜橙、羅馬洋甘菊、快樂鼠尾草、葡萄柚、香茅、茉莉、醒目薰衣草、天竺葵、橙花、羅勒、廣藿香、玫瑰、苦橙葉、佛手柑、香蜂草、穗花薰衣草、眞正薰衣草、綠薄荷、花梨木、迷迭香
抗壞血病作用	有效預防壞血病發生	薑、萊姆、檸檬
抗感染作用	抵抗體內感染現象	大蒜、茶樹
抗凝血作用	抑制血液在體內凝固	天竺葵、冬青
抗胸部感染作用	治療各種胸部感染症	白千層、牛膝草
抗寄生蟲作用	驅除體內寄生蟲	大蒜
抗痙攣作用	抑制痙攣發作現象	羅馬洋甘菊、快樂鼠尾草、薰衣草、冬青、黑雲杉、土木香
抗硬化作用	抑制慢性發炎所造成的組織變硬	檸檬、迷迭香
抗神經障礙作用	減少各種神經障礙引起的問題	羅馬洋甘菊、快樂鼠尾草、杜松、羅勒、巖蘭草、歐薄荷、馬喬蘭、香蜂草、醒目薰衣草、薰衣草、迷迭香
抗神經痛作用	緩和神經痛	白千層、丁香、檸檬、月桂、艾草、冬青
抗微生物作用	減少微生物	百里香、沒藥

藥理作用	釋義	精油
抗風濕作用	減緩風濕痛	羅馬洋甘菊、白千層、絲柏、杜松、鼠尾草、百里香、綠花白千層、牛膝草、尤加利、薰衣草、檸檬、迷迭香、冬青
催情作用	增強性慾	歐白芷、依蘭、快樂鼠尾草、丁香、檀香、肉桂、薑、百里香、肉荳蔻、橙花、羅勒、廣藿香、馬鞭草、玫瑰、黑胡椒、紫羅蘭、迷迭香、艾草
催乳作用	促進乳汁增加分泌量	茉莉、羅勒、茴香、檸檬草
細胞生長作用	促進肌膚細胞增加成長	永久花、胡蘿蔔籽、天竺葵、乳香、橙花、廣藿香、玫瑰草、紅橙、薰衣草、艾草
殺寄生蟲作用	消滅寄生於其他物種上的蟲類	香茅、肉桂、香桃木、荳蔻
殺菌作用	消滅殺死細菌	永久花、雪松、葡萄柚、丁香、杜松、茶樹、百里香、綠花白千層、橙花、羅勒、玫瑰、玫瑰草、香桃木、尤加利、萊姆、薰衣草、檸檬、檸檬草、花梨木、冬青、黑雲杉、土木香
殺眞菌作用	消滅眞菌及治療眞菌引起之感染症	永久花、雪松、茶樹、廣藿香、沒藥、薰衣草、檸檬草、土木香
殺蟲作用	殺死有害昆蟲	白千層、丁香、絲柏、肉桂、茶樹、杜松、香茅、穗狀薰衣草、綠薄荷、百里香、羅勒、廣藿香、馬鞭草、茴香、佛手柑、尤加利、萊姆、檸檬、檸檬草、花梨木、月桂、艾草
殺微生物作用	殺死微生物	丁香、杜松、松、沒藥、萊姆

藥理作用	釋義	精油
強壯子宮作用	強化子宮各種機能	快樂鼠尾草、丁香、茉莉、玫瑰、依蘭、乳香、香蜂草、沒藥、艾草
刺激作用	促進腎上腺素分泌，增加體能	歐白芷、白千層、胡蘿蔔籽、葡萄柚、丁香、芫荽、香茅、肉桂、杜松、薑、綠薄荷、百里香、茶樹、肉荳蔻、綠花白千層、松、羅勒、牛膝草、茴香、黑胡椒、歐薄荷、沒藥、西洋蓍草、尤加利、檸檬草、花梨木、月桂、荳蔻
止血作用	抑制流血	絲柏、肉桂、天竺葵、玫瑰、西洋蓍草、萊姆、檸檬、艾草
緩和齒痛作用	緩和牙齒疼痛	白千層、丁香、肉桂、天竺葵、肉荳蔻、歐薄荷
預防疾病作用	對預防疾病發生有效	大蒜、牛膝草、檸檬草
收斂作用	緊實組織、使其收縮	安息香、永久花、絲柏、檀香、雪松、肉桂、杜松、鼠尾草、天竺葵、乳香、廣藿香、玫瑰、牛膝草、歐薄荷、香桃木、沒藥、西洋蓍草、萊姆、檸檬、迷迭香、月桂、艾草
止癢作用	抑制發癢	羅馬洋甘菊、綠薄荷、檸檬、薰衣草、檀香、茉莉
消炎作用	鎮靜發炎現象	永久花、羅馬洋甘菊、快樂鼠尾草、檀香、松、廣藿香、玫瑰、茴香、歐薄荷、沒藥、西洋蓍草、尤加利、薰衣草、冬青
消化促進作用	有益消化機能	甜橙、羅馬洋甘菊、快樂鼠尾草、乳香、橙花、羅勒、馬鞭草、牛膝草、黑胡椒、佛手柑、馬喬蘭、柑桔、香蜂草、檸檬草、迷迭香、艾草

藥理作用	釋義	精油
淨血作用	淨化血液	胡蘿蔔籽、芫荽、杜松、鼠尾草、玫瑰、尤加利、檸檬
消毒作用	預防組織變質、抑制感染	安息香、依蘭、甜橙、羅馬洋甘菊、白千層、快樂鼠尾草、葡萄柚、丁香、絲柏、檀香、雪松、香茅、肉桂、杜松、茉莉、薑、醒目薰衣草、鼠尾草、天竺葵、百里香、茶樹、肉荳蔻、綠花白千層、乳香、松、羅勒、廣藿香、馬鞭草、玫瑰、玫瑰草、牛膝草、茴香、黑胡椒、綠薄荷、佛手柑、馬喬蘭、香桃木、沒藥、西洋蓍草、尤加利、萊姆、穗花薰衣草、薰衣草、檸檬、檸檬草、迷迭香、月桂、荳蔻
促進食慾作用	促進食慾	甜橙、葡萄柚、丁香、薑、鼠尾草、百里香、茴香、萊姆、月桂、荳蔻
醒腦作用	刺激頭腦、增加血氧量、使思路清晰	安息香、羅勒、荳蔻
制淫作用	抑制性慾	馬喬蘭、冬青
制汗作用	減少出汗	快樂鼠尾草、絲柏、鼠尾草
制酸作用	降低體內分泌物的酸性、中和酸性物質	檸檬
止吐作用	抑制嘔吐	羅馬洋甘菊、玫瑰、歐薄荷、丁香、薑、肉荳蔻、黑胡椒、歐薄荷
唾液分泌作用	促進唾液分泌量增多	荳蔻、肉桂
膽汁分泌作用	促進膽汁分泌量增多	永久花、羅馬洋甘菊、玫瑰、歐薄荷、西洋蓍草、薰衣草、迷迭香、月桂、土木香

藥理作用	釋義	精油
止咳作用	減少咳嗽	檀香、荳蔻、百里香、牛膝草、土木香
鎮痙攣作用	使痙攣現象停止	歐白芷、永久花、甜橙、羅馬洋甘菊、白千層、快樂鼠尾草、丁香、芫荽、絲柏、檀香、肉桂、茉莉、肉荳蔻、杜松、薑、綠薄荷、鼠尾草、百里香、橙花、羅勒、馬鞭草、玫瑰、牛膝草、茴香、苦橙葉、黑胡椒、歐薄荷、佛手柑、馬喬蘭、紅橙、香蜂草、西洋蓍草、尤加利、薰衣草、迷迭香、月桂
鎮靜作用	平復過度興奮的生理及情緒	安息香、永久花、依蘭、甜橙、羅馬洋甘菊、快樂鼠尾草、絲柏、檀香、雪松、茉莉、乳香、橙花、羅勒、廣藿香、馬鞭草、玫瑰、牛膝草、苦橙葉、岩蘭草、佛手柑、馬喬蘭、柑桔、香蜂草、薰衣草、土木香
止痛作用	緩和疼痛	荳蔻、羅馬洋甘菊、白千層、胡蘿蔔籽、丁香、芫荽、薑、穗花薰衣草、天竺葵、肉荳蔻、綠花白千層、羅勒、黑胡椒、歐薄荷、佛手柑、馬喬蘭、尤加利、醒目薰衣草、真正薰衣草、花梨木、迷迭香、月桂、黑雲杉、冬青
通經作用	促進子宮收縮，促進月經正常	歐白芷、荳蔻、羅馬洋甘菊、胡蘿蔔籽、快樂鼠尾草、荳蔻、肉桂、茉莉、杜松、綠薄荷、鼠尾草、百里香、肉荳蔻、羅勒、玫瑰、牛膝草、茴香、歐薄荷、馬喬蘭、沒藥、薰衣草、迷迭香、月桂、艾草、冬青

藥理作用	釋義	精油
除臭作用	消除不好的氣味	安息香、快樂鼠尾草、荳蔻、絲柏、香茅、天竺葵、橙花、松、廣藿香、苦橙葉、佛手柑、沒藥、尤加利、薰衣草、檸檬草、花梨木
退奶作用	抑制乳汁生成	鼠尾草、歐薄荷
抑制黏液作用	促進痰等黏液流動、鎮靜黏膜組織、抑制黏液分泌過多	白千層、快樂鼠尾草、茶樹、綠花白千層、松、沒藥、尤加利
發汗作用	促進汗水發生與排除	歐白芷、荳蔻、羅馬洋甘菊、白千層、杜松、薑、茶樹、松、羅勒、茴香、牛膝草、歐薄荷、香蜂草、花梨木、月桂、艾草
瘢痕形成作用	促進傷口結痂	羅馬洋甘菊、白千層、丁香、絲柏、杜松、鼠尾草、天竺葵、百里香、茶樹、綠花白千層、乳香、廣藿香、牛膝草、佛手柑、尤加利、醒目薰衣草、檸檬、迷迭香
鼻黏液排出作用	協助鼻涕自鼻子排出、消除鼻塞	白千層、醒目薰衣草、松、歐薄荷、尤加利、真正薰衣草
皮膚軟化作用	鎮靜皮膚、使其柔軟	永久花、羅馬洋甘菊、檀香、雪松、茉莉、天竺葵、橙花、馬鞭草、紅橙、檸檬
腐蝕作用	腐蝕皮膚硬結、除去雞眼等皮膚結節	丁香、肉桂、檸檬、迷迭香
防腐作用	延遲動植物腐敗、分解的時間	肉桂、百里香、艾草、冬青、迷迭香
促進分娩作用	促使安產	快樂鼠尾草、丁香、茉莉、杜松、肉桂、薰衣草、月桂

藥理作用	釋義	精油
麻醉作用	使痛覺消失	丁香、肉桂、歐薄荷、艾草
癒傷作用	預防組織病變、傷口止血、癒合傷口	安息香、荳蔻、羅馬洋甘菊、杜松、天竺葵、綠花白千層、乳香、沒藥、牛膝草、佛手柑、馬喬蘭、尤加利、醒目薰衣草、薰衣草、迷迭香
利尿作用	增加尿液排出量	歐白芷、安息香、永久花、羅馬洋甘菊、荳蔻、乳香、胡蘿蔔籽、葡萄柚、絲柏、檀香、雪松、天竺葵、鼠尾草、百里香、松、廣藿香、玫瑰、牛膝草、茴香、黑胡椒、沒藥、西洋耆草、尤加利、薰衣草、檸檬、檸檬草、迷迭香、月桂、艾草、冬青、黑雲杉

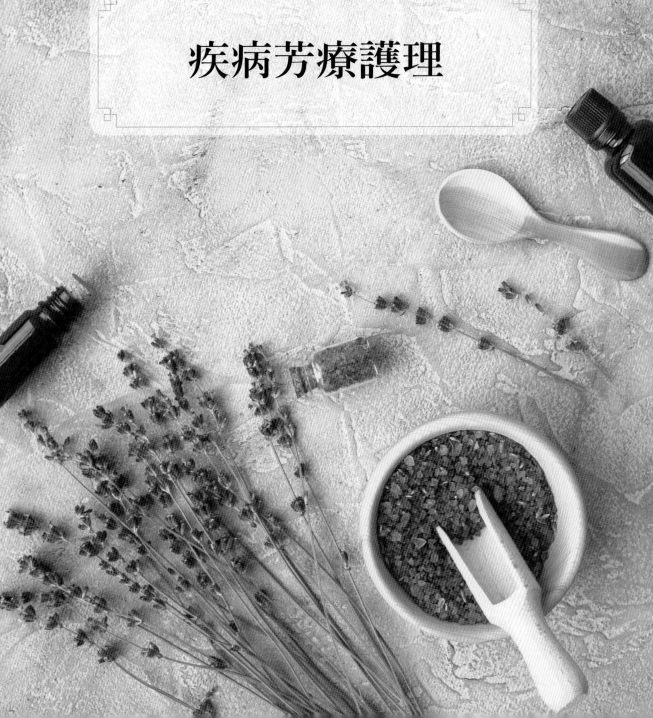

Appendix
4

疾病芳療護理

1. 厭食

Top	佛手柑、茴香、薑、葡萄柚、玫瑰草
Middle	黑胡椒

2. 抑制性慾

Middle	馬喬蘭

3. 催情、壯陽

Top	快樂鼠尾草、薑
Middle	黑胡椒、杜松、芫荽
Base	雪松、丁香、茉莉、橙花、廣藿香、玫瑰、檀香、岩蘭草、依蘭

4. 關節炎

Top	白千層、尤加利、薑、檸檬、檸檬草、萊姆、苦橙葉
Middle	黑胡椒、羅馬洋甘菊、德國洋甘菊、芫荽、絲柏、牛膝草、杜松、馬喬蘭、薄荷、松、迷迭香
Base	安息香、雪松、丁香、沒藥、岩蘭草

5. 氣喘

Top	羅勒、白千層、快樂鼠尾草、尤加利、茴香、檸檬、綠花白千層、苦橙葉、茶樹、百里香
Middle	羅馬洋甘菊、絲柏、天竺葵、薰衣草、馬喬蘭、香蜂草、薄荷、松、迷迭香
Base	安息香、乳香、丁香、沒藥、玫瑰

6. 支氣管炎

Top	羅勒、白千層、尤加利、茴香、薑、檸檬、萊姆、綠花白千層、甜橙、茶樹、百里香
Middle	黑胡椒、絲柏、牛膝草、薰衣草、馬喬蘭、香蜂草
Base	安息香、雪松、丁香、沒藥、乳香、橙花、檀香、玫瑰

7. 跌打損傷

Top	茴香、薑、檸檬草、百里香
Middle	黑胡椒、天竺葵、牛膝草、薰衣草、馬喬蘭、歐薄荷
Base	安息香、丁香

8. 灼傷

Top	尤加利、綠花白千層、茶樹、百里香
Middle	羅馬洋甘菊、德國洋甘菊、天竺葵、薰衣草
Base	丁香

9. 循環不良

Top	羅勒、快樂鼠尾草、尤加利、薑、葡萄柚、檸檬、檸檬草、綠花白千層、茶樹、百里香
Middle	黑胡椒、絲柏、杜松、薰衣草、馬喬蘭、薰衣草、歐薄荷、松、迷迭香
Base	安息香、雪松、橙花、玫瑰、檀香、岩蘭草

10. 感冒

Top	羅勒、佛手柑、白千層、尤加利、薑、葡萄柚、檸檬、萊姆、綠花白千層、茶樹、百里香

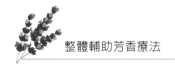

Middle	黑胡椒、芫荽、牛膝草、杜松、薰衣草、馬喬蘭、香蜂草、松、迷迭香
Base	安息香、丁香、乳香、沒藥

11. 便秘

Top	快樂鼠尾草、薑、茴香、檸檬、甜橙、柑桔
Middle	黑胡椒、馬喬蘭、迷迭香
Base	檀香

12. 咳嗽

Top	羅勒、白千層、尤加利、薑、萊姆、綠花白千層
Middle	絲柏、牛膝草、薰衣草、馬喬蘭、花梨木、土木香
Base	安息香、乳香、沒藥、檀香

13. 抽筋、痙攣（泌尿系統）

Top	羅勒、白千層、快樂鼠尾草、柑桔
Middle	羅馬洋甘菊、絲柏

14. 抽筋、痙攣（胃部）

Top	快樂鼠尾草、薑、萊姆、甜橙、柑桔
Middle	薰衣草、香蜂草、歐薄荷

15. 抽筋、痙攣（肌肉）

Top	快樂鼠尾草
Middle	絲柏、薰衣草

16. 膀胱炎

Top	羅勒、佛手柑、白千層、尤加利、綠花白千層、玫瑰草、茶樹、百里香
Middle	德國洋甘菊、杜松、牛膝草、薰衣草、松
Base	雪松、乳香、玫瑰、檀香

17. 腹瀉

Top	白千層、薑、綠花白千層、百里香
Middle	黑胡椒、羅馬洋甘菊、歐薄荷
Base	丁香、乳香、沒藥、橙花、玫瑰、檀香、依蘭

18. 耳痛

Top	羅勒
Middle	羅馬洋甘菊、德國洋甘菊、薰衣草
Base	乳香

19. 疲憊

Top	羅勒、快樂鼠尾草、薑、葡萄柚、萊姆、檸檬草、玫瑰草、苦橙葉、鼠尾草
Middle	黑胡椒、牛膝草、薰衣草、歐薄荷、松、迷迭香
Base	丁香、廣藿香、岩蘭草

20. 流行性感冒

Top	羅勒、佛手柑、白千層、尤加利、薑、葡萄柚、檸檬、萊姆、綠花白千層、甜橙、茶樹、百里香

| Middle | 黑胡椒、芫荽、茴香、牛膝草、杜松、薰衣草、馬喬蘭、香蜂草、歐薄荷、松、迷迭香、花梨木 |
| Base | 安息香、乳香 |

21. 腸胃炎

Top	羅勒、白千層、綠花白千層、茶樹
Middle	羅馬洋甘菊
Base	依蘭

22. 痛風

Top	羅勒、白千層、百里香
Middle	芫荽、牛膝草、杜松、松、迷迭香
Base	安息香

23. 痔瘡

Top	佛手柑、白千層、快樂鼠尾草、綠花白千層、茶樹
Middle	絲柏、天竺葵、杜松、歐薄荷
Base	雪松、乳香、沒藥、廣藿香、檀香

24. 頭痛

Top	尤加利、葡萄柚、檸檬草
Middle	羅馬洋甘菊、薰衣草、馬喬蘭、香蜂草、歐薄荷、迷迭香
Base	丁香、玫瑰

25. 高血壓

Top	快樂鼠尾草、檸檬
Middle	杜松、馬喬蘭、香蜂草、土木香
Base	玫瑰、依蘭

26. 低血壓

Top	百里香
Middle	絲柏、牛膝草、迷迭香
Base	丁香

27. 增加免疫

Top	快樂鼠尾草、尤加利、柑桔、綠花白千層、苦橙葉
Middle	羅馬洋甘菊、天竺葵、松、迷迭香
Base	乳香、沒藥、橙花、玫瑰、檀香、岩蘭草

28. 消化不良

Top	佛手柑、快樂鼠尾草、茴香、薑、檸檬、檸檬草、柑桔、甜橙、苦橙葉、茶樹
Middle	羅馬洋甘菊、德國洋甘菊、杜松、薰衣草、馬喬蘭、香蜂草、歐薄荷、迷迭香
Base	乳香

29. 蚊蟲咬傷

Top	羅勒、白千層、尤加利、檸檬、萊姆、綠花白千層、茶樹、檀香
Middle	羅馬洋甘菊、薰衣草、香蜂草

Base	依蘭

30. 殺蟲劑

Top	羅勒、佛手柑、尤加利、檸檬草、鼠尾草
Middle	絲柏、薰衣草、馬喬蘭、香蜂草、迷迭香
Base	雪松、廣藿香

31. 失眠

Top	羅勒、柑桔、苦橙葉、百里香
Middle	羅馬洋甘菊、芫荽、薰衣草、馬喬蘭、香蜂草
Base	橙花、玫瑰、檀香、岩蘭草、依蘭

32. 分娩

Top	茴香、薑、檸檬、玫瑰草
Middle	薰衣草、歐薄荷
Base	茉莉、沒藥、橙花

33. 喉炎

Top	綠花白千層
Middle	黑胡椒、絲柏、薰衣草、歐薄荷、松
Base	安息香、乳香、茉莉、檀香

34. 白帶

Top	佛手柑、快樂鼠尾草、尤加利、綠花白千層、鼠尾草

Middle	杜松、薰衣草、馬喬蘭、迷迭香、土木香
Base	安息香、雪松、乳香、沒藥、玫瑰、檀香

35. 食慾不振

Top	佛手柑、茴香、薑、萊姆
Middle	黑胡椒、土木香
Base	沒藥

36. 更年期症候群

Top	白千層、快樂鼠尾草、茴香、鼠尾草
Middle	羅馬洋甘菊
Base	橙花、廣藿香、玫瑰、檀香、岩蘭草

37. 經痛

Top	羅勒、白千層、快樂鼠尾草、尤加利、茴香、檸檬、柑桔
Middle	羅馬洋甘菊、德國洋甘菊、絲柏、天竺葵、杜松、薰衣草、馬喬蘭、香蜂草、薄荷、迷迭香
Base	乳香、茉莉、玫瑰

38. 經血不足

Top	羅勒、鼠尾草
Middle	牛膝草、薰衣草
Base	岩蘭草、玫瑰

39. 停經

Top	快樂鼠尾草、茴香、檸檬草、百里香
Middle	羅馬洋甘菊、絲柏、杜松、迷迭香

40. 月經不規則

Top	快樂鼠尾草、薑、鼠尾草
Middle	羅馬洋甘菊、芫荽、薰衣草、馬喬蘭、香蜂草、歐薄荷
Base	玫瑰、依蘭

41. 偏頭痛

Top	快樂鼠尾草
Middle	羅馬洋甘菊、芫荽、薰衣草、馬喬蘭、香蜂草、歐薄荷
Base	永久花、玫瑰

42. 肌肉扭傷

Top	尤加利、薑、檸檬草、百里香
Middle	黑胡椒、羅馬洋甘菊、德國洋甘菊、薰衣草、馬喬蘭、歐薄荷、迷迭香
Base	茉莉、玫瑰

43. 肌肉疼痛

Top	羅勒、佛手柑、快樂鼠尾草、尤加利、薑、綠花白千層、鼠尾草、百里香
Middle	羅馬洋甘菊、迷迭香、真正薰衣草、松、黑胡椒
Base	永久花、茉莉、岩蘭草、丁香

44. 肌肉痙攣

Top	羅勒、快樂鼠尾草、萊姆、柑桔、苦橙葉
Middle	薰衣草、馬喬蘭、香蜂草、迷迭香
Base	茉莉、檀香、岩蘭草

45. 肌肉緊繃

Top	葡萄柚、玫瑰草、苦橙葉
Middle	黑胡椒、迷迭香、花梨木
Base	橙花

46. 噁心

Top	白千層、茴香、薑
Middle	黑胡椒、羅馬洋甘菊、德國洋甘菊、芫荽、薰衣草、歐薄荷、花梨木
Base	玫瑰、檀香

47. 神經緊張

Top	羅勒、快樂鼠尾草、萊姆、柑桔、甜橙、茴香
Middle	羅馬洋甘菊、天竺葵、牛膝草、杜松、馬喬蘭、迷迭香、眞正薰衣草、歐薄荷
Base	乳香、香柏（雪松）、岩蘭草、茉莉、玫瑰、檀香、依蘭

48. 神經痛

Top	白千層、尤加利、芫荽

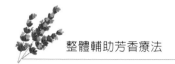

Middle	羅馬洋甘菊、黑胡椒、德國洋甘菊、天竺葵、迷迭香、眞正薰衣草、松
Base	永久花、檀香

49. 肥胖

Top	葡萄柚、檸檬、萊姆、柑桔、甜橙、百里香
Middle	天竺葵、杜松、迷迭香
Base	廣藿香

50. 心悸

Top	甜橙、苦橙葉
Middle	薰衣草、馬喬蘭、香蜂草、歐薄荷
Base	橙花、玫瑰、依蘭

51. 經前症候群

Top	佛手柑、快樂鼠尾草、葡萄柚、柑桔、苦橙葉、柑桔
Middle	羅馬洋甘菊、德國洋甘菊、天竺葵、眞正薰衣草、馬喬蘭、杜松
Base	雪松、乳香、茉莉、橙花、玫瑰、檀香、岩蘭草、依蘭

52. 鬆弛劑

Top	羅勒、快樂鼠尾草
Middle	羅馬洋甘菊、絲柏、香蜂草、花梨木、馬喬蘭
Base	乳香、香柏（雪松）、茉莉、安息香、依蘭

53. 風濕

Top	羅勒、綠花白千層、尤加利、檸檬、萊姆、甜橙、苦橙葉、茴香、胡荽油（芫荽）、薑、白千層
Middle	黑胡椒、羅馬洋甘菊、芫荽、天竺葵、真正薰衣草、香蜂草、松、牛膝草、杜松、馬喬蘭、歐薄荷、絲柏、迷迭香
Base	乳香、香柏（雪松）、岩蘭草、安息香

54. 風濕關節炎

Top	羅勒、白千層、尤加利、檸檬、綠花白千層
Middle	馬喬蘭、松

55. 坐骨神經痛

Top	鼠尾草
Middle	百里香、黑胡椒、歐薄荷、松、迷迭香
Base	檀香

56. 帶狀皰疹

Top	羅勒、白千層、尤加利、鼠尾草、茶樹、檸檬
Middle	歐薄荷
Base	玫瑰

57. 鼻竇炎

Top	羅勒、白千層、尤加利、薑、萊姆、綠花白千層、檸檬、玫瑰草、茶樹
Middle	絲柏、歐薄荷、松、迷迭香

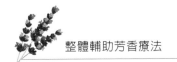

Base	雪松、丁香、永久花

58. 皮膚膿腫

Top	佛手柑、茶樹、百里香
Middle	杜松、薰衣草
Base	廣藿香

59. 皮膚紅腫

Top	快樂鼠尾草、萊姆、茶樹
Middle	羅馬洋甘菊、杜松、薰衣草、歐薄荷、花梨木
Base	茉莉、沒藥、玫瑰、檀香、依蘭

60. 牛皮癬

Top	佛手柑、鼠尾草
Middle	羅馬洋甘菊、薰衣草、松

61. 皮膚瘢痕

Top	柑桔、玫瑰草、苦橙葉
Middle	牛膝草、薰衣草、花梨木
Base	乳香、永久花、橙花、廣藿香

62. 皮膚潰瘍

Top	佛手柑、快樂鼠尾草
Middle	天竺葵、杜松、薰衣草

Base	乳香、沒藥、玫瑰

63. 喉嚨痛（感染、扁桃腺炎）

Top	佛手柑、白千層、尤加利、茶樹、薑、檸檬、萊姆、玫瑰草
Middle	百里香、黑胡椒、天竺葵、牛膝草、松、花梨木
Base	沒藥、玫瑰

64. 時差

Top	薑、快樂鼠尾草
Middle	薰衣草、歐薄荷

65. 疣

Top	檸檬、萊姆、茶樹
Base	丁香、永久花

66. 刀傷

Top	佛手柑、白千層
Middle	德國洋甘菊、天竺葵、迷迭香、眞正薰衣草、香蜂草、花梨木、松、黑胡椒、牛膝草、杜松、馬喬蘭、絲柏
Base	安息香、丁香、乳香、永久花、廣藿香、檀香、岩蘭草

精油的揮發度

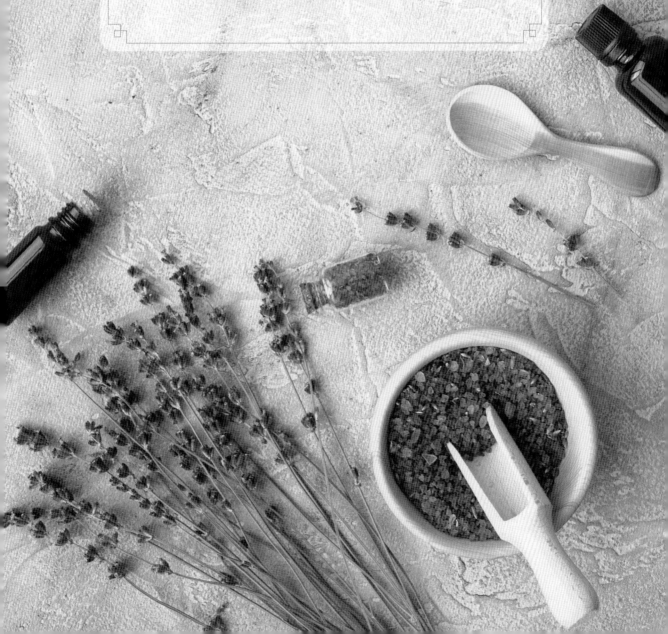

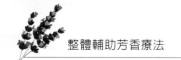

Top Note

西洋蓍草、玫瑰草、檸檬草（檸檬香茅）、羅勒、快樂鼠尾草、鼠尾草、肉荳蔻、月桂、綠花白千層、白千層、茶樹、尤加利、丁香、佛手柑、檸檬、萊姆、葡萄柚、柑桔（小橘子）、紅橙、甜橙、苦橙、茴香、芫荽、荳蔻、白千層、薑、苦橙葉、歐薄荷、綠薄荷、冬青、黑雲杉、香茅、穗花薰衣草、百里香、山雞椒、羅文沙葉、蛇麻草、馬鞭草

Middle Note

羅馬洋甘菊、德國洋甘菊、天竺葵、迷迭香、眞正薰衣草、醒目薰衣草、百里香、香蜂草、花梨木、松、黑胡椒、茴香、胡蘿蔔籽、牛膝草、杜松、馬喬蘭、絲柏、土木香、乳香、艾草、羅文沙葉—按葉酸、香桃木（桃金孃）、丁香、牛至（野喬蘭）、蜜柑、苦橙葉、紫羅蘭

Base Note

安息香、雪松、肉桂、乳香、茉莉、沒藥、橙花、廣藿香、玫瑰、檀香、岩蘭草、依蘭、紫羅蘭、歐白芷、永久花

※ 重複者，是介於兩者之間。

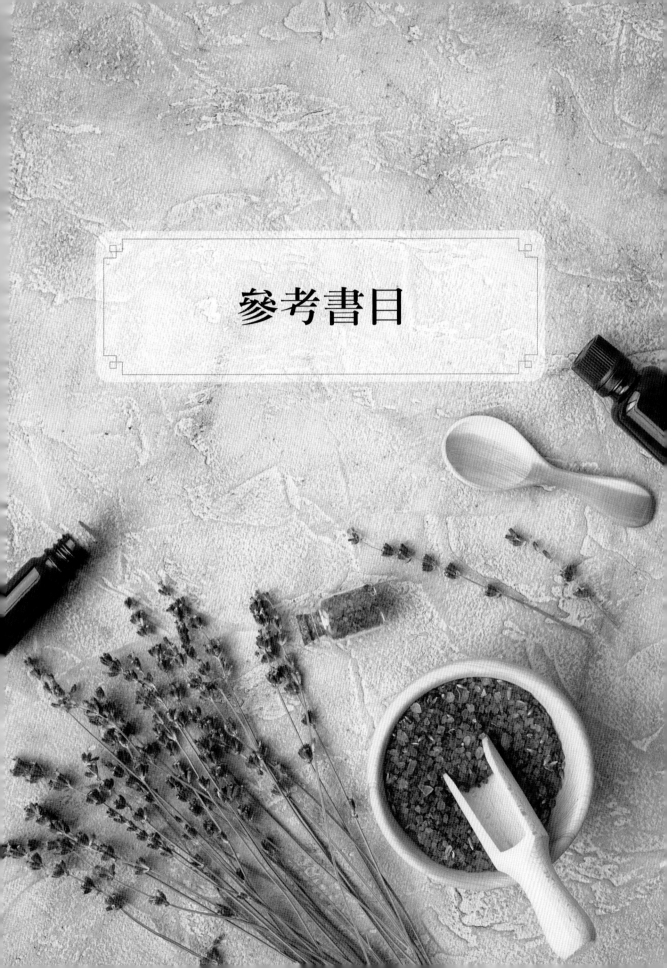

参考書目

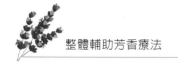
中文書籍

1. Marguerite Maury。摩利夫人的芳香療法（Marguerite Maury's Guide to Aromatherapy）。世茂出版社，1997。

2. Joy Watson。認識精油及其剖析（Aromatherapy Moudule 1）。加拿大 CFA 國家芳療師協會認證國際芳香療法課程教科書中文版。

3. 曾俊明。芳香療法的理論和實踐。華立圖書，2008。

4. 易光輝、王曉芬、李依倩。精油之化學基礎與實務應用。華杏出版社，2008。

5. 歐明秋、遊桐錫、林麗雲。精油化學。華杏出版社，2009。

6. 吳麗芬等。當代老年護理學。華杏出版社，2006。

7. Valerie Ann Worwood。芳香療法配方寶典（The Fragrant Pharmacy）。世茂出版社。

8. Daninele Ryman。芳香精油治療百科（Aromatherapy）。世茂出版社，1999·

9. Robert Tisserand。芳香療法的藝術（The Art of Aromatherapy）。世茂出版社，2001。

10. Patricia Davis。芳香療法大百科（Aromatherapy AN A-Z）。世茂出版社，2000。

11. Valerie Ann Worwood。芳香療法情緒心理配方寶典（The Fragrant Mind）。世茂出版社，1999。

12. Suzanne Catty。純露芳香療法（Hydrosols—The Next Aromatherapy）。世茂出版社，2003。

13. Ruth von Braunschweig。精油圖鑒（The complete guide Essential Oils）。世茂出版社，2003。

14. Jane Bockle。臨床芳香療法（Clinical Aromatherapy-Essential Oils in Practice）。臺灣愛思唯爾，2011。

15. Michwlle Studio。您個人的專屬芳療師（The Personal Guide to Aromatherapy）。鄉村國際有限公司，2004。

16. 張士卿、高樹中、許法同。藥性芳香宜養生。中醫外治雜誌，1997。

17. 彭英毅主編。解剖生理學。南山堂出版社，1989。

18. 劉華茂編著。生理學。大學圖書出版社，1970。

19. 蔡憶雲。中醫香療法及西方芳香療法之比較研究。黑龍江中醫藥大學博士論文，2012。

日文書籍

1. 高山林太郎譯。アロマテラピーのための 84 の精油。フレグランスジャ－ナル社。

2. Robert Tisserand。Aromatherapy For Everyone。フレグランスジャ－ナル社，1998。

3. Robert Tisserand。The Essential Oil Safety Date Manual。フレグラン スジャ－ナル社，1985。

4. Shirley Price & Len Shirley Price。Aromatherapy for Health Professions。フレグランスジャ－ナル社，1996。

5. Jane Buckle。Clinical Aromatherapy in Nursing。フレグランスジャ－ナル社，1998。

6. Shirley Price。Practical Aromatherapy。フレグ ランスジャ－ナル社，1984。

7. Jean Valent。Aromatherapie。フレグランスジャ－ナル 社，1984。

8. Wanda Sellar。The Diretory of Essential Oils。フレグランスジャ－ナル社，1992。

9. 川口健夫。香リで難病対策。フレグランスジャ－ナル社，2011。

10. 水嶋昇監修。アロマテラピ－完全マニュアル。草隆社，2000。

11. 山田憲太郎。香料的歷史。紀伊國屋，1994。

12. 梅津豊司。エッセンシャオイルの薬理と心。フレグランスジャ－ナル社，2008。

13. Julia Lawless。Aromatherapy and Mind。フレグランスジャ－ナル社，

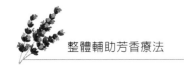

1994。

14. 古田貝光克。植物の香りと生物活性。フレグランスジャーナル社，2012。

15. 難波恒雄。東西の香りと文化。Aromatopia no. 1，1992。

16. 水野康司。芳香性漢薬枕による不眠症治療の研究から。Aromatopia no. 1，1992。

17. 医療の現場とアロマテラピー特集。Aromatopia no.10，1995。

18. ストレスと香りの効用特集。Aromatopia no.15，1996。

19. 和田万紀、永井正則。香リと自律機能。Aromatopia no. 24，1997。

20. アロマヒラピーと東洋医学の接点を探る特集。Aromatopia no. 26，1998。

21. 関口英雄。ローズウォーターについて。Aromatopia no. 28，1998。

22. 東野利夫。バラ油の産婦人科領域への臨床的応用について。Aromatopia no. 28，1998。

23. 清水英寿。アロマヒラピーが五臓に及す影響。Aromatopia no. 28，1998。

24. 鈴木清和。MRA（共鳴磁場分析器）によるアロマの波動的研究。Aromatopia no. 29，1998。

25. お香の香リと効用特集。Aromatopia no. 33，1999。

26. 高齢者介護とアロマテラピー特集。Aromatopia no. 41，2000。

27. 緩和・ホスピスケアとアロマテラピー特集。Aromatopia no. 51，2003。

28. 荘司菊雄。スパイス精油の香気成分と特性。Aromatopia no. 56，2002。

29. 前田久仁子，心と身体に響くアロマヒラピー。Aromatopia no. 61，2003・

30. 長谷川尚哉。睡眠障礙。Aromatopia no. 62，2004。

31. 女性の健康と自然療法特集。Aromatopia no. 68，2005。

32. ストレス―最近の事情とその対処法特集。Aromatopia no. 69，2005。

33. 飯田学 / 飯田あゆみ。嗅覚による防衛反応を利用した切診の方法。Aromatopia no.70，2005。

34. 長谷川尚哉。心身症へのアプローチ。Aromatopia no.72，2005。

35. 高齢者介護へのアロマテラピー特集。Aromatopia no.73，2005。

36. リエコ．大島。女性疾患とハーブ。Aromatopia no. 73，2005。

37. 蒲原聖可。統合医療をめぐる海外の現状。Aromatopia no. 79，2006。

38. ターミナルケアとアロマテラピー特集。Aromatopia no. 81。2007。

39. 婦人科領域のアロマヒラピー特集。Aromatopia no. 86，2008。

40. グレ‐プフル‐ツ特集。Aromatopia no. 90，2008。

41. 村上志緒。乳が患者のほてりをペパーミントとネロリの芳香蒸留水 スプレーが改善する。Aromatopia no. 100，2010。

42. 福井一ら。音・音楽と香りの相互作用。AROMA RESEARCH no. 37，2009。

43. 神宮英夫。香りと触感との相互関係。AROMA RESEARCH no. 37，2009。

44. 岡希太郎。食べるアロマ。AROMA RESEARCH no. 37，2009。

45. 古田貝光克。香りの生物活性。AROMA RESEARCH no. 40，2009。

46. 芳香物質の薬理作用はどこまで解明されているか特集。AROMA RESEARCH no. 44，2010。

47. 谷川富夫ら。香リで痛みをやわらげる（ある整型外科医の処方箋から）。AROMA RESEARCH no. 44，2010。

48. 井上重治。精油蒸気的抗菌活性。Aromatopia no. 45，2011。

49. 白川修一郎。入浴と香りと睡眠。AROMA RESEARCH no. 46，2011。

50. 外池光雄。ヒトの脳と匂い。AROMA RESEARCH no. 46，2011。

51. 千葉直樹。抗炎症作用を有する精油と薬について。AROMA RESEARCH no. 47，2011。

52. 外池　光雄。香リと五感。フレグランスジャ‐ナル社，2016。

53. 千葉直樹。香リで心と体整える。フレグランスジャ‐ナル社，2016。

54. 千葉直樹。香リで痛みをやわらげる（ある整型外科医の処方箋から）。フレグランスジャ‐ナル社，2016。

55. 千葉直樹。顔の表情と口腔内のアロマケア。フレグランスジャ‐ナル社，2016。

56. アロマ ＆ クレイセラピー　ロゼマリエ．イブマ著。高村日和譯。フレグランスジャ‐ナル社，2001。

57. クレイセラピー、福島麻紀子。フレグランスジャ‐ナル社，2015。

58. ジェニファー・バラクラフ。編野々美也子譯。がん治療のホリスティック　アプローチ。フレグランスジャ‐ナル社，2012。

59. シャーリー・プライス著。川口健夫譯。プロフェッショナルのためのアロマテラピー。フレグランスジャ‐ナル社，2015。

60. 長島司。ビジュアルガイド精油の化学。フレグランスジャ‐ナル社，2012。

61. ジャンシャルル・ソムラール著。前田久仁子譯。アロマのアトリエから。フレグランスジャ‐ナル社，2016。

62. マリア・リス・バル チン著。田邉和子監譯。デンタルアンチエイジングとアロマセラピー。フレグランスジャ‐ナル社，2011。

63. 井上重治。抗菌アロマテラピーへの招待。フレグランスジャ‐ナル社，2011。

64. ジャネッタ・ベンスイラ著。前田久仁子譯。アロマダーマトロジー。フレグランスジャ‐ナル社，2011。

65. 梅津豊司。エッセンシャルオイルの薬理と心（アロマテラピーの効能の世界）。フレグランスジャ‐ナル社，2010。

66. 三上杏平。エッセンシャルオイル総覧。フレグランスジャ‐ナル社，2010。

67. バレリー・アン・ワ ーウッド著。大久保貴代美譯。ビューティセラピストのためのアロマセラピー。フレグランスジャ‐ナル社，2007。

68. デニス・ティラン。宮原英二監譯，鈴木宏子譯。妊娠と出産のための

クリニカル・アロマセラピー。フレグランスジャ‐ナル社，2003。

69. ティスランド，R.（ロバート）　バラシュ，T.（トニー）著。精油の安全性ガイド　上 / 下。フレグランスジャ‐ナル社，1998。

70. 川口健夫。香リで難病対策。フレグランスジャ‐ナル社，2011。

71. 吉田醇主編。大脳生理学。日本エステティック協会，1985。

72. 吉田醇主編。皮膚科学。日本エステティック協会，1985。

73. 吉田醇主編。生理解剖学。日本エステティック協会，1985。

國家圖書館出版品預行編目資料

整體輔助芳香療法/蔡憶雲著. -- 三版.
-- 臺北市 ： 五南圖書出版股份有限公司，
2025.02　面；　公分
ISBN 978-626-423-129-9(平裝)
1.CST: 芳香療法 2.CST: 香精油
418.995　　　　　　　　　114000134

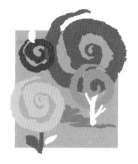

5L09

整體輔助芳香療法

作　　　者：蔡憶雲（369.4）

編輯主編：王俐文

責任編輯：金明芬

封面設計：黃聖文

出 版 者：五南圖書出版股份有限公司

發 行 人：楊榮川

總 經 理：楊士清

總 編 輯：楊秀麗

地　　　址：106台北市大安區和平東路二段339號4樓

電　　　話：(02)2705-5066　傳　　真：(02)2706-6100

網　　　址：https://www.wunan.com.tw

電子郵件：wunan@wunan.com.tw

劃撥帳號：01068953

戶　　　名：五南圖書出版股份有限公司

法律顧問　林勝安律師

出版日期　2017年 9 月初版一刷
　　　　　2018年12月二版一刷
　　　　　2025年 2 月三版一刷

定　　　價　新臺幣950元

經典永恆・名著常在

五十週年的獻禮——經典名著文庫

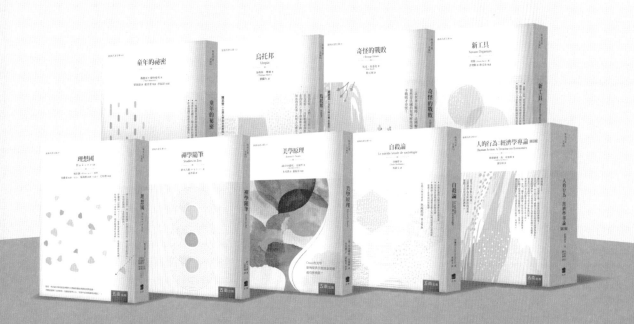

五南，五十年了，半個世紀，人生旅程的一大半，走過來了。

思索著，邁向百年的未來歷程，能為知識界、文化學術界作些什麼？

在速食文化的生態下，有什麼值得讓人雋永品味的？

歷代經典・當今名著，經過時間的洗禮，千錘百鍊，流傳至今，光芒耀人；

不僅使我們能領悟前人的智慧，同時也增深加廣我們思考的深度與視野。

我們決心投入巨資，有計畫的系統梳選，成立「經典名著文庫」，

希望收入古今中外思想性的、充滿睿智與獨見的經典、名著。

這是一項理想性的、永續性的巨大出版工程。

不在意讀者的眾寡，只考慮它的學術價值，力求完整展現先哲思想的軌跡；

為知識界開啟一片智慧之窗，營造一座百花綻放的世界文明公園，

任君遨遊、取菁吸蜜、嘉惠學子！